CW01629591

Neurologie

CHEZ LE MÊME ÉDITEUR

Des mêmes auteurs

LE CERVEAU RÉCONCILIÉ, par J. CAMBIER, P. VERSTICHEL. 1998, 320 pages.

ÉLECTRO-ENCÉPHALOGRAPHIE, par P. HAZEMANN, M. MASSON. 1987, 3e édition, 104 pages.

Dans la même collection

NEUROPSYCHOLOGIE, par R. GIL. 2006, 4e édition, 432 pages.

ÉPILEPSIES, par P. THOMAS, A. ARZIMANOGLOU. 2003, 3e édition, 288 pages.

PRISE EN CHARGE DE LA DOULEUR CHEZ L'ENFANT, par A. TWYCROSS, A. MORIARTY, T. BETTS. 2002, 208 pages.

NEUROLOGIE PÉDIATRIQUE, par P. LANDRIEU, M. TARDIEU. 2001, 2e édition, 208 pages.

Autres ouvrages

MANUEL DE L'ÉLECTROENCÉPHALOGRAMME DE L'ADULTE, par C. HAUSSER-HAUW. 2007, 352 pages.

NEUROPSYCHOLOGIE DE LA MALADIE DE PARKINSON ET DES SYNDROMES APPARENTÉS, par K. DUJARDIN, L. DEFEBVRE. 2007, 2e édition, 184 pages.

LA MALADIE DE PARKINSON, par L. DEFEBVRE, M. VÉRIN. 2006, 256 pages.

LES NERFS CRÂNIENS, par D. DOYON, K. MARSOT-DUPUCH, J.-P. FRANCKE. 2006, 2e édition, 304 pages.

LES TROUBLES DU SOMMEIL, par M. BILLIARD, Y. DAUVILLIERS. 2006, 416 pages.

TUMEURS CÉRÉBRALES, par J. PHILIPPON. 2004, 304 pages.

ÉTHIQUE ET DÉMENCE, par M.-P. PANCRAZI, P. MÉTAIS. 2004, 248 pages.

ÉLECTROENCÉPHALOGRAPHIE DE L'ENFANT, par D. SAMSON-DOLLFUS. 2001, 2e édition, 152 pages.

URGENCES NEUROLOGIQUES, par D. MILHAUD. 2001, 416 pages.

NEUROPÉDIATRIE, par G. LYON, P. ÉVRARD. 2000, 2e édition, 568 pages.

ANATOMIE CLINIQUE DU SYSTÈME NERVEUX CENTRAL, par J.-M. PRADES. 1999, 272 pages.

ABRÉGÉS

Neurologie

Jean CAMBIER

Membre de l'Académie de médecine
Professeur de clinique neurologique

Maurice MASSON

Professeur de neurologie
à la faculté Xavier-Bichat de Paris

† Henri DEHEN

Professeur de neurologie
à la faculté Xavier-Bichat de Paris

Catherine MASSON

Responsable de l'unité de neurologie
de l'hôpital Beaujon (AP-HP)

12e édition

ELSEVIER
MASSON

ISBN : 978-2-294-08885-8

ELSEVIER MASSON S.A.S. - 62, rue Camille-Desmoulins, 92442 Issy-les-Moulineaux Cedex

PRÉFACE À LA DOUZIÈME ÉDITION

Que reste-t-il de la première édition, parue en 1972, dans cette nouvelle version de l'*Abrégé de Neurologie*? À la fois l'essentiel et peu de choses.

L'essentiel, parce que l'esprit qui avait présidé à l'entreprise n'a pas changé. La place accordée à la neurologie clinique a été maintenue, de même que le souci d'intégrer la sémiologie dans l'organisation structurelle et physiologique du système nerveux. Ces constantes sont le reflet de l'enseignement que nous avons reçu de nos maîtres et transmis à nos élèves.

Peu de choses, parce que les avancées survenues dans tous les domaines des neurosciences ont rendu obsolètes nombre des chapitres traités dans la première édition. Au-delà des ajustements apportés dans les éditions successives, l'accélération des acquisitions au cours des dernières années a été telle que la préparation de la présente édition a nécessité une révision profonde de l'ouvrage. Le changement dans la continuité ne suffisait plus : il fallait aussi une certaine dose de rupture visant à actualiser les concepts, mais aussi les comportements dans le domaine du diagnostic et du traitement.

Une navigation à l'écoute des vents portants, tout en maintenant le cap, est probablement une explication de la longévité de l'*Abrégé de Neurologie*. La passion des neurologues pour leur spécialité, qui fait que leur appétence pour la formation continue a largement anticipé les textes réglementaires, a consolidé sa réputation. L'accueil qu'il a reçu auprès des étudiants a fait le reste. Conçu à leur intention, l'Abrégé a démystifié une sémiologie et une pathologie réputées difficiles. La satisfaction des auteurs est de constater que bon nombre de praticiens l'ont gardé comme référence.

Jean Cambier, Maurice Masson, Catherine Masson

PRÉFACE À LA PREMIÈRE ÉDITION 1972

Jean CAMBIER, actuellement professeur de clinique neurologique à la faculté de médecine Xavier-Bichat, chef de service à l'hôpital Beaujon, a entrepris la lourde tâche de rédiger pour les étudiants en médecine un manuel de neurologie.

Grâce à la jeune équipe de collaborateurs dont il a su s'entourer, il est parvenu à ses fins d'une façon si brillante que c'est une joie pour quelqu'un qui a eu des responsabilités à prendre dans le déroulement des carrières de ces auteurs d'avoir à préfacer leur ouvrage.

À l'intérieur d'un cadre classique, la présentation est très originale, car le plus souvent possible sont associées les notions morphologiques, physiologiques et cliniques. L'étudiant se voit ainsi remettre en mémoire les principes qui lui sont nécessaires pour la bonne compréhension de la clinique neurologique.

Bref, par sa propre définition, cet ouvrage est néanmoins assez complet pour être utile non seulement aux étudiants du 2e et du 3e cycle, mais aussi aux praticiens qui, grâce à un excellent index alphabétique, sauront rapidement trouver dans ce livre ce qui leur est utile pour le diagnostic des cas difficiles.

Très heureusement présenté par les éditeurs, ce manuel constitue une très belle réussite de l'école neurologique française.

Pr P. Castaigne

TABLE DES MATIÈRES

1 SENSIBILITÉ ET DOULEUR

ORGANISATION DE LA SENSIBILITÉ DU CORPS, OU SOMESTHÉSIE

La sensibilité a pour l'organisme deux significations correspondant sensiblement aux concepts définis par H. Head sous les noms de « sensibilité protopathique » et de « sensibilité épicritique ». Les modalités protopathiques de la sensibilité apportent à l'organisme des informations « brutes ». Elles ont une *fonction d'alarme*. Les modalités épicritiques de la sensibilité ont une *finalité cognitive*. Elles fournissent les informations précises indispensables à l'analyse des caractères physiques des objets, à leur identification et à l'adaptation des gestes propositionnels.

Ces deux fonctions reposent sur deux dispositifs séparés et complémentaires. Le *système lemniscal* — ainsi désigné parce qu'il emprunte le ruban de Reil, ou lemnisque médian — est une voie directe, rapide, pauci-synaptique, dont les relais sont construits pour accentuer les caractères discriminatifs spatiaux et temporels de l'information. Le *système extralemniscal* utilise des voies de conduction plus lente, multisynaptiques, avec survenue à chaque niveau de phénomènes de sommation spatiale et temporelle.

Détection du message sensitif

La détection du message sensitif repose sur l'activation de terminaisons nerveuses réparties au sein des téguments et des structures profondes — tendons, muscles, vaisseaux, viscères. Ces terminaisons, libres ou associées à des récepteurs spécifiques, transforment une stimulation mécanique, thermique ou nociceptive en un message afférent.

La stimulation entraîne tout d'abord une dépolarisation localisée au récepteur (potentiel de récepteur). Lorsque ce potentiel atteint une valeur critique, il déclenche la propagation d'influx sur la fibre sensitive (potentiel propagé). La fréquence des potentiels propagés permet au système nerveux central de reconnaître l'intensité du message. Lors d'une stimulation d'intensité constante, la fréquence des influx présente généralement une diminution. Les messages nociceptifs échappent dans une large mesure à ce phénomène d'adaptation.

Toutes les afférences sensitives gagnent la moelle par les racines postérieures. Chaque racine postérieure correspond à une région déterminée des téguments (dermatome) et à un secteur des structures profondes. Le *ganglion rachidien*, situé sur la racine postérieure, renferme le corps cellulaire du premier neurone pour toutes les afférences du segment correspondant.

Système lemniscal

Du système lemniscal dépendent les capacités discriminatives concernant le tact et la pression, la sensibilité vibratoire, le sens de position. Les afférences sont issues de récepteurs spécialisés situés dans la peau, le tissu sous-cutané, les capsules articulaires (corpuscules de Meissner, disques de Merkel, de Paccini, terminaisons associées à la base d'un poil). Ces récepteurs confèrent à la fibre la capacité de répondre à une stimulation par une décharge intense et de brève durée.

Les fibres afférentes sont des fibres myélinisées de diamètre moyen (Aβ), de conduction relativement rapide (30-70 m/s). Le prolongement central des neurones monte dans le cordon postérieur homolatéral. Le premier relais sur cette voie se situe au niveau bulbaire dans les noyaux gracile et cunéiforme. Le deuxième neurone, après décussation, constitue le ruban de Reil ou lemnisque médian, qui gagne le noyau ventro-postéro-latéral du thalamus. De là, un troisième neurone assure la projection aux aires corticales somesthésiques (fig. 1.1). L'aire somesthésique I (SI) est constituée par la circonvolution pariétale ascendante sur laquelle la sensibilité de l'hémicorps controlatéral dessine l'homonculus inversé avec la tête à la partie basse de la circonvolution et le membre inférieur à la face interne de l'hémisphère. L'aire somesthésique II (SII) est située au niveau du versant supérieur de la scissure du Sylvius.

Tout au long de cette voie, l'organisation somatotopique est parfaitement respectée et le fonctionnement des relais est tel qu'il accentue le caractère discriminatif de l'information. Chaque stimulus, en même temps qu'il active un groupe de neurones, en inhibe un autre situé aux alentours (inhibition latérale). Ce phénomène se répète à tous les étages du système nerveux central. En interdisant la fusion des zones excitées, ce processus d'inhibition permet de percevoir que deux stimuli distincts ont été délivrés.

Système extralemniscal (ou spino-thalamique)

Du système extralemniscal dépendent les sensations douloureuses, thermiques, le tact grossier non discriminatif, les sensations de démangeaison, de chatouillement et les sensations sexuelles.

La détection de ces sensations est assurée par des terminaisons libres et par des récepteurs électivement sensibles au chaud ou au froid (corpuscules de Krause et Ruffini). Leur transmission se fait par des fibres fines, peu myélinisées (fibres Aδ : 5-30 m/s), ou par des fibres non myélinisées (fibres C : 0,5-2 m/s). Ces fibres se terminent dans la corne postérieure de la moelle de façon variable (fig. 1.2). Certaines atteignent directement le deuxième neurone sensitif situé dans les couches IV, V et VI. D'autres font relais sur les interneurones de la substance gélatineuse de Rolando (couches II) qui est une zone de convergence et d'intégration de nombreux influx.

Quelles que soient les modalités de relais dans la corne postérieure, *le deuxième neurone sensitif croise la ligne médiane* et gagne le cordon antéro-latéral du côté opposé. Deux composantes peuvent être distinguées au sein de ce système :

– La voie néo-spino-thalamique, particulière aux primates, est peu importante sur le plan quantitatif. Il s'agit d'une voie oligosynaptique très semblable à la voie lemniscale sur le plan fonctionnel. Elle se termine comme elle dans le noyau ventro-postéro-latéral du thalamus puis se projette sur le cortex somato-sensitif SI et surtout SII. Cette voie conduit des messages tactiles, thermiques et douloureux (douleur localisée).

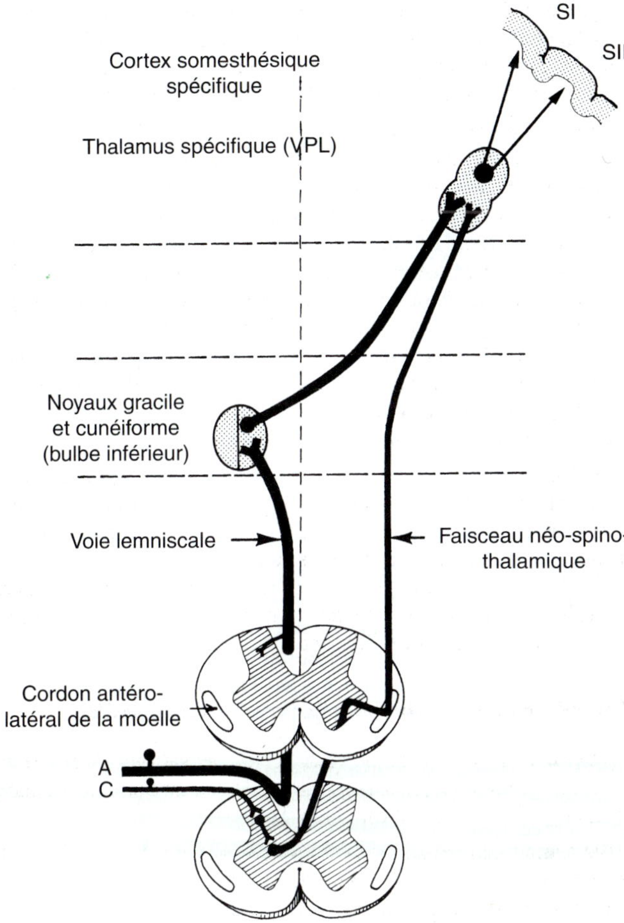

Fig. 1.1. *Représentation schématique de la voie lemniscale, dont on doit rapprocher fonctionnellement la voie néo-spino-thalamique.*

– La voie spino-réticulo-thalamique (fig. 1.3) est le support de la douleur diffuse transmise par les terminaisons périphériques libres des fibres C amyéliniques. Il s'agit d'un système multisynaptique où s'effectue à chaque niveau une sommation spatiale et temporelle des informations afférentes, opération opposée à la discrimination. Très peu de fibres sont spino-thalamiques, se terminant dans les noyaux intralaminaires (système paléo-spino-thalamique). La majorité des fibres se termine dans des noyaux réticulaires du tronc cérébral. Au-delà de la formation réticulée, cette voie possède des projections sur les noyaux intralaminaires du thalamus, mais aussi sur l'amygdale, le cortex insulaire et le cortex cingulaire antérieur.

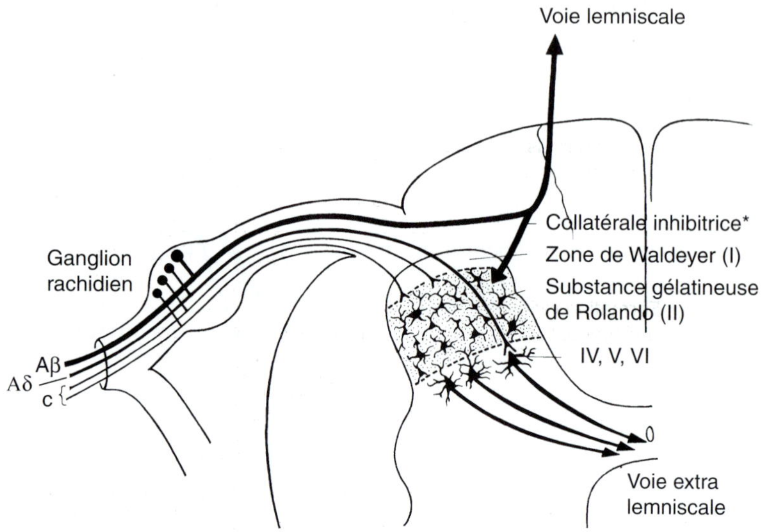

Fig. 1.2. *Articulations synaptiques au niveau de la corne postérieure de la moelle.*

Les fibres myélinisées de petit diamètre (Aδ) font relais sur les neurones nociceptifs à l'origine de la voie néo-spino-thalamique.

Les fibres C amyéliniques se terminent sur des interneurones de la corne postérieure qui : 1) mettent en jeu les réflexes nociceptifs segmentaires; 2) projettent sur les neurones nocicepteurs à l'origine de la voie spino-réticulo-thalamique.

Les fibres myélinisées à conduction rapide (Aβ), à l'origine de la voie lemniscale homolatérale, ont des projections collatérales sur les interneurones de la corne postérieure. Ils ont une action inhibitrice sur les neurones nociceptifs à l'origine de la voie spino-réticulo-thalamique.

EXAMEN DE LA SENSIBILITÉ

Les lésions du système nerveux périphérique ou central peuvent être responsables de troubles sensitifs subjectifs et/ou objectifs.

Troubles sensitifs subjectifs

Il peut s'agir de douleurs (douleurs neuropathiques), de dysesthésies ou de paresthésies :

– Les douleurs neuropathiques ont fait l'objet de nombreuses études récentes, notamment dans le domaine thérapeutique. Elles seront étudiées dans la section

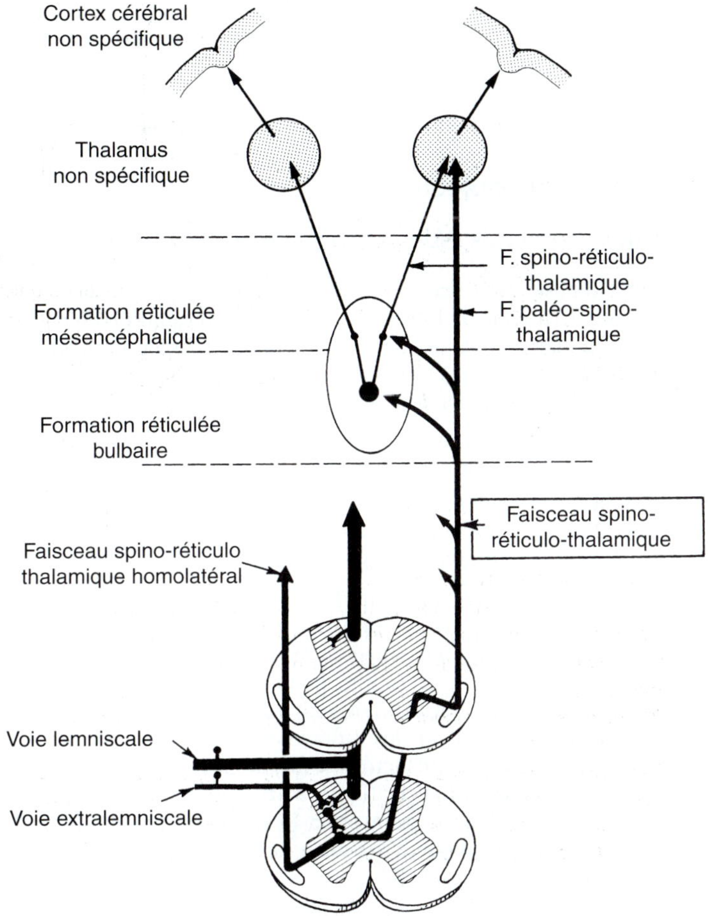

Fig. 1.3. *Représentation schématique des afférences somesthésiques du système extralemniscal.*
Les voies sont essentiellement controlatérales mais il existe également un contingent homolatéral. La majorité des fibres se terminent dans la formation réticulée du tronc cérébral. À noter, par ailleurs, la projection corticale bilatérale.

douleur (cf. *infra*). On peut en rapprocher les dysesthésies qui sont des sensations anormales non douloureuses mais désagréables, habituellement stimulus-dépendantes.

– Les paresthésies sont des sensations anormales non douloureuses de qualité variable : fourmillement, picotement, sensation d'enraidissement cutané (peau cartonnée), parfois aussi sensations thermiques. Elles peuvent être provoquées par le frôlement superficiel des téguments ou être en apparence spontanées. Le mécanisme des paresthésies est imparfaitement connu. Dans les atteintes des nerfs périphériques (compression d'un tronc nerveux, polyneuropathie), comme dans les lésions de la moelle (dégénérescence combinée, sclérose en plaques), on note une relation entre les paresthésies et l'atteinte des fibres à conduction rapide du système lemniscal.

Troubles sensitifs objectifs

Examen des modalités élémentaires de la sensation

L'examen repose sur l'étude de la perception du tact, de la douleur, de la température. L'atteinte de l'une ou l'autre de ces sensibilités élémentaires peut être évaluée dans l'absolu (perception ou non-perception) lorsqu'il s'agit d'une *anesthésie*, ou par comparaison avec une zone de sensibilité normale lorsqu'il y a seulement une *hypoesthésie.*

La sensibilité tactile est explorée avec un coton ou à la rigueur au doigt; on peut également utiliser comme stimulus la mobilisation d'un poil.

La sensibilité à la douleur des téguments est examinée à l'aide d'une épingle. On étudie la sensibilité douloureuse des structures profondes par la pression (tendon d'Achille, testicule, troncs nerveux, etc.).

La sensibilité thermique est étudiée à l'aide de tubes contenant de l'eau chaude ou froide; le tube froid doit être autour de 5 à 15 °C, le tube chaud aux environs de 40 à 45 °C. Des températures plus basses ou plus élevées risqueraient de provoquer une sensation douloureuse plus que thermique. Dans l'interprétation des résultats, il faut tenir compte des inégalités de sensibilité qui existent normalement sur les différentes parties du corps. Ainsi, la pulpe des doigts, dont la sensibilité tactile est très développée, est en revanche relativement insensible à la douleur. D'un autre côté, on note une modification brusque de l'intensité de la perception lorsque l'on passe, sur le thorax, du dermatome C4 au dermatome D3 et, à la face postérieure de la cuisse, du dermatome L2 au dermatome S2.

Au terme de cette analyse des sensibilités élémentaires, il est possible de préciser la *topographie* des troubles sensitifs, leur *intensité* et leur *formule*, qui peut être globale ou dissociée (perte des sensibilités thermique et douloureuse contrastant avec la conservation de la sensibilité tactile par exemple).

Examen des capacités de discrimination sensitive

Ce temps de l'examen s'adresse à des modalités plus fines de la sensibilité qui mettent en jeu principalement le système lemniscal : notion de position des articulations, discrimination de sensations itératives ou simultanées.

Les *notions de position et de mouvement* peuvent être étudiées à la racine des membres, mais c'est plus spécialement à l'extrémité distale que l'examen permet de déceler des altérations encore discrètes. On demande au patient, dont on mobilise passivement un doigt ou un orteil, d'identifier, sans le contrôle de la vue, la position dans laquelle le segment de membre a été placé ou de signaler le déplacement dès qu'il le perçoit ou d'en indiquer la direction.

On peut aussi placer l'articulation à explorer dans une certaine position et demander que la même attitude soit reproduite par l'articulation symétrique.

L'ataxie sensitive résulte d'un déficit du contrôle sensitif du mouvement. C'est un trouble qui est aggravé par la fermeture des yeux. Les mouvements sont dysmétriques. La marche est instable et talonnante. Le patient est incapable de tenir debout les pieds joints et les yeux fermés (signe de Romberg). Le signe de la main instable ataxique consiste en des mouvements pseudo-athétosiques des doigts quand le patient maintient ses membres supérieurs étendus devant lui sans le contrôle visuel.

Dépendant du système lemniscal, le contrôle sensitif du mouvement peut être altéré par des lésions intéressant le système nerveux périphérique, les cordons postérieurs, le thalamus ou le cortex somato-sensitif.

La *sensibilité vibratoire* (*pallesthésie*) est explorée à l'aide du diapason appliqué sur une surface osseuse. Pour déceler une simple diminution de la pallesthésie, on maintient le diapason en regard de la région explorée jusqu'à ce que le sujet cesse de percevoir la vibration, puis on s'assure que la vibration est encore perceptible par l'observateur. La conservation de la pallesthésie dépend de la capacité des fibres myélinisées à conduction rapide de transmettre de façon distincte des stimulations très brèves et rapprochées. La sensibilité vibratoire distale est souvent altérée chez les sujets âgés.

La *discrimination de deux points* est étudiée au moyen d'un compas calibré. La distance minimale entre deux stimulations tactiles pour qu'elles soient perçues comme étant distinctes est de quelques millimètres à la pulpe des doigts, de plusieurs centimètres sur la cuisse. D'autres capacités discriminatives comprennent la localisation précise d'un stimulus (*topoesthésie*), l'évaluation du poids (*baresthésie*), la reconnaissance d'une forme géométrique, d'une lettre ou d'un nombre tracés sur la peau (*graphesthésie*).

La *stéréognosie* est la faculté d'identifier des objets par la palpation. Plusieurs étapes peuvent apparaître dans le processus de reconnaissance concernant la taille, la forme et la texture de l'objet. Des perturbations élémentaires de la sensibilité, un trouble de la palpation peuvent perturber la stéréognosie. Cependant, la reconnaissance d'un objet résulte habituellement plus de l'identification d'un détail prégnant que d'une analyse systématique. Une discordance entre des troubles discrets des sensibilités élémentaires et une astéréognosie marquée est en faveur d'une lésion du lobe pariétal.

L'*extinction sensitive* est un phénomène pathologique qui se caractérise par le fait qu'une stimulation perçue lorsqu'elle est portée séparément de chaque côté du corps est perçue seulement du côté sain lorsqu'elle est portée simultanément sur les deux hémicorps. L'extinction sensitive, lorsque les sensibilités élémentaires sont normales, oriente vers une lésion du lobe pariétal.

Potentiels évoqués somesthésiques

La stimulation d'un nerf périphérique génère des potentiels qui peuvent être recueillis sur le rachis et le scalp. Ces potentiels permettent d'évaluer la vitesse de conduction des fibres myélinisées de gros calibre. Ils peuvent donc être normaux alors même qu'une atteinte des petites fibres est responsable de troubles de la sensibilité. Ils sont utiles pour déceler et localiser des lésions cliniquement occultes siégeant dans la moelle ou le tronc cérébral, notamment dans des affections démyélinisantes comme la sclérose en plaques. Ils sont utiles aussi pour déceler une souffrance médullaire lors de la chirurgie rachidienne.

SYNDROMES SENSITIFS TOPOGRAPHIQUES

Lésions du système nerveux périphérique

Il est utile de délimiter sur un schéma l'aire d'un déficit sensitif pour localiser une lésion sur un tronc nerveux, un plexus ou une racine postérieure. Lors d'une atteinte d'une racine postérieure, la douleur est souvent prédominante avec peu de déficit sensitif.

Dans les polyneuropathies, le déficit sensitif intéresse de façon habituellement symétrique la partie distale des membres inférieurs, indiquant une atteinte longueur-dépendante des fibres. Le déficit porte sur la sensibilité proprioceptive dans les neuropathies des grosses fibres. Elle prédomine sur la sensibilité thermique et douloureuse dans les neuropathies des petites fibres, dans lesquelles peuvent être associés des troubles trophiques (maux perforants plantaires, arthropathies nerveuses).

Lésions de la moelle

Une lésion de la moelle peut entraîner dans le territoire sous-jacent une hypoesthésie ou une anesthésie intéressant de façon globale les diverses modalités sensitives. Cependant, la séparation des afférences sensitives dès leur entrée dans la moelle en un contingent lemniscal homolatéral et un contingent extralemniscal croisé explique la fréquence des atteintes dissociées.

Syndrome cordonal postérieur

Ce syndrome peut se manifester par des paresthésies, une ataxie sensitive, parfois un *signe de Lhermitte*. Le signe de Lhermitte est une sensation de décharge électrique provoquée par la flexion de la nuque. Il est observé aussi bien dans les lésions intrinsèques des cordons postérieurs (sclérose en plaques) que dans les compressions à point de départ extramédullaire. À l'examen, la perception du tact, de la douleur et de la température est préservée. Le déficit sensitif porte sur les capacités discriminatives : localisation d'une stimulation, discrimination de deux points stimulés simultanément, sensibilité vibratoire, sens de position.

Du *syndrome cordonal postérieur* pur diffère notablement le syndrome radiculo-cordonal postérieur résultant de lésions des racines postérieures ou des ganglions rachidiens postérieurs (*ganglionopathies*). Dans de tels cas, l'atteinte porte non seulement sur les fibres longues qui s'engagent dans les cordons postérieurs, mais aussi sur les autres afférences sensitives faisant relais dans la corne postérieure de la moelle. Le déficit sensitif intéresse toutes les modalités de la sensibilité, de façon distale et proximale; il est associé à une aréflexie.

Syndrome spino-thalamique

Une lésion du faisceau spino-thalamique dans le cordon antérolatéral de la moelle produit *une anesthésie thermique et douloureuse de toute la partie de l'hémicorps controlatéral sous-jacent à la lésion.* Les autres modalités de la sensibilité sont conservées. Un syndrome douloureux chronique se développe parfois secondairement dans le territoire où la perception de la douleur est diminuée ou abolie.

Syndrome de Brown-Séquard

Il correspond à la *lésion d'une hémimoelle* et associe à un syndrome cordonal postérieur et un syndrome pyramidal du côté de la lésion, un syndrome spino-thalamique du côté opposé. En pathologie, ce syndrome est souvent seulement ébauché, indiquant la latéralisation d'une lésion intra- ou extramédullaire.

Syndrome syringomyélique

Il se caractérise par l'existence dans un territoire suspendu d'une *atteinte dissociée de la sensibilité portant sur les sensibilités thermique et douloureuse et respectant la sensibilité tactile.* La lésion responsable siège dans la corne postérieure ou dans la substance grise centro-médullaire, interrompant les fibres conduisant la sensibilité thermique et douloureuse dans leur trajet de la corne postérieure vers le faisceau spino-thalamique controlatéral. Dans le territoire intéressé, l'anesthésie thermique est variable : parfois le malade ne distingue absolument pas les qualités thermiques de la stimulation, parfois il interprète indifféremment comme froides ou chaudes toutes les stimulations thermiques. En ce qui concerne la douleur, il peut exister une véritable anesthésie ou une simple hypoesthésie. Il existe parfois, au sein de la zone suspendue, une région où la sensibilité tactile est supprimée, mais on trouve au-dessus ou en dessous l'anesthésie dissociée caractéristique.

Lésions du tronc cérébral

Au niveau du tronc cérébral, les voies lemniscales, qui ont croisé à partir des noyaux gracile et cunéiforme pour former le lemnisque médian, et les voies extralemniscales restent séparées, en particulier dans la région bulbo-protubérantielle. Des syndromes sensitifs dissociés peuvent être réalisés, prédominant suivant les cas sur les sensibilités thermique et douloureuse ou sur les sensibilités tactile et articulaire.

Les lésions latéralisées de la région bulbo-protubérantielle donnent lieu à un *syndrome sensitif alterne* très caractéristique : hémianesthésie thermique et douloureuse de l'hémicorps du côté opposé à la lésion par atteinte du faisceau spino-thalamique, anesthésie thermique et douloureuse de la face du côté de la lésion par atteinte de la racine descendante du trijumeau. Des douleurs et une hyperpathie marquent assez souvent l'évolution de ces syndromes sensitifs, pouvant survenir aussi bien au niveau de l'hémianesthésie croisée qu'au niveau de l'anesthésie trigéminale.

Lésions thalamiques

Une lésion thalamique intéressant le noyau ventro-postéro-latéral et le noyau ventro-postéro-médial pour les fibres trigéminales entraîne un déficit sensitif du côté opposé du corps (fig. 1.4). Une petite lésion peut provoquer un déficit sensitif localisé à une partie de l'hémicorps.

Les *troubles sensitifs objectifs* prédominent habituellement sur les modalités discriminatives de la sensibilité : sens de position, localisation et discrimination tactiles, pallesthésie. Le phénomène de la main instable ataxique et l'astéréognosie sont souvent très nets. Mais il existe aussi habituellement, encore que de façon plus discrète, une atteinte des sensibilités thermique et douloureuse dont les seuils sont élevés. Une stimulation douloureuse doit, pour être efficace, atteindre une intensité anormalement élevée; dès que ce seuil est franchi, la douleur est habituellement ressentie de façon particulièrement pénible et diffuse, parfois dans tout l'hémicorps; elle est anormalement prolongée, persistant après la fin de la stimulation.

Les *douleurs thalamiques*, de même que le déficit sensitif, intéressent l'hémicorps du côté opposé à la lésion. Elles sont parfois localisées à un seul membre. Exceptionnellement, la face est atteinte de façon isolée et une topographie chéiro-orale a été notée dans quelques cas. La douleur thalamique est malaisément définie par les patients qui ne trouvent satisfaisante aucune des comparaisons usuelles. Elle présente des exacerbations insupportables sous l'influence des stimulations somesthésiques les plus variées — frôlement superficiel, mobilisation, stimulation thermique, en particulier par le froid —, mais aussi sous l'influence des stimulations sensorielles et des émotions. Cette intégration de toutes les perceptions dans la douleur réalise l'*hyperpathie thalamique*.

Le syndrome sensitif thalamique peut revêtir des aspects un peu différents. On a décrit des formes hémialgiques pures, ne s'accompagnant d'aucun trouble objectif de la sensibilité. Les formes analgiques, où n'existent que des troubles sensitifs déficitaires, sont moins exceptionnelles, mais il faut toujours redouter l'apparition retardée des douleurs, qui peuvent ne se manifester que plusieurs semaines ou même plusieurs mois plus tard.

Lésions du cortex pariétal

La caractéristique du déficit sensitif résultant d'une lésion du cortex pariétal est de *prédominer sur les aspects discriminatifs et élaborés de la sensibilité*. L'atteinte des sensibilités élémentaires (tactile, thermique, douloureuse) se limite habituellement à une hypoesthésie bien mise en évidence par la comparaison avec le côté sain. Bien plus nette est l'atteinte de la sensibilité

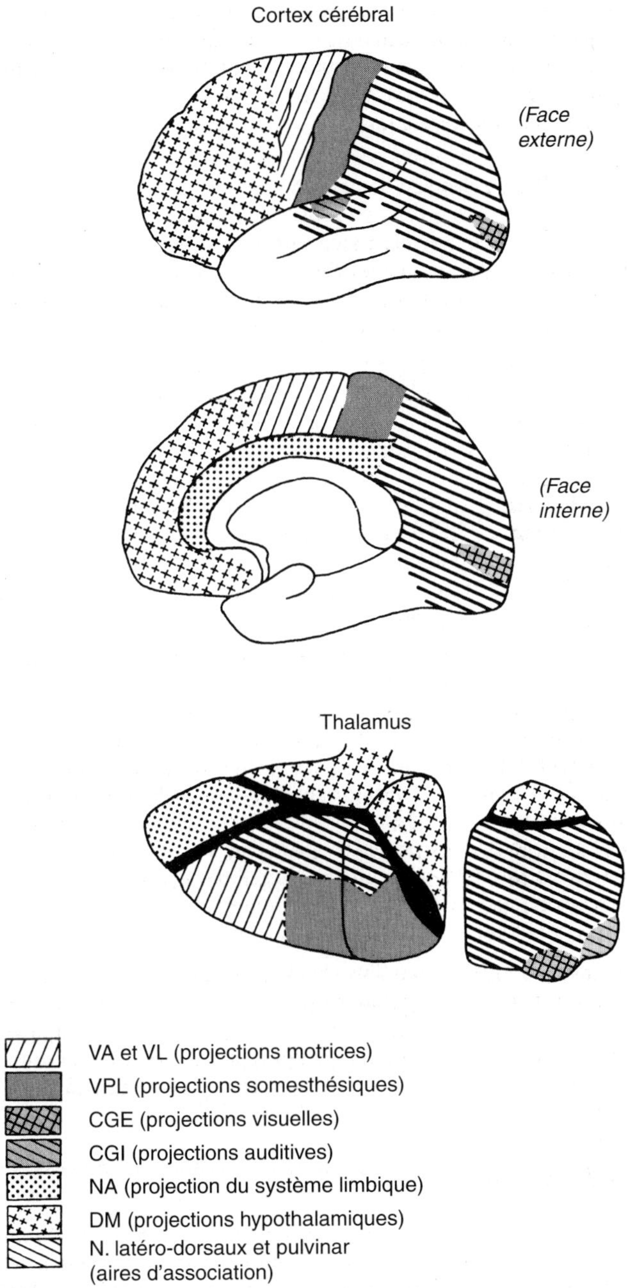

Fig. 1.4. *Les principaux noyaux thalamiques et leurs projections corticales.*

discriminative : troubles du sens de position (avec les désordres ataxiques qui en résultent), difficultés pour localiser exactement une stimulation, pour percevoir distinctement deux stimulations. Une astéréognosie est fréquente de même qu'une extinction sensitive.

Les troubles sensitifs subjectifs observés dans les syndromes pariétaux surviennent sous une *forme paroxystique* dans le cadre de l'épilepsie sensitive, de la migraine ou des accidents ischémiques transitoires. Il s'agit habituellement de paresthésies à type de fourmillements, de picotements, d'engourdissements, beaucoup plus rarement de sensations à caractère thermique ou douloureux. À côté de ces manifestations paroxystiques, il faut connaître la possibilité exceptionnelle de douleurs permanentes dont les caractères sont très proches des douleurs thalamiques. Les perturbations sensitives d'origine pariétale peuvent s'étendre à tout un hémicorps; plus souvent, elles restent limitées à la main ou à la face; l'atteinte simultanée chéiro-orale, assez souvent rencontrée, s'explique par la juxtaposition sur le cortex pariétal de la représentation de ces deux régions.

DOULEUR ET NOCICEPTION

Définition

La douleur est une sensation qui survient lorsqu'une stimulation, en raison de sa nature ou de son intensité (stimulation nociceptive), provoque ou risque de provoquer une lésion tissulaire. Elle a une fonction de protection en déterminant des phénomènes d'évitement.

Avant même sa transmission vers les centres supérieurs, le message nociceptif détermine des réflexes de défense intégrés au niveau segmentaire. Ces réflexes primitifs, du type triple retrait, sont sous la dépendance de collatérales des afférences nociceptives primaires projetant sur les interneurones de la corne postérieure. Le contrôle descendant exercé par les centres supraspinaux tend à inhiber ces réflexes primitifs et à les remplacer par des réponses plus localisées, du type flexion des orteils, mieux adaptées notamment à la station érigée.

La douleur proprement dite est une expérience subjective comportant plusieurs composantes :

– La *composante discriminative* assure la détection du stimulus et l'analyse de ses caractères qualitatifs et temporo-spatiaux.

– La *composante affective* exprime la connotation pénible attachée à la perception douloureuse.

– La *composante cognitive* comprend un ensemble de processus susceptibles de moduler le vécu douloureux : attention, distraction, suggestibilité, anticipation, référence à des expériences passées.

– La *composante comportementale* correspond à l'ensemble des manifestations observables : physiologiques (paramètres somato-végétatifs), verbales (plaintes, gémissements…) ou motrices (immobilité, agitation, attitudes antalgiques).

Détection et transmission du signal douloureux

Une stimulation douloureuse telle qu'une piqûre active d'abord des mécanorécepteurs de seuil élevé et des petites fibres myélinisées Aδ glutamatergiques. Le deuxième neurone de ce système appartient à la voie néo-spino-thalamique et projette, comme la voie lemniscale, sur le noyau ventro-postéro-latéral du thalamus et au-delà sur le cortex somesthésique SI et SII. L'activation de cette voie donne lieu à la «*première douleur*», bien localisée, dont la durée n'excède pas celle de la stimulation (composante discriminative de la douleur). Cette première douleur fournit le signal pour une réponse motrice rapide appropriée.

Une stimulation plus intense, véritablement nociceptive, active des récepteurs polymodaux et des fibres C amyéliniques. Ces nocicepteurs périphériques disposent de divers neuromédiateurs dont le glutamate et la substance P. Le deuxième neurone de ce système appartient à la voie spino-réticulo-thalamique qui projette sur la substance réticulée du tronc cérébral et les noyaux intralaminaires du thalamus. L'activation de cette voie provoque la «*deuxième douleur*» plus diffuse, pénible et durable, initiant les comportements visant à éviter une nouvelle agression nociceptive. Les douleurs d'origine viscérale ont des caractères comparables. Le cortex cingulaire antérieur est particulièrement impliqué dans les réponses émotionnelles et comportementales liées à ce type de douleur.

Systèmes de contrôle de la nociception

De très nombreux travaux expérimentaux ont montré l'existence de systèmes de contrôle physiologique qui viennent modifier le message nociceptif tel qu'il a été initié à la périphérie.

Contrôle inhibiteur segmentaire

Dans la corne postérieure, les fibres C nociceptives responsables de la douleur diffuse présentent des récepteurs présynaptiques, notamment aux opioïdes, inhibant la libération des neuromédiateurs, en particulier de la substance P. Cette inhibition présynaptique est sous la dépendance d'interneurones dont l'activité est augmentée par des collatérales des fibres myélinisées Aβ issues des mécanorécepteurs (fig. 1.5). Ce contrôle (*gate control*) permet d'expliquer l'atténuation de la douleur par le frottement de la peau au voisinage d'une région douloureuse, ainsi que l'effet hypoalgique d'une stimulation électrique cutanée à haute fréquence et faible intensité.

Contrôle inhibiteur descendant

L'activité des neurones nociceptifs de la corne postérieure est soumise aussi à un contrôle d'origine supraspinale. Des stimulations appliquées au niveau du *noyau raphé magnus*, de la *substance grise péri-aqueducale* ou des *noyaux périventriculaire* sont capables d'induire un effet analgésique et une dépression de l'activité des neurones de la corne postérieure impliqués dans la

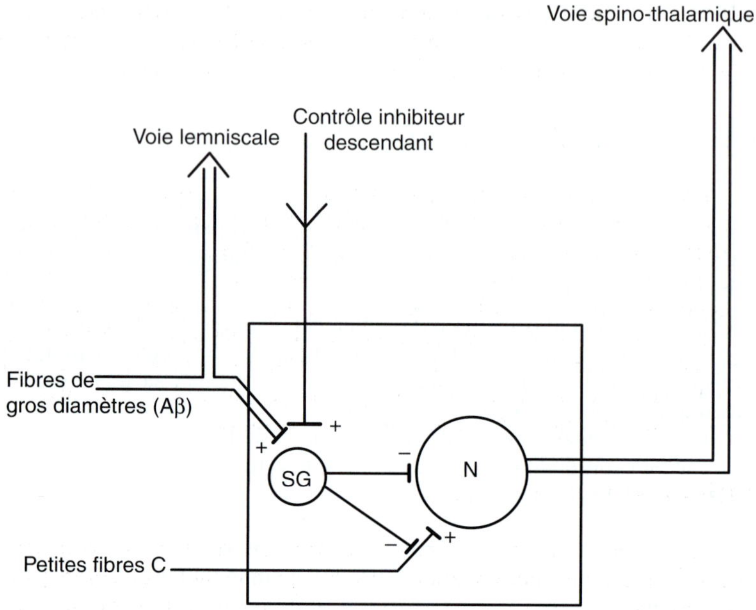

Fig. 1.5. *Contrôle de la douleur au niveau de la corne postérieure* (gate control*)*. Il existe dans la substance gélatineuse de Rolando un pool d'interneurones exerçant une inhibition présynaptique sur les fibres C nociceptives et une inhibition postsynaptique sur les neurones nocicepteurs de la corne postérieure. Ce pool d'interneurones est mis en jeu : 1) par des collatérales des afférences myélinisées Aβ (système lemniscal) et Aδ (voie néo-spino-thalamique); 2) par une voie sérotoninergique d'origine supraspinale (contrôle inhibiteur descendant).

transmission des messages nociceptifs. Ce contrôle inhibiteur descendant a pour effet de circonscrire l'activité aux neurones nociceptifs directement concernés par le stimulus initial. Sa défaillance joue probablement un rôle dans la survenue de certaines douleurs chroniques.

La *découverte des récepteurs opioïdes et des peptides morphinomimétiques* (enképhalines et endorphines) a suscité d'emblée l'hypothèse du rôle des opioïdes endogènes dans le contrôle de la nociception. À l'appui de cette hypothèse, il faut noter que les structures spinales ou cérébrales impliquées dans la nociception (corne postérieure de la moelle, noyau spinal du trijumeau, substance grise péri-aqueducale, noyaux intralaminaires du thalamus) sont parmi les plus riches en récepteurs des opioïdes.

Le contrôle inhibiteur descendant est sous la dépendance d'une voie sérotoninergique activant des interneurones enképhalinergiques qui agissent sur la transmission nociceptive au niveau présynaptique (blocage de la libération de substance P par les fibres C) et au niveau postsynaptique (hyperpolarisation des neurones nociceptifs de la corne postérieure). D'autres récepteurs présents dans la corne postérieure au niveau pré- et/ou postsynaptiques sont impliqués dans ce contrôle inhibiteur : récepteurs au GABA, à la glycine.

Contrôle cortical de la douleur

L'imagerie cérébrale (tomographie par émission de positons et IRM fonctionnelle) a montré l'implication du cortex insulaire et du cortex cingulaire antérieur dans l'intégration et le contrôle cortical de la douleur. Chez le sujet normal, ces régions sont activées par les stimulations douloureuses. Le cingulum antérieur, dont les réponses varient avec les phénomènes attentionnels et anticipatoires, semble contrôler les phénomènes émotionnels et comportementaux liés à la douleur. Un dysfonctionnement de ce contrôle, impliquant des récepteurs NMDA corticaux, pourrait être en cause dans l'évolution vers un syndrome douloureux chronique.

Classification des douleurs

Il est possible de classer les douleurs en fonction de leur origine (somatique, neuropathique ou « primitive ») et de leur évolution (aiguë ou chronique). Une douleur chronique est une douleur qui évolue depuis plus de trois à six mois.

Douleurs somatiques (nociceptives)

Elles sont déclenchées par la stimulation des terminaisons nociceptives présentes dans les téguments et les structures profondes (musculaires, ostéoarticulaires, viscérales, vasculaires, méningées...). Les stimulations activant ces terminaisons peuvent être de nature mécanique ou thermique, mais ces nocicepteurs peuvent aussi être activés ou sensibilisés par des substances d'origine endogènes : ions K^+, H^+, prostaglandine E2, bradykinine...

Le passage à la chronicité d'une douleur somatique résulte habituellement de l'évolutivité persistante du processus inflammatoire ou néoplasique causal. Toutefois, il faut tenir compte du fait que, contrairement aux autres modalités de la sensation, la persistance d'une stimulation douloureuse ne conduit pas à une adaptation mais, au contraire, à une sensibilisation interférant avec la modulation de la douleur à tous les niveaux : récepteurs et afférences nociceptives périphériques, récepteurs postsynaptiques, relais du tronc cérébral, intégration corticale. Une *hyperalgésie* (douleur excessive provoquée par une stimulation normalement faiblement douloureuse) et une *allodynie* (douleur évoquée par une stimulation mécanique ou thermique normalement indolore) sont la conséquence de cette sensibilisation. Ces phénomènes de sensibilisation jouent un rôle dans une éventuelle évolution vers la pérennisation de la douleur devenue plus ou moins indépendante de sa cause. C'est le cas en particulier pour certaines cervicalgies, dorsalgies, lombalgies chroniques dans lesquelles le traitement symptomatique de la douleur doit prévaloir sur des gestes locaux à visée curative.

Douleurs neuropathiques

Les douleurs neuropathiques sont par définition causées par une lésion ou un dysfonctionnement du système nerveux périphérique ou central. La nature neuropathique d'une douleur peut être reconnue grâce à sa topographie systématisée, déterminée par le siège lésionnel, et grâce à l'examen qui met en évidence dans le territoire correspondant des signes sensitifs déficitaires et/ou des dysesthésies ou des paresthésies (cf. *supra*, Syndromes sensitifs topographiques). L'examen peut objectiver d'autres signes neurologiques en rapport avec la lésion causale. Toutefois, cet examen peut être entièrement normal dans certaines névralgies, et l'absence de tout signe neurologique associé est même un critère diagnostique des névralgies dites essentielles telles que la névralgie du trijumeau.

Les douleurs neuropathiques sont habituellement permanentes, volontiers à type de brûlure, avec souvent des recrudescences à type d'élancements ou de décharges électriques. Elles peuvent être exagérées par les stimulations (*hyperalgésie* et/ou *allodynie*). Il est plus rare qu'elles soient seulement intermittentes : elles sont alors volontiers fulgurantes, avec un caractère stimulus-dépendant.

Les lésions du système nerveux donnant lieu à des douleurs neuropathiques interfèrent généralement avec les fibres conduisant l'information douloureuse : neuropathies des petites fibres dans les douleurs neuropathiques périphériques, lésion de la corne postérieure, de la voie spino-thalamique ou du thalamus dans les douleurs neuropathiques centrales. Ce fait peut rendre compte de l'existence d'un élément déficitaire : dans l'*hyperpathie*, il existe une élévation du seuil de perception de la douleur, mais lorsque ce seuil est atteint la douleur provoquée est anormalement intense et prolongée (« anesthésie douloureuse »).

La *causalgie* est une douleur à type de brûlure, permanente, particulièrement pénible, exagérée par les stimulations tactiles ou émotionnelles. On l'observe après la *lésion partielle de certains nerfs*, en particulier le médian et le sciatique. Elle s'accompagne de perturbations vasomotrices régionales et de troubles trophiques. L'intervention des fibres sympathiques (*sympathetically-mediated pain*) pourrait être en cause dans ce type de douleur, de même que dans les algodystrophies, en relation avec la surexpression de récepteurs α-adrénergiques sur les terminaisons nociceptives périphériques.

La causalgie est actuellement incluse dans le *syndrome douloureux régional complexe* — désigné aussi sous le nom de dystrophie sympathique réflexe. Les critères diagnostiques de ce syndrome sont :

– la présence d'un événement nociceptif initial ou d'une cause quelconque d'immobilisation ;

– une douleur continue avec hyperalgésie et allodynie ;

– l'existence d'une activité anormale vasomotrice et sudomotrice ;

– l'absence d'une affection qui expliquerait le degré de la douleur et l'impotence.

La physiopathologie des douleurs neuropathiques périphériques a été particulièrement étudiée. Elles semblent être la conséquence de phénomène de sensibilisation périphérique et centrale. Sur les fibres afférentes, un excès d'activité nociceptive peut résulter de modification de la répartition et de la densité des canaux ioniques, à l'origine de décharges spontanées répétitives. La sensibilisation des neurones nocicepteurs de la corne postérieure peut résulter d'un excès d'afférences nociceptives ou, au contraire, d'une hyperexcitabilité liée à la déafférentation, d'une réduction d'afférences inhibitrices, de la formation de connexions nouvelles entre les grosses fibres afférentes et les neurones nocicepteurs (tableau 1.I).

Les douleurs neuropathiques ont habituellement une évolution chronique, avec la particularité qu'il peut exister un délai assez long entre l'épisode pathologique initial et l'apparition des douleurs. Cette latence correspond au développement progressif des phénomènes complexes conduisant à l'hyperexcitabilité des neurones nociceptifs périphériques et/ou centraux.

Tableau 1.I *Phénomènes intervenant dans le développement de douleurs neuropathiques chroniques* (d'après Bolay *et al.*, 2002).

Surexpression des canaux sodium voltage-dépendants neurone-spécifiques présents surtout sur les fibres C	⇒	*Hyperexcitabilité des fibres nociceptives* (hyperalgésie)
Modification du phénotype des fibres myélinisées Aβ exprimant la substance P et extension des terminaisons axonales Aβ formant des connexions avec les neurones nocicepteurs de la corne postérieure	⇒	*Excès de stimulation des nocicepteurs de la corne postérieure* (allodynie)
Expression d'adrénorécepteurs α par les afférences nociceptives primaires	⇒	Activation par des terminaisons sympathiques, voire par la noradrénaline circulante
Excitotoxicité	⇒	Apoptose d'interneurones inhibiteurs de la corne postérieure

Douleurs chroniques primitives

Avant de retenir le caractère primitif d'une douleur chronique, tout doit avoir été mis en œuvre pour éliminer la responsabilité d'un facteur lésionnel. Il convient cependant de ne pas perdre de vue qu'une approche purement somatique risque de conduire à des gestes thérapeutiques pouvant être iatrogènes.

Divers facteurs psychologiques, qu'il importe d'évaluer dans chaque cas, peuvent contribuer à l'établissement d'une douleur chronique : crainte d'une affection grave sous-jacente, crainte d'une possible aggravation des « lésions » par le mouvement, conduisant à des comportements d'évitement et de retrait dont le retentissement sur l'adaptation familiale, sociale et professionnelle contribue à aggraver la situation. Ces dimensions affectives, cognitives et comportementales sont souvent prédominantes dans les douleurs chroniques, qui peuvent être localisées ou mutifocales et sont parfois associées au syndrome de fatigue chronique.

Le caractère primitif des douleurs n'implique pas leur nature psychogène, même s'il est important de prendre en compte la structure de la personnalité et le contexte existentiel. Ces douleurs chroniques primitives pourraient traduire une défaillance du contrôle central inhibiteur de la douleur, ce qui les rapprocherait sur le plan physiopathologique des douleurs neuropathiques centrales.

Évaluation de la douleur

L'évaluation de la douleur repose sur l'interrogatoire et sur l'utilisation d'échelles standardisées.

L'*interrogatoire* doit préciser les caractères de la douleur, son intensité, sa durée (douleur permanente ou intermittente), sa survenue spontanée ou provoquée. Le vocabulaire utilisé par le patient pour décrire sa douleur fournit des indices sur la dimension affective de l'expérience douloureuse.

L'*échelle visuelle analogique* est la plus utilisée. Elle se présente sous la forme d'une ligne horizontale de 100 millimètres, orientée de gauche à droite, allant de l'absence de douleur à la douleur la plus forte imaginable. Le patient répond en traçant un trait sur la ligne. De nombreux résultats tendent à faire considérer cette échelle comme la plus sensible des échelles unidimensionnelles. Toutefois, un score élevé peut traduire un niveau important de douleur mais aussi une attitude visant à faire reconnaître sa douleur.

Traitement des douleurs neuropathiques

Les douleurs neuropathiques, dans la mesure où elles ont souvent une évolution chronique, posent de difficiles problèmes thérapeutiques.

Traitements médicamenteux

Les médicaments ayant une action sur les douleurs neuropathiques ont été évalués dans des indications diverses, plus particulièrement les neuropathies diabétiques douloureuses et les algies post-zostériennes.

❐ Patchs anesthésiques

L'application locale de patch à 5 % de lidocaïne est souvent efficace dans les algies post-zostériennes.

❐ Antidépresseurs tricycliques

Les antidépresseurs tricycliques (*amitryptiline*, *imipramine*) ont une activité sur les douleurs neuropathiques et les douleurs chroniques primitives. Cette activité, indépendante de l'effet antidépresseur, est souvent obtenue avec une posologie faible ou modérée. Elle serait due à une inhibition la recapture de la sérotonine et de la noradrénaline et à une activation des systèmes endorphiniques.

On peut en rapprocher la *duloxétine*, inhibiteur de la recapture de la sérotonine et de la noradrénaline, dont l'efficacité a été montrée sur les douleurs de la neuropathie diabétique.

❒ Antiépileptiques

Certains antiépileptiques utilisés de longue date, notamment la *phénytoïne*, la *carbamazépine* et le *clonazépame*, ont une efficacité connue depuis longtemps sur les douleurs fulgurantes quelle que soit leur cause (névralgie du trijumeau, sclérose en plaques…).

Certains nouveaux antiépileptiques (*gabapentine*, *lamotrigine*, *topiramate*, *prégabaline*) ont aussi une efficacité, habituellement partielle, sur les douleurs neuropathiques permanentes, en particulier lorsqu'elles sont d'origine périphérique. La gabapentine et la prégabaline, en réduisant l'entrée du calcium dans les terminaisons axonales, diminueraient la libération des neurotransmetteurs excitateurs, notamment le glutamate.

❒ Antalgiques opiacés

- **Tramadol**

Ce médicament, classé dans les antalgiques opiacés faibles, est un agoniste des récepteurs opioïdes μ et un inhibiteur de la recapture de la noradrénaline et de la sérotonine.

- **Morphine**

En dehors de certaines douleurs aiguës, les douleurs chroniques d'origine néoplasique restent la principale indication de ce médicament. Cependant, le *sulfate de morphine* à libération prolongée, administré *per os*, peut être utilisé dans les douleurs neuropathiques réfractaires aux autres traitements.

Traitement intrathécal

L'administration intrathécale au long cours de certains médicaments (opioïdes, agonistes β_2-adrénergiques, antagonistes de canaux calcium voltage-dépendants de type N) peut être envisagée dans le traitement de cas sélectionnés de douleurs neuropathiques réfractaires.

Électroacupuncture et neurostimulation transcutanée

Les effets hypoalgésiants de ces méthodes sont incontestables. Deux mécanismes d'action peuvent être proposés : soit ces méthodes renforcent les effets inhibiteurs exercés sur la douleur par les fibres sensitives de gros diamètre, soit elles sont responsables d'une libération accrue de peptides morphinomimétiques endogènes. Ces techniques, simples et sans danger, semblent essentiellement indiquées lors de douleurs neurogènes résultant de lésions du système nerveux périphérique, notamment lorsque ces douleurs sont relativement localisées et que la stimulation peut être portée au contact même de la structure nerveuse dont dépend le territoire douloureux.

Traitement chirurgical

Les techniques fondées sur une interruption neurochirurgicale des voies de la douleur sont souvent efficaces temporairement, mais des douleurs réapparaissent dans les mois ou les années qui suivent. Ces techniques de section ne sont donc indiquées que chez les patients à l'espérance de vie limitée (affection maligne).

Les techniques renforçant les systèmes de contrôle inhibiteur ont, à l'inverse, vu leurs indications se développer : essentiellement électrostimulation des voies lemniscales au niveau des cordons postérieurs, mais aussi neurostimulations centrales, notamment corticales.

Effet placebo

L'existence d'un effet placebo est un événement très fréquent dans toutes les situations de traitement de la douleur : médicament, chirurgie, stimulation... L'analyse d'observations de douleurs postopératoires sévères montre que le placebo est actif dans environ 35 % des cas. Ce chiffre moyen, souvent retenu, peut dans certaines circonstances être bien supérieur.

BIBLIOGRAPHIE

BOLAY H *et al.* Mechanisms of pain modulation in chronic syndromes. *Neurology* 2002; *59* (suppl 2) : S2-S7.

DANZINGER N. La douleur dans les neuropathies périphériques : physiopathologie, évaluation clinique et prise en charge. *Rev neurol (Paris)* 2001; *157* : 1565-1569.

DWORKIN RH *et al.* Advances in neuropathic pain. *Arch Neurol* 2003; *60* : 1524-1534.

DWORKINRH. An overview of neuropathic pain : syndrompes, symptoms, signes, and several mechanisms. *The Clinical Journal of Pain* 2002; *18* : 343-349.

GIDAL B *et al.* New and emerging treatment options for neuropathic pain. *Am J Manag Care* 2006; *12* : S269-278.

KOLTZENBURG *et al.* Neuropathic pain. *Curr Opion Neurol* 2001; *14* : 641-647.

NICHOLSON B. Differential diagnosis : nociceptive and neuropathic pain. *Am J Manag Care* 2006; *12* : S256-S262.

NIELSON WR. The concept of pain. *The Clinical Journal of Pain* 2001; *17* : S5-S7.

PEYRON R, GARCIA-LARREA L, LAURENT B. Functional imaging of brain responses to pain. A review. *Neurophysiol Clin* 2000; 30 : 263-288.

TREEDE RD. Neurophysiological studies of pain pathways in peripheral and central nervous system disorders. *J Neurol* 2003; 250 : 1152-1161.

WALL PD, MELZACK R. *Textbook of Pain.* 3rd ed. Churchill Livingstone, Edinburgh, 1994.

WOOLF CJ, MANNION RJ. Neuropathic pain : aetiology, symptoms, mechanisms and management. *The Lancet* 1999; 353 : 1959-1964.

ZUBIETA JK *et al.* Regulation of sensory and affective dimensions of pain. *Science* 2001; 293 : 311-316.

2 SÉMIOLOGIE DE LA MOTILITÉ

Dans l'organisation de la motilité, il est possible de distinguer un niveau périphérique (l'unité motrice), un niveau segmentaire (activités réflexes), un niveau suprasegmentaire avec le tronc cérébral (station érigée) et le cortex cérébral (mouvement volontaire). Ces différents niveaux sont soumis à des contrôles exercés par le cervelet et les noyaux de la base. À l'atteinte de chacun de ces niveaux correspond une sémiologie spécifique.

NIVEAU PÉRIPHÉRIQUE : L'UNITÉ MOTRICE

Systématisation

L'unité motrice est constituée par l'ensemble des fibres musculaires innervées par un motoneurone α de la corne antérieure de la moelle (fig. 2.1).

Les fibres musculaires d'une unité motrice sont fonctionnellement indissociables. Sur un tracé électromyographique, l'activation d'une unité motrice se manifeste

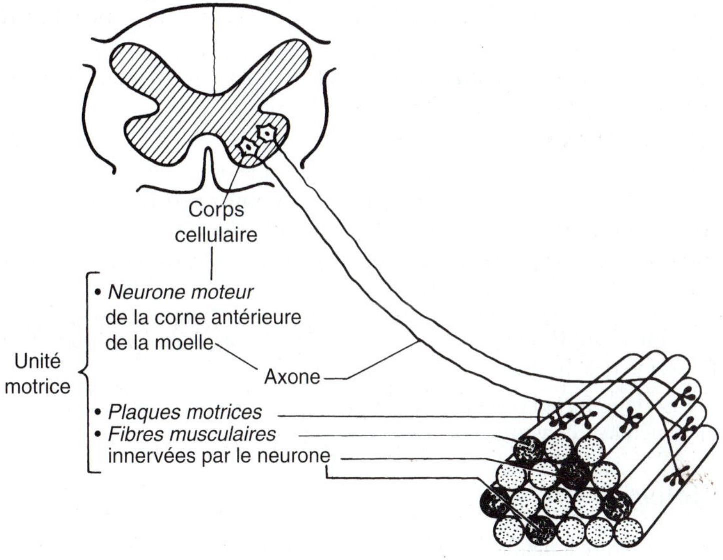

Fig. 2.1. *Schéma de la constitution de l'unité motrice.*

par un potentiel d'action dont la forme et l'amplitude dépendent des dimensions de l'unité motrice et de ses relations spatiales avec l'aiguille électrode.

❐ Fibre musculaire

La fibre musculaire est une cellule géante dont la longueur peut atteindre plusieurs centimètres pour un diamètre de 0,01 à 0,1 mm. Les myofibrilles allongées longitudinalement occupent la totalité de l'espace cytoplasmique, refoulant à la périphérie les noyaux. Support de la striation transversale, elles sont l'agent de la contraction musculaire qui résulte d'un glissement relatif des molécules d'actine et de myosine constituant les myofibrilles.

Les *méthodes histochimiques* montrent que les fibres musculaires diffèrent par leur équipement enzymatique. Elles se répartissent en deux grands types : le *type I* est équipé spécialement pour le métabolisme oxydatif du glucose (succino-déshydrogénase, DPNH diaphorase...); le *type II* utilise l'énergie fournie par la glycolyse (ATPase, phosphorylase, glycérophosphate déshydrogénase). Suivant la prédominance d'un de ces types de fibres, les muscles peuvent être classés en *muscles rouges*, de contraction lente, d'activité tonique prédominante (fibres de type I) et *en muscles blancs*, de contraction rapide, d'activité phasique prédominante (fibres de type II).

Dans la majorité des cas, les fibres des deux types sont présentes au sein d'un même muscle. Les fibres appartenant à une même unité motrice sont toujours du même type histochimique : les caractéristiques histochimiques sont imposées à la fibre musculaire par la fibre nerveuse qui assure son innervation. Les *unités motrices lentes* contiennent en général davantage de fibres musculaires (jusqu'à 1 500 par unité motrice dans les muscles jumeaux) que les unités motrices *rapides*, en particulier lorsque les mouvements doivent être d'une grande précision : une quinzaine de fibres pour les muscles oculomoteurs. Dans la plupart des muscles, ces deux types d'unités motrices sont entremêlés au sein d'un même fascicule musculaire.

❐ Plaque motrice

La plaque motrice est la région du sarcolemme où s'établit la synapse avec la fibre nerveuse (fig. 2.2). La transmission fait intervenir l'éjection par la terminaison nerveuse d'*acétylcholine* qui modifie la perméabilité aux ions des récepteurs à l'acétylcholine de la plaque motrice et provoque une dépolarisation (potentiel de plaque). La réversibilité du phénomène est assurée par la présence d'acétylcholinestérase. Lorsque le potentiel de la plaque atteint une amplitude suffisante, il est le point de départ d'un potentiel propagé à l'ensemble de la fibre qui induit la contraction.

L'ensemble formé par un motoneurone α et les fibres musculaires striées qui en dépendent constitue une unité motrice.

Sémiologie

L'unité motrice peut être atteinte au niveau du motoneurone (processus neurogène), de la fibre musculaire (processus myogène) ou de la synapse (bloc neuromusculaire).

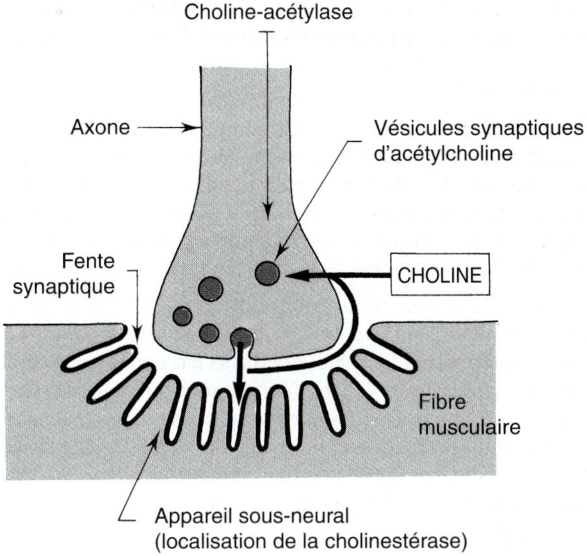

Fig. 2.2. *Jonction neuromusculaire (plaque motrice).*

Le *déficit moteur* et l'*amyotrophie* sont les principales manifestations des atteintes neurogènes ou myogènes. Le déficit moteur, recherché au niveau de chaque muscle, doit être évalué en utilisant une cotation allant de 0 à 5 (tableau 2.I).

La *fatigabilité* est un déficit moteur qui, absent à la première contraction, n'apparaît que lors de la répétition de l'effort. Évocatrice d'un bloc neuromusculaire, elle doit être distinguée d'une fatigue simple (sensation pénible laissant néanmoins l'effort possible).

Tableau 2.I. *Cotation de la force musculaire.*

0	Aucune contraction volontaire
1	Contraction faible insuffisante pour entraîner un déplacement
2	Mouvement possible si l'action de la pesanteur est compensée
3	Mouvement possible contre l'action de la pesanteur
4	Mouvement possible contre la pesanteur et contre résistance
5	Force normale

Il est essentiel d'analyser la *répartition du déficit moteur*, proximal ou distal, symétrique ou non, obéissant ou non à la systématisation des nerfs et des racines. Les tableaux 9.I et 9.II (chapitre 9) rappellent l'innervation segmentaire des muscles.

La *prédominance proximale* du déficit est fréquente dans les maladies musculaires primitives, mais ce caractère topographique est inconstant : il existe des myopathies à prédominance distale.

La *réponse idiomusculaire* est recherchée par la stimulation mécanique directe du muscle (percussion) qui provoque une contraction. Il ne s'agit pas d'un réflexe. Elle disparaît précocement dans les affections musculaires primitives, où elle contraste avec la conservation du réflexe tendineux. En revanche, l'excitabilité mécanique est conservée et même exagérée dans les amyotrophies neurogènes. Le *myoœdème* doit être distingué de la réponse idiomusculaire : c'est un bourrelet transversal qui se forme au point de percussion. Il est observé dans le myxœdème et dans certains états de dénutrition.

L'*étude électromyographique* de l'activité neuromusculaire montre qu'une contraction musculaire d'intensité croissante fait apparaître une double modalité de recrutement des unités motrices : recrutement temporel des unités initialement actives dont la fréquence de battement augmente; recrutement spatial d'unités motrices initialement inactives qui viennent enrichir le tracé jusqu'à lui conférer un aspect interférentiel où les unités ne peuvent plus être individualisées.

– Le *tracé électromyographique neurogène* est caractérisé par la raréfaction des unités motrices fonctionnelles entraînant un recrutement temporel important sans recrutement spatial notable (tracé pauvre, simple accéléré). Des potentiels d'unité motrice de grande amplitude peuvent être observés, traduisant un processus de dénervation-réinnervation. En outre, la présence de fibrillations, potentiels très fins et très brefs, indique l'existence de fibres musculaires dénervées et ayant acquis de ce fait une activité autonome.

– Le *tracé électromyographique myogène* est caractérisé par la diminution d'amplitude des potentiels et leur aspect déchiqueté résultant de l'atteinte d'un certain nombre de fibres musculaires au sein de chaque unité motrice. Pour un effort minime, le recrutement de ces unités de faible valeur est maximum, à la fois temporel et spatial (tracé riche, ou interférentiel).

La *biopsie musculaire*, lorsqu'elle est pratiquée, achève de caractériser les deux types de processus :

– *Dans les processus neurogènes*, les fibres atrophiques sont groupées. Cet aspect résulte d'un remaniement architectural du muscle. Les fibres musculaires dépendant d'un motoneurone pathologique sont initialement reprises en charge par des collatérales provenant de motoneurones encore fonctionnels. Cette réinnervation aboutit à la constitution d'unités motrices géantes composées de fibres groupées ayant les mêmes caractères histo-enzymologiques (la réinnervation confère aux fibres musculaires « orphelines » les caractéristiques enzymatiques de l'unité motrice qui les adopte).

– *Les processus myogènes* dégradent le muscle fibre par fibre au sein de chaque unité motrice. Histologiquement, les fibres normales, les fibres atrophiques et parfois des fibres hypertrophiques sont juxtaposées au hasard. Il s'y associe souvent des modifications du tissu interstitiel du muscle (sclérose, adipose dans les myopathies, altérations inflammatoires dans les myosites). Les altérations du tissu interstitiel peuvent masquer l'atrophie, voire être responsables de la pseudo-hypertrophie de certaines myopathies.

Activités anormales de l'unité motrice

Crampes

La *crampe musculaire* est une contraction involontaire, intense et douloureuse de tout ou partie d'un muscle, souvent précédée de quelques fasciculations. La survenue des crampes est favorisée par la déshydratation, les efforts physiques, la grossesse, les postures raccourcissant le muscle, notamment au cours du sommeil. L'étirement passif du muscle contracté fait céder la crampe. Même si elles sont fréquentes au cours des maladies du motoneurone, les crampes sont un phénomène banal chez le sujet sain. Elles peuvent cependant avoir un caractère invalidant en raison de leur fréquence, nécessitant un traitement (*Hexaquine*).

Fasciculations

Les *fasciculations* sont des secousses en éclair d'un groupe de fibres musculaires, le plus souvent isolées, parfois répétitives. Elles apparaissent spontanément sur le muscle au repos, mais sont favorisées par l'exposition au froid ou la percussion du muscle. Elles correspondent à l'activation spontanée de tout (origine proximale) ou partie (origine distale) d'une unité motrice, à la différence des *fibrillations* qui correspondent à l'activité de fibres musculaires isolées. Les fasciculations, lorsqu'elles sont associées à un déficit moteur, à une amyotrophie ou à un tracé EMG de type neurogène sont en faveur d'une maladie du motoneurone. Lorsqu'elles sont parfaitement isolées, leur nature « bénigne » ou « idiopathique » est généralement vérifiée par l'évolution.

Myokimies

Les *myokimies* se présentent sous la forme d'ondulations musculaires sous-cutanées résultant de la décharge répétitive de potentiels d'action pouvant durer plusieurs secondes. Elles peuvent être en relation avec la compression d'une racine, d'un nerf, avec une neuropathie démyélinisante ou avoir un caractère idiopathique.

Myotonie

La *myotonie* est une anomalie de la décontraction. Après une contraction volontaire, le muscle est le siège d'une contraction prolongée qui s'oppose à son relâchement qui n'est obtenu qu'au prix d'un effort des antagonistes. Favorisée par le froid, la myotonie s'épuise lors de la répétition de la contraction. Elle n'apparaît pas lors de la recherche des réflexes tendineux. L'électromyographie rattache la myotonie à une rafale de potentiels de faible amplitude battant à un rythme rapide dont l'aspect est celui de potentiels de fibrillation. Le phénomène résulte d'une activité répétitive des fibres musculaires liée à une anomalie de leur repolarisation. La myotonie est observée dans des maladies primitives du muscle (maladie de Thomsen, maladie de Steinert). Elle doit être distinguée du retard simple à la décontraction qui apparaît lors de l'enregistrement des réflexes au cours de certaines affections générales, notamment le myxœdème. Sans signification neurologique, ce dernier phénomène est lié à une perturbation du déroulement des processus biochimiques qui assurent la relaxation du muscle.

Neuromyotonie

La *neuromyotonie* (ou *syndrome d'Isaac-Mertens*) est la conséquence d'une activité anormale prenant naissance dans le nerf périphérique, se traduisant à l'EMG par des bouffées de potentiels d'action d'unités motrices déchargeant à une fréquence élevée (*syndrome d'activité continue des fibres musculaires*). Elle se traduit par des myokimies, des crampes et, surtout, un trouble de la relaxation musculaire (« pseudomyotonie ») responsable d'une rigidité perturbant la marche et pouvant être responsable d'une posture anormale. Un traitement par la phénytoïne ou la carbamazépine est généralement efficace. Un mécanisme immunologique mettant en cause des anticorps anti-canaux potassium voltage-dépendants a été trouvé dans certains cas.

Stiff-man syndrome

La neuromyotonie doit être distinguée du *syndrome de l'homme raide* (*stiff-man syndrome*) qui est en relation avec une perte de l'inhibition des motoneurones de la corne antérieure de la moelle. Il se traduit par un enraidissement progressif des muscles axiaux et des ceintures, sur lequel se greffent des paroxysmes douloureux déclenchés par les stimulations tactiles et émotionnelles. La rigidité et les spasmes restent parfois limités aux membres inférieurs pendant plusieurs années (*stiff-leg syndrome*). Une origine auto-immune est généralement admise, conduisant par des mécanismes divers à une perte de l'inhibition des motoneurones α. Des anticorps anti-GAD (*Glutamic Acid Decarboxylase*) sont présents dans la majorité des cas. L'association à un diabète de type 1 est fréquente. Le traitement repose sur le diazépam, le baclofène, éventuellement les corticoïdes et/ou les immunoglobulines. À côté de la forme idiopathique, ce syndrome peut avoir la signification d'un syndrome paranéoplasique, associé ou non à d'autres manifestations d'encéphalomyélite paranéoplasique. Les anticorps trouvés dans ces cas sont plus souvent des anticorps anti-amphiphysine.

NIVEAU SEGMENTAIRE ET INTERSEGMENTAIRE : LES ACTIVITÉS RÉFLEXES

Organisation

La corne antérieure de la moelle contient les motoneurones α innervant les fibres musculaires de l'unité motrice, les motoneurones γ innervant les fibres musculaires intrafusoriales sensibles à l'étirement, et les neurones de Renshaw. Ces derniers, activés par une collatérale de l'axone du motoneurone, exercent une inhibition récurrente sur les motoneurones voisins.

À ce niveau sont intégrés les réflexes proprioceptifs, activés notamment par les afférences fusoriales, et les réflexes extéroceptifs activés par des afférences cutanées.

Réflexes proprioceptifs

Le *réflexe myotatique* repose sur un dispositif monosynaptique (fig. 2.3). L'incitation née dans les récepteurs des fuseaux neuromusculaires gagne la moelle par des fibres myélinisées de conduction rapide Ia. Avant de se terminer sur les neurones de la colonne de Clarke, ces fibres donnent des collatérales qui font synapse sur les neurones moteurs du muscle où l'incita-

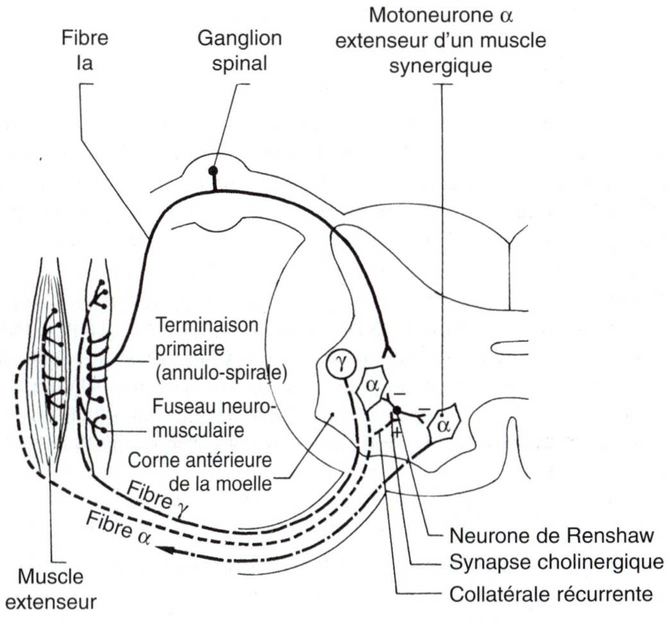

Fig. 2.3. *Organisation élémentaire du réflexe myotatique.*

Le récepteur du réflexe monosynaptique est formé par la terminaison primaire du fuseau neuromusculaire qui est sensible à l'étirement. La volée afférente gagne la moelle par les fibres du groupe *Ia* de conduction rapide. Celles-ci entrent en contact monosynaptique avec les motoneurones α du muscle dont elles sont issues. Les fibres α se terminent dans le corps musculaire. Les motoneurones γ innervent la partie contractile du faisceau neuromusculaire, assurant ainsi le contrôle de l'émission fusoriale, ce qui permet l'adaptabilité du réflexe myotatique (il existe en fait des motoneurones γ-statiques et γ-dynamiques qui sont contrôlés de façon indépendante par les structures suprasegmentaires).

tion a pris naissance. Ainsi l'étirement d'un muscle provoque une contraction de ce muscle.

Le fuseau neuromusculaire, placé en parallèle avec les fibres du muscle, est sensible aux variations de longueur (étirement, relâchement).

Le fonctionnement du récepteur fusorial est soumis à une régulation : une fibre musculaire présente au sein du fuseau en augmente l'excitabilité par sa contraction, la diminue par son relâchement. Cette fibre musculaire intrafusoriale est innervée par les neurones γ situés au voisinage des neurones α dans la corne antérieure de la moelle. La boucle γ exerce une influence prépondérante sur le niveau d'excitabilité des neurones α.

Le réflexe myotatique et la boucle de régulation γ sont le support de l'activité permanente des unités motrices qui sous-tend le tonus musculaire.

En neurophysiologie clinique, une méthode permet d'explorer l'arc réflexe monosynaptique : la stimulation électrique d'un nerf mixte avec un stimulus d'intensité croissante active d'abord les fibres les plus grosses, c'est-à-dire les fibres afférentes d'origine fusoriale. L'activation par cette stimulation de l'arc réflexe monosynaptique donne lieu à une réponse du muscle dénommée *réflexe H* (réflexe de Hoffmann). Pour une stimulation plus intense, les fibres motrices du nerf sont directement activées (réponse M). La comparaison des réponses H et M renseigne sur le fonctionnement de l'arc monosynaptique, de la boucle γ et sur les mécanismes centraux qui règlent l'excitabilité des neurones α.

D'autres réflexes proprioceptifs influencent l'activité des neurones moteurs : les afférences d'origine fusoriale, qui déterminent le réflexe myotatique, ont aussi une action inhibitrice, par l'intermédiaire d'un interneurone, sur les muscles antagonistes du muscle étiré (innervation réciproque). Une action inhibitrice d'un type différent résulte de l'activation des récepteurs tendineux de Golgi, sensibles à la tension, qui inhibent les unités motrices d'un muscle quand la tension dans ce muscle atteint un seuil déterminé.

Réflexes extéroceptifs

Ils répondent à l'activation de terminaisons nerveuses non spécifiques situées au sein des téguments ou des structures profondes. Il s'agit de *réflexes polysynaptiques* faisant intervenir une intégration du message qui a gagné la corne postérieure de la moelle par des fibres afférentes peu ou non myélinisées, de conduction lente (fig. 2.4).

La formule primitive du réflexe extéroceptif est le *réflexe de défense* tel qu'il est étudié expérimentalement après section de la moelle : une stimulation portée en un point quelconque d'un membre inférieur provoque une réaction globale de retrait, associée à une extension du côté opposé.

Dans les conditions physiologiques, les réponses sont mieux adaptées : par exemple, la stimulation de la plante du pied, au lieu de provoquer un triple retrait, entraîne un creusement de la voûte plantaire avec flexion des orteils. Cette réponse est précédée par une *réponse de courte latence, déclenchée par*

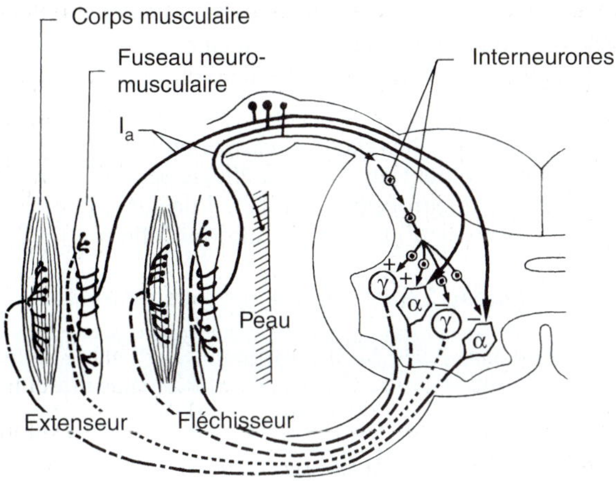

Fig. 2.4. *Organisation élémentaire du réflexe polysynaptique nociceptif (réflexe de flexion).*

Le réflexe polysynaptique nociceptif inhibe à la fois les motoneurones α et γ des muscles extenseurs. À cette action inhibitrice s'ajoute une action excitatrice sur les muscles fléchisseurs antagonistes responsables du réflexe général en flexion.

des stimulations non nociceptives et qui est dirigée non vers l'évitement mais vers l'exploration du stimulus.

Le haut degré d'intégration des afférences qui caractérise l'activité segmentaire et intersegmentaire de la moelle est démontré par les phénomènes d'*innervation réciproque*, tels que le réflexe d'extension croisée ou le réflexe de grattage. Les mécanismes centraux de contrôle du mouvement exercent leur action par l'intermédiaire de ce premier niveau de régulation segmentaire.

Sémiologie des réflexes

L'étude d'un réflexe explore sa voie afférente, sa voie efférente, mais aussi l'état fonctionnel du segment médullaire ou de la région du tronc cérébral au niveau desquels il est intégré.

Une lésion segmentaire de la moelle (ou du tronc cérébral) a pour conséquence l'*abolition des réflexes proprioceptifs ou extéroceptifs intégrés au niveau concerné*.

Réflexes tendineux (proprioceptifs)

Le réflexe tendineux est un réflexe proprioceptif recherché par la percussion du tendon du muscle exploré. La réponse est jugée sur la contraction du muscle avec ou sans déplacement articulaire. Le réflexe est facilité par un relâchement suffisant du muscle exploré que l'on obtient en détournant l'attention du sujet. Éventuellement, on met à profit l'augmentation générale de tonus gamma résultant d'une contraction musculaire active dans un territoire distant (manœuvre de Jendrassik).

L'abolition d'un réflexe tendineux s'analyse en termes de nerf, de racine, de segment de la moelle (tableau 2.II). L'aréflexie peut résulter d'une atteinte des neurones effecteurs (neuropathie motrice), d'une désafférentation de la moelle (neuropathie sensitive), d'une lésion centro-médullaire.

Tableau 2.II *Principaux réflexes tendineux*

Réflexe	*Stimulation*	*Réponse*	*Niveau segmentaire*	*Remarque*
Réflexe achilléen	Tendon d'Achille	Triceps sural	S1 (S2)	Facilité en position à genoux
Réflexe rotulien	Tendon rotulien	Quadriceps	L4 (L3-L5)	*Au lit :* genou semi-fléchi *Assis :* jambes pendantes ou croisées
Réflexe médio-pubien	Symphyse pubienne	Légère flexion et adduction des cuisses	D10 à L3	Réponse symétrique des deux côtés
Réflexe bicipital	Tendon du biceps au pli du coude	Biceps brachial-brachial ant.	C6 (C5)	Le pouce sur le tendon du biceps
Réflexe stylo-radial	Radius au-dessus de la styloïde	Long supinateur + biceps brachial ant.	C6 (C5-C7)	Avant-bras semi-fléchi, bord radial tourné vers le haut
Réflexe tricipital	Tendon du triceps au-dessus de l'olécrane	Triceps brachial	C7 (C6-C8)	Bras en abduction, avant-bras pendant
Réflexe cubito-pronateur	Styloïde du cubitus	Pronation du poignet	C8	Avant-bras semi-fléchi Légère supination
Réflexe massétérin	Mâchoire inférieure Bouche à demi-ouverte	Fermeture de la mâchoire	Protubérance	

Réflexes cutanés (extéroceptifs)

Les *réflexes cutanés abdominaux* recherchés par la stimulation superficielle de la paroi abdominale, de dehors en dedans, induisent une contraction limitée aux muscles sous-jacents. On distingue de chaque côté trois niveaux : le supérieur correspond aux segments D6-D8, le moyen aux segments D8-D10, l'inférieur aux segments D10-D12. Le *réflexe crémastérien* est obtenu par stimulation de la face interne de la cuisse; la réponse est une contraction du muscle crémastérien homolatéral; le niveau segmentaire correspond à L1 et L2. L'abolition de ces réflexes peut être observée lorsque l'arc réflexe est interrompu ou lorsque l'action facilitatrice du faisceau pyramidal ne s'exerce plus.

Le *réflexe cutané plantaire* se recherche en parcourant avec une pointe mousse le bord externe du pied en partant du talon pour aboutir à la base du Ve orteil.

La réponse normale revêt la forme d'un creusement de la voûte plantaire avec flexion des orteils. Son niveau correspond à S1-S2. L'adaptation de cette réponse est soumise à la maturation de la voie pyramidale : jusqu'à l'âge de deux ans, la réponse normale est un retrait du membre inférieur avec extension du gros orteil.

TRONC CÉRÉBRAL : LA STATION ÉRIGÉE

L'adoption de la station érigée (redressement) est sous la dépendance des noyaux réticulaires pontiques qui exercent leur action sur les motoneurones antigravifiques par le faisceau réticulo-spinal médian. Ces noyaux ont une activité tonique, renforcée par de nombreuses afférences : cutanées, proprioceptives, notamment cervicales, et vestibulaires. Les noyaux réticulaires bulbaires, activés par des collatérales du faisceau cortico-spinal et du faisceau rubro-spinal, ont une action inhibitrice sur le tonus antigravifique par le faisceau réticulo-spinal latéral.

Les interactions entre ces deux systèmes permettent la régulation du tonus antigravifique nécessaire à la réalisation d'autres activités motrices.

Une lésion de la partie haute du tronc cérébral, en supprimant les projections excitatrices sur les noyaux réticulaires bulbaires, est responsable de la rigidité de décérébration.

CORTEX CÉRÉBRAL : LE MOUVEMENT VOLONTAIRE

Organisation

Le cortex cérébral moteur comprend l'aire motrice principale (cortex moteur primaire) et le cortex moteur associatif (cortex prémoteur et aire motrice supplémentaire).

Cortex moteur associatif

Le cortex moteur associatif, en relation avec les autres aires associatives corticales, est le lieu où sont élaborés les programmes moteurs. L'exécution en est assurée par des projections qui se font sur le cortex moteur primaire, directement et, surtout, par les circuits passant par les noyaux de la base.

Aire motrice principale

L'aire motrice principale se développe suivant le modèle de l'*homunculus* de Penfield sur le versant antérieur du sillon de Rolando. Elle est associée à l'aire somesthésique qui la borde en arrière, avec laquelle elle forme une unité fonctionnelle.

Faisceau pyramidal

Le faisceau pyramidal, au sens strict, désigne l'ensemble des fibres qui constituent la pyramide bulbaire (fig. 2.5). Il a son origine dans le cortex moteur prérolandique. Il constitue la voie cortico-spinale dont les fibres sont pratiquement toutes croisées, la décussation se faisant pour l'essentiel à la partie basse

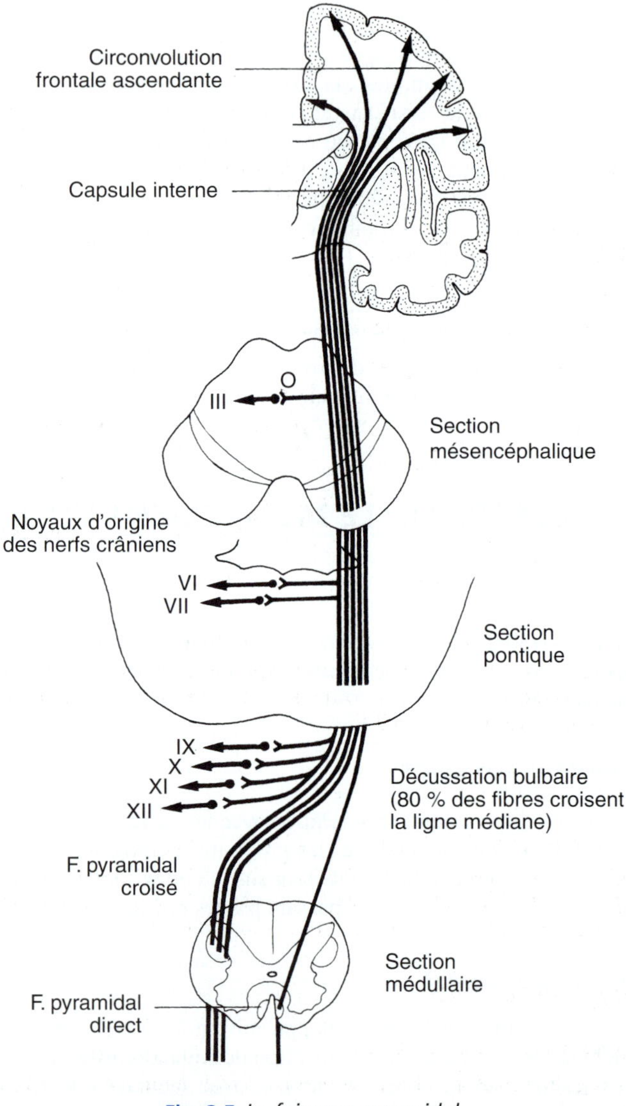

Fig. 2.5. *Le faisceau pyramidal.*

de la pyramide bulbaire et pour une faible partie dans la moelle. Ces fibres se terminent sur les interneurones de la moelle et, pour un petit nombre, directement sur les motoneurones de la corne antérieure. Cette voie contrôle la motilité de l'hémicorps controlatéral dans ses aspects les plus déliés, tels que les mouvements séparés des doigts (fig. 2.6).

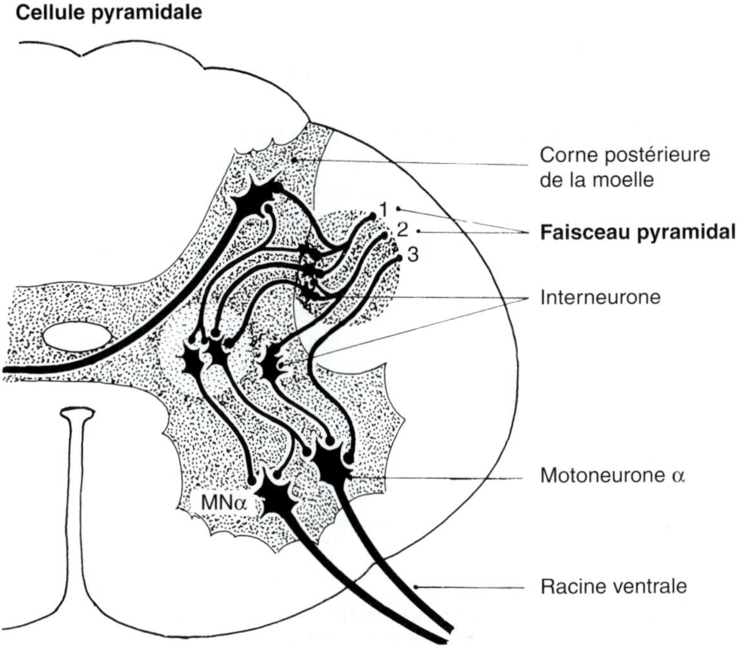

Fig. 2.6. *Terminaison médullaire du faisceau pyramidal.*
La voie pyramidale atteint rarement les motoneurones a directement (3). La plupart des connexions se font par l'intermédiaire de neurones intercalaires (1-2) (d'après Lloyd, modifié).

Voies cortico-réticulo-spinales

Les aires motrices sont aussi le point de départ de voies cortico-réticulo-spinales faisant relais dans le tronc cérébral. Ces voies, multisynaptiques, ont des projections bilatérales. Elle contrôle la motilité de l'axe du corps et de la racine des membres, de façon globale et syncinétique.

Syndrome pyramidal

Le syndrome pyramidal associe :

– des signes négatifs : déficit moteur central, abolition des réflexes cutanés abdominaux ;

– des signes positifs, ou « de libération » : exagération du tonus et des réflexes tendineux, syncinésies, signe de Babinski et réflexes de défense.

La distribution des troubles, en fonction du caractère uni- ou bilatéral des lésions, peut être *hémiplégique*, *paraplégique* ou *quadriplégique*.

Déficit moteur

Il peut être sévère et massif dans le cas d'une lésion aiguë ou particulièrement étendue. En dehors de ces cas, le déficit moteur a des caractères topographiques particuliers.

Aux membres supérieurs, il prédomine sur les extenseurs des doigts, le triceps brachial; aux membres inférieurs, sur les muscles de la loge antéro-externe, les ischio-jambiers. Certaines épreuves le mettent en évidence : aux membres supérieurs, l'épreuve des bras tendus; aux membres inférieurs, les épreuves de *Barré* (sujet à plat ventre, jambes relevées à angle droit) ou de *Mingazzini* (sujet sur le dos, cuisses et jambes à angle droit).

La paralysie faciale centrale se caractérise par l'atteinte prédominante du facial inférieur. L'asymétrie des traits s'exagère à la parole et lors des grimaces volontaires. L'atteinte du facial supérieur se manifeste par le signe des cils de Souques.

Certaines prédominances topographiques caractérisent les lésions corticales : déficit limité brachio-facial, voire chéiro-oral; association d'une paralysie centrale de l'hémiface, de l'hémilangue et de l'hémivoile, qui correspond à une lésion de l'opercule rolandique ou du faisceau géniculé (syndrome operculaire).

Modifications du tonus et des réflexes tendineux

Une *hypotonie*, associée à une abolition des réflexes tendineux, peut être observée à la phase initiale d'une lésion aiguë intéressant la voie pyramidale.

Cependant, l'*hypertonie spastique* est la caractéristique fondamentale du syndrome pyramidal, traduisant la libération de l'activité antigravifique du tronc cérébral. Les mouvements passifs rencontrent une résistance dont l'intensité s'accroît avec le degré d'étirement, ce qui lui confère un caractère *élastique*, le membre reprenant sa position initiale dès qu'il est abandonné. Lorsque le déplacement est poursuivi en dépit de la résistance, celle-ci peut céder brusquement à la façon d'une lame de canif. Cette hypertonie prédomine sur les muscles antigravifiques. Elle s'exagère dans la station debout et dans l'action. Une hypertonie du membre inférieur à la marche (pseudo-steppage spasmodique) peut être le signe d'un syndrome pyramidal fruste.

L'hypertonie spastique résulte d'une hyperactivité des réflexes myotatiques. Elle va de pair avec l'*exagération des réflexes tendineux*. Le facteur déterminant est une hyperactivité du système gamma.

L'*exagération pathologique des réflexes tendineux* se manifeste par la vivacité et l'amplitude excessive de la réponse, la diffusion de la zone réflexogène qui correspond à un abaissement du seuil de la réponse, la diffusion de la réponse qui traduit l'irradiation de l'excitation au sein des populations de neurones de la corne antérieure. Le *polycinétisme* est une réponse itérative pour une seule stimulation. Le *clonus* est une série ininterrompue de secousses de rythme régulier qui intéressent un muscle dont le tendon est soumis à une tension constante : le clonus de la rotule est obtenu en empaumant de haut en bas la rotule; le clonus du pied en maintenant une pression régulière sur la face plantaire du pied en flexion dorsale. L'inhibition périodique de la contraction prend naissance dans les organes tendineux de Golgi.

À l'exception peut-être de la diffusion de la réponse et du clonus inépuisable, aucun des aspects sémiologiques précédents ne peut être tenu pour l'indice certain d'un syndrome pyramidal. L'hyperactivité du système gamma, fréquente chez les sujets neurotoniques, peut suffire à les produire. C'est pourquoi la mise en évidence d'une *asymétrie* des réflexes par un examen comparatif revêt un intérêt essentiel. Il en est de même pour l'interprétation de certains réflexes proprioceptifs qui, ébauchés chez le sujet normal, deviennent apparents lorsqu'il existe un syndrome pyramidal : *signe de Hoffman* (flexion des doigts et du pouce induite par le relâchement brusque d'une flexion forcée de l'index); *signe de Rossolimo* (flexion des orteils en réponse à la percussion de la face plantaire de leur deuxième phalange). L'*inversion d'un réflexe* nécessite à la fois l'abolition de la réponse normale et la diffusion pathologique de l'excitation aux muscles antagonistes.

Modifications des réflexes cutanés

La suppression de la voie pyramidale entraîne la disparition de certaines réponses réflexes aux stimulations cutanées : réflexes cutanés abdominaux, réflexe crémastérien, réflexe cutané plantaire en flexion, réflexe du voile.

En revanche, des formes plus primitives de la réflectivité cutanée sont libérées : réflexes de défense et réflexe cutané plantaire en extension.

Le *signe de Babinski* est la réponse pathologique du réflexe cutané plantaire. Il se traduit par une extension lente et majestueuse du gros orteil, souvent associée à un écartement en éventail des autres orteils et à une tension ébauchée du fascia lata. Une réponse ayant une signification analogue peut être obtenue par percussion de la face interne du tibia (Oppenheim), pincement du tendon d'Achille (Gordon). Le signe de Babinski est le témoin fidèle d'une atteinte pyramidale. Sur le plan physiologique, il a la signification de l'ébauche d'un réflexe de défense.

Les *réflexes de défense* sont observés dans les lésions assez sévères pour altérer gravement et de façon bilatérale le contrôle exercé pas les voies descendantes. Ils consistent en une triple flexion du membre inférieur stimulé avec extension du membre inférieur controlatéral. De nombreuses stimulations qui ne sont pas nécessairement nociceptives peuvent être efficaces. La zone réflexogène peut s'étendre jusqu'à la racine du membre et se prolonger sur le tronc jusqu'à la limite inférieure de la lésion. Dans son développement extrême, la réflectivité de défense aboutit à un triple retrait permanent (paraplégie en flexion, dite cutanéo-réflexe).

Syncinésies

La motilité qui persiste après lésion des projections cortico-spinales résulte de la libération d'activités motrices plus primitives, de type syncinétique, intégrées à un niveau sous-cortical.

Les *syncinésies globales* sont en fait l'exagération de l'hypertonie de tout un membre ou de tout un hémicorps à l'occasion d'un mouvement volontaire.

Les *syncinésies de coordination* correspondent à des mouvements se produisant dans un territoire paralysé à l'occasion de mouvements volontaires exécutés dans un autre territoire : flexion combinée de la cuisse et du tronc quand le sujet tente de s'asseoir; extension et écartement des doigts lors de l'élévation volontaire du membre supérieur... Ces divers mouvements paraissent reposer sur des voies descendantes non pyramidales ayant accès aux neurones α.

Les *syncinésies d'imitation* n'appartiennent pas en propre à la sémiologie pyramidale. Elles traduisent la perte du contrôle exercée sur la voie motrice principale par le dispositif lemniscal. Elles consistent en mouvements involontaires d'un membre reproduisant des mouvements volontaires exécutés par un autre membre. Déclenchées électivement par les mouvements distaux, flexion-extension de la main ou du pied, elles se manifestent en général de façon homolatérale.

Enregistrement des potentiels évoqués moteurs

L'enregistrement des potentiels évoqués moteurs (PEM) permet une exploration physiologique de la voie motrice principale. La stimulation transcrânienne est effectuée à l'aide d'un stimulateur magnétique. Les réponses sont recueillies par électromyographie. Un ralentissement de la conduction est constaté dans les affections démyélinisantes. Une élévation du seuil d'excitabilité cortical peut être observée dans la pathologie dégénérative. Une variation du site de stimulation permet de mettre en évidence les lésions localisées de la voie motrice.

Syndrome pseudo-bulbaire

On désigne sous ce nom la paralysie des muscles d'innervation bulbaire résultant d'une atteinte supranucléaire. Ce syndrome résulte des *lésions bilatérales des voies corticonucléaires* (faisceau géniculé). Les conséquences d'une lésion supranucléaire unilatérale sont en effet limitées par le fait que les noyaux moteurs du bulbe disposent chacun d'un contrôle hémisphérique bilatéral.

Le tableau clinique est dominé par les *troubles de la phonation et de la déglutition* en relation avec un déficit bilatéral de la commande des muscles de la langue, du voile, du pharynx et du larynx. Le réflexe du voile est aboli. Au niveau de la langue, on note l'absence d'amyotrophie et de fasciculations. Une diplégie faciale et un déficit des masticateurs peuvent être associés au syndrome pseudo-bulbaire proprement dit par atteinte des projections corticonucléaires destinées aux noyaux moteurs du facial et du trijumeau. Au syndrome déficitaire s'ajoute souvent un élément de spasticité (exagération du réflexe massétérin) et des phénomènes de libération de la mimique automatique : rire et pleurer spasmodiques.

Les lésions des voies corticonucléaires responsables du syndrome pseudobulbaire peuvent siéger à des niveaux variables : partie basse de la frontale ascendante, genou de la capsule interne, tronc cérébral. Elles doivent être bilatérales mais ne sont pas nécessairement symétriques. Elles sont le plus souvent d'origine vasculaire, sous la forme d'infarctus bilatéraux ou de lacunes multiples. Des lésions de nature tumorale, inflammatoire (sclérose en plaques) ou dégénérative (sclérose latérale amyotrophique, maladie de Steele-Richardson) peuvent également être en cause.

CONTRÔLE CÉRÉBELLEUX DE LA STATIQUE ET DU MOUVEMENT

Systématisation

Placé en dérivation sur le tronc cérébral auquel il est connecté par les pédoncules cérébelleux supérieurs, moyens et inférieurs (fig. 2.7), le cervelet comprend trois parties :

– le lobe flocculo-nodulaire;

– le vermis médian;

– les hémisphères cérébelleux ou lobes latéraux.

Les *afférences* destinées au cortex cérébelleux abandonnent des collatérales excitatrices aux noyaux profonds du cervelet. Les afférences cérébelleuses sont de deux types :

– les fibres grimpantes, qui proviennent toutes du noyau olivaire inférieur du bulbe, chacune faisant synapse sur une dizaine de cellules de Purkinje;

– les fibres moussues, d'origines multiples. Par l'intermédiaire des neurones de la couche des grains et des fibres parallèles qui en proviennent, elles entrent en rapport avec un très grand nombre de cellules de Purkinje.

Les *axones des cellules de Purkinje* projettent sur les noyaux profonds sur lesquels ils ont une influence inhibitrice. Ces noyaux sont le point de départ des efférences cérébelleuses.

Le cortex cérébelleux est remarquablement uniforme, ayant partout la même épaisseur et la même organisation en trois couches. Ce sont les afférences et les efférences cérébelleuses qui permettent de retenir trois divisions ayant une spécialisation fonctionnelle.

Lobe flocculo-nodulaire

Le lobe flocculo-nodulaire, auquel est annexé le noyau fastigial, reçoit des afférences vestibulaires. Ses efférentes se font sur les noyaux du tronc cérébral intervenant dans le contrôle de l'équilibre.

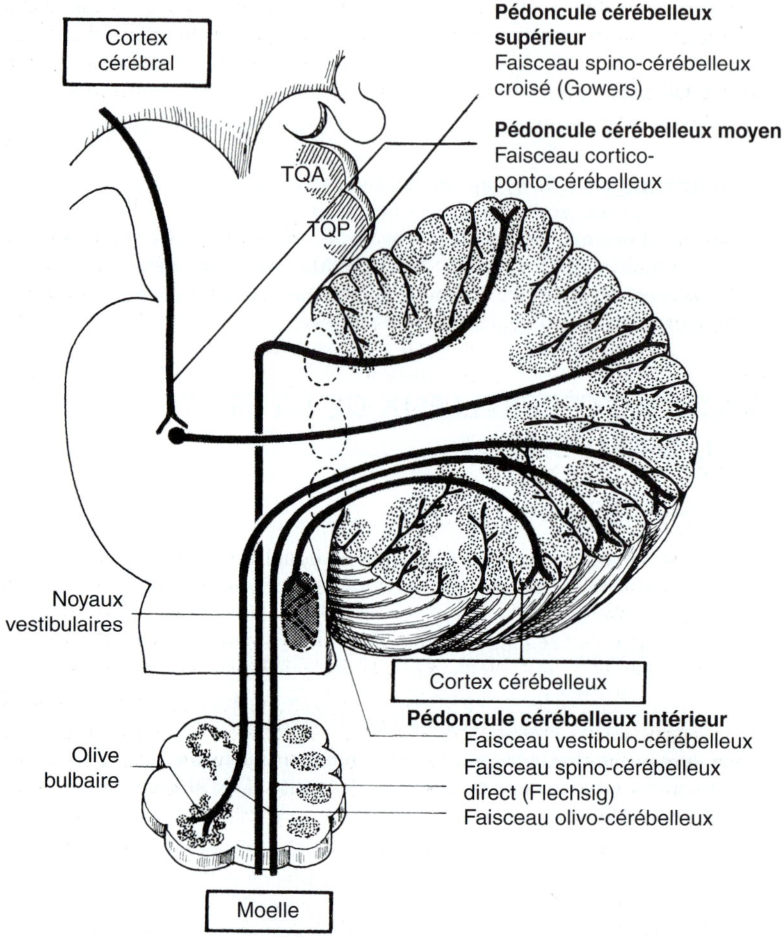

Fig. 2.7. *Principales afférences cérébelleuses.*

Vermis et partie adjacente des lobes latéraux (partie intermédiaire)

Ils reçoivent un contingent important d'informations somesthésiques d'origine médullaire, provenant des fuseaux neuromusculaires, de récepteurs articulaires et cutanés. Ces informations parviennent au cervelet directement ou par l'intermédiaire de noyaux du tronc cérébral (noyau olivaire inférieur, noyaux réticulaires). Il existe aussi des afférences cortico-ponto-cérébelleuses provenant du cortex moteur. Les efférences, par l'intermédiaire du noyau fastigial pour le vermis, du noyau interposé pour la partie intermédiaire, sont destinées aux noyaux réticulaires du tronc cérébral et au noyau rouge. Cette partie du cervelet contrôle les adaptations posturales qui impliquent principalement l'axe du corps et la partie proximale des membres (vermis) et la coordination entre les agonistes et antagonistes pour l'exécution des mouvements distaux (partie intermédiaire).

Partie latérale des hémisphères cérébelleux

Très étendue chez l'homme, la partie latérale des hémisphères cérébelleux reçoit par la voie cortico-ponto-cérébelleuse croisée des afférences provenant des aires associatives corticales de l'hémisphère cérébral controlatéral (aire prémotrice, aires associatives sensitivo-sensorielles). Les efférences vont au noyau dentelé puis, de façon croisée, aux noyaux ventrolatéral et ventral antérieur du thalamus et au cortex cérébral. Cette partie du cervelet intervient dans le contrôle des mouvements propositionnels.

Fonction du cervelet

Le système nerveux central dispose d'un grand nombre de boucles lui permettant d'exercer un contrôle rétroactif (*feed-back*) sur la motricité. La régulation du tonus musculaire par le circuit gamma, de l'oculomotricité et de l'équilibre par les noyaux vestibulaires, des mouvements volontaires par la somesthésie ou par la vue en sont des exemples. Ces divers contrôles sont conservés en l'absence de cervelet, mais avec une perte d'efficacité liée à leur décalage temporel.

Le contrôle cérébelleux est d'une autre nature. Les adaptations posturales nécessaires au maintien de l'équilibre et à la préparation du mouvement, ainsi que la coordination des séquences permettant le déroulement du mouvement sont soumises à un apprentissage dans lequel le cervelet joue un rôle essentiel. Cet apprentissage permet au cervelet, parfaitement informé par ses nombreuses afférences du niveau d'activité des voies effectrices et du programme moteur désiré, d'exercer un *contrôle préprogrammé* anticipant le contrôle rétroactif. Un tel contrôle est particulièrement nécessaire lors de la mise en jeu de mouvements brusques, de type ballique, et lors de l'exécution de mouvements alternatifs rapides.

Sémiologie cérébelleuse

L'analyse de la sémiologie cérébelleuse permet de reconnaître diverses perturbations élémentaires. Lorsque la lésion est unilatérale, ces perturbations sont ipsilatérales.

Hypotonie. — Conséquence d'une diminution du niveau de l'activité des fuseaux neuromusculaires, l'hypotonie se traduit par l'exagération du ballant des membres supérieurs lorsque l'on imprime des mouvements de rotation passive au tronc, par l'abolition des réflexes de posture, par la survenue d'*oscillations pendulaires* lors de la recherche du réflexe rotulien. On en trouve une autre manifestation dans la manœuvre de Stewart-Holmes, qui consiste à solliciter une contraction volontaire contre résistance puis à faire cesser brusquement la résistance : chez le cérébelleux, il se produit un déplacement excessif, d'autant plus ample que la résistance initiale était plus forte. De même, des impulsions imprimées aux membres supérieurs étendus entraînent du côté du syndrome cérébelleux un déplacement anormalement ample suivi d'une correction excessive.

Dysmétrie. — Elle traduit l'incapacité de régler correctement l'intensité et la durée de l'activation musculaire en fonction du but à atteindre. Elle apparaît lors de l'exécution rapide de mouvements volontaires : dans l'épreuve du doigt sur le nez ou du talon sur le genou, le mouvement est hypo- ou hypermétrique, nécessitant des corrections successives. La dysmétrie apparaît aussi dans les mouvements oculaires.

Dyschronométrie. — La dyschronométrie désigne un retard de la mise en route d'une activité. Lorsque le syndrome cérébelleux est latéralisé, on la met en évidence en faisant serrer simultanément les deux mains ou en faisant porter simultanément les index sur le nez.

Adiadococinésie. — Elle se marque par l'amplitude irrégulière des mouvements alternatifs rapides : faire les marionnettes, frapper la cuisse alternativement de la paume et du dos de la main.

Asynergie. — Traduite par une décomposition du mouvement, l'asynergie résulte d'une anomalie dans la coordination spatiale et temporelle des diverses étapes devant s'enchaîner lors des adaptations posturales et du déroulement du mouvement. Lors de l'accroupissement, le décollement du talon ne se produit pas. Une élévation excessive du membre inférieur au-dessus du plan du lit survient quand le patient tente de passer de la position couchée à la position assise.

Ataxie cérébelleuse. — Il s'agit de la résultante de ces diverses perturbations élémentaires, apparaissant plus particulièrement dans l'exécution des mouvements nécessitant de l'habileté.

Tremblement cérébelleux. — Il s'agit d'un tremblement cinétique, à prédominance proximale, perturbant le déroulement du mouvement volontaire dont la trajectoire devient discontinue en raison d'oscillations successives dont l'amplitude va en croissant.

Dysarthrie cérébelleuse. — Elle traduit aussi la difficulté qu'il y a à doser correctement l'intensité et la durée des séquences motrices. Elle peut rendre le discours difficilement intelligible du fait d'irrégularités dans la force et la durée d'émission des syllabes successives, donnant à la parole un caractère scandé. Les mêmes irrégularités apparaissent dans l'écriture ou lorsque l'on demande au malade de tracer les barreaux d'une échelle.

Syndromes cérébelleux

Il est possible de distinguer schématiquement :

– un *syndrome flocculo-nodulaire*, dominé par une sémiologie de type vestibulaire ;

– un *syndrome vermien*, dominé par des troubles de la statique et de la marche. La station debout est instable, nécessite un élargissement du polygone de sustentation. Dans l'épreuve de Romberg (pieds joints), l'instabilité s'accroît mais elle n'est pas aggravée par l'occlusion des yeux. L'équilibre antéro-postérieur est imparfaitement maintenu, ce qui se traduit au niveau des jambiers antérieurs par une danse des tendons. Si on exerce une poussée antéro-postérieure ou latérale, les réponses toniques ne se produisent pas à temps, si bien que, même pour une poussée faible, la réaction est un pas en arrière ou de côté. La démarche cérébelleuse est festonnante, chaque pas entraînant une déviation latéralisée excessive. Les pas sont inégaux et irréguliers dans leur succession et leur amplitude;

– un *syndrome hémisphérique* dominé par l'ataxie des membres. Le tremblement cérébelleux est observé dans les lésions intéressant le noyau dentelé du cervelet et ses efférences passant par le pédoncule cérébelleux supérieur vers le noyau rouge.

NOYAUX DE LA BASE : L'INTÉGRATION MOTRICE SOUS-CORTICALE

En relation étroite avec les aires corticales motrices et associatives, les noyaux de la base jouent un rôle essentiel dans l'initiation et le déroulement des séquences motrices.

Systématisation

Les noyaux de la base comprennent : le noyau caudé, le noyau lenticulaire, le noyau sous-thalamique (corps de Luys), le locus niger ou substantia nigra (pars compacta et pars reticulata) et le noyau accumbens (striatum ventral). La partie interne du noyau lenticulaire constitue le pallidum. Le noyau caudé et la partie externe du noyau lenticulaire (putamen) constituent le striatum (fig. 2.8).

Le striatum, à l'entrée du système des noyaux de la base, reçoit des afférences corticales issues des aires motrices et des aires associatives (fig. 2.9). Ces afférences sont excitatrices (glutamatergiques).

Les efférences du système, issues de la partie interne du pallidum (GPi) et de la pars reticulata du locus niger (LNr), exercent une inhibition (gabaergique) sur les noyaux ventrolatéral et antérieur du thalamus, qui ont une action activatrice sur le cortex frontal. Par ailleurs, le complexe GPi/LNr a des projections descendantes, notamment sur le colliculus supérieur et le noyau pédonculopontin. Ce dernier, par ses projections sur la formation réticulaire bulbaire et sur la moelle, joue un rôle important dans la locomotion.

Les relations entre le striatum (structure intégratrice) et le complexe GPi/LNr (structure effectrice) mettent en concurrence deux systèmes (fig. 2.9) :

– Une *voie directe* est constituée par des neurones du striatum dotés de récepteurs D1 qui se projettent sur la partie interne du pallidum et sur la partie réticulée du locus niger. Cette projection gabaergique inhibe les effecteurs du circuit et facilite l'activité des noyaux cibles du thalamus et du cortex frontal.

– La *voie indirecte* fait intervenir une autre population de neurones du striatum (récepteurs D2) qui se projettent sur la partie externe du pallidum (GPe) qu'ils

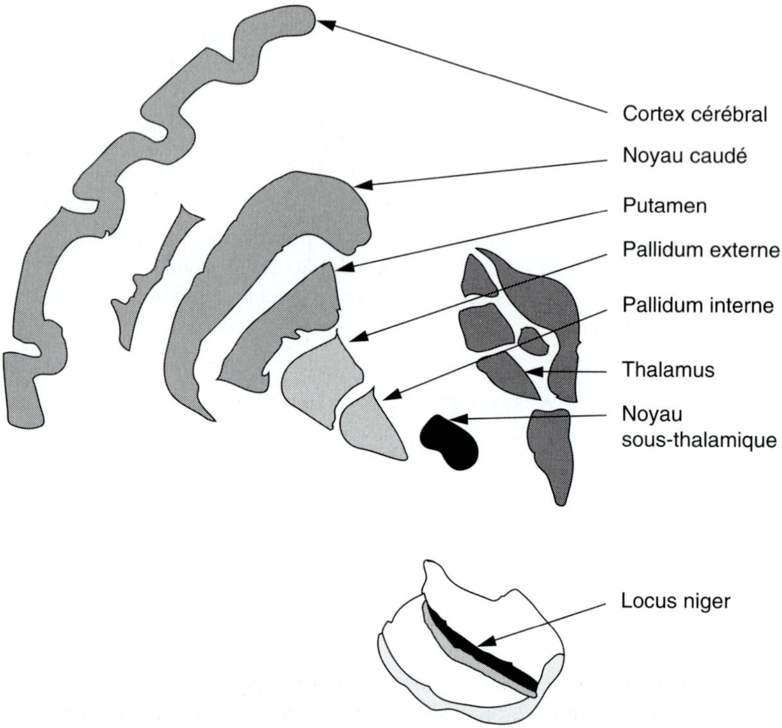

Fig. 2.8. *Les noyaux gris centraux.*

soumettent à une inhibition gabaergique. Les neurones du GPe exercent à leur tour une inhibition gabaergique sur le noyau sous-thalamique (corps de Luys). Les neurones de ce dernier noyau dirigent leur réponse sur le pallidum interne et la pars reticulata du locus niger où ils exercent une influence excitatrice (glutamatergique).

Il faut mentionner aussi l'existence de projections directes du cortex sur le noyau sous-thalamique.

Les neurones de la pars compacta du locus niger sont le point de départ de projections dopaminergiques destinées aux neurones du striatum dotés de récepteurs dopaminergiques. Ces projections dopaminergiques interviennent de façon différente sur les neurones de la voie directe (récepteurs D1, action activatrice) et sur ceux de la voie indirecte (récepteurs D2, action inhibitrice).

Un déséquilibre dans ce système, lorsqu'il conduit à une augmentation de l'activité du complexe GPi/LNr, tend à produire de l'akinésie, tandis qu'une hypoactivité de ce complexe favorise l'émergence de mouvements anormaux.

La réalité est sans doute beaucoup plus complexe que ne l'indique ce schéma, qui se heurte en particulier au fait qu'une lésion du GPi, contrairement à ce

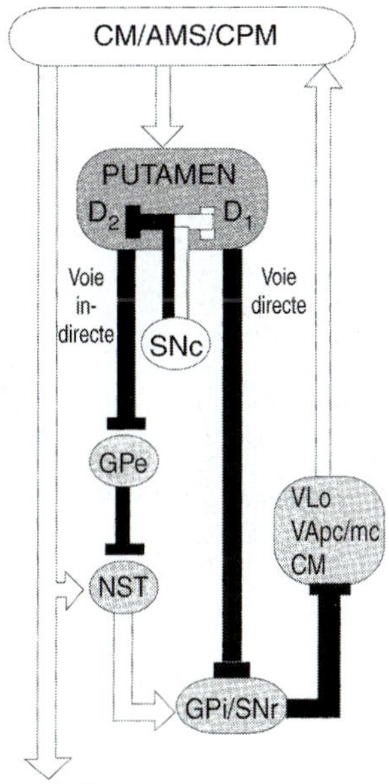

Fig. 2.9. *Organisation physiologique des noyaux gris centraux.*
Traits noirs : voies inhibitrices; flèches blanches : voies excitatrices.
CM, cortex moteur; AMS, aire motrice supplémentaire; CPM, cortex prémoteur.

qu'on pourrait attendre, ne provoque pas de mouvements anormaux et permet même d'améliorer les dyskinésies.

Par ailleurs, en fonction de l'origine corticale des projections sur le striatum, il est possible de distinguer au moins *trois circuits fonctionnels* (fig. 2.10) :

– Un circuit moteur, centré sur les aires motrices corticales et le putamen, contrôle l'exécution du mouvement.

– Un circuit centré sur le cortex associatif et le noyau caudé intervient dans la régulation cognitive du comportement.

– Un circuit centré sur le cortex limbique, le striatum et le pallidum ventral, et, au niveau thalamique, le complexe centromédian-parafasciculaire est impliqué dans le comportement motivé.

Sémiologie des dysfonctionnements des noyaux de la base

La complexité de la circuiterie des noyaux de la base explique que des lésions ou des dysfonctionnements survenant à ce niveau soient en cause dans des

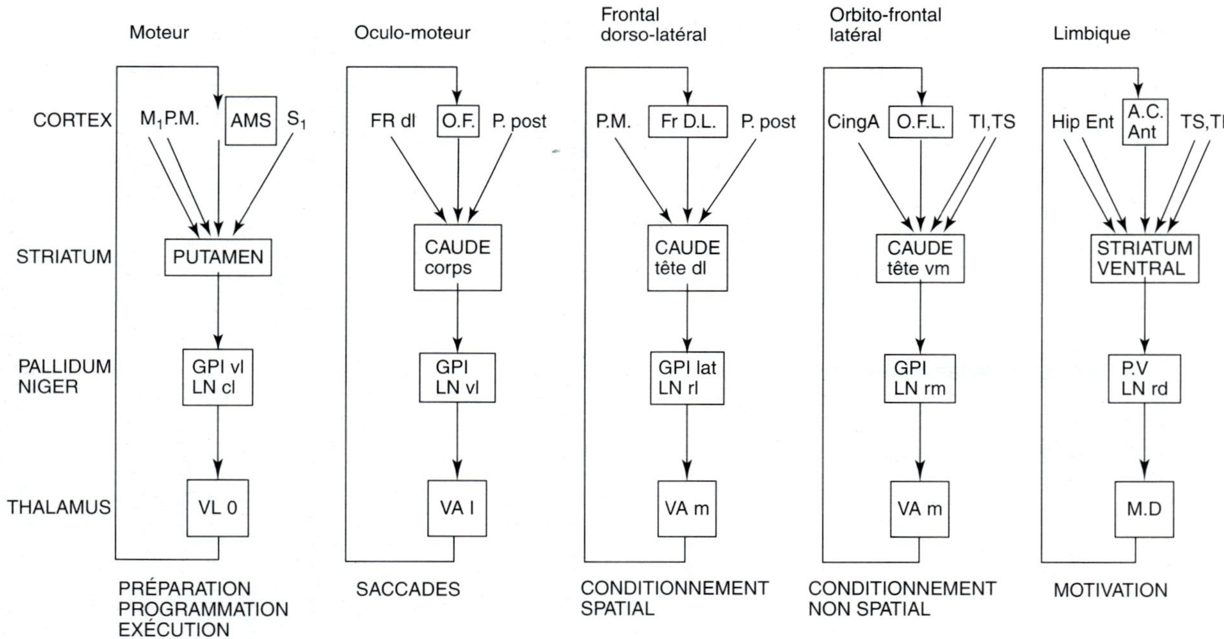

Fig. 2.10. *Les circuits cortico-striato-pallido-thalamiques intervenant dans le contrôle du mouvement* (d'après Alexander, 1986).
AMS, aire motrice supplémentaire; AC ant., aire cingulaire antérieure; Ent, cortex entorhinal; Frdl, frontale dorsolatérale; GPi, globus pallidus interne; GPi vl, globus pallidus interne ventrolatéral; GPi dm, globus pallidus interne dorsomédian; Hip : hippocampe; LN cl, locus niger centrolatéral; LN vl, locus niger ventrolatéral; LN rl, locus niger rostrolatéral; LN rm, locus niger rostromédian; LN rd, locus niger rostrodorsal; M1, aire motrice primaire; MD, médiodorsal; PM, aire prémotrice; PV, pallidum ventral; S1, aire somesthésique 1; TI, temporale inférieure; TS, temporale supérieure; VLo, ventrolatéral oral; VA, ventral antérieur; l, latéral; m, médian; OF, orbitofrontale; OFL, orbito-frontale-latérale.

désordres moteurs aussi divers que le syndrome parkinsonien, le mouvement choréique, athétosique ou la dystonie.

Syndrome parkinsonien

Le syndrome parkinsonien (cf. chapitre 13) est dû à la défaillance de la voie nigro-striée dopaminergique. Il associe une rigidité plastique, une akinésie et un tremblement de repos. Le syndrome parkinsonien comporte aussi des troubles de la posture et de la locomotion dans lesquels l'atteinte du noyau pédonculopontin semble jouer un rôle important.

Mouvements choréiques

L'émergence des mouvements choréiques peut être expliquée par la perte du contrôle exercé par le striatum sur le noyau sous-thalamique par la voie indirecte passant par le pallidum externe.

Le mouvement choréique met en jeu une bouffée de potentiels électromyographiques brève et synchrone, sans activation des antagonistes. Il est sous la dépendance de l'intégrité du noyau ventrolatéral du thalamus et de la voie pyramidale. Il est brusque, explosif, anarchique, imprévisible : grimace de la face, haussement d'épaule, flexion ou extension d'un ou plusieurs doigts. La chute peut résulter du brusque dérobement d'un membre inférieur. La phonation, la déglutition peuvent être perturbées. Le mouvement choréique est facilité par l'émotion, l'attention, l'activité motrice à distance; il est atténué par l'isolement et disparaît dans le sommeil. Il survient sur un fond d'hypotonie et perturbe le mouvement volontaire.

Hémichorée. — Dans l'hémichorée, les mouvements choréiques sont limités à un hémicorps. La survenue est habituellement aiguë, liée à un accident vasculaire intéressant le striatum ou le noyau sous-thalamique.

Hémiballisme. — Il se caractérise par des mouvements extrêmement brusques, de grande amplitude, prédominant à la racine des membres et notamment au membre supérieur qui est projeté en dehors et en avant avec une tendance à la flexion et à l'enroulement sur son axe. La lésion responsable est habituellement une hémorragie détruisant le noyau sous-thalamique de Luys. Un traitement par l'halopéridol ou la tétrabénazine permet de réduire l'intensité des mouvements anormaux, dont l'évolution se fait vers une atténuation progressive.

Syndrome hémichorée-hémiballisme. — Ce syndrome peut révéler une grande hyperglycémie liée à un diabète mal contrôlé. En IRM, ce syndrome s'accompagne d'anomalies caractéristiques siégeant dans les noyaux caudé et lenticulaire controlatéraux sous la forme d'un hypersignal en T1. La correction de l'hyperglycémie est suivie de la disparition des mouvements anormaux et de l'anomalie IRM.

Athétose et dystonie

Ces troubles moteurs sont la conséquence de perturbations du contrôle exercé par le striatum sur la distribution du tonus musculaire en relation avec la posture et le mouvement.

❐ Athétose

L'athétose est un mouvement anormal involontaire prédominant aux extrémités, lent, excessif, « reptatoire », associé à une hypotonie de fond, pouvant conduire à des déformations. Le mouvement volontaire, retardé, mal adapté à la situation perceptive, « diffuse » à distance. Des spasmes toniques sont déclenchés par les stimulations sensorielles. L'athétose peut être unilatérale ou bilatérale. L'atteinte de la face peut donner un aspect grimaçant. L'émission de la parole peut être très perturbée par une participation des muscles phonatoire.

L'athétose est la conséquence de lésions néonatales, sous-corticales, notamment du striatum : anoxie, ictère nucléaire lorsque l'athétose est bilatérale; accident vasculaire dans l'hémiathétose. Son apparition est retardée, parfois jusqu'à l'adolescence.

❐ Dystonie

La dystonie traduit un trouble de l'innervation réciproque des muscles agonistes et antagonistes. Elle se manifeste par des contractions musculaires involontaires soutenues qui imposent à un segment de membre ou à une partie du corps des mouvements ou des attitudes de contorsion. Le mouvement dystonique se déroule lentement, mais il peut s'exacerber sous forme de spasmes répétitifs quasi cloniques (dystonie myoclonique). Le phénomène dystonique ne se produit pas pendant le sommeil. À l'état de veille, il peut se produire de façon subintrante ou n'apparaître qu'à l'occasion de mouvements volontaires (dystonie d'action, parfois pour des activités très spécifiques) ou du maintien d'une attitude (dystonie d'attitude). La dystonie est assez souvent associée à un tremblement : tremblement dystonique survenant lorsque le patient lutte contre la « force dystonique », ou tremblement du type du tremblement essentiel.

Les diverses variétés de dystonies sont étudiées dans le chapitre 13.

Tics

Les tics sont des mouvements involontaires intéressant des groupes de muscles synergiques dans une ou plusieurs parties du corps. Ces mouvements sont brusques, souvent stéréotypés et itératifs. Ils rappellent, en les caricaturant, certaines activités mimiques ou gestuelles de la vie relationnelle. Ils disparaissent durant le sommeil et peuvent être temporairement suspendus par la volonté pour resurgir aussitôt sous une forme compulsive.

AUTRES MOUVEMENTS ANORMAUX

Tremblements

Le tremblement est défini par l'oscillation involontaire rythmique d'une partie du corps. Le respect de l'alternance agoniste-antagoniste est le trait caractéristique de l'enregistrement des tremblements. Il est possible de distinguer les tremblements selon qu'ils surviennent lors du repos, de l'attitude (tremblement postural) ou du mouvement (tremblement cinétique).

Il existe un *tremblement physiologique* qui peut apparaître chez le sujet normal lorsqu'on lui demande d'étendre les membres supérieurs. Il s'exacerbe dans l'hyperthyroïdie, lors du sevrage alcoolique ou sous l'influence de diverses médications (lithium, antidépresseurs tricycliques, acide valproïque, amiodarone…). Le tremblement neuropathique constaté au cours de diverses neuropathies périphériques, plus spécialement de diverses neuropathies démyélinisantes chroniques, pourrait correspondre aussi à une exagération du tremblement physiologique.

Tremblement de repos

Le tremblement de repos survient dans une partie du corps qui est supportée de telle sorte qu'une activité musculaire n'est pas nécessaire. Il est supprimé au moins temporairement par une activité musculaire volontaire. Il est souvent aggravé par une activité cognitive ou une activité motrice dans une autre partie du corps. Le type en est le tremblement de la maladie de Parkinson.

Tremblement cinétique

Le tremblement cinétique perturbe le déroulement du mouvement volontaire dont la trajectoire devient discontinue en raison d'oscillations successives dont l'amplitude va en croissant à l'approche du but, ce qui lui vaut le qualificatif de *tremblement intentionnel.* Dans ses formes majeures, il constitue un grave handicap. Le tremblement cinétique appartient à la sémiologie cérébelleuse.

Tremblement postural, ou d'attitude

Il survient dans une partie du corps devant être stabilisée contre la pesanteur : tremblement de la tête ou du tronc en position assise; tremblement des bras étendus ou des index en situation d'affrontement à hauteur du nez (signe du bretteur). Relativement ample et d'amplitude croissante quand la même attitude est maintenue, ce tremblement d'attitude est très influencé par les émotions. Il peut à l'extrême réaliser le tableau de la « dyskinésie volitionnelle d'attitude ».

Tremblement essentiel

Le tremblement essentiel est un tremblement cinétique et postural. Il perturbe plus ou moins sévèrement l'exécution du mouvement mais il apparaît aussi lors du maintien d'une attitude. Il débute habituellement aux membres supérieurs où il est généralement bilatéral mais asymétrique. Le tremblement essentiel peut s'étendre aux muscles du cou, avec pour conséquence un tremblement de la tête, à la mâchoire et aux muscles phonatoires — voix chevrotante.

Il peut se développer à tout âge, mais son incidence augmente avec l'âge. Dans la moitié des cas, il a un caractère familial, avec une hérédité souvent de type autosomique dominant. Des liens ont été trouvés avec les chromosomes 2p22, 6p et 3q13 avec un rôle possible pour le récepteur D3 de la dopamine en 3q13.

Chez certains patients, il apparaît électivement sous la forme d'un *trouble de l'écriture* qu'il importe de distinguer de la crampe des écrivains.

Le *tremblement orthostatique* est une variété du tremblement postural apparaissant aux membres inférieurs quand le sujet est debout, immobile, et disparaissant lorsqu'il s'assied.

Dans toutes ces manifestations, le tremblement essentiel, très dépendant de la fatigue et des émotions, est favorablement influencé par l'absorption d'une dose modérée d'alcool. Dans le cas d'un tremblement gênant, le traitement de première intention est représenté par le propanolol ou la primidone, qui peuvent éventuellement être associés. Des améliorations ont aussi été obtenues avec la gabapentine, le topiramate et la nimodipine. Dans les formes invalidantes réfractaires au traitement médical, un traitement stéréotaxique par stimulation uni- ou bilatérale du noyau ventral intermédiaire du thalamus peut être envisagé.

Des études neuropathologiques, peu nombreuses, ont montré des anomalies qui peuvent siéger dans le cervelet (augmentation de la glie de Bergman et du nombre de «*torpedoes*» sur la partie initiale des axones des cellules de Purkinje) ou dans le tronc cérébral (augmentation du nombre des corps de Lewy notamment dans le locus ceruleus).

La distinction entre tremblement essentiel et maladie de Parkinson est habituellement facile. Cependant, une composante de repos existe parfois dans le tremblement essentiel, à un stade tardif, lorsque le tremblement est intense. Un signe de la roue dentée (cf. chapitre 13) peut exister, mais la rigidité et l'akinésie du syndrome parkinsonien font défaut. Enfin, il arrive qu'un tremblement essentiel évolue secondairement vers un syndrome parkinsonien.

Flapping tremor

Le *flapping tremor* est un tremblement d'attitude d'un type particulier. Intéressant les membres mais aussi la face, la mâchoire, la langue, il est constitué de deux composantes, l'une lente, abaissant la main tendue, l'autre, rapide, la relevant, d'où l'aspect en battement d'aile. Le *flapping tremor* a été décrit dans l'encéphalopathie hépatique mais peut être observé dans d'autres encéphalopathies métaboliques ou toxiques. Il peut être associé à de brusques chutes posturales qui sont irrégulières et se traduisent sur le tracé électromyographique par un silence électrique. Ces «myoclonies négatives» constituent l'*astérixis*. L'astérixis est constaté non seulement lors des encéphalopathies métaboliques mais aussi en relation avec des lésions controlatérales du thalamus voire du cortex pariétal ou du putamen.

Myoclonies

La myoclonie est une contraction musculaire brusque, brève, involontaire, génératrice ou non d'un déplacement segmentaire. Elle intéresse une fraction de muscle, un muscle, voire un groupe musculaire. Elle met en jeu simultanément plusieurs unités motrices et, en cela, diffère de la fasciculation — décharge spontanée d'une unité motrice — et de la myokimie — expression de l'activité répétitive d'une unité motrice.

Les myoclonies peuvent être diffuses ou localisées, survenir de façon isolée ou constituer une décharge de secousse d'intensité croissante. Habituellement spontanées, elles sont parfois déclenchées par des stimulations somesthésiques ou sensorielles, ou par un mouvement (*myoclonies d'intention ou d'action*).

Les myoclonies peuvent faire partie de la sémiologie d'une épilepsie, d'une encéphalopathie, d'une encéphalite, d'une maladie dégénérative.

Les *myoclonies segmentaires* sont en relation avec une pathologie de la moelle (myoclonies spinales) ou du tronc cérébral (myoclonies du voile) d'origine ischémique, inflammatoire ou tumorale. Elles peuvent être irrégulières ou rythmées.

Le syndrome des *myoclonies du voile* consiste en une activité rythmique rapide (100 à 180 par minute) du voile du palais qui est permanente, persistant même dans le sommeil. Cette activité peut diffuser à la face, aux muscles du pharynx, voire aux muscles intercostaux et au diaphragme et même aux muscles extrinsèques de l'œil. Elle peut donner lieu à un claquement perçu dans l'oreille par le patient, en relation avec l'activité du muscle stapédien. Les myoclonies rythmées du voile sont la conséquence d'une lésion intéressant en un point quelconque les fibres qui, issues d'un noyau dentelé (homolatéral aux myoclonies), gagnent l'olive bulbaire controlatérale après s'être entrecroisées au-dessous du noyau rouge. Cette lésion a pour conséquence une hypertrophie de l'olive bulbaire.

Hoquet

Le hoquet est un phénomène rythmique dont la pace-maker est situé dans la partie inférieure du tronc cérébral. Il est caractérisé par une contraction intense et synchrone de l'ensemble des muscles inspiratoires (diaphragme et muscles intercostaux) suivie dans un délai d'environ 30 ms par une fermeture brutale de la glotte.

La plupart des hoquets sont déclenchés par des afférences périphériques, physiologiques (hoquet post-prandial fréquent chez le nourrisson) ou pathologiques en relation avec des affections thoraciques ou abdominales, notamment digestives.

Le neurologue est surtout concerné par le hoquet d'origine centrale qui traduit une souffrance bulbaire pouvant être lésionnelle (lésion de nature vasculaire, inflammatoire ou tumorale) ou en relation avec un trouble métabolique.

Le hoquet, lorsqu'il est persistant, résistant aux petits moyens habituels, réagit de façon inconstante aux divers médicaments proposés tels que la chlorpromazine, l'amitryptiline, le métoclopramide, le baclofen, la gabapentine…

BIBLIOGRAPHIE

ALBIN RL, YOUNG AB, PENNEY JB. The functional anatomy of basal ganglia disorders. *Trends in Neuroscience* 1989; 12 : 366-375.

BENITO-LEON J, LOUIS ED. Essential tremor : emerging views of a common disorder. *Nat Clin Pract Neurol* 2006; *2* : 666-78.

BREEMAN SB. Dystonia : phenotypes and genotypes. *Rev Neurol (Paris)* 2003; *10* : 849-856.

DEMIRKIRAN M, JANKOVIC J. Paroxysmal dyskinesia's clinical features and classification. *Ann Neurol* 1995; *38* : 571-579.

ALEXANDER GE, DE LONG MR, STRICK PL. Parallel organisation of functionally segregated circuits linking basal ganglia and cortex. *Ann Rev Neurosci* 1986; *9* : 375-379.

CANINIAUX S *et al.* Le syndrome de l'homme raide. *Rev Neurol (Paris)* 2006; *162* : 832-839.

DENG H *et al.* Genetics of essential tremor. *Brain* 2007; *130* : 1456-1464.

HSU LL *et al.* Hyperglycemia-induced unilateral basal ganglion lesions with and without hemichorea. A PET study. *J Neurol* 2004; *261* : 1486-1490.

ITO M. Une nouvelle conception physiologique du cervelet. *Rev Neurol* 1990; *146* : 564-569.

LLOYD DPC. The spinal mechanisms of the pyramidal system in cats. *J. Neurophysiol.* 1941; *4* : 525-546.

TRANCHANT C. Dystonies focales. *Rev Neurol (Paris)* 2000; *156* : 1087-1094.

TARSY D, SIMON DK. Dystonia. *N Engl J Med* 2006; *355* : 818-829.

YELNIK J. Dysfonctionnement des noyaux gris centraux. *Rev Neurol (Paris)* 2002; *158* : HS 7S33-7S41.

ZESIEWICZ TA. *et al.* Therapies for essential tremor : report of the quality standards subcommittee for the American Academy of Neurology. *Neurology* 2005; *64* : 2008-2020.

3 SÉMIOLOGIE DES NERFS CRÂNIENS

À l'exception du nerf olfactif et du nerf optique, les nerfs crâniens naissent ou se terminent dans le tronc cérébral (fig. 3.1).

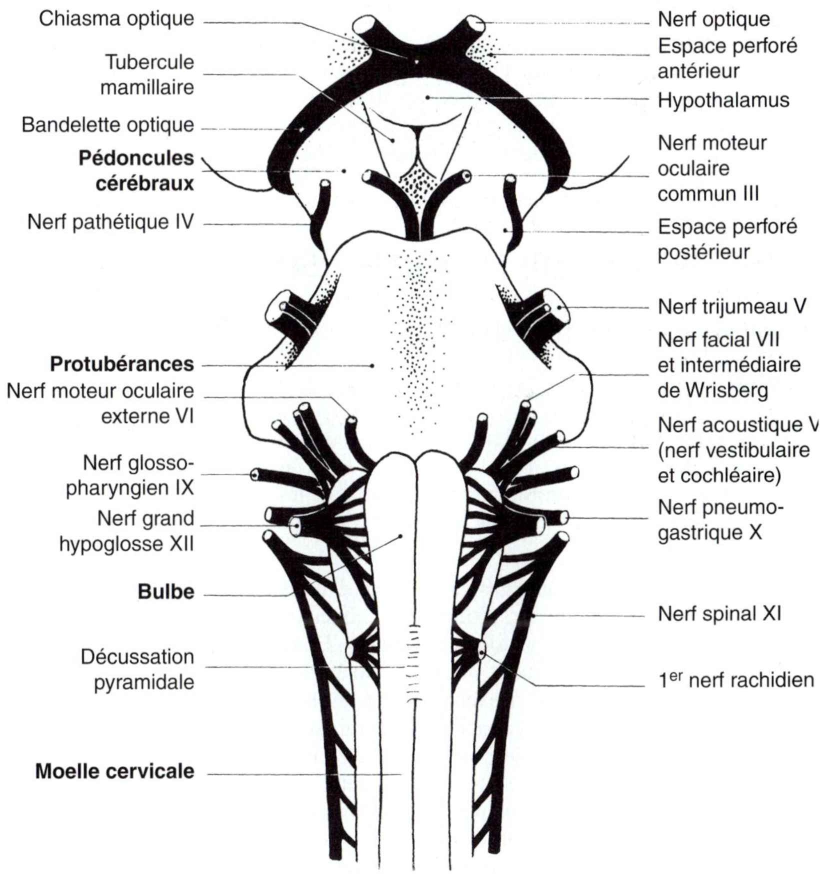

Fig. 3.1. *L'émergence des nerfs crâniens.*

NERF OLFACTIF (I)

Les récepteurs olfactifs sont des neurones bipolaires situés dans la muqueuse tapissant l'étage supérieur de la fosse nasale. À la surface de la muqueuse, ces neurones présentent des cils contenant des molécules de liaison avec les substances odorantes volatiles. Les axones de ces neurones récepteurs traversent la lame criblée de l'ethmoïde et font relais dans le bulbe olfactif avec les cellules mitrales, dont les axones forment le tractus olfactif. La majorité des fibres olfactives se terminent dans l'uncus, quelques-unes dans l'aire prépyriforme (partie postérieure du gyrus orbitaire) et l'espace perforé antérieur. L'hippocampe n'a pas chez l'homme de rôle dans l'olfaction.

L'exploration de l'olfaction se fait en demandant au sujet d'identifier diverses substances présentées à chaque narine séparément. Les produits irritants, comme l'ammoniaque ou l'acide citrique, qui excitent les terminaisons sensitives du nerf trijumeau, sont à proscrire.

En dehors des affections nasales, qui en sont la cause la plus habituelle, l'*anosmie* est une séquelle fréquente et souvent définitive des traumatismes crâniens, résultant d'un arrachement des filets constituant le nerf olfactif lors de la traversée de la lame criblée de l'ethmoïde. Les tumeurs développées au niveau de l'étage antérieur de la base du crâne (méningiome olfactif) sont une cause plus rare.

NERF OPTIQUE (II) ET VOIES VISUELLES

Rappel anatomo-fonctionnel

Rétine

La rétine renferme, en allant de l'extérieur vers l'intérieur, les photorécepteurs, les neurones bipolaires, qui sont entièrement intrarétiniens et correspondent aux protoneurones visuels, et les neurones ganglionnaires, ou deutoneurones visuels, dont les axones s'étendent jusqu'au corps genouillé externe (fig. 3.2).

Les photorécepteurs sont les *cônes* et les *bâtonnets*, qui reposent sur l'épithélium pigmentaire de la rétine. Les cônes sont le support de la vision discriminative et de la vision des couleurs. En raison de leur seuil d'excitation élevé, leur fonctionnement nécessite de bonnes conditions d'éclairage. Les bâtonnets, dont le seuil d'excitation est faible, peuvent fonctionner en vision crépusculaire, mais les capacités discriminatives de ce système sont faibles. La macula, située au pôle postérieur du globe oculaire, présente une dépression centrale, la fovéa, où l'acuité visuelle est la plus grande. Elle contient uniquement des cônes auxquels la lumière parvient directement, en l'absence à ce niveau d'interposition des couches internes de la rétine ou de vaisseaux rétiniens. La prépondérance des bâtonnets en dehors de cette région centrale rend compte de l'importance de la rétine périphérique pour la vision crépusculaire.

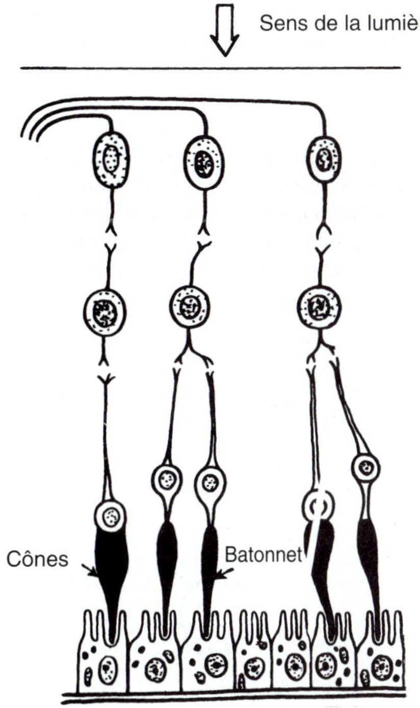

Fig. 3.2. *Coupe schématique de la rétine.*

Les influx provenant des photorécepteurs sont relayés par les *cellules bipolaires* vers les neurones ganglionnaires, dont les axones, dépourvus de gaine de myéline, convergent vers la papille (tache aveugle), située en dedans de la macula.

Les couches internes de la rétine sont vascularisées par l'artère centrale de la rétine, branche de l'*artère ophtalmique.* L'*artère centrale de la rétine* parvient au pôle postérieur du globe oculaire à l'intérieur du nerf optique. Son émergence est visible au fond d'œil au niveau de la papille. Les couches externes de la rétine sont irriguées par diffusion à partir du réseau choroïdien, dont l'alimentation est assurée par les artères ciliaires, qui proviennent également de l'artère ophtalmique.

Nerf optique

Il est formé par la réunion des axones des neurones ganglionnaires. À partir de leur émergence du globe oculaire, ces axones sont revêtus d'une gaine de myéline qui a les caractères de la myéline du système nerveux central formée par les oligodendrocytes. D'abord intraorbitaire, le nerf optique devient intracrânien en traversant le canal optique. Il est vascularisé par l'artère centrale de la rétine et par l'artère ophtalmique. Les enveloppes méningées et l'espace sous-arachnoïdien se prolongent le long du nerf optique jusqu'au pôle postérieur du globe oculaire.

Chiasma

Le chiasma est le siège d'une *décussation partielle des fibres optiques* (fig. 3.3). Les fibres provenant du champ nasal de la rétine, y compris les fibres du secteur nasal de la macula, croisent la ligne médiane, pour gagner la bandelette optique controlatérale. Les fibres issues du champ temporal de la rétine ne décussent pas et s'engagent dans la bandelette optique homolatérale.

Bandelettes optiques

Les bandelettes optiques s'étendent du chiasma au corps genouillé externe en contournant les pédoncules cérébraux. Chaque bandelette optique contient les fibres directes et les fibres croisées provenant des deux hémirétines qui explorent le champ visuel controlatéral.

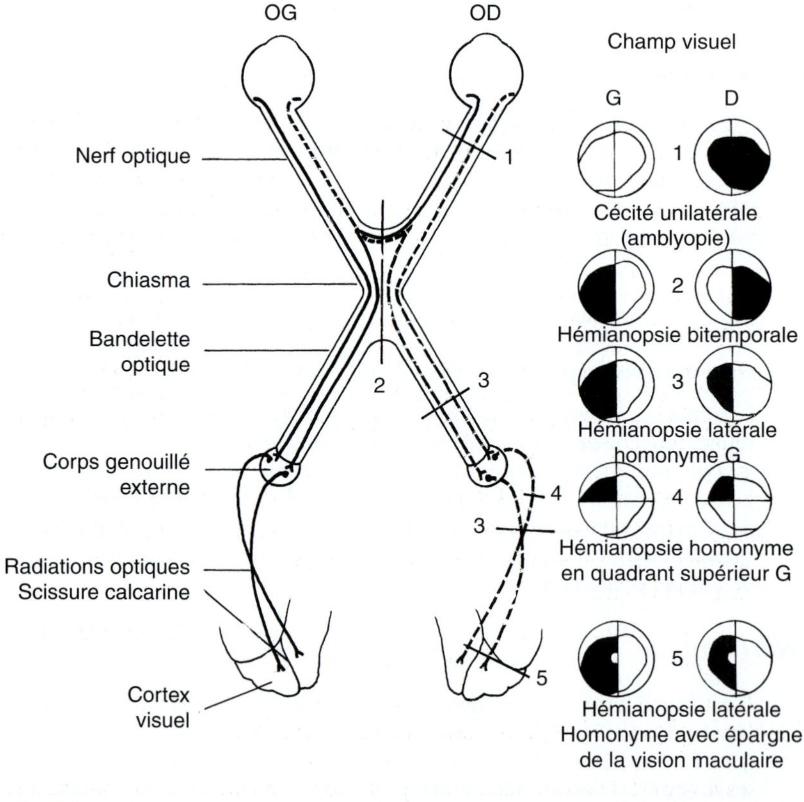

Fig. 3.3. *Les voies optiques et les syndromes cliniques résultant de leur atteinte.*

Corps genouillé externe

Le corps genouillé externe appartient au thalamus, qu'il prolonge en arrière et en bas. Il est formé de six couches sur lesquelles se terminent les fibres visuelles contenues dans la bandelette optique correspondante. Les couches 2, 3 et 5 reçoivent les fibres provenant de l'œil homolatéral; les couches 1, 4 et 6, celles de l'œil controlatéral. Au contraire des fibres visuelles, les afférences du réflexe photomoteur (fibres pupillaires) ne font pas relais dans le corps genouillé externe. Elles court-circuitent cette formation pour gagner la région prétectale, où elles s'articulent par l'intermédiaire d'un neurone intercalaire avec le noyau d'Edinger-Westphall ipsi- et controlatéral.

Radiations optiques

Les radiations optiques s'étendent du corps genouillé externe au cortex occipital. Elles correspondent au troisième neurone des voies visuelles. Les fibres provenant des quadrants supérieurs de la rétine cheminent dans la profondeur du lobe pariétal; celles provenant des quadrants inférieurs passent dans la profondeur du lobe temporal en dehors de la corne temporale.

Cortex visuel

Le *cortex visuel primaire* (V1) occupe les deux berges et le fond de la *scissure calcarine* à la face interne du lobe occipital. La présence de la strie de Gennari faite de fibres myélinisées d'association lui vaut le nom d'aire striée (aire 17 de Brodmann). Les fibres d'origine maculaire occupent une vaste région près du pôle occipital. Les fibres d'origine périphérique ont une représentation plus restreinte et plus périphérique. Les fibres provenant des quadrants supérieurs de la rétine se terminent sur la berge supérieure de la scissure calcarine, celles provenant des quadrants inférieurs sur la berge inférieure.

Le *cortex visuel associatif* entoure le cortex visuel primaire, avec notamment l'aire V2 (aires 18 et 19 de Brodmann). Le cortex visuel associatif reçoit classiquement ses afférences du cortex visuel primaire, mais il semble disposer aussi d'afférences visuelles directes.

Au-delà de l'aire V2, il est possible de distinguer deux grandes voies :

– une voie supérieure, à conduction rapide, vers le cortex occipito-pariétal, informant sur la forme globale (« Vue d'ensemble »), la position et le mouvement (« Où ? »);

– une voie inférieure, vers le cortex occipito-temporal inféromédian, assurant l'analyse des détails et des couleurs (« Quoi ? »).

Sémiologie des lésions des voies visuelles

Les lésions des voies visuelles ont pour expression principale la diminution de l'acuité visuelle et l'amputation du champ visuel.

❒ Acuité visuelle

L'acuité visuelle doit être étudiée œil par œil à l'aide d'échelles standardisés. Une baisse de l'acuité visuelle d'origine neurologique n'est pas corrigeable par le port de lentilles. Elle est la traduction d'une atteinte du système des fibres provenant de la macula.

❒ Champ visuel

Le champ visuel doit être exploré au doigt au cours de tout examen neurologique, mais l'exploration précise du champ visuel, lorsqu'elle est nécessaire, doit être confiée à un ophtalmologiste. La papille correspond à la tache aveugle de Mariotte située un peu en dehors de la vision centrale (fig. 3.4 et 3.5).

Un scotome est une lacune dans le champ visuel d'un œil. Un scotome central, qui traduit une lésion de la macula ou des fibres qui en proviennent, va de pair avec une baisse de l'acuité visuelle.

Une *hémianopsie* est une altération du champ visuel des deux yeux. Les *hémianopsies hétéronymes*, bitemporales ou exceptionnellement binasales, sont la conséquence de lésions chiasmatiques. Les *hémianopsies latérales homonymes*, qui se traduisent par l'amputation du champ visuel droit ou gauche, sont la signature d'une lésion rétrochiasmatique controlatérale. Une hémianopsie limitée aux quadrants supérieurs ou inférieurs est une *quadranopsie*. Le terme d'*hémianopsie altitudinale* est parfois utilisé pour désigner l'amputation du champ visuel supérieur ou inférieur d'un seul œil.

Lésions rétiniennes

L'ischémie résultant d'une *occlusion de l'artère centrale de la rétine* se manifeste par la perte brutale de la vision. Lorsque l'occlusion est limitée à la branche supérieure ou inférieure de la rétine, le tableau est celui de l'hémianopsie altitudinale. Lorsque l'ischémie est passagère, elle se manifeste par un épisode de cécité transitoire (*amaurosis fugax*) évocateur d'une migration embolique à partir d'un foyer de sténose athéromateuse de la carotide interne, mais pouvant aussi relever d'un mécanisme angiospastique.

Les *thromboses veineuses rétiniennes* se traduisent par une détérioration brutale de l'acuité visuelle et, au fond d'œil, par des hémorragies rétiniennes massives. Elles doivent faire rechercher une affection générale (hémopathie, dysglobulinémie, cancer, diabète).

Les *rétinites pigmentaires* se traduisent par une héméralopie (baisse de l'acuité sous éclairage faible) et un rétrécissement concentrique du champ visuel, alors que la vision centrale est longtemps respectée. Anatomiquement, le processus pathologique est caractérisé par la disparition des bâtonnets, puis des cônes, remplacés par des cellules pigmentaires dont la conglomération confère au fond d'œil un aspect caractéristique.

La *dégénérescence maculaire* se distingue de la rétinite pigmentaire par l'atteinte élective des cônes de la région maculaire avec perte de la vision centrale.

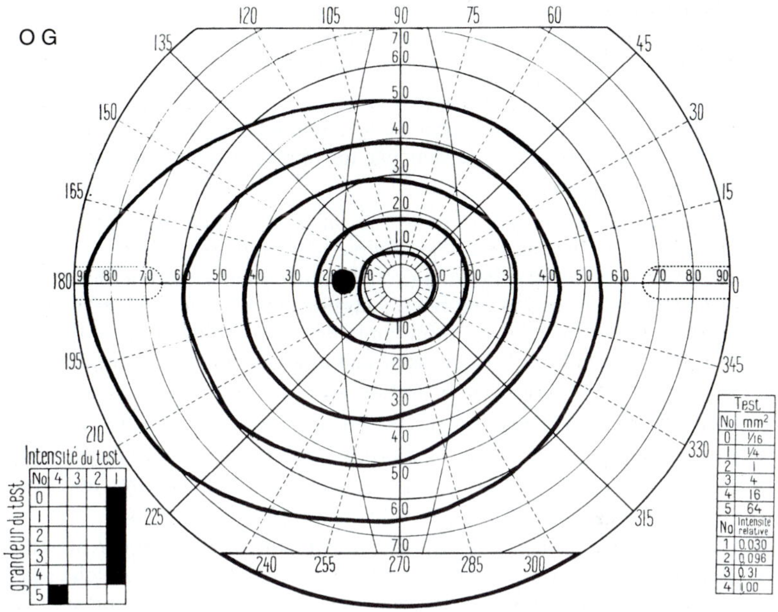

Fig. 3.4. *Champ visuel normal au périmètre de Goldmann (œil gauche).*

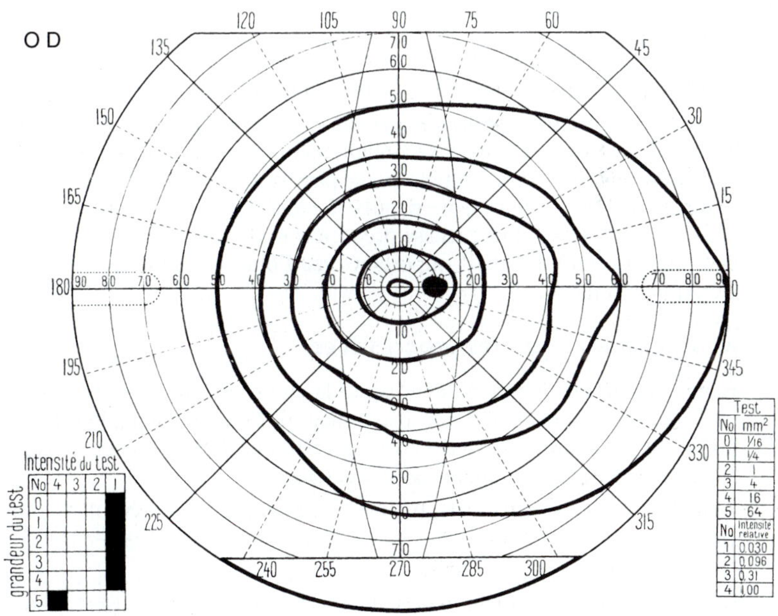

Fig. 3.5. *Champ visuel normal au périmètre de Goldmann (œil droit).*

Rétinite pigmentaire et dégénérescence maculaire sont habituellement des *affections dégénératives héréditaires* qui peuvent survenir de façon isolée ou dans le cadre d'une dégénérescence plurisystématisée du système nerveux.

Certains médicaments peuvent donner lieu à une rétinopathie : phénothiazines, chloroquine. Le *vigabatrin* se complique avec une fréquence élevée d'une rétinopathie se traduisant par un rétrécissement concentrique irréversible du champ visuel.

L'*atteinte des couches internes de la rétine* (neurones ganglionnaires), observée dans certaines sphingolipidoses, conduit à une atrophie optique avec baisse de l'acuité visuelle et, au fond d'œil, pâleur de la papille. Divers toxiques peuvent léser les neurones ganglionnaires et déterminer une atrophie optique (quinine). En fait, devant un tableau d'atrophie optique, il est souvent difficile de savoir si le processus pathologique intéresse primitivement les neurones ganglionnaires ou le nerf optique.

La rétine peut aussi être le siège de tumeurs (rétinoblastome, hémangiome), de lésions plus ou moins diffuses d'origine inflammatoire ou vasculaire (rétinopathie diabétique, rétinopathie hypertensive, ischémie rétinienne chronique liée à une sténose sévère de l'artère carotide interne).

L'*électrorétinogramme* (ERG) est un appoint utile pour l'exploration des affections rétiniennes. L'ERG est plat dans les lésions de la couche externe de la rétine (cellules photosensibles), telles que les rétinites pigmentaires. Il est normal dans les lésions intéressant les couches internes.

Neuropathies optiques

Une neuropathie optique a pour expression une baisse de l'acuité visuelle en relation avec l'atteinte des fibres du faisceau maculaire.

Si la lésion est rétrobulbaire (*neuropathie optique postérieure*), le fond d'œil est initialement normal, mais secondairement apparaît une atrophie optique se traduisant par une décoloration de la papille. S'il s'agit d'une *neuropathie optique antérieure*, un œdème papillaire précède la constitution de l'atrophie optique : l'existence d'une baisse précoce et importante de l'acuité visuelle est alors un caractère distinctif important avec l'œdème papillaire de l'hypertension intracrânienne.

❒ Neuropathies optiques progressives

Elles peuvent être unilatérales lorsque la cause est une compression ou une infiltration : gliome du nerf optique, tumeur de la région hypophysaire, méningiome de la petite aile, anévrysme de la partie antérieure du polygone de Willis, sarcoïdose, méningite carcinomateuse.

Dans les autres cas, elles sont bilatérales et symétriques, avec deux ordres de causes :

– *causes nutritionnelles, toxiques, médicamenteuses* : carence en thiamine; intoxication alcoolo-tabagique (cyanures et carence en thiamine); carence en vitamine B12; éthampbutol; SMON (*Subacute Myelo-optic Neuropathy*) provoquée par les dérivés halogénés de l'hydroxyquinoléine;

– *maladies dégénératives héréditaires* : Charcot-Marie-Tooth, ataxies spino-cérébelleuses, paraplégies spasmodiques familiales, atrophie optique juvénile autosomique dominante de Kjer.

❐ Neuropathies optiques aiguës

Elles sont habituellement unilatérales, mais peuvent se bilatéraliser rapidement. Elles comprennent :

– les *neuropathies optiques inflammatoires* : la sclérose en plaques, réalisant en règle une neuropathie optique postérieure, est la cause la plus fréquente. Les causes infectieuses donnent habituellement une neuropathie optique antérieure avec œdème papillaire, pouvant être associée à une rétinite ;

– les *neuropathies optiques ischémiques* : elles surviennent chez des sujets plus âgés (après cinquante ans). Il s'agit habituellement de neuropathies optiques antérieures. Elles comprennent :

- les neuropathies optiques « artéritiques » (maladie de Horton, artérite à cellules géantes) : la diminution de l'acuité visuelle est sévère, conduisant rapidement à la cécité. Un traitement par corticoïdes à une posologie élevée doit être institué d'urgence pour éviter la bilatéralisation. Le diagnostic doit être confirmé par une biopsie de l'artère temporale ;
- les neuropathies optiques « non artéritiques », qui surviennent habituellement chez des sujets ayant des facteurs de risque vasculaire (HTA, diabète…). Elles sont favorisées par des facteurs anatomiques (papille de petite taille). La baisse de l'acuité visuelle est parfois modérée et il peut exister une amputation altitudinale du champ visuel. Aucun traitement n'a fait la preuve de son efficacité ;

– la *neuropathie optique héréditaire de Leber* (hérédité mitochondriale).

Lésions chiasmatiques

Leur conséquence habituelle est une hémianopsie bitemporale, rarement binasale. En fait, la sémiologie visuelle est souvent complexe, du fait d'une compression associée des voies visuelles pré- et rétrochiasmatiques. Elles sont le plus souvent la conséquence de lésions compressives. Les adénomes hypophysaires et les craniopharyngiomes en sont les causes principales.

Lésions rétrochiasmatiques

Une lésion rétrochiasmatique unilatérale a pour conséquence une *hémianopsie latérale homonyme controlatérale* avec conservation de l'acuité visuelle des deux yeux car la moitié des fibres maculaires provenant de chaque œil échappe à la lésion.

Les fibres afférentes du réflexe photomoteur se séparent des fibres visuelles à l'arrivée dans le corps genouillé latéral. L'abolition du réflexe photomoteur lors de l'éclairement du seul champ hémianopsique (réflexe hémiopique) permet donc d'opposer les lésions de la bandelette optique à celles des radiations optiques et du cortex occipital où ce réflexe est conservé. En fait, la diffusion du rayon lumineux dans les milieux oculaires rend la recherche de ce signe assez illusoire.

Le *nystagmus optocinétique* (NOC), dont la voie efférente a son point de départ dans la région pariéto-occipitale, peut être diminué lorsque l'hémianopsie est en rapport avec une lésion hémisphérique (l'anomalie porte sur le NOC battant du côté sain). Il reste symétrique dans les hémianopsies par lésion de la bandelette.

Lorsque la lésion des radiations optiques est limitée, touchant seulement le contingent pariétal ou temporal, le résultat est une *quadranopsie latérale homonyme* portant respectivement sur les quadrants inférieurs ou sur les quadrants supérieurs. Tandis qu'elles se rapprochent de la scissure calcarine, les fibres correspondantes provenant des deux yeux tendent à se placer côte à côte, de telle sorte que l'hémianopsie devient de plus en plus « congruente », c'est-à-dire exactement superposable dans les deux yeux.

Une lésion bilatérale des radiations optiques ou des scissures calcarines donne lieu au tableau de la *cécité corticale*, remarquable par la conservation des réflexes photomoteurs, et se distinguant d'une cécité hystérique par l'abolition du nystagmus optocinétique.

En l'absence d'interruption des voies visuelles rétrochiasmatiques et d'hémianopsie vraie, il est possible d'observer une *hémianopsie relative* mise en évidence par la présentation symétrique de deux objets identiques dans les deux hémichamps. Ce phénomène d'« extinction » ou de « négligence visuelle » peut être en relation avec une lésion pariétale ou frontale.

NERFS OCULOMOTEURS, MOTILITÉ OCULAIRE

Muscles oculomoteurs

Muscles droits. — Les quatre muscles droits (interne, externe, supérieur, inférieur) issus du tendon de Zinn, dans le fond de l'orbite, s'insèrent sur l'hémisphère antérieur des globes oculaires et sont innervés par le nerf moteur oculaire commun, à l'exception du droit externe qui l'est par le nerf moteur oculaire externe (fig. 3.6).

Muscle grand oblique[1]**.** — Il se réfléchit sur une poulie à la face interne de l'orbite puis se dirige en arrière et en dehors vers la face supéro-externe de l'hémisphère postérieur du globe; il est innervé par le nerf pathétique.

Muscle petit oblique[2]**.** — Né de la face interne de l'orbite, il cravate le globe oculaire par en dessous; il est innervé par le moteur oculaire commun.

À ces six muscles, il faut ajouter le *releveur de la paupière supérieure* innervé par le moteur oculaire commun et l'*orbiculaire des paupières* innervé par le nerf facial.

1. Oblique supérieur, selon la nouvelle nomenclature.
2. Oblique inférieur, selon la nouvelle nomenclature.

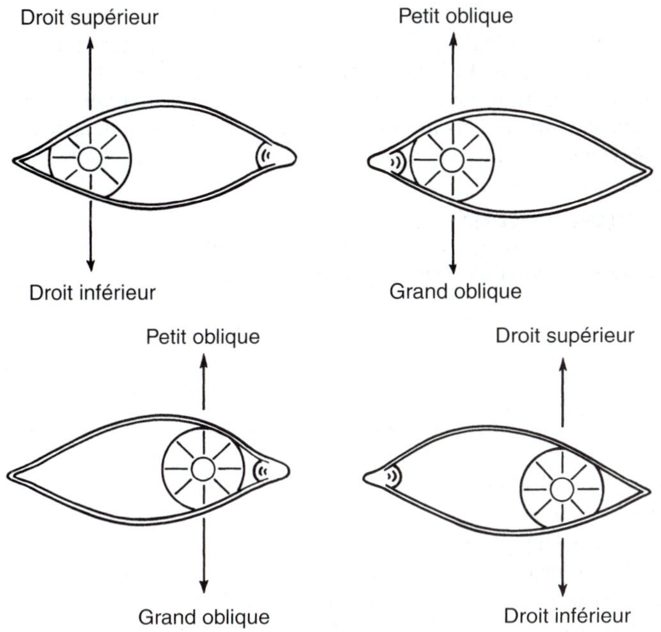

Fig. 3.6. *Muscles responsables des mouvements de verticalité des yeux dans les différentes positions du regard.*

Notions de mécanique oculaire

Le droit externe et le droit interne sont respectivement abducteur et adducteur. L'action des droits supérieur et inférieur et des obliques est variable selon la position du globe oculaire. Quand l'œil est en *adduction*, l'axe optique se rapproche de l'axe des obliques, et la verticalité est assurée par les muscles obliques : le grand oblique abaisse le globe, le petit oblique l'élève, tandis que les droits supérieur et inférieur deviennent rotateurs (mouvements d'intorsion et d'extorsion autour d'un axe antéro-postérieur). Quand l'œil est en *abduction*, l'axe optique se rapproche de l'axe des droits, le droit supérieur est élévateur, le droit inférieur est abaisseur, alors que les obliques deviennent rotateurs. Quand l'axe visuel est strictement sagittal (position primaire), la verticalité procède des deux groupes musculaires, droit supérieur et petit oblique pour l'élévation, droit inférieur et grand oblique dans l'abaissement.

Paralysie d'un muscle oculomoteur

La paralysie d'un muscle oculomoteur peut donner lieu à un *strabisme* apparent dans le regard direct ou seulement lorsque le sujet tente de regarder dans la direction du muscle déficitaire. Très souvent, la paralysie se traduit seulement par une *diplopie* qui peut être horizontale (atteinte d'un droit externe ou interne) ou verticale (atteinte d'un droit supérieur ou inférieur ou d'un oblique); l'analyse de cette diplopie permet de reconnaître avec précision le muscle déficitaire. Une *attitude vicieuse compensatrice* de la tête adoptée pour rétablir le parallélisme des globes oculaires peut attirer l'attention.

Nerfs oculomoteurs

Nerf moteur oculaire commun (III)

Le nerf moteur oculaire commun prend naissance dans le mésencéphale. Son noyau est situé au niveau du colliculus supérieur, près de la ligne médiane, devant la substance grise péri-aqueducale. Les fibres nerveuses se dirigent en avant et traversent le noyau rouge avant d'émerger du tronc cérébral dans la fossette interpédonculaire au-dessous de l'artère cérébrale postérieure, au-dessus de l'artère cérébelleuse supérieure. Le nerf chemine ensuite dans la paroi externe du sinus caverneux et traverse la fente sphénoïdale pour gagner l'orbite où il se divise en une branche supérieure, pour le droit supérieur et le releveur de la paupière supérieure, et une branche inférieure, pour le droit interne, le droit inférieur et le petit oblique. Le III contient également des fibres parasympathiques provenant du noyau d'Edinger-Westphall et destinées à la pupille; ces fibres font relais dans le ganglion ciliaire auquel elles parviennent après avoir emprunté la branche inférieure du III.

Une *lésion du III* entraîne, lorsqu'elle est complète, un *ptosis*, un *strabisme externe*, une *impossibilité de mouvoir le globe oculaire en haut, en bas et en dedans*, une *mydriase aréactive*. Une atteinte du nerf entre le tronc cérébral et le sinus caverneux (engagement temporal) peut donner une mydriase aréactive isolée. En revanche, la mydriase fait volontiers défaut lorsque la lésion siège au niveau du sinus caverneux (anévrysme de la communicante postérieure) ou dans la fente sphénoïdale.

Le *syndrome nucléaire du III*, en relation avec une lésion du noyau du III, a la particularité de comporter une paralysie du muscle droit supérieur controlatéral. Cette particularité est expliquée par le fait que les fibres destinées à ce muscle croisent la ligne médiane pour rejoindre le III controlatéral. Ce syndrome peut comporter aussi un ptosis bilatéral.

Nerf pathétique (IV)

Le nerf pathétique naît d'un noyau juste au-dessous du précédent, au niveau du colliculus inférieur. Les fibres se dirigent en arrière et croisent la ligne médiane avant d'émerger à la face dorsale du mésencéphale. Le nerf contourne ensuite le tronc cérébral, chemine dans la paroi externe du sinus caverneux, traverse la fente sphénoïdale et se termine dans le muscle grand oblique.

La *paralysie du IV* produit une diplopie qui est au maximum dans le regard vers le bas et le côté sain. Pour compenser, la tête est inclinée sur l'épaule du côté sain et tournée vers ce côté.

Nerf moteur oculaire externe (VI)

Le nerf moteur oculaire externe prend naissance dans la calotte protubérantielle, sous le plancher du quatrième ventricule, près de la ligne médiane. Il est contourné en arrière par les fibres du facial (genou du facial). Après son émergence à la partie interne du sillon bulbo-protubérantiel, le nerf passe au-dessus de la pointe du rocher, pénètre dans l'orbite par la fente sphénoïdale et se termine dans le muscle droit externe.

La *paralysie du VI* entraîne un strabisme interne de l'œil paralysé qui ne peut dépasser la ligne médiane dans le regard latéral vers le côté atteint. Si la lésion est nucléaire, il existe en outre une paralysie des mouvements conjugués de latéralité du côté de la lésion.

Mouvements conjugués des yeux

Les mouvements oculaires se font normalement toujours de façon conjuguée. Ils doivent être étudiés en fonction de leur vitesse, de leur origine (réflexe, automatique, volontaire), de leur direction (latéralité, verticalité, convergence-divergence).

Mouvements oculaires lents (rampes) et mouvements oculaires rapides (saccades)

La distinction entre mouvements oculaires lents et rapides est fondamentale car ces deux types de mouvements assurent des fonctions différentes. Les mouvements oculaires lents (mouvements de poursuite) « verrouillent » la fixation lors d'un déplacement du stimulus visuel ou lors d'un déplacement de la tête. Les mouvements oculaires rapides (saccades) mettent fin à une fixation et permettent une exploration du champ visuel au moyen de fixations successives (mouvements de « fixation » ou, peut-être mieux, d'« exploration »).

L'intégration de ces deux types de mouvements se fait dans la formation réticulée paramédiane du tronc cérébral, au niveau de la protubérance pour les mouvements horizontaux et du mésencéphale pour les mouvements verticaux. Il s'agit de deux systèmes anatomo-physiologiques distincts qui peuvent être atteints de façon dissociée. Les saccades sont générées par des neurones à décharges rapides (*burst neurons*). Des neurones omnipauses siégeant dans le noyau interpositus du raphé pontin, toniquement actifs pendant la fixation, suspendent leur activité pendant toutes les saccades. La dualité des deux types de mouvements oculaires se poursuit jusque dans l'appareil d'exécution périphérique, où l'on décrit la coexistence d'unités motrices à contraction rapide et d'unités motrices composées de fibres musculaires à contraction graduée et lente.

Mouvements oculaires réflexes

Les mouvements oculaires réflexes sont *sous la dépendance d'afférences vestibulaires et proprioceptives cervicales* mises en jeu par les déplacements de la tête.

Un déplacement passif de la tête tend à provoquer une déviation conjuguée des yeux de sens contraire, et cela même après exclusion d'une fixation d'origine optique. Il s'agit d'un mouvement lent, équivalent à un mouvement de poursuite, tendant à stabiliser la fixation. En fait, ces déviations réflexes sont normalement inhibées par des influences d'origine corticale. Elles ne deviennent apparentes qu'après exclusion de ces influences inhibitrices corticales chez les malades comateux ou après lésion des aires oculomotrices corticales ou de leurs efférences. La mobilisation passive de la tête fait alors apparaître le phénomène des « yeux de poupée ».

Certaines stimulations vestibulaires, pouvant être physiologiques (épreuve rotatoire) ou artificielles (stimulation calorique), font apparaître un nystagmus caractérisé par l'alternance d'une déviation lente primitive suivie d'une saccade de sens contraire. Les saccades, comme les déviations lentes, sont intégrées de façon réflexe au niveau du tronc cérébral. Les aires oculomotrices frontales ont une influence facilitatrice sur la survenue de ces saccades réflexes; lorsque ces influences facilitatrices sont exclues (coma, lésions bilatérales des aires oculomotrices frontales ou de leurs efférences), une stimulation vestibulaire calorique ne provoque plus un nystagmus mais une déviation tonique des yeux sans saccade de rappel.

Mouvements oculaires automatiques

Ils sont d'origine *occipitale*. Ils adaptent le regard aux stimulations visuelles. Les mouvements lents de poursuite tendent à maintenir l'image sur la fovéa lorsque le stimulus se déplace. Les mouvements rapides d'orientation sont déclenchés par l'apparition d'un stimulus visuel dans le champ périphérique; ils ont pour effet d'amener l'image sur la région fovéale. À partir du cortex occipital, les projections vers le tronc cérébral se font par la voie oculogyre postérieure occipito-mésencéphalique.

Nystagmus optocinétique. — Il apparaît lorsque l'on fait tourner devant le sujet un tambour présentant des bandes verticales blanches et noires alternées; il consiste en une succession de déviations lentes dans le sens de la rotation et de secousses rapides dans la direction opposée. Une lésion du cortex occipital péri-strié ou de la voie oculogyre postérieure diminue le nystagmus optocinétique lorsque le tambour tourne du côté de la lésion. Le nystagmus optocinétique est un phénomène d'origine visuelle, ce qui le distingue du *nystagmus vestibulaire*. Néanmoins, ces deux types de nystagmus doivent être rapprochés dans la mesure où ils résultent de la mise en jeu alternée des mécanismes fondamentaux de la poursuite (déviation lente) et de l'exploration (saccade).

Mouvements oculaires volontaires

Les mouvements oculaires volontaires sont explorés en demandant au sujet de regarder volontairement en haut, en bas, à droite, à gauche. La commande de ces mouvements est assurée par l'*aire oculomotrice frontale* (aire 8) et par la voie oculogyre antérieure fronto-mésencéphalique. Ces mouvements volontaires sont toujours des saccades. Par ailleurs, les aires oculomotrices frontales paraissent avoir une influence facilitatrice sur les saccades quelle qu'en soit l'origine. Des lésions frontales bilatérales peuvent provoquer un « verrouillage » de la fixation réalisant un véritable « *grasping* du regard ».

Mouvements de latéralité

La *formation réticulée pontine paramédiane* (FRPP) est actuellement considérée comme étant le « centre de la latéralité ». Elle se projette sur le noyau du VI homolatéral qui contient les motoneurones destinés au droit externe et des neurones d'association pour le noyau du III controlatéral. Les fibres destinées au III croisent la ligne médiane à la partie inférieure de la protubérance et montent dans la bandelette longitudinale postérieure controlatérale (fig. 3.7).

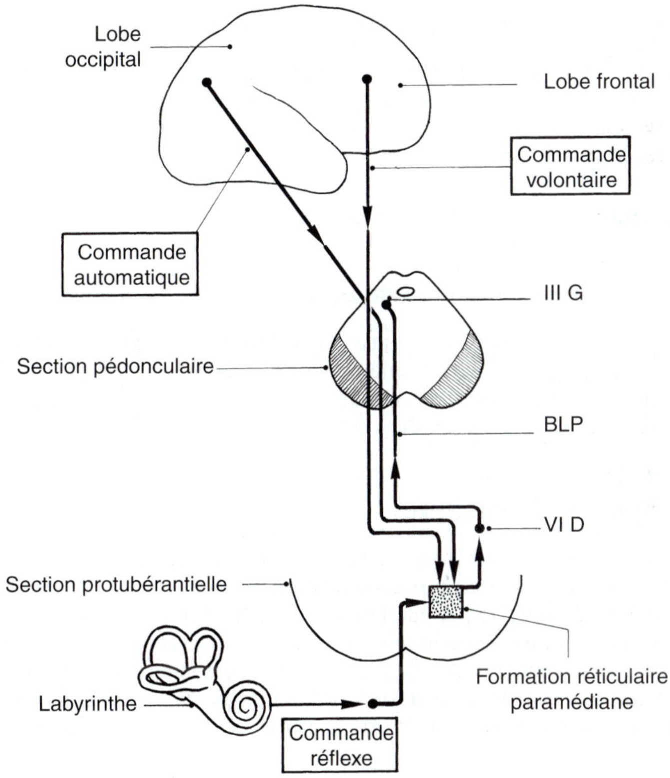

Fig. 3.7. *Les voies de la latéralité vers la gauche.*

❒ Paralysies de la latéralité

Une lésion unilatérale de la FRPP ou du noyau du VI détermine une paralysie ipsilatérale de la latéralité : les yeux sont déviés de façon conjuguée du côté sain du fait de l'activité tonique de la FRPP de ce côté. Par inhibition de cette activité tonique, les yeux peuvent être ramenés sur la ligne médiane, mais sans la dépasser, quelle que soit la modalité de mise en jeu de la latéralité. Ce tableau correspond au *syndrome de Foville protubérantiel inférieur.*

Les paralysies de la latéralité résultant d'une atteinte des voies supranucléaires respectent la motilité réflexe. Elles peuvent intéresser de façon dissociée les mouvements de poursuite et les saccades. Dans le *syndrome de Foville protubérantiel supérieur*, la paralysie de la latéralité siège du côté de la lésion; elle résulte d'une interruption des voies supranucléaires d'origine hémisphérique au-dessous de leur décussation. En revanche, la paralysie de la latéralité est croisée par rapport à la lésion dans le *syndrome de Foville pédonculaire* et dans les paralysies de la latéralité *d'origine hémisphérique*.

❒ Ophtalmoplégie internucléaire

Elle résulte de la *lésion d'une bandelette longitudinale postérieure* interrompant les connexions entre le noyau du VI controlatéral et le noyau du III ipsilatéral. Une telle lésion se traduit, lors du regard latéral vers le côté opposé, par un déficit de l'adduction avec conservation de l'abduction. La conservation de l'adduction dans la convergence élimine l'hypothèse d'une paralysie partielle du III. L'ophtalmoplégie internucléaire peut être uni- ou bilatérale.

❒ Syndrome « un et demi » de Fischer

Ce syndrome est la conséquence d'une lésion paramédiane unilatérale de la protubérance intéressant du même côté les mécanismes de la latéralité et la bandelette longitudinale postérieure. Le résultat est une paralysie de la latéralité du côté de la lésion et, dans le regard vers le côté opposé, une paralysie de l'adduction.

❒ « Apraxie » oculomotrice

Ce syndrome — pour lequel le terme « apraxie » est inapproprié — peut être observé dans certaines ataxies cérébelleuses familiales et de façon congénitale. Il est caractérisé par une lenteur des saccades, en particulier dans le plan horizontal. L'attention peut être attirée par la survenue dans le regard latéral d'un mouvement brusque de rotation de la tête dépassant la cible, associé à une contraversion réflexe des globes oculaires. Secondairement, un mouvement correcteur ramène la tête et les globes oculaires dans l'axe de la cible.

Mouvements de verticalité

L'intégration de ces mouvements est assurée par la formation réticulée paramédiane mésencéphalique située à proximité des noyaux du III et du IV. Une lésion bilatérale de cette région ou des voies supranucléaires d'origine corticale entraîne une paralysie de la verticalité (*syndrome de Parinaud*). Les paralysies de la verticalité d'origine supranucléaire respectent habituellement la verticalité réflexe et peuvent toucher de façon dissociée les mouvements de poursuite et les saccades volontaires. Il est également possible d'observer une paralysie isolée de l'élévation ou, plus rarement, de l'abaissement.

Mouvements disjonctifs (convergence-divergence)

Ces mouvements correspondent respectivement aux nécessités de la vision focale (convergence) et de la vision panoramique (divergence). Ils sont principalement sous la dépendance d'un mécanisme dont l'activation produit la convergence et l'inhibition la divergence. Toutefois, il semble aussi exister un contrôle actif de la divergence.

❒ Paralysie de la divergence

C'est un syndrome rarement observé : les yeux sont en adduction comme s'il existait une paralysie bilatérale du VI, mais la possibilité d'obtenir une abduction correcte dans les mouvements de latéralité montre qu'il s'agit d'un trouble d'origine supranucléaire. Un trouble de la divergence peut aussi expliquer la déviation en dedans et en bas des yeux observée dans certaines lésions hémisphériques profondes (hémorragie thalamique).

❒ Paralysie de la convergence

La paralysie de la convergence est d'observation plus commune. Rarement isolée, elle est habituellement associée à une paralysie de la verticalité. Le déficit de la verticalité et de la convergence est souvent au premier plan dans les lésions prétectales (pinéalome) et péri-aqueducales, qui peuvent aussi comporter des anomalies pupillaires du fait de la proximité de l'arc réflexe photomoteur. Ce syndrome péri-aqueducal s'accompagne parfois de mouvements oculaires anormaux à type de *nystagmus convergent* ou de *nystagmus retractorius* (rétraction rythmique des globes oculaires), apparaissant plus particulièrement lorsque le sujet tente de regarder vers le haut ou lors de la recherche d'un nystagmus optocinétique dont la secousse rapide devrait battre vers le haut.

Regard et vision

Au-delà de leur diversité, les mouvements oculaires ont pour fonction fondamentale d'être au service du regard et de la vision. Il est possible de distinguer schématiquement deux systèmes, l'un assurant l'orientation du regard vers une cible, l'autre permettant le maintien de la cible sur la fovéa.

L'orientation du regard vers une cible (mouvement de fixation) est assurée par une saccade oculaire et un mouvement de la tête. Ce mouvement peut être volontaire, contrôlé par l'aire oculomotrice frontale, ou automatique, déclenché par un stimulus visuel périphérique sous le contrôle de l'aire oculomotrice occipitale en connexion avec le colliculus supérieur. L'orientation du regard peut aussi être déclenchée par des stimulations sonores, voire somesthésiques, dont l'intégration se fait au niveau du colliculus supérieur qui joue ainsi un rôle pivot dans l'orientation des yeux, ainsi que de la tête et du corps.

Le maintien de la cible sur la fovéa, lorsque la cible est en mouvement, est assuré par les mouvements de poursuite qui dépendent des projections de l'aire oculomotrice occipitale sur la formation réticulaire paramédiane du tronc cérébral. Un contrôle réflexe, d'origine vestibulaire et proprioceptive, intégrant les mouvements de la tête, participe à la stabilisation de la cible sur la fovéa.

Un équilibre doit exister entre la capacité de verrouillage du regard sur la cible (la « proie » chez l'animal), qui dépend du cortex occipital, et la possibilité de déverrouiller le regard pour capter une autre cible (un « prédateur » chez l'animal), qui dépend du cortex frontal.

NERF TRIJUMEAU (V)

Le nerf trijumeau assure l'innervation sensitive de la face (fig. 3.8) ; il est aussi le nerf moteur des muscles masticateurs. Ces deux fonctions sont assurées par deux racines distinctes, la racine sensitive et la racine motrice.

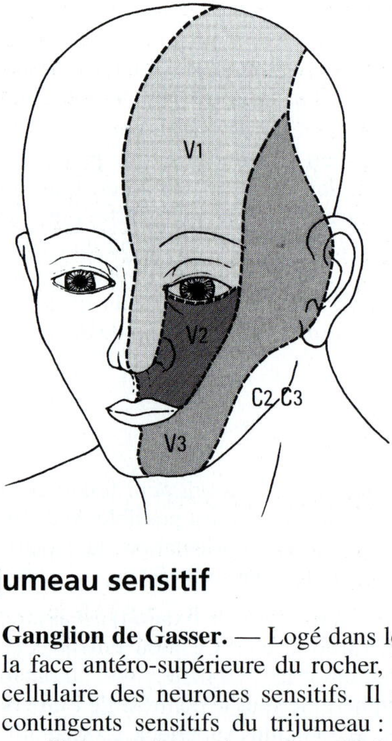

Fig. 3.8. *Innervation sensitive de la face (nerf trijumeau).*
V1, Territoire du nerf ophtalmique de Willis.
V2, Territoire du nerf maxillaire supérieur.
V3, Territoire du nerf maxillaire inférieur.
Noter l'encoche massétérine indépendante du trijumeau.

Trijumeau sensitif

Ganglion de Gasser. — Logé dans le cavum de Meckel à la partie interne de la face antéro-supérieure du rocher, le ganglion de Gasser contient le corps cellulaire des neurones sensitifs. Il reçoit, par son bord antérieur, les trois contingents sensitifs du trijumeau : le nerf ophtalmique de Willis, le nerf maxillaire supérieur, le nerf maxillaire inférieur.

Nerf ophtalmique de Willis. — Il parcourt la paroi externe du sinus caverneux et donne ses trois branches terminales (nerfs lacrymal, frontal, nasal) qui gagnent l'orbite en traversant la fente sphénoïdale. Son territoire comprend la dure-mère, l'orbite, l'œil, la paupière supérieure, la racine du nez, le front, la partie antérieure du scalp, le sinus frontal, ainsi que les sinus du sphénoïde et de l'ethmoïde.

Nerf maxillaire supérieur. — Il sort du crâne par le trou grand rond, parcourt l'arrière-fond de la fosse ptérygo-maxillaire, chemine dans le canal sous-orbitaire et débouche à la face externe du maxillaire supérieur. Son territoire comprend la dure-mère, la paupière inférieure, la partie supérieure de la joue, la partie adjacente du nez et de la région temporale, la lèvre supérieure, la gencive et les dents du maxillaire supérieur, la muqueuse de la partie supérieure de la bouche, du nez et de la partie adjacente du rhino-pharynx.

Nerf maxillaire inférieur. — Il sort du crâne par le trou ovale et donne ses branches terminales à la partie supérieure de l'espace ptérygo-maxillaire. Il assure l'innervation sensitive de la dure-mère, de la région temporale, de la joue, du menton, de la lèvre inférieure, de la muqueuse jugale, de la gencive et des dents du maxillaire inférieur. L'une de ses branches, le nerf lingual, reçoit les afférences de la sensibilité générale des deux tiers antérieurs de la langue, ainsi que les afférences gustatives de cette même région : ces dernières quittent le nerf lingual par la corde du tympan pour gagner le nerf facial puis l'intermédiaire de Wrisberg. Le nerf lingual contient aussi des fibres parasympathiques provenant du facial par la corde du tympan et destinées aux glandes sous-maxillaires et sublinguales. Une autre branche du nerf maxillaire inférieur, le nerf auriculo-temporal, véhicule les fibres parasympathiques destinées à la parotide et provenant du glossopharyngien.

Racine sensitive du trijumeau. — Elle se détache du ganglion de Gasser et gagne la protubérance. Au sein de cette volumineuse racine sensitive, les afférences provenant de chacune des branches périphériques restent individualisées. En pénétrant dans la protubérance, les fibres constituant la racine sensitive se divisent en contingents ascendants et descendants destinés aux différents noyaux (fig. 3.9).

Noyaux sensitifs du trijumeau

Les noyaux sensitifs du trijumeau sont au nombre de trois.

❐ Noyau spinal, ou noyau de la racine descendante

Il s'étend sur toute la hauteur du bulbe et des trois premiers segments cervicaux. Sur toute sa hauteur, ce noyau reçoit des afférences provenant de la racine descendante du trijumeau. Le noyau spinal est avant tout le *relais des afférences thermiques et douloureuses*, mais il reçoit également des informations tactiles.

❐ Noyau principal

Il est situé au-dessus du précédent dans le tegmentum protubérantiel. C'est le noyau de la *sensibilité tactile discriminative de la face*.

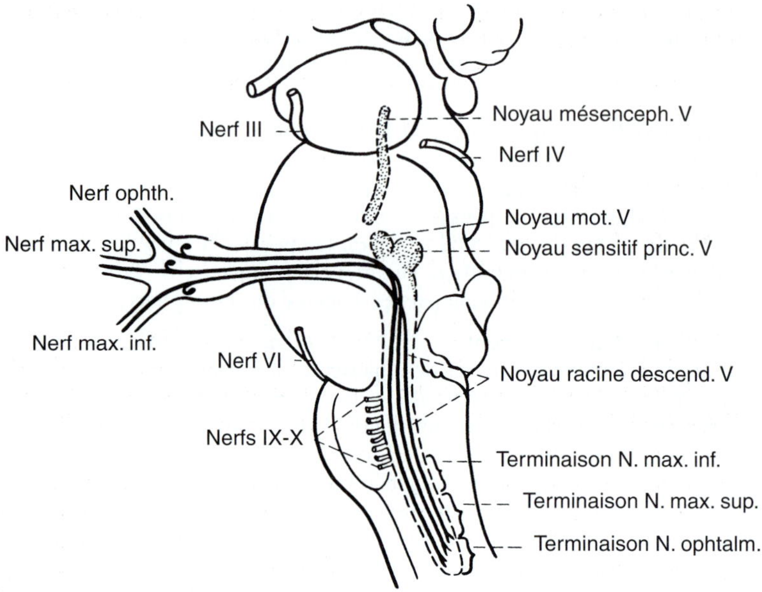

Fig. 3.9. *Terminaison des trois branches du V dans le noyau de la racine descendante* (d'après Brodal, 1991).

Les fibres provenant du noyau spinal et du noyau principal croisent la ligne médiane et font relais dans le noyau postéromédian du thalamus.

❒ Noyau mésencéphalique

Ce noyau, qui prolonge en haut le noyau principal, reçoit des fibres myélinisées de gros diamètre qui véhiculent la sensibilité proprioceptive issue des fuseaux neuromusculaires des muscles masticateurs innervés par le V moteur. Il constitue ainsi le centre du réflexe massétérin.

Sémiologie sensitive du trijumeau

Les douleurs névralgiques qui peuvent être la manifestation prédominante d'une atteinte du trijumeau sont étudiées dans le chapitre consacré aux algies faciales (cf. chapitre 8).

La sémiologie d'une atteinte trigéminale peut être limitée à un déficit sensitif, isolé ou associé à des paresthésies. Ce déficit sensitif respecte les frontières du territoire du nerf avec, à l'angle de la mâchoire, l'encoche correspondant au territoire de C2 et, au vertex, la limite transversale avec le territoire des nerfs occipitaux. L'examen révèle parfois une anesthésie dissociée telle qu'elle est réalisée par les lésions de la racine descendante et du noyau spinal (fente syringobulbique, infarctus rétro-olivaire) qui abolissent électivement la sensibilité thermique et douloureuse en respectant la sensibilité tactile.

L'innervation de la cornée est assurée par le nerf ophtalmique, qui constitue la voie afférente du *réflexe cornéen.*

Trijumeau moteur

Noyau moteur. — Le noyau moteur du trijumeau est situé en dedans du noyau sensitif, au-dessus du noyau moteur du facial, à la partie moyenne de la protubérance.

Racine motrice. — La racine motrice émerge de la protubérance en dedans de la racine sensitive. Elle passe sous le ganglion de Gasser, puis s'unit au nerf maxillaire inférieur. Elle innerve les muscles masticateurs, le péristaphylin externe, le muscle du marteau, le mylo-hyoïdien, le ventre antérieur du digastrique.

Paralysie des masticateurs. — Elle se manifeste par l'absence de contraction perceptible des muscles temporal et masséter. Lorsque la paralysie est ancienne, l'atrophie de ces muscles peut être apparente. Le phénomène de la *bouche oblique ovalaire* met en évidence la paralysie des muscles ptérygoïdiens : lors de l'ouverture de la bouche la mâchoire inférieure dévie vers le côté paralysé.

Réflexe massétérin. — Ce réflexe dépend du trijumeau pour ses afférences et ses efférences. Il est difficile d'apprécier sa diminution car il peut faire défaut chez le sujet normal. Son intérêt clinique tient à son exagération dans les lésions supranucléaires.

Trismus. — Le trismus résulte de la contracture des muscles masticateurs. Il est souvent d'origine périphérique, mettant en jeu un mécanisme réflexe (accidents de la dent de sagesse). Dans le tétanos, il est la conséquence de l'action de la toxine sur les neurones inhibiteurs de Renshaw. Exceptionnellement, une tumeur protubérantielle peut en être la cause.

NERF FACIAL (VII)

Le nerf facial est constitué par le nerf facial proprement dit qui innerve les muscles de la face, et par le nerf intermédiaire de Wrisberg (VII *bis*) qui contient des afférences sensitives et des efférences parasympathiques. Depuis son émergence au niveau du sillon bulbo-protubérantiel, juste en dedans du nerf cochléovestibulaire, le nerf facial chemine successivement dans l'angle ponto-cérébelleux, dans le conduit auditif interne, puis dans le canal de Fallope. Comme ce canal, il décrit dans le rocher un trajet en baïonnette. D'abord perpendiculaire à la pyramide pétreuse, il se dirige ensuite en arrière puis devient vertical dans la paroi postérieure de la caisse du tympan. Il sort du crâne par le trou stylomastoïdien puis pénètre dans la loge parotidienne, où il se divise en ses branches terminales.

Systématisation

Efférences somato-motrices

Les efférences somato-motrices proviennent du noyau moteur du facial situé dans le tegmentum de la partie inférieure de la protubérance. Les fibres issues de ce noyau, avant de se porter en avant et en dehors vers leur émergence du tronc cérébral, se dirigent en arrière et décrivent une boucle autour du noyau du VI (genou du facial). Au sein de ce noyau moteur du facial, il faut distinguer (fig. 3.10) :

– le noyau du facial supérieur qui reçoit une innervation supranucléaire provenant du cortex moteur des deux hémisphères cérébraux;

– le noyau du facial inférieur dont le contrôle supranucléaire est assuré par le cortex moteur du seul hémisphère controlatéral.

Ces efférences somato-motrices assurent l'innervation des muscles de la face. Il faut mentionner aussi le nerf du muscle de l'étrier, qui naît du facial à l'intérieur du canal de Fallope.

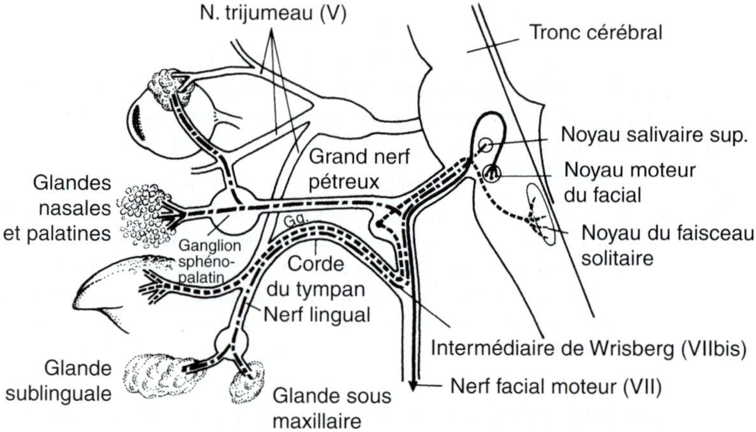

Fig. 3.10. *Systématisation des fibres du nerf facial.*
En trait plein : fibres motrices; en tirets : efférences gustatives : VII *bis*, en pointillé : efférences viscérales générales. Les fibres afférentes cutanées issues de la zone de Ramsay-Hunt et se rendant au noyau du V ne sont pas représentées ici (d'après Truex et Carpenter, 1969).

Fibres afférentes

Les fibres afférentes ont toutes leur corps cellulaire dans le ganglion géniculé et elles gagnent le tronc cérébral par le nerf intermédiaire de Wrisberg. Elles comprennent :

– des fibres d'origine cutanée provenant du conduit auditif externe (zone de Ramsay-Hunt) et se terminant dans le noyau spinal du trijumeau;

– les afférences gustatives des deux tiers antérieurs de la langue qui cheminent successivement dans le nerf lingual, la corde du tympan, le nerf facial, l'intermédiaire de Wrisberg, et se terminent dans la partie supérieure du noyau du faisceau solitaire.

Fibres efférentes parasympathiques

Elles proviennent du noyau salivaire supérieur, cheminent dans l'intermédiaire de Wrisberg et vont innerver les glandes lacrymales et les glandes de la cavité nasale par le grand nerf pétreux superficiel et les glandes sous-maxillaire et sublinguale par la corde du tympan.

Paralysie faciale périphérique

La paralysie faciale périphérique se caractérise par une paralysie de l'ensemble des muscles de la face, touchant de façon égale le territoire facial supérieur et le territoire facial inférieur. Elle se distingue en cela de la paralysie faciale centrale, qui respecte dans une large mesure le territoire facial supérieur, ce qui s'explique par les particularités de l'innervation supranucléaire du noyau moteur facial supérieur. En outre, la paralysie faciale centrale est généralement plus marquée lors des mouvements volontaires exécutés sur consigne que dans la mimique spontanée (dissociation automatico-volontaire). Une dissociation « inverse » est observée lorsqu'il s'agit d'une amimie (syndrome parkinsonien).

La face est asymétrique tant au repos que dans les essais de mouvement volontaire. Les rides du front sont effacées, la fente palpébrale est élargie, la fermeture des yeux est impossible du côté atteint et le globe oculaire se porte en haut (contraction synergique, physiologique, du droit supérieur) : c'est le *signe de Charles Bell*. Dans les formes frustes, si l'on demande au malade de fermer les yeux fortement, les cils sont beaucoup plus apparents du côté paralysé (signe des cils de Souques) témoignant d'un déficit de l'orbiculaire des paupières.

L'atteinte du facial inférieur se traduit par l'effacement du pli nasogénien, la chute de la commissure labiale; la bouche est attirée du côté sain et la langue semble déviée. Le malade ne peut ni sourire, ni gonfler la joue du côté paralysé, ni siffler, ni parler facilement. Enfin, le peaucier du cou ne se contracte pas à l'ouverture contrariée de la bouche (signe du peaucier de Babinski).

À la paralysie faciale peuvent s'associer une *hyperacousie* pénible, par atteinte du muscle de l'étrier, un tarissement des sécrétions lacrymales et salivaires, une hypoesthésie de la zone de Ramsay-Hunt, une agueusie des deux tiers antérieurs de la langue. Le goût est exploré à l'aide d'un porte-coton trempé dans des solutions de chlorure de sodium, de glucose, d'acide citrique, de bromhydrate de quinine. L'électrogustatométrie permet de chiffrer le seuil de la sensibilité gustative mais elle n'est pas de pratique courante. L'association de l'agueusie à la paralysie faciale indique que la lésion siège au-dessus du point de séparation de la corde du tympan et du nerf facial. En revanche, une agueusie unilatérale isolée témoigne d'une lésion ne touchant que la corde du tympan et une agueusie associée à une anesthésie linguale indique une lésion du nerf lingual.

Paralysies faciales périphériques progressives

Elles peuvent résulter de processus très divers (tumeur, sarcoïdose…) en un point quelconque du trajet du nerf, dans la protubérance, dans l'angle ponto-cérébelleux, dans le rocher ou dans la parotide après l'émergence du nerf par le trou stylomastoïdien.

Paralysies faciales périphériques aiguës

❒ Paralysies faciales périphériques aiguës symptomatiques

Les paralysies faciales traumatiques et les paralysies faciales résultant d'une oto-mastoïdite peuvent être rapportées sans difficulté à leur cause.

L'association à la paralysie faciale d'une céphalée, d'un syndrome méningé, d'un état fébrile suggère une méningite virale ou bactérienne et constitue une indication à la ponction lombaire. L'anamnèse ou l'existence d'un « terrain à risques » peuvent orienter vers une infection par le VIH, une maladie de Lyme ou vers une syphilis méningovasculaire. Une paralysie faciale périphérique est parfois observée au cours de la sclérose en plaques, résultant de l'atteinte des fibres intra-axiales du nerf par une plaque de démyélinisation. Une lésion du noyau ou des fibres intra-axiales du nerf facial peut aussi être la conséquence d'un accident vasculaire mais, dans ce cas, la paralysie faciale périphérique ipsilatérale à la lésion est associée à une hémiplégie controlatérale (syndrome de Millard-Gubler) et/ou à des paralysies oculomotrices. Une paralysie faciale peut aussi être la manifestation initiale prédominante d'une polyradiculonévrite ou d'une myasthénie.

En fait, la cause la plus fréquente de paralysie faciale périphérique aiguë, après la variété idiopathique, est le *syndrome de Ramsay-Hunt* (zona du ganglion géniculé). Dû à la réactivation du virus varicelle-zona, ce syndrome est caractérisé par des douleurs, la présence de vésicules dans le conduit auditif externe, l'existence fréquente de troubles auditifs et vestibulaires témoignant de l'atteinte associée du VIII. Cependant, l'apparition des vésicules peut être retardée de plusieurs jours, et l'éruption siège parfois dans le territoire du trijumeau ou des premières racines cervicales.

❒ Paralysie faciale périphérique aiguë idiopathique (paralysie de Bell)

La paralysie faciale périphérique aiguë idiopathique (paralysie de Bell) est une affection fréquente dont l'incidence annuelle a été évaluée à 25 pour 100 000. La paralysie, souvent précédée ou accompagnée par des douleurs mastoïdiennes (60 % des cas), se constitue rapidement, mais elle n'atteint parfois son maximum qu'en plusieurs jours. Des signes associés sont fréquents : hémiagueusie ou dysgueusie, hyperacousie pénible, diminution de la sécrétion lacrymale. Il est légitime de retenir ce diagnostic si le reste de l'examen clinique, tant neurologique que général, ne montre aucune anomalie et si les examens biologiques usuels n'orientent pas vers une affection systémique. L'évolution est dans la majorité des cas favorable. La guérison survient chez la moitié des malades dans un délai de deux mois. La récupération se poursuit souvent au-delà de ce délai et, au terme d'un an, des séquelles persistent dans 20 % des cas sous la forme d'une paralysie parfois complète, plus souvent partielle, souvent associée dans ce cas à un *hémispasme facial post-paralytique* de type syncinétique.

À la phase initiale, aucun élément ne permet de reconnaître avec certitude les cas dont l'évolution sera défavorable. L'examen électrophysiologique n'a pas de place en urgence, car la réponse à une stimulation portée en aval de la lésion, à l'émergence du nerf au-dessous du trou stylomastoïdien, reste normale pendant plusieurs jours. Ultérieurement, l'examen a un intérêt pronostique selon qu'il montre ou non l'apparition de signes de dénervation, jugée en particulier sur une réduction de l'amplitude de la réponse par rapport au côté sain. L'absence de signes de dénervation suggère un bloc de conduction (démyélinisation) et permet d'espérer une guérison rapide et complète. L'apparition de signes de dénervation indique l'existence de lésions axonales et fait craindre une récupération plus lente et de moindre qualité.

Le traitement symptomatique (larmes artificielles, collyre antiseptique, port de lunettes, occlusion de l'œil) a pour objectif de protéger la cornée. Par ailleurs, divers traitements ont été proposés, orientés par les hypothèses concernant la cause de cette affection. L'hypothèse généralement admise est une compression du nerf au cours de son trajet dans l'aqueduc de Fallope, provoquée par un gonflement œdémateux résultant d'un processus inflammatoire ou vasculaire. Cette hypothèse a conduit à proposer une ouverture plus ou moins étendue de l'aqueduc de Fallope visant à décomprimer le nerf. Toutefois, les paralysies faciales idiopathiques ayant spontanément une évolution favorable dans la grande majorité des cas, la plupart des auteurs hésitent à préconiser ce traitement chirurgical qui, en toute logique, devrait être effectué très précocement, avant que les examens électrophysiologiques n'aient objectivé l'existence d'une dénervation sévère. L'hypothèse d'un processus inflammatoire est à la base l'attitude la plus généralement admise : institution, dès que le diagnostic est posé et en l'absence de contre-indication, d'un traitement par la prednisone à la posologie de 0,5 à 1 mg/kg/jour pendant cinq à dix jours avec, ensuite, une réduction de la posologie quotidienne conduisant à l'arrêt du traitement en cinq jours. L'hypothèse virale incrimine le virus *Herpes simplex 1*, ce qui conduit certains auteurs à associer le vaciclovir à la prednisone.

Hémispasme facial primitif

L'hémispasme facial primitif est une affection caractérisée par la survenue de *secousses cloniques* ou *toniques* dans les muscles innervés par le facial. Souvent localisés au début à l'orbiculaire des paupières, les spasmes ont tendance à s'étendre par la suite à l'ensemble du territoire du facial. Leur déclenchement est favorisé par la mise en jeu volontaire ou automatique de la motilité faciale et par les stimulations sensitives. Dans quelques cas, l'hémispasme peut être rapporté à une cause définie : tumeur du tronc cérébral, malformation de la charnière, compression dans l'angle ponto-cérébelleux par une tumeur, un anévrysme, un méga-dolicho-tronc basilaire. Le plus souvent, la cause reste inapparente : hémispasme facial « essentiel ». Le traitement est dans l'ensemble décevant : une « décompression » ou une alcoolisation partielle du nerf permettent parfois d'obtenir une amélioration; parmi les traitements médicamenteux, il faut mentionner quelques résultats favorables avec la carbamazépine. Les injections de *toxine botulique* trouvent ici une de leurs indications.

NERF VESTIBULAIRE ET NERF COCHLÉAIRE (VIII)

Nerf vestibulaire

Appareil récepteur périphérique

Il est constitué par les canaux semi-circulaires, l'utricule et le saccule (fig. 3.11). L'ensemble constitue le labyrinthe membraneux où circule l'endolymphe. Le labyrinthe membraneux, entouré par la périlymphe, est contenu dans le labyrinthe osseux creusé dans le rocher.

Les *canaux semi-circulaires* sont au nombre de trois de chaque côté, l'un horizontal, les deux autres verticaux. Chaque canal semi-circulaire présente à l'une de ses extrémités, renflée en ampoule, une crête ampullaire qui est le

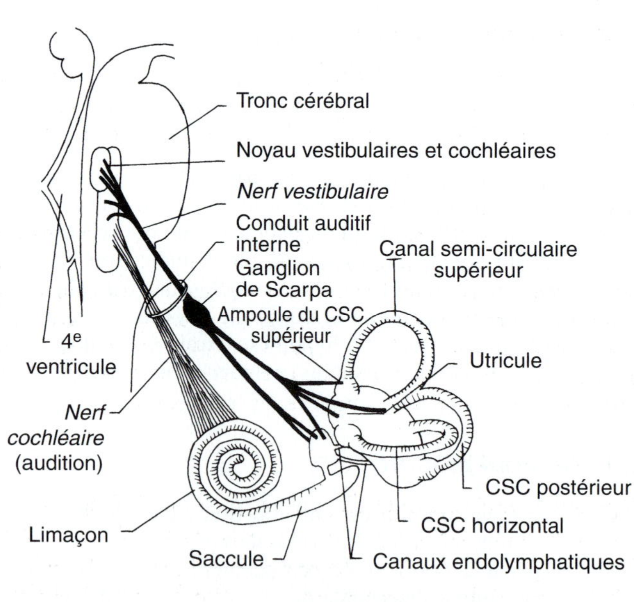

Fig. 3.11. *Appareil vestibulaire : origine, nerf, noyaux.*

récepteur sensoriel. Les stimulations efficaces sont les accélérations et les décélérations angulaires de la tête provoquant un déplacement de l'endolymphe dans les canaux semi-circulaires situés dans le plan du mouvement.

Les *macules otolithiques* contenues dans l'utricule et le saccule sont sensibles à l'action de la gravité et renseignent sur la position de la tête dans l'espace. Ces récepteurs sont également mis en jeu par les accélérations linéaires.

Nerf et noyaux vestibulaires

Le nerf vestibulaire, accolé au nerf cochléaire, parcourt le conduit auditif interne, traverse l'angle ponto-cérébelleux et pénètre le sillon bulbo-protubérantiel juste en arrière de l'émergence du facial.

Les fibres vestibulaires pour une faible part vont directement au lobe flocculonodulaire du cervelet mais, pour la plupart, font relais dans les noyaux vestibulaires.

Connexions vestibulaires centrales

Au-delà des noyaux, les informations d'origine vestibulaire sont intégrées à un niveau sous-cortical (cervelet, substance réticulée, noyaux gris centraux, noyaux oculomoteurs) et interviennent dans les adaptations posturales de l'axe du corps et des yeux. Il existe aussi des projections thalamo-corticales parvenant à la berge inférieure du lobe pariétal.

Exploration vestibulaire instrumentale

❐ Électronystagmogramme

L'électronystagmogramme (ENG) est un enregistrement du nystagmus, qu'il soit spontané ou provoqué. Il permet d'étudier le nystagmus dans l'obscurité ou chez un sujet dont les yeux sont fermés, après élimination de la fixation.

❐ Épreuve calorique

L'épreuve calorique repose sur l'étude des effets des courants endolymphatiques provoqués par l'irrigation froide ou chaude du conduit auditif externe : courant ampullifuge pour l'eau froide (30 °C), courant ampullipète pour l'eau chaude (44 °C). Pour explorer les canaux horizontaux, la tête doit être inclinée de 60° en arrière, ou de 30° en avant si le sujet est en décubitus dorsal. Dans ces conditions, l'eau chaude produit un nystagmus battant vers le côté stimulé, l'eau froide un nystagmus battant vers le côté opposé.

❐ Épreuve rotatoire

L'épreuve rotatoire permet d'apprécier la sensibilité des canaux semi-circulaires à la stimulation que constitue une accélération ou une décélération angulaire. Le nystagmus post-rotatoire, survenant à l'arrêt, est de sens contraire. Contrairement à l'épreuve calorique, l'épreuve rotatoire ne permet pas de tester chaque labyrinthe séparément.

Syndrome vestibulaire périphérique

Le syndrome vestibulaire périphérique est la conséquence d'une *lésion du labyrinthe ou du nerf vestibulaire*. L'asymétrie des afférences résultant d'une lésion unilatérale se traduit par un syndrome dont les éléments sont le vertige, le déséquilibre, le nystagmus et les perturbations de l'épreuve calorique :

– Le *vertige* est intense, rotatoire, extrêmement pénible, accompagné de nausées et de vomissements.

– Le *déséquilibre* est latéralisé, avec tendance à la chute du côté lésé (signe de Romberg vestibulaire). Dans l'épreuve des bras tendus, la déviation des index se produit du côté de la lésion.

– Le *nystagmus vestibulaire* est fait de la succession d'une déviation lente des yeux et d'une secousse rapide de sens contraire. Le nystagmus est défini par le sens de la secousse rapide et par sa direction : nystagmus horizontal, vertical, rotatoire, multidirectionnel. Le nystagmus résultant d'une lésion périphérique est horizontal-rotatoire et bat du côté opposé à la lésion.

– L'*épreuve calorique* objective du côté de la lésion une hypoexcitabilité ou une inexcitabilité vestibulaire complète.

L'évolution des troubles cliniques (vertige, déséquilibre, nystagmus) résultant de la destruction totale et irréversible d'un labyrinthe ou d'un nerf vestibulaire se fait rapidement vers la régression et seule persiste l'inexcitabilité calorique. Même si la destruction de l'appareil vestibulaire est bilatérale, à la suite par exemple d'un traitement par la streptomycine, la compensation à partir des données visuelles et somesthésiques est relativement satisfaisante, au moins chez les sujets jeunes. Toutefois, des troubles peuvent persister : déséquilibre dans l'obscurité; oscillopsies, la vision n'étant nette que si le sujet est immobile.

❒ Maladie de Ménière

Dans la maladie de Ménière, la défaillance de la fonction vestibulaire se fait par à-coups successifs en relation avec des poussées d'hyperpression du liquide endolymphatique. Chaque poussée se traduit par de grands épisodes vertigineux durant de quelques heures à quelques jours. L'atteinte de la fonction cochléaire est précoce, se manifestant par des acouphènes et une hypoacousie de perception.

❒ Vertige itératif

Le vertige itératif se distingue de la maladie de Ménière par l'absence de signes cochléaires. Certains cas évoluent vers une maladie de Ménière, d'autres vers un vertige positionnel paroxystique bénin.

❒ Vertige positionnel paroxystique bénin

Le vertige positionnel paroxystique bénin (VPPB), primitif ou secondaire, par exemple, à un traumatisme crânien, résulte d'un détachement des otolithes de la macule utriculaire qui se déposent dans l'ampoule du canal semi-circulaire postérieur (*cupulolithiase*). La sémiologie consiste en un grand vertige rotatoire de durée brève survenant lors des changements de position de la tête, par exemple lorsque le sujet étant couché se retourne d'un côté. La *manœuvre de Hallpike* consiste à faire passer rapidement le patient de la position assise au décubitus dorsal, tête dans le vide, tournée du côté qui provoque le vertige. La manœuvre est positive lorsqu'elle déclenche un nystagmus rotatoire battant vers l'oreille la plus basse. Ce nystagmus apparaît après un temps de latence; sa durée est brève et il est fatigable. Ces caractères le distinguent du nystagmus positionnel central qui, par ailleurs, ne s'accompagne pas de vertige. Le VPPB s'estompe en règle générale en quelques semaines, mais des récidives ne sont pas rares et il existe des formes d'évolution prolongée. Le traitement repose sur la rééducation (habituation) ou sur des manœuvres thérapeutiques (« manœuvre libératoire » ou « manœuvre de repositionnement des particules »).

❒ Neuronite vestibulaire

La neuronite vestibulaire, d'origine probablement virale, se traduit par un vertige durant plusieurs jours, un nystagmus, une hypoexcitabilité vestibulaire du côté atteint, en l'absence d'acouphènes et d'hypoacousie. Elle doit être distinguée d'un infarctus limité au territoire cérébelleux paramédian de l'artère cérébelleuse postéro-inférieure dans lequel l'excitabilité calorique est normale. Le traitement repose sur la rééducation vestibulaire. Les médicaments antivertigineux ne doivent être utilisés qu'à la phase aiguë.

Une *plaque de démyélinisation* intéressant le nerf à son entrée dans le tronc cérébral peut réaliser un tableau identique.

Syndromes vestibulaires centraux

Ils sont la conséquence de lésions portant sur les connexions centrales des noyaux vestibulaires. Leur sémiologie est assez mal définie. Plus que par des vertiges, ils se manifestent par des troubles de l'équilibre et des adaptations posturales dans lesquels il est bien difficile de faire la part de ce qui revient en propre aux afférences vestibulaires. Le nystagmus a souvent des caractères qui permettent de lui reconnaître une origine centrale : nystagmus multidirectionnel dont le sens est variable en fonction de la direction du regard; nystagmus monoculaire pouvant avoir la signification d'une ophtalmoplégie internucléaire; nystagmus vertical : un nystagmus battant vers le bas est évocateur d'une souffrance de la partie basse du tronc cérébral.

Nerf cochléaire

Voies de l'audition

❒ Appareil récepteur périphérique

L'oreille moyenne, par l'intermédiaire de la chaîne des osselets, assure la transmission des vibrations du tympan à la partie acoustique de l'oreille interne constituée par le canal cochléaire. Le canal cochléaire contient l'organe spiralé de Corti où se trouvent des cellules ciliées réceptrices et l'origine des fibres du nerf cochléaire (fig. 3.12).

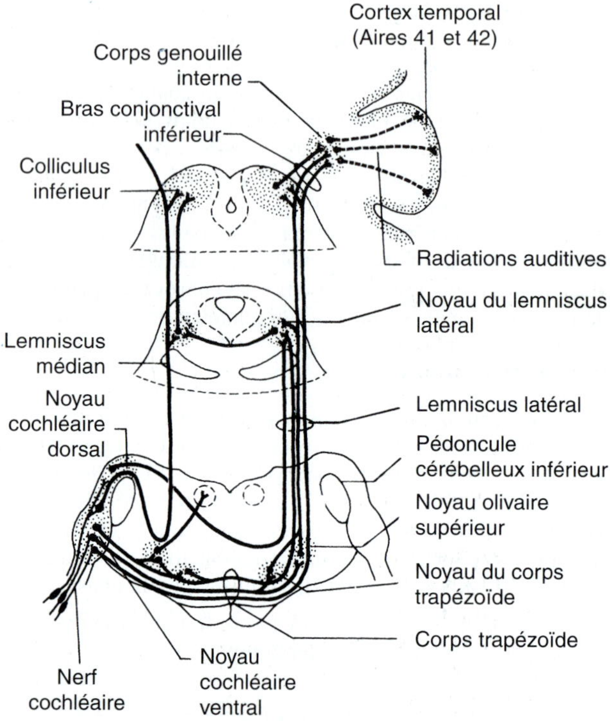

Fig. 3.12. *Diagramme des voies auditives.*

a. Jonction bulbo-protubérantielle.

b. Partie haute de la protubérance.

c. Pédoncule cérébral.

Remarquer que certaines fibres issues des noyaux cochléaires croisent la ligne médiane alors que d'autres restent homolatérales (d'après Truex et Carpenter, 1969).

❒ Nerf et noyaux cochléaires

Le nerf cochléaire partage les rapports du nerf vestibulaire et pénètre dans le tronc cérébral au niveau de la jonction bulbo-protubérantielle. Les fibres auditives se terminent dans les noyaux cochléaires dorsal et ventral situés sur la surface latérale du pédoncule cérébelleux inférieur.

❒ Voies auditives centrales

Les fibres provenant des noyaux cochléaires croisent pour la plupart la ligne médiane pour faire relais dans le noyau olivaire supérieur controlatéral. Cependant, certaines fibres font relais dans le noyau olivaire supérieur ipsilatéral. À partir du noyau olivaire supérieur, les fibres montent dans le lemniscus latéral. Certaines se terminent dans le noyau du lemniscus latéral mais la plupart gagnent le colliculus inférieur. Des fibres commissurales existent entre les noyaux du lemniscus latéral et les colliculi inférieurs. Au total, il n'existe qu'une légère prépondérance pour la projection controlatérale des signaux provenant d'une oreille. Enfin, il existe des projections des noyaux cochléaires sur la formation réticulée qui jouent un rôle important dans les activités réflexes.

À partir du colliculus inférieur, les afférences auditives gagnent le corps genouillé interne où toutes les fibres font synapse, puis l'aire auditive primaire du cortex cérébral située à la face supérieure de la première circonvolution temporale (gyrus transverse de Heschl, aires 41 et 42).

Il faut noter que le système auditif contient des voies efférentes qui peuvent être suivies du cortex temporal jusqu'à la périphérie dans l'organe de Corti. Ce système efférent joue un rôle important dans l'inhibition des bruits de fond parasites et dans la focalisation sur les signaux sonores significatifs.

Sémiologie de l'audition

Une lésion unilatérale des voies périphériques de l'audition a pour expression clinique une *hypoacousie* ou une surdité ipsilatérale, à laquelle peuvent être associés des acouphènes, à type de bourdonnement ou de sifflement.

Une lésion de l'oreille moyenne (infections répétées, ostéosclérose familiale) ou une obstruction de l'oreille externe par un bouchon de cérumen sont responsables d'une *surdité de conduction* qui porte sur la conduction aérienne en respectant la conduction osseuse. Une lésion de l'oreille interne (cochlée) ou du nerf cochléaire donne lieu à une *surdité de perception* portant sur la conduction aérienne et la conduction osseuse.

Le *test du diapason* repose sur la durée de la perception suivant que le diapason est présenté devant le pavillon de l'oreille ou appliqué par son pied sur la mastoïde. Normalement, la durée de la perception par la conduction osseuse (CO) est trois fois moindre que celle de la perception par conduction aérienne (CA). Dans les surdités de perception, les deux durées sont diminuées; dans les surdités de transmission, seule la durée de la perception par conduction aérienne est diminuée. L'*épreuve de Rinne* est dite positive si CA ≥ CO et négative si CA ≤ CO (surdité de transmission). L'*épreuve de Weber* consiste à placer le pied du diapason sur le vertex. Chez le sujet normal, la perception est localisée au milieu ou également des deux côtés du crâne. En cas de surdité de transmission, le diapason est perçu du côté malade (Weber latéralisé). En cas de surdité de perception, il est au contraire localisé du côté sain.

L'*audiométrie* mesure l'acuité auditive en faisant entendre au sujet placé dans une chambre isolée des sons purs et de fréquence croissante ou décroissante et de diverses intensités. L'oreille humaine peut percevoir les fréquences de 32 cycles/seconde à 20 000 cycles/seconde. Le décibel est le plus petit écart d'intensité d'un son perçu par l'oreille humaine pour une fréquence de 1 000 cycles/seconde. L'*audiogramme* porte en abscisses la fréquence des sons et en ordonnée la perte en décibels pour chacune des fréquences par rapport à une droite horizontale qui représente les seuils d'audibilité chez le sujet normal (fig. 3.13). On étudie successivement les conductions aériennes et osseuses de chaque oreille. Dans les surdités de conduction, les courbes aériennes et osseuses sont décalées, avec une atteinte portant sur la conduction aérienne, prédominant sur les basses fréquences. Dans les surdités de perception, les deux courbes sont voisines. La perte auditive peut porter sur toutes les fréquences ou prédominer sur les hautes fréquences (presbyacousie) ou sur les basses fréquences (traumatismes sonores).

Les lésions du nerf auditif entraînent une surdité de perception dont la constitution peut être progressive (neurinome, méningite chronique, sidérose du système nerveux central, mitochondriopathie…) ou aiguë (agression virale, *occlusion de l'artère auditive interne*). Un bon nombre de surdités brusques unilatérales restent de cause indéterminée, correspondant au syndrome de surdité brusque idiopathique.

Le *syndrome de Cogan* est caractérisé par l'association de troubles cochléovestibulaires et d'une kératite interstitielle qui peuvent survenir simultanément ou de façon séparée. La symptomatologie cochléovestibulaire comporte des accès de type Ménière et une perte de l'audition qui peut être brutale. Il est généralement admis qu'il s'agit d'une affection dysimmunitaire pouvant comporter par ailleurs des manifestations de vasculite systémique.

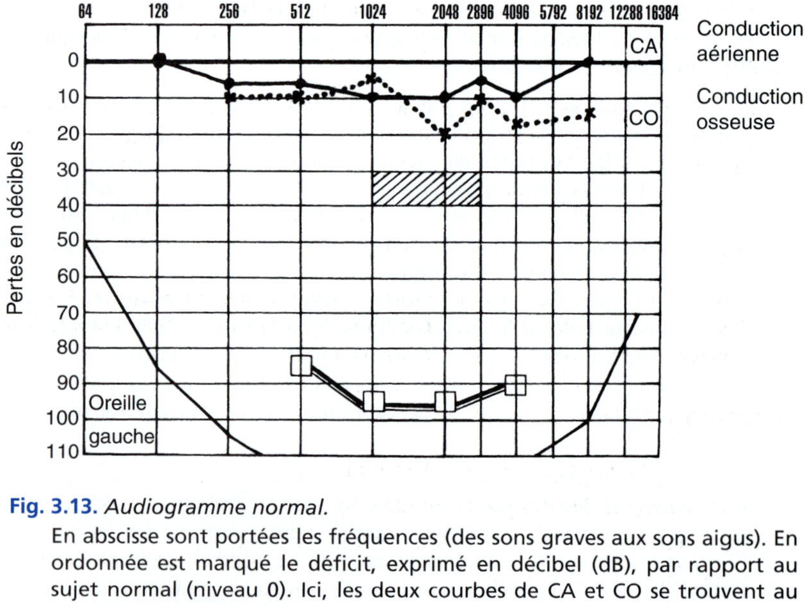

Fig. 3.13. *Audiogramme normal.*

En abscisse sont portées les fréquences (des sons graves aux sons aigus). En ordonnée est marqué le déficit, exprimé en décibel (dB), par rapport au sujet normal (niveau 0). Ici, les deux courbes de CA et CO se trouvent au voisinage immédiat du 0.

Surdités centrales. — Des altérations des perceptions auditives peuvent être déterminées par des lésions des voies de l'audition dans le tronc cérébral. Des lésions bilatérales ischémiques des circonvolutions de Heschl sont à l'origine de la surdité corticale.

NERF GLOSSOPHARYNGIEN (IX)

Le glossopharyngien émerge de la partie rostrale du sillon collatéral postérieur du bulbe, au-dessus du pneumogastrique. Il sort du crâne par le trou déchiré postérieur, accompagné par le pneumogastrique et le spinal.

Systématisation

Fibres afférentes

Les fibres afférentes sont les plus nombreuses; elles comprennent :

– des fibres sensitives provenant du conduit auditif externe, de l'amygdale, du voile, du pharynx, de la partie postérieure de la langue. Ces fibres se terminent pour la sensibilité thermique et douloureuse dans le noyau spinal du trijumeau, et pour la sensibilité tactile dans le noyau principal du trijumeau;

– les fibres gustatives provenant du tiers postérieur de la langue. Elles se terminent dans la partie supérieure du noyau du faisceau solitaire, dont la partie inférieure appartient au pneumogastrique;

– des afférences provenant de barorécepteurs et de chémorécepteurs vasculaires se terminant également dans le noyau du faisceau solitaire.

Fibres motrices

Les fibres motrices naissent de la partie rostrale du noyau ambigu et sont destinées classiquement au seul stylopharyngien (muscle élévateur du pharynx), l'essentiel de l'innervation motrice du voile et du pharynx étant assuré par le nerf pneumogastrique.

Fibres sécrétoires

Les fibres sécrétoires proviennent du noyau salivaire inférieur situé juste au-dessus du noyau dorsal du pneumogastrique. Ce sont des fibres parasympathiques destinées à l'innervation de la parotide.

Sémiologie

La *lésion du glossopharyngien* détermine :

– une agueusie du tiers postérieur de la langue;

– une hypoesthésie de l'amygdale, du voile, du pharynx;

– une gêne de la déglutition;

– l'abolition unilatérale du réflexe nauséeux.

La *névralgie du glossopharyngien* a les mêmes caractères que la névralgie du trijumeau, hormis le déclenchement par la déglutition et la topographie de la douleur qui siège au niveau du pharynx et irradie vers l'oreille.

NERF PNEUMOGASTRIQUE (X)

Le pneumogastrique émerge du bulbe par le sillon collatéral postérieur, sort du crâne par le trou déchiré postérieur, chemine successivement dans le cou et le médiastin avant de se terminer dans l'abdomen. Outre de nombreuses branches viscérales thoraciques et abdominales, le pneumogastrique donne : un *rameau auriculaire* participant à l'innervation sensitive du conduit auditif externe, des *rameaux pharyngiens*, le *nerf laryngé supérieur* qui assure l'innervation sensitive du larynx, et le *nerf laryngé inférieur*, ou *récurrent*, destiné à l'innervation motrice du larynx, à l'exception du muscle cricothyroïdien, qui dépend du nerf laryngé supérieur.

Systématisation

Trois noyaux bulbaires participent à la constitution du pneumogastrique.

Noyau ambigu. — Situé derrière la lame dorsale de l'olive, il est le point de départ des fibres efférentes destinées aux muscles striés du voile, du pharynx et du larynx.

Noyau dorsal du vague, ou noyau cardio-pneumo-entérique. — Il est situé sous le plancher du quatrième ventricule en dehors du noyau du nerf grand hypoglosse. Il est à l'origine des fibres efférentes viscérales.

Noyau du faisceau solitaire. — Situé en dehors du précédent, il reçoit les afférences d'origine viscérale.

Sémiologie

L'expression neurologique d'une lésion du pneumogastrique est dominée par les signes qui résultent de l'atteinte du noyau ambigu ou des fibres qui en proviennent. Elle se traduit par :

– *une paralysie d'un hémivoile* : la voix est sourde et nasonnée, la déglutition est perturbée, les liquides « reviennent par le nez » (surtout en cas de paralysie bilatérale); le voile est asymétrique, la luette déviée vers le côté sain, et cette déviation s'accentue lors de l'émission d'un son; la recherche du réflexe du voile provoque une contraction limitée au côté sain;

– *une paralysie unilatérale du larynx* qui rend la voix bitonale. Une paralysie bilatérale provoque une aphonie. La corde vocale est en position intermédiaire lorsque la paralysie est globale; elle est en adduction lorsque le muscle cricothyroïdien (tenseur de la corde vocale, innervé par le nerf laryngé supérieur) est seul respecté; une atteinte bilatérale de ce type entraîne de la dyspnée;

– *le signe du rideau* traduit la paralysie de l'hémipharynx. La paroi postérieure du pharynx dévie du côté sain quand on fait prononcer la lettre « A ».

NERF SPINAL (XI)

Le nerf spinal est exclusivement moteur. Il est constitué par la réunion, sur un court segment, de deux racines dont la destinée est très différente.

Racine bulbaire. — Elle naît de la partie caudale du noyau ambigu. À sa sortie du bulbe, elle se réunit au spinal médullaire pour former le tronc du spinal qui franchit le trou déchiré postérieur puis se divise en deux branches. La branche interne contenant les fibres d'origine bulbaire rejoint le pneumogastrique dont il constitue une racine accessoire et auquel il apporte les fibres motrices destinées au nerf récurrent et aux muscles intrinsèques du larynx.

Racine médullaire. — La racine médullaire (nerf spinal proprement dit) naît de la corne antérieure des cinq ou six premiers segments de la moelle cervicale. Après un trajet ascendant dans le canal rachidien, elle franchit le trou occipital, s'unit sur un court trajet à la racine bulbaire pour traverser le trou déchiré postérieur, puis forme la branche terminale externe du spinal qui innerve le sternocléidomastoïdien et la partie supérieure du trapèze.

Une lésion du spinal médullaire entraîne une faiblesse de la rotation de la tête vers le côté sain (paralysie du sternocléidomastoïdien) et un abaissement du moignon de l'épaule, une bascule de l'omoplate en dehors, une faiblesse de l'élévation de l'épaule (paralysie de la partie supérieure du trapèze).

NERF GRAND HYPOGLOSSE (XII)

Noyau du nerf grand hypoglosse. — Il est situé dans le bulbe, sous le plancher du quatrième ventricule, immédiatement en dehors de la ligne médiane. Le nerf quitte le bulbe entre la pyramide en dedans et l'olive en dehors. Il sort du crâne par le canal condylien antérieur puis descend vers la face latérale de la langue.

Le nerf grand hypoglosse est un nerf *exclusivement moteur*, destiné aux muscles de la langue, ainsi qu'aux muscles géniohyoïdien et thyrohyoïdien. Sa branche descendante s'anastomose avec celle du plexus cervical profond pour former l'anse de l'hypoglosse qui innerve les muscles sous-hyoïdiens.

Une lésion du grand hypoglosse entraîne une paralysie de l'hémilangue ipsilatérale. Le déficit moteur apparaît bien lors de la protraction sous la forme d'une déviation de la langue vers le côté paralysé du fait de l'action non contrariée du génioglosse du côté sain. L'hémilangue paralysée est aussi le siège de fasciculations et d'une amyotrophie qui lui confère un aspect godronné.

PARALYSIES MULTIPLES DES NERFS CRÂNIENS

Dans certaines régions, plus particulièrement au niveau de certains orifices (fig. 3.14), des nerfs crâniens qui contractent entre eux des rapports étroits peuvent être atteints simultanément, ce qui donne lieu à des syndromes bien définis. Les tumeurs et les anévrysmes artériels en sont les causes les plus fréquentes.

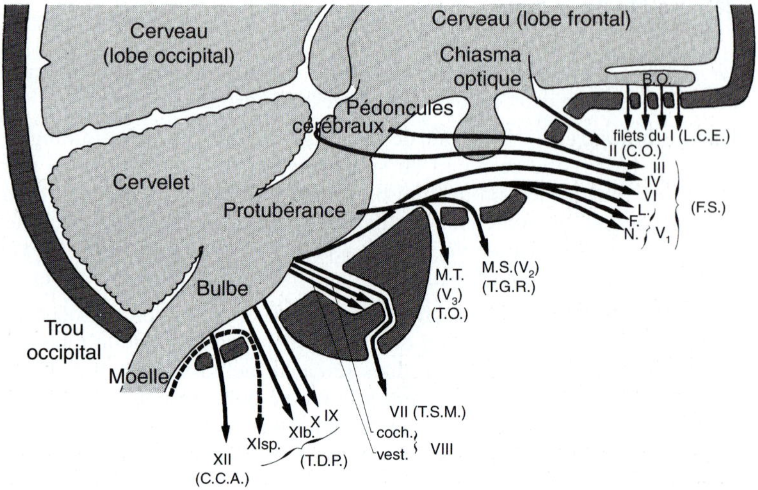

	Nerf		Sortie
I	nerf olfactif		Trous de la lame criblée de l'ethmoïde
II	nerf optique		Canal optique
III	nerf moteur oculaire commun		Fente sphénoïdale
IV	nerf pathétique		Fente sphénoïdale
V	nerf trijumeau	nerf ophtalmique de Willis — nerf lacrimal, nerf frontal, nerf nasal	Fente sphénoïdale
		nerf maxillaire supérieur	Trou grand rond
		nerf maxillaire inférieur	Trou ovale
VI	nerf moteur oculaire externe		Fente sphénoïdale
VII	nerf facial		Conduit auditif interne, puis trou stylo-mastoïdien
VIII	nerf auditif	nerf cochléaire	Conduit auditif interne
		nerf vestibulaire	Conduit auditif interne
IX	nerf glosso-pharyngien		Trou déchiré postérieur
X	nerf pneumogastrique		Trou déchiré postérieur
XI	b. nerf spinal bulbaire		Trou déchiré postérieur
XII	sp. nerf spinal médullaire		Trou déchiré postérieur
XIII	nerf grand hypoglosse		Canal condylien antérieur

Fig. 3.14. *Sortie des nerfs crâniens par les trous de la base du crâne* (d'après J. Poirier, 1982).

Syndrome de la fente sphénoïdale. — Il comporte des signes en rapport avec l'atteinte des nerfs oculomoteurs (III, IV et VI) et de la branche ophtalmique du trijumeau. L'association à ces signes d'une atteinte du nerf optique réalise le *syndrome de l'apex orbitaire*. Une exophtalmie est fréquemment notée dans ces syndromes.

Syndrome du sinus caverneux. — Dans sa variété antérieure, le syndrome du sinus caverneux est superposable au syndrome de la fente sphénoïdale car les mêmes éléments sont intéressés. Dans la variété postérieure, l'atteinte du trijumeau peut ne pas être limitée à la branche ophtalmique mais porter également sur le maxillaire supérieur et le maxillaire inférieur.

Ophtalmoplégie douloureuse. — Une ophtalmoplégie douloureuse peut être réalisée par des lésions de nature très diverse de l'apex orbitaire, de la fente sphénoïdale ou du sinus caverneux. Le *syndrome de Tolosa-Hunt* est une variété d'ophtalmoplégie douloureuse due à un processus granulomateux non spécifique développé dans le sinus caverneux. Il est remarquablement sensible aux corticoïdes.

Syndrome de l'apex du rocher. — Ce syndrome associe une atteinte du V et du VI. Le syndrome de Gradenigo et Lannois correspond à une atteinte du V et du VI en rapport avec une ostéite de la pointe du rocher secondaire à une otite.

Syndrome paratrigéminal de Raeder. — Il est la conséquence d'une lésion intéressant à la fois le ganglion de Gasser et la carotide interne à son émergence du rocher. Il associe des douleurs dans le territoire du nerf ophtalmique et un syndrome de Claude Bernard-Horner par atteinte du sympathique péricarotidien.

Syndrome de l'angle ponto-cérébelleux. — Il associe de façon variable une atteinte du VIII, du VII et du V ; il peut s'y ajouter une atteinte du IX, du X et du XI.

Syndrome du trou déchiré postérieur (foramen jugulaire). — Ce syndrome est caractérisé par l'atteinte du IX, du X et du XI. Parmi les causes possibles, il faut mentionner les tumeurs du glomus jugulaire.

Paralysie des quatre derniers nerfs crâniens (syndrome de Collet-Sicard). — Elle peut avoir une origine compressive ou ischémique : leur vascularisation est assurée par le tronc neuroméningé, branche de l'artère pharyngienne ascendante, qui provient elle-même de la carotide externe.

Syndrome de Garcin. — Il comporte une paralysie unilatérale plus ou moins extensive des nerfs crâniens. Sa cause est un envahissement néoplasique de la base du crâne.

BIBLIOGRAPHIE

ADOUR K. Diagnosis and management of facial paralysis. *NEJM* 1982; *307* : 348-351.

ADOUR KK *et al.* Bell's palsy treatment with acyclovir and prednisone compared with prednisone alone : a double-blind, randomized, controlled trial. *Ann Otol Laryngol* 1996; *105* : 371-377.

ARBUSOW V *et al.* Distribution of herpes simplex virus type 1 in human geniculate and vestibular ganglia : implications for vestibular neuritis. *Ann Neurol* 1999; *46* : 416-419.

BIOUSSE V. Neuropathies optiques. *Rev Neurol (Paris)* 2005; *161* : 519-530.

BRANT T. *Vertigo : its multisensory syndromes*. Springer, New York, 1991.

BRODAL A. *Neurological anatomy.* 3rd ed. Oxford University Press, Oxford, 1991 : 508-532.

FURMAN JM, CASS SP. Benign paroxysmal positional vertigo. *NEJM* 1999; *341* : 1590-1596.

HORIUCHI J *et al.* Treatment of Ramsay Hunt syndrome with acyclovir-prednisone : significance of early diagnosis and treatment. *Ann Neurol* 1997; *41* : 353-357.

KO JY *et al.* Herpes zoster oticus treated with acyclovir and predisolone : clinical manifestations and analysis of prognosis factors. *Clin Otolaryngol* 2000; *25* : 139-142.

LUNARDI C. Autoantibodies to inner ear and endothelial antigens in Cogan's syndrome. *Lancet* 2002; *360* : 915-921.

NEWMAN N. Optic neuropathy. *Neurology* 1996; *46* : 315-322.

POIRIER J. *Propédentique neurologique*. Masson, Paris, 1982.

STEINER I, MATTAN Y. Bell's palsy and herpes viruses : to (acyclo) vir or not to (acyclo) vir. *J Neurol Science*s 1999; *170* : 19-23.

TRAN BA HUY P, de WAELE C. *Les vertiges et le praticien*. John Libbey Eurotext, Paris, 1996.

TRUEX, CARPENTER. *Human neuroanatomy.* Williams and Wilkins, Baltimore, 1969.

Vertige paroxystique bénin. *Neurology* 2004; *63* : 150.

4 SÉMIOLOGIE DES FONCTIONS VÉGÉTATIVES

Les fonctions végétatives concernent le contrôle des viscères et la régulation du milieu intérieur. Elles sont sous la dépendance du système nerveux autonome et de l'hypothalamus.

LE SYSTÈME NERVEUX AUTONOME

Effecteurs : sympathique et parasympathique

Le système nerveux autonome se distingue du système somato-moteur par une organisation à deux neurones, pré- et postganglionnaire, de ses effecteurs (fig. 4.1 et 4.2).

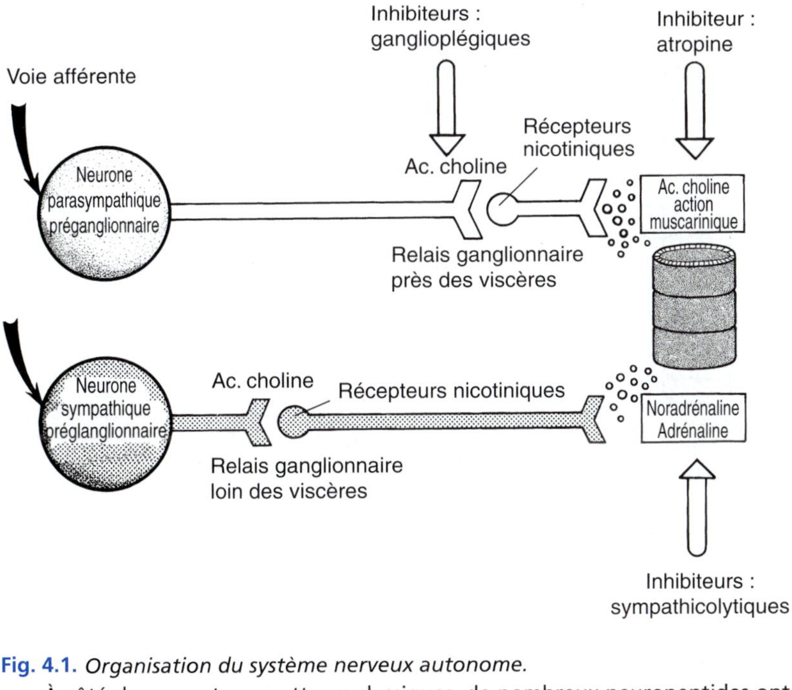

Fig. 4.1. *Organisation du système nerveux autonome.*

À côté des neurotransmetteurs classiques, de nombreux neuropeptides ont été mis en évidence dans les neurones pré- et postganglionnaires du système nerveux autonome.

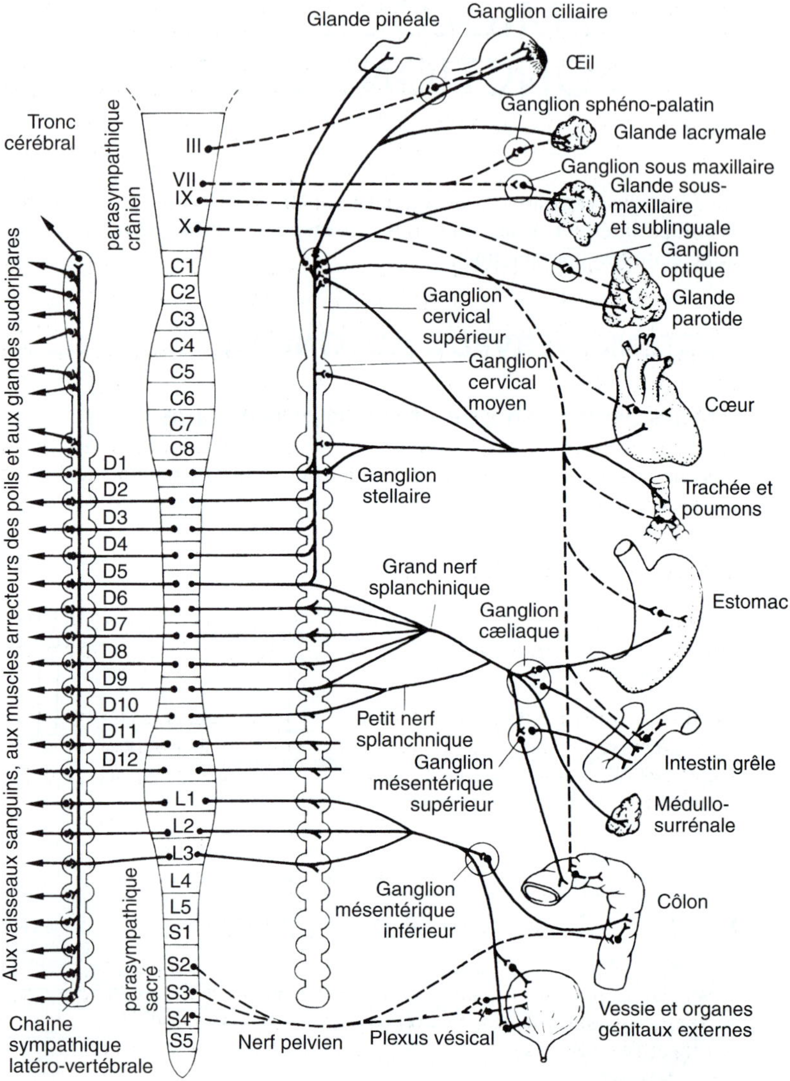

Fig. 4.2. *Schéma du système autonome efférent (parasympathique et sympathique).*

Neurone sympathique préganglionnaire. — Myélinisé, le neurone sympathique préganglionnaire a son corps cellulaire dans le tractus intermédio-latéral de la moelle de D1 à L2-L3. Son axone gagne par la racine antérieure, puis le rameau communicant blanc, la chaîne des ganglions sympathiques paravertébraux. *La synapse avec le neurone postganglionnaire*, non myélinisé, se fait le plus souvent au niveau d'un ganglion paravertébral, parfois au-delà dans un ganglion prévertébral tel que le ganglion cœliaque. Le neurone préganglionnaire est cholinergique; le neurone postganglionnaire est adrénergique, à l'exception des fibres sympathiques destinées aux glandes sudoripares et des fibres vasodilatatrices des muscles squelettiques, qui sont cholinergiques. Certaines fibres préganglionnaires traversent les ganglions sympathiques pour se terminer sur les cellules chromaffines de la médullosurrénale.

Neurone parasympathique préganglionnaire. — Il a son corps cellulaire situé dans le tronc cérébral pour le contingent crânien, annexé aux 3e, 7e, 9e et 10e nerfs crâniens, et dans la corne latérale de la moelle, de S2 à S4 pour le contingent sacré. *La synapse avec le neurone postganglionnaire* se fait à proximité ou au niveau même du viscère innervé. Les neurones parasympathiques pré- et postganglionnaires sont cholinergiques.

À côté des neurotransmetteurs classiques, de nombreux neuropeptides ont été mis en évidence dans les neurones pré- et postganglionnaires du système nerveux autonome.

Contrôle central des effecteurs

Au niveau segmentaire. — Le contrôle des effecteurs est assuré de façon réflexe par les afférences des racines postérieures ou des nerfs crâniens sensitifs.

Au niveau suprasegmentaire. — Le contrôle est exercé par l'hypothalamus et des formations du tronc cérébral dont la mise en jeu dépend de récepteurs variés sensibles à la pression artérielle, à la température ou à la composition chimique du sang.

TROUBLES LIÉS À UNE ATTEINTE DU SYSTÈME NERVEUX AUTONOME

Des troubles dysautonomiques peuvent être observés dans des affections intéressant le système nerveux périphérique (neuropathies diabétiques, amyloïdes, neuropathies sensitives et autonomes héréditaires…) et/ou central (atrophie multisystématisée).

Anomalies pupillaires

Diamètre pupillaire

Le diamètre pupillaire résulte d'un équilibre entre l'activité de deux systèmes antagonistes (fig. 4.2) :

– le *système iridoconstricteur parasympathique*, dont la lésion est responsable d'une mydriase. Il est constitué par le contingent parasympathique du III qui provient du noyau d'Edinger-Westphall et dont les fibres font relais dans le ganglion ciliaire. Certaines fibres postganglionnaires parasympathiques vont également au muscle ciliaire et contrôlent la courbure du cristallin;

– le *système iridodilatateur sympathique*, dont la lésion est responsable d'un myosis. Ce système peut être suivi à partir de l'hypothalamus sur toute la hauteur du tronc cérébral et de la moelle cervicale. Les fibres pupillaires quittent le névraxe par les racines D1 et D2, cheminent dans le ganglion stellaire et la chaîne sympathique cervicale, avant de faire relais dans le ganglion cervical supérieur. Les fibres postganglionnaires destinées à l'œil accompagnent la carotide interne, alors que celles destinées aux téguments de la face accompagnent la carotide externe.

Réflexe photomoteur

L'éclairement d'une rétine provoque la contraction de la pupille homolatérale (réponse directe) et controlatérale (réponse consensuelle). L'arc réflexe comprend :

– des fibres visuelles provenant de la rétine et faisant relais dans la région prétectale;

– des fibres projetant de la région prétectale sur les deux noyaux d'Edinger-Westphall;

– les fibres parasympathiques annexées au III.

Réflexe pupillaire à l'accommodation-convergence

L'adaptation à la vision de près est un phénomène complexe associant une convergence par contraction des droits internes, un bombement du cristallin par contraction du muscle ciliaire, une contraction pupillaire. L'arc réflexe comprend les voies optiques de la rétine jusqu'au cortex visuel et des projections du cortex sur les noyaux du III, peut-être par l'intermédiaire du « noyau de la convergence » de Perlia dont la signification est discutée.

Signe d'Argyll-Robertson

La dissociation entre réponse à l'éclairement et réponse à l'accommodation-convergence caractérise le signe d'Argyll-Robertson dans lequel le réflexe photomoteur est aboli (réponses directe et consensuelle), alors que la contraction se fait bien dans l'accommodation-convergence. Ce signe est observé dans la syphilis nerveuse, mais aussi dans des neuropathies périphériques héréditaires ou acquises (diabète), ou lors de certaines lésions tectales (pinéalomes).

Le siège de la lésion responsable est variable : une lésion dans la région prétectale peut interrompre l'arc réflexe photomoteur en laissant intact le système de l'accommodation-convergence. Cependant, la lésion peut aussi être périphérique, touchant électivement les fibres effectrices du réflexe photomoteur, en respectant les fibres pupillaires mises en jeu dans l'accommodation-convergence.

Pupillotonie

La pupille tonique, modérément dilatée, est caractérisée par l'abolition complète ou presque complète du réflexe photomoteur direct et consensuel, alors qu'une convergence longtemps maintenue détermine une contraction de la pupille extrêmement lente, mais finalement très marquée. La décontraction se fait aussi avec une grande lenteur. L'anomalie pupillaire peut être entièrement latente, ou s'accompagner d'un léger flou visuel lié à la mydriase. La lésion responsable intéresse les neurones parasympathiques postganglionnaires du ganglion ciliaire.

Le *syndrome d'Adie* associe pupille tonique et aréflexie tendineuse.

Syndrome de Claude Bernard-Horner

Le syndrome de Claude Bernard-Horner est dû à une *lésion des fibres sympathiques destinées à l'œil*. Il associe un *myosis*, un *ptosis modéré* par paralysie du muscle lisse de la paupière supérieure, et *une énophtalmie*. La lésion responsable peut siéger sur les formations sympathiques centrales homolatérales, à un niveau variable entre l'hypothalamus et D1, en particulier dans la région rétro-olivaire du bulbe (syndrome de Wallenberg). Plus souvent, la lésion intéresse les fibres sympathiques périphériques, comme c'est le cas pour les processus malins développés dans la région du dôme pleural (syndrome de Pancoast-Tobias) ou lors d'une *dissection carotidienne*. Suivant que la lésion se trouve avant ou après le départ des fibres sympathiques destinées à la face et longeant la carotide externe, le syndrome de Claude Bernard-Horner peut s'accompagner ou non d'une anhidrose de l'hémiface.

Troubles génito-sphinctériens

Miction

La miction met en jeu une activité réflexe intégrée au niveau de la moelle sacrée (S2-S4) (fig. 4.3). Les *afférences* sont issues des récepteurs sensibles à l'étirement situés dans la paroi vésicale. Les *efférences* sont avant tout le parasympathique, qui innerve le muscle détrusor, et les nerfs efférents somatiques, destinés au sphincter externe. L'innervation sympathique du sphincter interne a un rôle accessoire.

Les dispositifs segmentaires sont soumis au contrôle de centres suprasegmentaires facilitant ou inhibant la miction. Il existe notamment des centres facilitants dans la réticulée pontine dorsolatérale et l'hypothalamus, dont la stimulation détermine la miction dans l'attitude propre à l'espèce. Le cortex de la face interne du lobe frontal exerce une influence sur les régulations sous-jacentes.

❒ Lésions périphériques

Interrompant l'arc réflexe, elles tendent à produire une rétention avec distension progressive d'une vessie hypotonique. Cette rétention chronique peut se compliquer d'incontinence par regorgement.

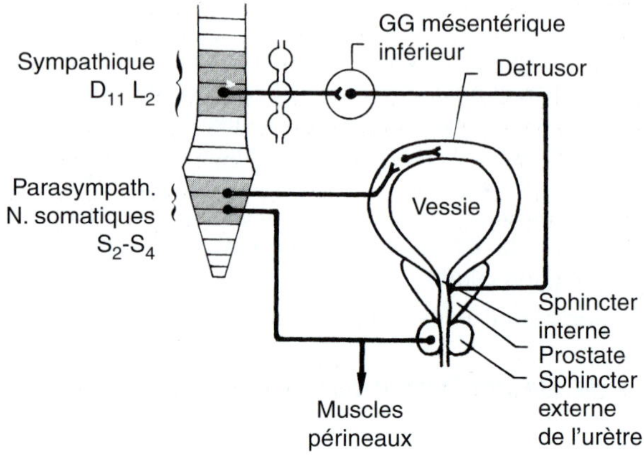

Fig. 4.3. *Mécanisme spinal de la miction.*

❐ Lésions médullaires aiguës

Elles peuvent donner lieu à une inhibition du fonctionnement réflexe. Ultérieurement, des mictions réapparaissent dans le cadre d'une «*vessie automatique*» *:* mictions faibles et brèves laissant un résidu volumineux ou mictions franches, indépendantes de la volonté, se produisant en réponse à des stimulations sensitives ou à une pression de la vessie. Les mictions impérieuses, la difficulté à l'initiation de la miction traduisent le contrôle imparfait du réflexe lors des lésions partielles de la moelle.

❐ Lésions encéphaliques

Les lésions encéphaliques unilatérales n'engendrent pas, le plus souvent, de troubles sphinctériens durables. Les lésions bilatérales provoquent des troubles mictionnels sévères qui pourraient résulter de la libération du centre protubérantiel. Les lésions frontales rendent possible un «comportement d'urination» par libération des mécanismes hypothalamiques.

Défécation

Le mécanisme de la défécation est analogue à celui de la miction. L'interruption de l'arc réflexe entraîne constipation ou, au contraire, incontinence (fonctionnement autonome du rectum dénervé). Les mêmes troubles peuvent s'observer dans les perturbations du contrôle suprasegmentaire suivant qu'elles se traduisent par une réduction des possibilités d'initiation volontaire ou par une suppression des influences inhibitrices.

Érection

L'érection est le résultat d'une vasodilatation des corps caverneux sous l'influence de fibres parasympathiques provenant de la moelle sacrée (S2-S4).

La mise en jeu de ces fibres peut être le résultat d'une activité réflexe segmentaire, à partir de la stimulation tactile du pénis ou d'influences suprasegmentaires. Le degré d'excitabilité du réflexe dépend de facteurs endocriniens et surtout psychologiques. L'impuissance peut être la conséquence d'une affection endocrinienne, d'une inhibition d'origine psychologique — cause de loin la plus fréquente — ou d'une affection neurologique lésant l'arc réflexe (compression du cône terminal, de la queue-de-cheval, neuropathie végétative du diabète) ou le privant de son contrôle suprasegmentaire (lésion médullaire).

Éjaculation

L'éjaculation est un réflexe intégré au niveau de la moelle lombaire haute (L1-L3), ce qui explique que l'érection et l'éjaculation peuvent être atteintes de façon dissociée.

Les structures nerveuses impliquées dans les circuits émotionnels, notamment le *système limbique*, jouent un rôle important dans l'activité sexuelle. De nombreux faits expérimentaux montrent que la stimulation ou les lésions de structures telles que l'hippocampe, le complexe amygdalien, le septum, modifient le comportement sexuel.

Troubles gastro-intestinaux

L'atteinte du système autonome peut être à l'origine de troubles digestifs divers : gastroparésie, latente ou se traduisant par des nausées et des vomissements postprandiaux, constipation, alternances de diarrhée et de constipation, parfois syndrome pseudo-occlusif.

Troubles de la sudation

La mise en jeu de la sudation est assurée avant tout à partir de thermorégulateurs hypothalamiques. La voie efférente est sympathique, avec la particularité que les neurones postganglionnaires sont cholinergiques. À côté de la sudation thermorégulatrice, il existe une sudation émotionnelle, dont le siège est avant tout palmo-plantaire et axillaire.

Les lésions du système nerveux autonome, centrales ou périphériques, peuvent donner lieu à une *anhidrose* dont la topographie est variable : abolition de la sudation d'une hémiface dans le syndrome de Claude Bernard-Horner, dans le territoire sous-lésionnel lors des lésions médullaires, habituellement au niveau des membres inférieurs dans la neuropathie diabétique. Les territoires ayant conservé leur innervation végétative sont parfois le siège d'une hypersudation probablement compensatrice.

Le *syndrome d'Arlequin* est caractérisé par le fait que, après un exercice physique, la vasodilatation et la sudation normalement induite par l'élévation thermique surviennent d'un seul coté du visage, l'absence de réponse du côté opposé traduisant un déficit sympathique. Ce syndrome peut être isolé lorsque l'atteinte sympathique est très limitée, ou associé à d'autres manifestations de dysautonomie.

L'association pupilles toniques, aréflexie tendineuse et anhydrose segmentaire caractérise le *syndrome de Ross*.

Troubles cardiovasculaires

Hypotension orthostatique

❐ Définition

Lors du passage en position debout, les effets de la pesanteur, qui tendent à provoquer une hypotension artérielle, sont normalement corrigés par une vasoconstriction réflexe résultant d'une activation du sympathique à partir d'afférences provenant des barorécepteurs du sinus carotidien et de la crosse aortique.

La défaillance de ce mécanisme est à l'origine de l'*hypotension orthostatique* définie par une baisse de la pression systolique ≥ 20 mm Hg ou de la pression diastolique ≥ 10 mm Hg au cours d'un orthostatisme de trois minutes ou avec une inclinaison d'au moins 60°. L'intensité et l'expression clinique sont variables : perte de connaissance avec chute parfois très brutale (syncope), ou simple malaise avec trouble visuel et sensation vertigineuse, céphalée, douleurs cervicales.

❐ Causes

Une hypotension orthostatique peut être un phénomène conjoncturel dans l'interprétation duquel il faut tenir compte de la prise d'aliments, de la température ambiante, d'un déconditionnement postural (alitement prolongé).

Les causes d'une hypotension orthostatique dûment vérifiée sont diverses :

– prise de médicaments tels que sympatholytiques, neuroleptiques, IMAO, L-dopa… ;

– neuropathies acquises : neuropathies diabétique, amyloïdes, paranéoplasiques, polyradiculoneuropathies aiguës inflammatoires. Des cas de neuropathie autonome idiopathique, aiguë ou subaiguë, peuvent aussi être observés à type de pandysautonomie ou de dysautonomie purement cholinergique ;

– neuropathies familiales héréditaires sensitives et autonomes ;

– myélopathies transverses abolissant la régulation vasomotrice dans le territoire sous-lésionnel.

Hypotension orthostatique idiopathique (« défaillance autonome pure »)

Dans cette affection, l'hypotension orthostatique est habituellement associée à d'autres signes de dysautonomie tels que anhydrose, troubles génito-sphinctériens, anomalies pupillaires, à un taux faible de noradrénaline plasmatique en décubitus et à une hypersensibilité au test de perfusion par la noradrénaline. Il s'agit d'une affection dégénérative dans laquelle des corps de Lewy ont été observés dans la colonne intermédio-latérale de la moelle dorso-lombaire. La dysautonomie est isolée, non associées à d'autres manifestations neurologiques comme dans l'atrophie multisystématisée ou dans la dysautonomie associée à une maladie de Parkinson.

Le traitement, souvent difficile, dispose de méthodes physiques et médicamenteuses. La contention élastique des membres inférieurs et de l'abdomen diminue la capacité veineuse dans ces territoires. La surélévation de la tête du lit pendant le décubitus augmente la sécrétion de rénine. Parmi les médicaments α-adrénergiques vasoconstricteurs, la dihydroergotamine, à une posologie pouvant atteindre 40 à 60 mg par 24 heures, a l'intérêt d'agir surtout sur le système veineux à basse pression. La midodrine, beaucoup plus puissante, doit être utilisée à une posologie très progressive. La 9 α-fluorohydrocortisone, à la posologie initiale de 0,1 mg par 24 heures, augmente la volémie mais peut induire une hypertension artérielle de décubitus.

Syncopes

❒ Définition

La syncope est la conséquence d'une diminution passagère de la perfusion cérébrale. Elle se traduit par une perte de connaissance brève entraînant habituellement une chute. Elle peut être brutale ou précédée de signes prémonitoires : sensation de tête vide, de faiblesse, flou visuel, nausées, sueurs. Des myoclonies peuvent être observées lorsque la syncope dure plus d'une dizaine de secondes. Les syncopes peuvent survenir chez l'enfant et le sujet jeune, mais leur fréquence augmente avec l'âge. Une syncope peut rester isolée, mais il s'agit souvent d'un événement récurrent. Beaucoup de chutes inexpliquées, notamment chez les sujets âgés, ont la même signification.

❒ Causes

Une *cause cardiaque*, nécessitant la poursuite des investigations cardiologique, est évoquée s'il existe une anomalie sur l'ECG standard ou à l'auscultation, si la syncope est précédée de palpitations ou survient à l'effort.

Lorsque la syncope est la conséquence d'une *hypotension orthostatique*, la cause peut être une dysautonomie primitive (maladie dégénérative du système nerveux central ou périphérique) ou acquise, notamment neuropathie diabétique ou amyloïde. Une hypotension orthostatique iatrogène doit être particulièrement suspectée chez les sujets âgés, volontiers polymédicamentés.

Les *syncopes réflexes* (*neurally-mediated*) dont le mécanisme est cardio-inhibiteur, vasodépresseur ou mixte sont les plus fréquentes. Elles comprennent les syncopes vaso-vagales (importance pour le diagnostic des circonstances de survenue), les syncopes de la toux, de la miction, l'hypersensibilité du sinus carotidien qui serait souvent en cause dans les syncopes et chutes inexpliquées du sujet âgé.

Troubles de la respiration dans les affections du système nerveux

L'innervation des muscles respiratoires n'est pas sous la dépendance du système nerveux autonome. Ces muscles partagent l'innervation générale des muscles squelettiques assurée par les motoneurones de la corne antérieure et peuvent être soumis à un contrôle volontaire.

Cependant, la respiration est une activité végétative essentiellement réflexe, intégrée au niveau du bulbe. On décrit dans la formation réticulée du bulbe un centre inspiratoire et un centre expiratoire, ce dernier étant accessoire dans la mesure où l'expiration est habituellement un phénomène passif. Le caractère rythmique de l'activité du centre inspiratoire est expliqué par un *feedback* inhibiteur provenant d'un centre pneumotaxique protubérantiel, activé lui-même par des collatérales récurrentes du centre inspiratoire, et d'afférences pneumogastriques inhibitrices, mises en jeu par des récepteurs pulmonaires sensibles à l'étirement. À l'état physiologique, l'activité du centre inspiratoire bulbaire est influencée par les centres supérieurs (contrôle volontaire, rôle des émotions); mais la régulation fondamentale est d'ordre biochimique : élévation de la $PaCO_2$, de la concentration des ions H^+, ou baisse de la PaO_2. Cette régulation chimique fait intervenir une sensibilité directe du centre respiratoire à la $PaCO_2$ et, plus accessoirement, les chémorécepteurs des corpuscules carotidiens et aortiques.

Les affections du système nerveux peuvent retentir sur la respiration par des mécanismes divers. Une atteinte des motoneurones (poliomyélite, polyradiculonévrite), de la transmission neuromusculaire (myasthénie), ou une maladie musculaire primitive peuvent réduire la ventilation pulmonaire.

Les atteintes organiques ou fonctionnelles (encéphalopathies métaboliques ou toxiques) intéressant ou retentissant sur le tronc cérébral peuvent être à l'origine de troubles du rythme respiratoire pouvant réaliser un *rythme de Cheyne-Stokes*, une *hyperventilation neurogène* ou une *ataxie respiratoire.* Il faut retenir l'existence de *dissociations automatico-volontaires* de la commande respiratoire. La conservation du contrôle automatique bulbaire peut contraster avec l'impossibilité de modifier volontairement le rythme ou l'amplitude respiratoire, ce qui traduit l'interruption bilatérale des voies par lesquelles s'exerce le *contrôle cortical.* Inversement, la conservation de la commande volontaire peut aller de pair avec une défaillance du contrôle automatique par lésion ou dépression des centres respiratoires bulbaires (*syndrome d'Ondine*).

SYNDROMES HYPOTHALAMIQUES

L'hypothalamus contient de nombreux noyaux, dont la classification varie selon les auteurs (fig. 4.4). Il est possible de distinguer en particulier : les noyaux tubéro-infundibulaires, ou de l'éminence médiane, en relation avec l'antéhypophyse; les noyaux préoptiques dans la partie tout antérieure de

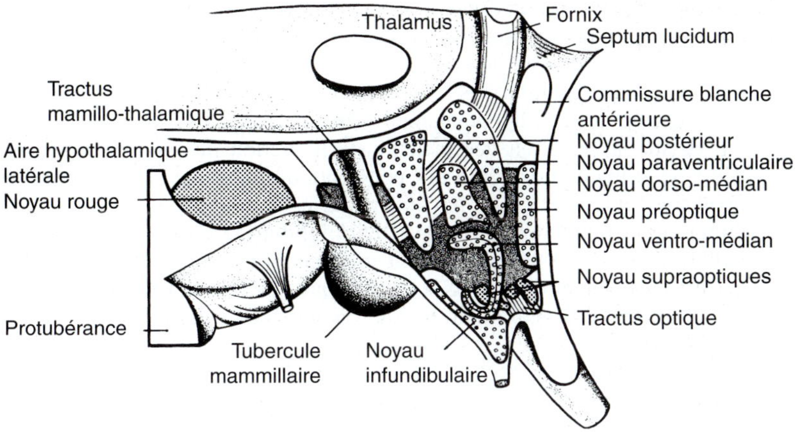

Fig. 4.4. *Les principaux noyaux hypothalamiques.*

l'hypothalamus; les noyaux hypothalamiques postérieurs, tubéro-mamillaires; une aire hypothalamique latérale.

L'hypothalamus est le niveau d'intégration le plus élevé du système endocrinien et du système nerveux végétatif. Il joue également un rôle important dans la régulation de la température corporelle, de la soif, de la faim, du comportement. Les informations parvenant à l'hypothalamus, à partir desquelles sont élaborées des réponses complexes adaptées, sont de nature très diverse : influences humorales, telles que le taux des hormones circulantes, l'osmolalité plasmatique, la glycémie, la température du sang perfusant l'extrémité céphalique; afférences provenant d'autres régions du système nerveux — formation réticulée du tronc cérébral, thalamus, système limbique.

Sur le plan physiologique, l'originalité de l'hypothalamus tient à l'importance de sa *fonction neuroendocrinienne*, dont la perturbation est à l'origine des syndromes hypothalamo-hypophysaires.

Troubles résultant d'une atteinte du système hypothalamo-antéhypophysaire

Le *contrôle hypothalamique de l'antéhypophyse* est sous la dépendance de peptides élaborés par les neurones des noyaux du tuber. Plusieurs facteurs de libération correspondent aux diverses hormones antéhypophysaires : facteur de libération de l'hormone corticotrope (CRF), thyréotrope (TRH), somatotrope (GHRH), des gonadotrophines (LHRH). L'hypopituitarisme résultant de l'absence de ces facteurs est d'un degré moindre que celui résultant de l'hypophysectomie, ce qui montre que, privée de son contrôle hypothalamique, l'hypophyse reste capable d'un fonctionnement autonome.

Les *mécanismes hypothalamiques* modulant la sécrétion de facteurs de libération des gonadotrophines hypophysaires sont d'une grande complexité puisque c'est d'eux en définitive que dépendent des phénomènes tels que la puberté et la régulation des cycles menstruels. Il semble en particulier que certaines régions de l'hypothalamus exercent de façon tonique une action inhibitrice sur la sécrétion des facteurs de libération des gonadotrophines. Au cours de la maturation cérébrale, cette action inhibitrice diminue pour finalement tomber au-dessous d'un seuil à partir duquel la puberté apparaît. Une diminution prématurée de cette activité inhibitrice conduit au tableau de la *puberté précoce*. Lorsque la puberté précoce est en rapport avec une lésion, ce qui est plus souvent le cas chez les garçons que chez les filles, celle-ci siège dans la majorité des cas au niveau de l'hypothalamus postérieur.

L'activité neuroendocrine de l'hypothalamus produit aussi des «*facteurs d'inhibition*». Il existe un facteur d'inhibition de la prolactine (PIF) qui paraît être la dopamine. Les remaniements hormonaux de la grossesse et de l'accouchement, en levant cette inhibition, permettent l'installation de la lactation. Par la suite, le maintien de la lactation est assuré par la stimulation du mamelon assurant, par un mécanisme réflexe, une dépression durable de la sécrétion du facteur d'inhibition de la prolactine. C'est probablement à ce mécanisme de dépression d'une activité normalement inhibitrice qu'il faut rattacher les galactorrhées non puerpérales; la diminution de la sécrétion du facteur d'inhibition de la prolactine peut être le fait d'une lésion hypothalamique, d'une action pharmacologique (réserpine), d'une inhibition d'origine nerveuse entretenue par des lésions douloureuses de la paroi thoracique. Il existe également un facteur d'inhibition de l'hormone mélanotrope (MIF) et de l'hormone somatotrope (somatostatine).

Troubles résultant d'une atteinte du système hypothalamo-posthypophysaire

Ocytocine et vasopressine. — La posthypophyse secrète deux hormones : l'ocytocine et la vasopressine, ou hormone antidiurétique (HAD). En pathologie, seules les conséquences des perturbations de la sécrétion de l'HAD ont été nettement individualisées :

– l'*hormone antidiurétique* est élaborée par les neurones des noyaux supraoptiques, plus accessoirement des noyaux paraventriculaires, ces derniers paraissant surtout impliqués dans la sécrétion de l'ocytocine. Les granules de neurosécrétat migrent le long des axones qui se terminent au niveau des capillaires de la posthypophyse. La mise en circulation de l'HAD se fait sous l'action des influx nerveux parcourant les neurones supraoptiques, réalisant le type même d'une intégration neuroendocrinienne;

– les *neurones supra-optico-hypophysaires* sont soumis à des influences complexes, les unes facilitatrices, les autres inhibitrices. Les principales influences facilitatrices proviennent d'osmorécepteurs localisés dans les noyaux supraoptiques; ce mécanisme est très sensible puisqu'une élévation de 1 à 2 % de l'osmolarité entraîne une antidiurèse. D'autres facteurs, tels que les émotions ou l'injection de nicotine, agissent dans le même sens. Les influences inhibitrices proviennent notamment de volorécepteurs, principalement localisés dans l'oreillette gauche, qui dépriment la sécrétion d'HAD; la voie afférente est représentée essentiellement par le pneumogastrique; une diminution de la volémie, en levant cette inhibition, entraîne une antidiurèse.

Diabète insipide. — Ce *syndrome polyuro-polydipsique* résulte d'un déficit de la sécrétion ou de la mise en circulation de l'HAD. Ainsi défini, le diabète insipide doit être distingué formellement des syndromes polyuro-polydipsiques dans lesquels le fait primitif est une soif excessive. Une polydipsie primaire peut cependant entraîner secondairement une inhibition profonde et durable de la sécrétion de l'HAD, réalisant un véritable diabète insipide induit. Un diabète insipide peut être déterminé par des lésions de nature très diverse siégeant en un point quelconque du système supra-optico-posthypophysaire.

Syndrome de Schwartz-Bartter. — Il résulte d'une *sécrétion inappropriée, excessive d'HAD.* Cliniquement, il peut se manifester par des troubles psychiques, des troubles de la vigilance, des crises d'épilepsie. Sur le plan biologique, le fait majeur est une *hypo-osmolarité plasmatique avec hyponatrémie, contrastant avec la persistance d'une natriurèse importante.* Ce syndrome a été initialement observé chez des malades atteints de cancers bronchiques. L'hypothèse généralement admise dans de tels cas est que la tumeur elle-même sécrète l'HAD. Mais une sécrétion inappropriée d'HAD peut être observée dans d'autres états pathologiques, en particulier au cours d'affections très diverses du système nerveux : traumatismes crâniens, affections cérébroméningées de nature très variable, voire affections du système nerveux périphérique. Lorsqu'il s'agit d'une lésion intéressant le système hypothalamo-posthypophysaire, il est possible que le syndrome résulte d'une mise en circulation excessive d'HAD, du fait des lésions des axones supra-optico-hypophysaires qui ne pourraient plus assurer un stockage normal de l'hormone. Lorsque l'axe hypothalamo-hypophysaire est indemne, il est probable que les lésions portent sur des structures exerçant normalement une action inhibitrice sur la sécrétion d'HAD.

Troubles de la régulation thermique

L'expérimentation animale a montré la place prépondérante de l'hypothalamus dans la régulation thermique. Il existe à ce niveau deux types de thermorécepteurs, les uns activés par le réchauffement, les autres par le refroidissement. Ces thermorécepteurs sont à la base de la régulation thermique par leur action de contrôle sur les mécanismes de production et de déperdition de chaleur.

En clinique, les lésions brutales de l'hypothalamus, d'origine traumatique ou vasculaire, donnent souvent lieu à une grande hyperthermie. Les lésions chroniques perturbent plus rarement la régulation thermique; cependant, quelques observations montrent qu'elles peuvent entraîner des anomalies durables de la thermorégulation dans le sens d'une hyperthermie, d'une hypothermie ou d'une poïkilothermie. Le *syndrome de Schapiro* associe une hypothermie paroxystique, des crises d'épilepsie, une agénésie du corps calleux.

Troubles des conduites alimentaires

La soif

Il existe un contrôle hypothalamique de la soif mis en jeu par des osmorécepteurs, des volorécepteurs, ainsi que par l'angiotensine. En pathologie, il existe des observations d'*adipsie* en rapport avec des lésions hypothalamiques; l'adipsie, qui en elle-même est un trouble fonctionnel remarquablement latent, peut être reconnue à l'occasion d'un état d'hypernatrémie : l'absence de soif paraît en effet jouer un rôle important dans la genèse des « hypernatrémies neurogènes ». On connaît aussi des cas de lésions hypothalamiques se manifestant par une *polydipsie primaire* : dans ces cas, la polydipsie n'est pas secondaire à une polyurie par déficit d'HAD; elle témoigne d'un trouble primitif de la soif. Ces faits, rapprochés de certaines constatations expérimentales, suggèrent l'existence de structures hypothalamiques inhibant la soif, dont la lésion entraînerait une polydipsie. En fait, les observations de polydipsie primaire organique sont très rares; *la plupart des polydipsies primaires sont psychogènes*, correspondant à la *potomanie*. En l'absence de lésion organique, il pourrait exister dans ces cas une perturbation fonctionnelle du contrôle hypothalamique de la soif; on sait en effet que ce contrôle est soumis à des influences multiples, les unes facilitatrices, les autres inhibitrices, provenant d'autres régions du système nerveux, en particulier du système limbique.

La faim

L'hypothalamus joue aussi un rôle important dans la régulation de la faim. En expérimentation animale, la stimulation de l'hypothalamus latéral provoque la prise de nourriture, et sa destruction, une aphagie. En revanche, le noyau ventromédian paraît intervenir dans la satiété : sa stimulation limite la prise de nourriture, sa destruction provoque une hyperphagie et une obésité. En pathologie humaine, les troubles de l'appétit ont exceptionnellement pour cause une lésion hypothalamique. Cependant, il est possible qu'une *hyperphagie* joue un rôle dans l'obésité du syndrome adiposo-génital. D'autre part, il existe des observations d'*anorexie* extrême et de cachexie symptomatiques d'une lésion hypothalamique. Dans l'*anorexie mentale*, où tout substratum lésionnel fait défaut, une perturbation fonctionnelle hypothalamique est suggérée par la constance et la précocité de l'aménorrhée.

BIBLIOGRAPHIE

BANNISTER R. *Autonomic failure*. Oxford University Press, Oxford, 1988.

HALD T, BRADLEY WE. *The Urinary Blader. Neurology and Dynamics*. Williams and Wilkins, Baltimore, 1982.

Harlequin syndrome. *Ann Neurol* 1993 ; *34* : 814-819.

MATHIAS CJ. Autonomic disorders and their recognition. *NEJM* 1997 ; *336* : 721-724.

MC LEOD JG, TUCK RR. Disorders of the autonomic nervous system. Part 1. Pathophysiology an clinical features. *Ann Neurol* 1987 ; *21* : 419-430.

MC LEOD JG, TUCK RR. Disorders of the autonomic nervous system. Part 2. Investigation and treatment. *Ann Neurol* 1987 ; *21* : 519-524.

ROSS RT. *Syncope*. Saunders, Londres, 1988.

STUNKARD AJ, STELLAR E. *Eating and its disorders*. ARNMD (vol. 62). Raven Press, New York, 1983.

5 | ÉVEIL, SOMMEIL ET COMA

L'ÉVEIL

L'éveil est un préalable à l'exercice de la conscience définie par l'ensemble des activités cognitives qui permettent d'attribuer une signification et de répondre de façon appropriée aux stimulations sensitives et sensorielles, notamment aux plus complexes d'entre elles, les stimulations verbales.

Tronc cérébral et éveil

Les expériences de section étagée du névraxe ont montré le rôle essentiel du tronc cérébral dans l'éveil. Par la suite, des expériences de stimulation et de destruction ont établi que cette fonction d'éveil revient à la formation réticulaire du tronc cérébral, et plus précisément à la formation réticulaire contenue dans la partie rostrale du tegmentum pontin, dans le tegmentum mésencéphalique et dans la partie adjacente du diencéphale. Ainsi est définie la *formation réticulaire activatrice ascendante* qui projette de façon diffuse sur le cortex cérébral, directement et indirectement par l'intermédiaire des noyaux non spécifiques du thalamus et de l'hypothalamus postérolatéral.

L'activité tonique de la formation réticulaire entretient l'état d'éveil. Elle est modulée par la convergence de multiples afférences, notamment sensitives et sensorielles, dont la mise en jeu est responsable de la réaction d'éveil. Il existe au sein de la formation réticulaire une certaine hétérogénéité fonctionnelle permettant de comprendre l'existence d'états dissociés entre l'éveil cortical — jugé sur la conscience — et l'éveil comportemental — jugé sur certaines formes de réactivité sous-corticale.

Électroencéphalogramme de veille

L'activité des neurones du cortex cérébral est à l'origine de variations de champ électrique enregistrables au niveau du scalp par l'électroencéphalogramme (EEG).

Ces variations, mieux caractérisées par leur fréquence que par leur amplitude, ont une périodicité qui définit les rythmes cérébraux enregistrés à l'état de veille.

Le *rythme alpha* a une fréquence de 8 à 14 Hz; il est enregistré sur les deux tiers postérieurs du scalp lorsque le sujet au repos sensoriel garde les yeux fermés. Il est suspendu par l'ouverture des yeux (réaction d'arrêt). Sur les régions plus antérieures du scalp (région rolandique, région frontale), le rythme alpha fait place à une activité plus rapide (supérieure à 14 Hz), moins ample, le *rythme bêta*. En revanche, les régions temporales sont souvent occupées par une activité plus lente (4 à 7 Hz) relativement ample, le *rythme thêta*.

Cet aspect est le résultat d'une maturation progressive au cours du développement. Chez le prématuré, on enregistre des activités rapides, peu amples, non synchronisées. Chez l'enfant nouveau-né, l'activité EEG est ample, lente, instable. Durant la première enfance jusqu'à deux ou trois ans, l'EEG s'accélère et tend à s'organiser sous la forme d'un rythme à 4 ou 5 Hz. Le rythme alpha apparaît vers l'âge de cinq ans. Puis l'évolution se poursuit jusqu'à l'âge adulte.

Un ralentissement diffus du rythme de base avec apparition d'*ondes delta* (fréquence inférieure à 4 Hz) est observé notamment dans les encéphalopathies métaboliques, généralement corrélé à une altération de la vigilance.

LE SOMMEIL

L'état de veille est interrompu de façon cyclique par le sommeil. Le sommeil est un processus *actif* qui correspond à une suspension d'activité au niveau du système réticulé activateur ascendant et à son remplacement par une autre activité qui prend naissance dans des structures anatomiques différentes.

Électroencéphalogramme de sommeil

Couplé à l'enregistrement des mouvements oculaires et du tonus musculaire, l'électroencéphalogramme permet de distinguer deux types de sommeil : le sommeil lent, ou *non-REM sleep*[1], et le sommeil rapide, ou *REM sleep*.

Sommeil à ondes lentes (non-REM sleep)

Succédant progressivement à l'état de veille, le sommeil à ondes lentes constitue 70 à 80 % de la durée du sommeil. On y distingue quatre stades.

Le stade I, correspondant à l'endormissement, est marqué par le ralentissement du rythme de base. Le stade II est défini par la présence de fuseaux de 12 à 14 Hz et d'ondes lentes isolées de grande amplitude (complexes K). Les stades III et IV sont caractérisés par la présence d'ondes lentes de grande amplitude en proportions croissantes.

Au sein du sommeil à ondes lentes, il convient de distinguer le sommeil lent léger (stades I et II) et le sommeil lent profond (stades III et IV). Beaucoup d'états de somnolence diurne sont la conséquence d'une quantité insuffisante de sommeil lent profond.

Sommeil à activité rapide (sommeil paradoxal, REM sleep)

Le sommeil à activité rapide correspond à 20 à 30 % de la durée totale du sommeil. Il survient par période dont la durée moyenne est de dix à quinze

1. REM : *Rapid Eyes Movements.*

minutes. Il est d'installation soudaine, faisant toujours suite à une phase de sommeil lent. Sur le plan électroencéphalographique, il est caractérisé par une activité rapide de bas voltage contrastant avec une totale atonie musculaire (sommeil paradoxal). Par ailleurs, cette phase est marquée par la survenue de mouvements rapides des yeux (*REM sleep*) et correspond aux périodes de rêve.

Structures impliquées dans le sommeil

Ces deux types de sommeil dépendent de la mise en jeu de structures différentes.

Sommeil à ondes lentes

Les travaux de l'école de Jouvet ont attiré l'attention sur un système sérotoninergique représenté par les noyaux du raphé situés dans la réticulée bulbopontine. Ce système contient 80 % des neurones sérotoninergiques du cerveau. Sa destruction entraîne une insomnie totale. Cette constatation doit être conciliée avec le fait que l'activité des noyaux du raphé et la libération de sérotonine sont plus élevées pendant la veille que pendant le sommeil. Tout se passe comme si l'activité du système sérotoninergique pendant la veille induisait la production de facteurs hypnogènes responsables du sommeil.

Le cortex cérébral ne peut être tenu à l'écart des processus d'endormissement. Le sommeil est difficile à obtenir chez des sujets fortement motivés à rester éveillés. L'existence d'un contrôle cortical de la formation réticulaire activatrice ascendante, démontrée expérimentalement, rend compte de ce fait.

Sommeil à activité rapide

Le sommeil paradoxal est dû à la mise en jeu périodique de neurones situés au niveau du bulbe (noyau magnocellulaire) et du pont (tegmentum latérodorsal). L'activation de ces structures, riches en catécholamines, est responsable de la désynchronisation corticale, avec un tracé évoquant l'éveil, et des aspects comportementaux du sommeil paradoxal : atonie musculaire, mouvements oculaires rapides.

Une anomalie du sommeil paradoxal caractérisée par l'absence de l'atonie musculaire peut se traduire par un comportement violent correspondant au vécu du rêve : c'est le *trouble du comportement en sommeil paradoxal* (*REM sleep Behavior Disorder*). Ce trouble peut être idiopathique, plus fréquent chez l'homme âgé, ou survenir en association avec une maladie neurodégénérative telle qu'une maladie de Parkinson ou une démence à corps de Lewy. Le traitement repose sur le clonazépam à une posologie modérée.

MALADIES NEUROLOGIQUES ET INSOMNIE

L'insomnie, perçue comme un sommeil insuffisant ou de mauvaise qualité ou objectivée par des enregistrements polygraphiques, peut avoir des causes exogènes, extérieures à l'organisme, ou endogènes, en relation avec des pathologies diverses. Seules seront envisagées ici les insomnies observées au cours des maladies neurologiques.

Il s'agit rarement d'une *insomnie primaire* résultant d'une atteinte des structures contrôlant la régulation veille-sommeil. Des exemples extrêmes de cette situation sont représentés par l'insomnie fatale familiale et la chorée fibrillaire de Morvan. Ce mécanisme pourrait aussi être en cause dans certaines insomnies survenant au cours de maladies neurodégénératives, après un traumatisme crânien, voire de façon idiopathique chez l'enfant.

Le plus souvent, l'insomnie est liée à des symptômes interférant avec l'endormissement ou le déroulement normal du sommeil, tels que douleurs, crampes, contractures, inconfort résultant d'un état de rigidité ou d'akinésie. Le traitement, dans ces cas, repose principalement sur celui de la maladie causale et des symptômes gênants.

Syndrome des jambes sans repos. — Il s'agit d'une cause importante de perturbation du sommeil. Deux fois plus fréquent chez la femme, ce syndrome peut débuter chez le sujet jeune mais sa prévalence (3 à 15 % de la population générale) augmente avec l'âge. Il est caractérisé par des sensations musculaires profondes désagréables et un besoin impérieux de remuer les membres inférieurs. Le trouble apparaît au repos, en particulier le soir et au coucher, perturbant l'endormissement et interrompant le sommeil. Il est soulagé par la mobilisation des membres inférieurs. L'association à des *mouvements périodiques du sommeil* survenant sous forme d'une flexion des membres inférieurs avec extension du gros orteil est fréquente. Ce syndrome existe sous une forme primaire ou secondaire :

– la *forme secondaire* est liée à une carence en fer dont la correction entraîne la disparition des troubles;

– la *forme primaire*, souvent familiale, avec une transmission autosomique dominante, semble liée à une anomalie du métabolisme cérébral du fer conduisant à un dysfonctionnement des systèmes dopaminergiques. Elle est améliorée par les agonistes dopaminergique, notamment le ropinirole.

HYPERSOMNIES

Somnolence diurne excessive. — Phénomène fréquent, elle peut avoir des conséquences sérieuses sur la vie socioprofessionnelle et rendre compte d'accidents graves survenant au cours du travail ou de la circulation. Dans de tels cas, il peut être nécessaire de l'objectiver par la réalisation de tests de latences multiples d'endormissement.

Si on met à part la prise de médicaments sédatifs, une somnolence diurne excessive résulte le plus souvent d'un sommeil nocturne insuffisant ou de mauvaise qualité. Le sommeil nocturne peut être perturbé par des douleurs, une pollakiurie, une affection neurologique telle qu'une maladie de Parkinson, un syndrome des jambes sans repos, un syndrome dépressif.

Syndrome des apnées du sommeil. — Il est une cause fréquente de somnolence diurne excessive. Dans ce cas, la perturbation du sommeil est liée à la survenue d'apnées récurrentes, dont la terminaison est marquée par un ronflement particulièrement sonore. Les études polygraphiques permettent de distinguer des apnées centrales, des apnées obstructives par hypotonie des voies aériennes supérieures avec persistance des efforts respiratoires, et des formes mixtes. Le traitement nécessite souvent le recours à la pression positive continue administrée au moyen d'un masque nasal.

Syndrome de Pickwick. — Il concerne des obèses qui s'endorment à tout moment et en tout lieu lorsque leur attention n'est pas sollicitée. Il existe chez ces sujets une hypoventilation alvéolaire avec hypoxie-hypercapnie, cyanose, polyglobulie. L'intrication avec le syndrome des apnées du sommeil est fréquente.

Narcolepsie avec cataplexie (syndrome de Gélineau). — La prévalence de cette affection est de l'ordre de 0,05 %. L'âge de début présente deux pics de fréquence, le principal autour de quinze ans, le second autour de trente-cinq ans.

Les accès incoercibles de somnolence diurnes, souvent associés à un rêve, constituent le trouble majeur. Leur survenue est favorisée par les situations passives. Habituellement de courte durée, ils ont un effet « réparateur ».

Les accès de cataplexie, traduisant l'irruption anormale à l'état de veille de l'atonie du sommeil paradoxal, sont moins fréquents, mais particulièrement évocateurs. Déclenchés par la surprise ou les émotions positives et durant de quelques secondes à plusieurs minutes, ils provoquent la chute lorsque le trouble intéresse les membres inférieurs. L'atonie peut aussi se traduire par une chute de la tête ou de la mâchoire.

Des hallucinations liées au sommeil survenant à l'endormissement (hypnagogiques) ou au réveil (hypnopompiques) et des épisodes de paralysie du sommeil peuvent compléter le syndrome. Des épisodes d'automatisme au cours desquels le sujet poursuit son activité en commettant des erreurs et sans en garder le souvenir peuvent aussi être observés.

Un enregistrement polysomnographique du sommeil de nuit permet d'éliminer une autre cause à la somnolence diurne, notamment des apnées du sommeil. Il peut aussi montrer la survenue précoce du sommeil paradoxal et la mauvaise qualité du sommeil nocturne. Le test des latences multiples d'endormissement confirme la somnolence pathologique avec apparition anormalement rapide de sommeil paradoxal.

Des formes symptomatiques de narcolepsie-cataplexie ont été exceptionnellement décrites, en relation notamment avec des lésions du tronc cérébral. Mais il s'agit en règle générale d'une affection primitive résultant de la disparition des neurones hypothalamiques produisant l'hypocrétine. Ce fait peut être objectivé par le dosage dans le LCR de l'hypocrétine 1 dont le taux est diminué.

La cause de la maladie pourrait être une agression auto-immune. Un groupe HLA DQB1*0602 est présent dans presque tous les cas.

Le traitement de la somnolence diurne repose sur le modafinil, préféré au méthylphénidate. Les accès de cataplexie sont au moins partiellement contrôlés par la clomipramine ou l'acide oxybique (GHB, acide gamma-hydroxybutirique). Une bonne hygiène du sommeil et des siestes programmées sont un appoint important.

Hypersomnie idiopathique. — Elle est définie par une augmentation de la quantité de sommeil totale, supérieure à dix heures par vingt-quatre heures. Le lever matinal, lorsqu'il est imposé par les contraintes sociales, est suivi par une longue période de somnolence. Le modafinil peut améliorer les conditions de vie de ces patients.

Syndrome de Kleine-Levin. — Cette affection débute en général entre dix et vingt ans et concerne presque uniquement le sexe masculin. Elle est caractérisée par des épisodes récidivants comportant de l'hypersomnie, des perturbations cognitives, des modifications de l'humeur et du comportement à type de polyphagie, d'agressivité, de désinhibition sexuelle. Ces épisodes durent en moyenne une semaine. Ils se répètent deux ou trois fois par an et disparaissent sans raison apparente. Une réduction de leur fréquence est souvent obtenue avec le lithium. Ce syndrome, qui évoque un dysfonctionnement hypothalamo-amygdalien, rappelle par certains de ses éléments (hypersexualité, hyperoralité) le *syndrome de Klüver-Bucy*, décrit initialement chez le singe après une lobectomie temporale bilatérale emportant notamment l'hippocampe et le noyau amygdalien.

ANOMALIES DE L'ÉVEIL : COMA

Définition

Le coma peut être défini par une abolition de la conscience et de l'éveil comportemental, non réversible sous l'influence des stimulations. En pratique, on étudie avec le coma des troubles de moindre sévérité :

– l'*obnubilation*, où il est encore possible d'obtenir des réponses verbales rares et imprécises ;

– la *stupeur*, où les réponses verbales font défaut mais où le patient peut encore exécuter quelques consignes verbales élémentaires.

D'un point de vue physiopathologique, le coma implique une lésion ou un dysfonctionnement de la formation réticulaire activatrice ascendante du tronc cérébral.

Examen

Anamnèse. — Un maximum d'informations doit être obtenu de l'entourage du malade, pouvant orienter vers une cause vasculaire (début brutal), traumatique, toxique ou médicamenteuse.

Examen général. — Il est essentiel de rechercher un syndrome méningé, un syndrome infectieux, les signes d'un traumatisme, d'une affection viscérale ou endocrinienne pouvant être à l'origine du coma.

Examen neurologique. — En raison de l'absence de coopération du patient, l'examen doit recourir à une technique particulière pour rechercher des signes de localisation et apprécier la profondeur du coma.

Examen de la motricité

L'examen de la motricité repose sur les réponses aux stimulations douloureuses (pression du lit unguéal, du nerf sus-orbitaire, manœuvre de Pierre Marie et Foix) :

– *au niveau de la face*, on peut observer une réaction d'éveil (ouverture des yeux), une réaction mimique (grimace), un grognement. Lors de la mimique, on peut noter une paralysie faciale centrale ou périphérique. Ces formes de réactivité sont intégrées à un niveau sous-cortical. En revanche, une réaction d'orientation dirigeant le regard vers l'examinateur implique un certain éveil cortical;

– *au niveau des membres*, la réactivité motrice peut être absente, appropriée ou inappropriée. Les réponses motrices appropriées peuvent être élémentaires, consistant en un simple retrait, ou plus élaborées, dirigées vers une stimulation douloureuse appliquée à distance : ces dernières nécessitent la participation de la voie cortico-spinale pyramidale et un certain degré d'intégration corticale. Les réponses inappropriées sont stéréotypées, sans finalité apparente, avec deux formules principales : les réponses de type décortication, en flexion-adduction au membre supérieur, extension au membre inférieur, qui indiquent une souffrance hémisphérique étendue, et les réponses de type décérébration en extension-adduction et pronation (enroulement) au membre supérieur, extension au membre inférieur, qui traduisent une souffrance de la partie haute du tronc cérébral. Il faut noter le caractère erroné de l'équivalence parfois admise entre « *décérébration* » et *engagement*. Il est vrai qu'une réponse en décérébration est très souvent le témoin d'un engagement trans-tentoriel, mais elle peut aussi résulter d'une lésion primitive du tronc cérébral ou d'une encéphalopathie métabolique ou toxique.

Examen des yeux

❒ Paupières

Au cours du coma, les paupières sont fermées du fait du relâchement du tonus du releveur de la paupière supérieure et d'un certain degré de contraction tonique de l'orbiculaire. Une occlusion imparfaite peut être le témoin d'une lésion du nerf facial.

Divers types de clignements peuvent être observés. Un clignement spontané traduit une activité fonctionnelle résiduelle de la réticulée du tronc cérébral. La conservation du clignement à la menace implique une certaine activité corticale. Certains clignements réflexes permettent d'explorer la voie efférente (VII), la protubérance où ils sont intégrés et la voie afférente : *réflexe cochléo-palpébral* (voie afférente : VIII); *réflexe naso-palpébral* (voie afférente : V); *réflexe cornéen* (voie afférente : V). La réponse complète du réflexe cornéen comporte en plus du clignement une élévation syncinétique du globe oculaire mettant en jeu aussi le III et les connexions entre noyaux du V et du III.

❐ Pupilles

Les modifications pupillaires observées au cours du coma peuvent être systématisées de la façon suivante :

– Une lésion du III détermine une *mydriase* aréactive homolatérale.

– Une souffrance des formations sympathiques au niveau de l'hypothalamus tend à provoquer un *myosis* avec conservation du réflexe photomoteur qui est intégré au niveau mésencéphalique.

– Les lésions du tegmentum mésencéphalique abolissent le réflexe photomoteur; les pupilles peuvent être de taille intermédiaire ou en mydriase modérée; leur calibre est déterminé par l'atteinte conjuguée des voies sympathiques et parasympathiques.

– Les lésions étendues du tegmentum protubérantiel déterminent un myosis serré, punctiforme, par atteinte des formations sympathiques descendantes, mais aussi de voies ascendantes inhibant normalement le noyau d'Edinger-Westphall.; le réflexe cilio-spinal (mydriase provoquée par une stimulation douloureuse appliquée au niveau du cou) permet d'explorer l'état fonctionnel de cette voie ascendante.

– Au cours des comas métaboliques ou toxiques, les pupilles sont en règle générale petites, égales, réactives. Le contraste entre la conservation des réflexes photomoteurs et l'existence de signes de souffrance du tronc cérébral telles que des réponses en décérébration constitue un bon signe en faveur de la nature non lésionnelle d'un coma. Toutefois, les pupilles peuvent être dilatées et fixes dans certaines intoxications (anticholinergiques, imipraminiques, organophosphorés) et dans l'anoxie cérébrale sévère.

La *valeur sémiologique* des modifications pupillaires au cours du coma contre-indique l'utilisation d'un mydriatique pour l'examen du fond d'œil.

❐ Motilité oculaire extrinsèque

Elle peut être appréciée sur la position et les mouvements spontanés des yeux, et sur la motilité oculaire réflexe.

Position des globes oculaires. — Une perte du parallélisme dans le plan horizontal indique une paralysie du III ou du VI selon que l'œil est dévié en dehors ou en dedans. Dans le plan vertical, une perte de parallélisme réalise une déviation oblique (*Skew Deviation*) qui peut être observée dans des lésions siégeant à des niveaux variables du tronc cérébral.

Déviation conjuguée des yeux. — Du côté opposé à une hémiplégie, elle indique une lésion homolatérale à la déviation, hémisphérique ou en tout cas siégeant au-dessus de la protubérance. Une déviation conjuguée du côté de l'hémiplégie traduit une lésion protubérantielle controlatérale à la déviation, encore qu'une hémorragie thalamique puisse aussi provoquer une déviation conjuguée du côté opposé à la lésion. Une hémorragie thalamique peut aussi donner lieu à une déviation des yeux en bas et en dedans.

Mouvements spontanés. — Les mouvements d'errance portant alternativement les yeux d'un côté puis de l'autre de façon conjuguée traduisent l'intégrité de la protubérance, du VI, de la bandelette longitudinale postérieure et du III. En outre, leur existence signe l'organicité d'un trouble de la vigilance. Le *bobbing* oculaire, fait de la succession d'un déplacement rapide des yeux vers le bas, suivi après une pause d'une réascension plus lente, est presque toujours l'indice d'une lésion protubérantielle étendue ou d'une compression de la protubérance par une hémorragie cérébelleuse. De façon exceptionnelle, il peut être observé dans une encéphalopathie métabolique. Les *opsoclonies* sont des mouvements oculaires rapides, conjugués, se produisant successivement dans toutes les directions de façon anarchique. Elles traduisent le plus souvent des lésions encéphalitiques du tronc cérébral et du cervelet.

Mouvements réflexes. — Chez les malades comateux, l'étude de l'oculomotricité repose essentiellement sur ces mouvements.

Les *réflexes oculo-céphaliques* sont recherchés en imposant à la tête du malade des mouvements passifs de rotation, de flexion et d'extension. Les afférences proviennent des muscles du cou et de l'appareil vestibulaire. Chez les malades comateux, ces mouvements réflexes sont souvent libérés, donnant lieu au phénomène des « yeux de poupée ».

Les *réflexes oculo-vestibulaires* sont obtenus par irrigation calorique du conduit auditif externe après s'être assuré de sa perméabilité et de l'intégrité de la membrane tympanique. Pour tester la latéralité, on irrigue le conduit avec de l'eau froide, la tête étant fléchie à 30° au-dessus de l'horizontale. Normalement, on obtient un nystagmus dont la secousse rapide bat vers le côté opposé : la dépression du tronc cérébral existant chez le malade comateux abolit la secousse rapide du nystagmus; seule persiste la déviation lente, conjuguée, vers le côté stimulé.

La possibilité d'obtenir une déviation conjuguée complète, symétrique, signe l'intégrité des noyaux et des nerfs oculomoteurs, des connexions entre ces noyaux, et des projections d'origine vestibulaire. On peut, dans ce cas, éliminer en pratique un coma en relation avec une atteinte lésionnelle primitive du tronc cérébral. En revanche, des réponses asymétriques ou dysconjuguées, évoquant en particulier une ophtalmoplégie internucléaire, sont en faveur d'un coma lésionnel, encore que ce type de réponse puisse parfois être observé dans des comas toxiques ou métaboliques. Notons qu'une déviation forcée des yeux vers le bas provoquée par la stimulation calorique est fréquente dans les comas par intoxication médicamenteuse.

Étude de la respiration

La souffrance lésionnelle ou métabolique des structures centrales qui contrôlent la respiration est souvent à l'origine chez le malade comateux de perturbations respiratoires. L'analyse de ces faits doit être particulièrement critique car les modifications de la respiration peuvent aussi avoir la signification d'une réaction physiologique adaptée à un stimulus (acidose, hypoxie) directement lié à la cause métabolique du coma :

– la *respiration périodique* de Cheynes-Stokes traduit une souffrance diencéphalique ou mésencéphalique supérieure;

– l'*hyperventilation neurogène centrale* est observée dans les atteintes du tegmentum mésencéphalique inférieur et protubérantiel supérieur. La mesure du pH et des gaz du sang permet de la distinguer de l'hyperventilation compensatrice d'une acidose métabolique et de l'hyperventilation déclenchée par une hypoxie (embolie pulmonaire, bronchopneumopathie aiguë);

– la *respiration apneustique*, caractérisée par des pauses en inspiration, souvent aussi en expiration (Küssmaul), indique une atteinte protubérantielle inférieure;

– *la respiration ataxique*, irrégulière, anarchique, entrecoupée de pauses, survenant parfois en salves, traduit une souffrance bulbaire et doit faire redouter l'imminence de l'arrêt respiratoire.

Dans les encéphalopathies toxiques, notamment barbituriques, l'arrêt respiratoire peut survenir rapidement sans avoir été annoncé par d'autres signes d'atteinte sévère du tronc cérébral. Il est donc essentiel d'être toujours en mesure de mettre en route une ventilation assistée chez ces malades.

Électroencéphalogramme

Des anomalies diffuses de l'électroencéphalogramme sont constantes au cours du coma sous la forme d'une perturbation puis d'une disparition de la réactivité, d'un ralentissement du rythme alpha, qui est finalement remplacé par des rythmes delta. L'association aux perturbations diffuses d'anomalies focalisées oriente vers un coma lésionnel.

La plupart des auteurs accordent une importance plus grande aux critères cliniques qu'aux critères électroencéphalographiques pour apprécier la profondeur et suivre l'évolution d'un coma. Cependant, il est classique de définir du point de vue EEG, quatre stades du coma :

– stade I : alpha ralenti, diminué d'amplitude, surchargé de thêta et de bouffées de delta monomorphe; réactivité souvent plus marquée que normalement;

– stade II : disparition de l'alpha remplacé par du delta, persistance d'une certaine réactivité aux stimulations fortes;

– stade III : le tracé est envahi par du delta; il n'y a plus aucune réactivité;

– stade IV : silence EEG complet. Il faut savoir que si un tracé plat est une condition nécessaire au diagnostic de mort cérébrale, ce n'est pas une condition suffisante car il n'exclut pas la possibilité d'une récupération dans certaines conditions étiologiques (intoxication, hypothermie profonde).

Diagnostic différentiel

Certains états ressemblant au coma doivent être distingués.

État de non-réponse psychogène. — Les conditions de survenue, l'absence de tout signe objectif et d'anomalies EEG sont en faveur de ce diagnostic, qui doit être porté avec la plus grande prudence. Il n'exclut pas une surveillance attentive car un coma simulé peut devenir secondairement un coma véritable chez un malade ayant absorbé des sédatifs.

«*Locked-in*» *syndrome*, ou syndrome de déefférentation motrice. — Il doit être distingué fondamentalement du coma. Sa cause habituelle est une thrombose du tronc basilaire entraînant un infarctus protubérantiel bilatéral. Du fait de cette lésion, ces malades présentent une quadriplégie, une diplégie faciale, une paralysie labio-glossopharyngo-laryngée, par lésions des faisceaux pyramidaux et géniculés. Il s'y ajoute habituellement une paralysie de la latéralité par atteinte des voies supranucléaires d'origine corticale et de la réticulée pontine paramédiane. Incapables de parler ni de mobiliser leurs membres ou leur visage, ces malades sont souvent admis avec le diagnostic de coma, et parfois de coma profond si les stimulations douloureuses provoquent des réponses en décérébration. En fait, un examen attentif montre que ces malades sont vigilants et conscients. Pour s'en apercevoir, il faut penser à explorer les seuls mouvements volontaires qui leur restent : ouverture des yeux, assurée par le releveur de la paupière supérieure, et mouvements verticaux des yeux. On peut ainsi établir un code et converser avec ces malades. La préservation de la conscience dans de tels cas s'explique par l'intégrité des hémisphères cérébraux et de la partie rostrale mésodiencéphalique de la formation réticulée activatrice ascendante qui assure l'éveil cortical.

Mutisme akinétique. — Ce syndrome est défini par les éléments suivants :

– il s'agit de sujets qui ne parlent pas et ne bougent pas sans que cela soit expliqué par une atteinte des voies motrices comme c'est le cas dans le «*locked in*» syndrome. L'akinésie de ces malades se manifeste par l'absence de mouvements spontanés et de mouvements sur ordre;

– cette absence de parole et de motilité au niveau des membres contraste avec la présence de signes d'éveil : en effet, ces sujets ouvrent les yeux spontanément ou après stimulation; ils présentent des mouvements conjugués des yeux et semblent parfois suivre un stimulus visuel; ils présentent généralement un clignement à la menace;

– malgré cet aspect d'éveil, il est impossible de mettre en évidence chez ces malades les signes d'une activité consciente. Même en passant par la motilité oculaire qui est conservée, il est impossible d'établir un code.

Ainsi défini, le mutisme akinétique a été décrit en relation avec des lésions diverses. Les cas les plus démonstratifs sont observés dans deux conditions :

– dans les lésions frontales bilatérales, en particulier dans les infarctus bilatéraux de la cérébrale antérieure prenant les deux cingulum;

– dans les lésions donnant lieu à une hydrocéphalie aiguë. Dans ce cas, comme dans le cas précédent, il est probable que le retentissement sur l'activité du lobe frontal est le facteur déterminant.

Profondeur du coma

❐ Échelle du coma de Glasgow

Cette échelle — la plus utilisée — repose sur trois types de réponse, en considérant dans chaque cas la meilleure réponse. Son intérêt tient à la simplicité de son application avec de bonnes corrélations dans la cotation obtenue par des observateurs différents (tableau 5.I).

Tableau 5.I. *Échelle de coma de Glasgow.*

Ouverture des yeux	Spontanée		4
	Sur ordre		3
	Stimulation douloureuse		2
	Absente		1
Réponse motrice	Sur ordre		6
	À la douleur	Orientée	5
		Retrait	4
		Flexion	3
		Extension	2
		Absente	1
Réponse verbale	Appropriée		5
	Confuse		4
	Incohérente		3
	Incompréhensible		2
	Absente		1

Évolution

Le terme évolutif d'un coma est variable : récupération totale qui peut être rapide (commotion cérébrale bénigne) ou lente (intoxication barbiturique grave); persistance de séquelles neurologiques, qui est surtout le fait des comas lésionnels; évolution fatale résultant d'une complication ou d'une souffrance bulbaire conduisant au collapsus cardiovasculaire. Deux aspects évolutifs doivent être précisés : la mort cérébrale et l'état végétatif.

La mort cérébrale

La mort cérébrale est un état caractérisé sur le plan anatomique par des lésions irréversibles de l'ensemble des structures cérébrales et, sur le plan évolutif, par l'impossibilité de la survie somatique. Quelles que soient les mesures de réanimation mises en œuvre, l'arrêt cardiaque survient dans un délai de quelques jours à quelques semaines. En pratique, la mort cérébrale va de pair avec l'arrêt de la perfusion du cerveau dont le facteur déterminant est l'hypertension intracrânienne aiguë telle qu'elle résulte d'une hémorragie intracrânienne massive ou d'un œdème cérébral sévère.

Indépendamment de l'étiologie, l'aspect du cerveau de ces malades est variable selon le temps qui s'est écoulé entre la survenue de la mort cérébrale et l'arrêt cardiaque qui définit la « mort somatique ». Dans tous les cas, les lésions intéressent de façon diffuse les hémisphères et le tronc cérébral. Lorsque l'arrêt cardiaque survient rapidement, le caractère extensif des lésions peut n'apparaître qu'à l'examen microscopique. En revanche, lorsque la survie somatique a été suffisamment longue, l'aspect est celui d'un cerveau autolysé liquéfié.

En raison du caractère illusoire et nécessairement limité de la survie somatique de ces patients, on conçoit la nécessité de parvenir aussi rapidement que possible au diagnostic de mort cérébrale pour ne pas prolonger inutilement la réanimation. En particulier lorsqu'un prélèvement d'organe est envisagé, il est indispensable que celui-ci soit pratiqué avant que la défaillance cardiocirculatoire terminale n'ait entraîné des lésions viscérales irréversibles.

D'une façon générale, on s'accorde à admettre qu'il y a mort cérébrale lorsque tout signe de fonctionnement des hémisphères cérébraux et du tronc cérébral fait défaut de façon durable et lorsqu'il est certain que cette abolition de la fonction cérébrale est d'origine lésionnelle et non pas toxique ou métabolique.

L'état végétatif

L'état végétatif est un état dans lequel la conscience est abolie, alors qu'il existe des capacités d'éveil. Il est compatible avec la présence d'une respiration spontanée et d'autres activités du tronc cérébral : réflexes cornéens, oculo-vestibulaires, photomoteurs, cycles veille-sommeil. En revanche, aucune réponse n'est obtenue dans le domaine de la perceptivité, et l'on n'observe pas de réponse appropriée aux stimulations douloureuses.

L'état végétatif peut être transitoire, marquant une étape entre le coma et le retour de la conscience. Il peut aussi être persistant, voire permanent, en relation avec des lésions étendues des hémisphères cérébraux respectant la formation réticulée du tronc cérébral. Les lésions prédominent suivant les cas sur la substance blanche sous-corticale (lésions traumatiques), le cortex cérébral et les thalamus (lésions hypoxiques-ischémiques), les territoires de jonction (hypotension sévère).

La probabilité d'une récupération de la conscience est très faible (moins de 1 %) après douze mois lorsque l'état végétatif est d'origine traumatique, après trois mois lorsqu'il est d'origine non traumatique.

L'utilité de maintenir en survie prolongée les malades en état végétatif persistant, parfois pendant des années, peut être discutée, mais il convient de ne pas confondre ce problème avec celui de la mort cérébrale.

Il existe une part d'arbitraire dans l'affirmation selon laquelle la conscience est totalement abolie chez les patients en état végétatif. Par définition, l'état végétatif doit être distingué de l'« *état de conscience minimale* » dans lequel il est possible de discerner quelques réponses appropriées.

Étiologie

D'un point de vue physiopathologique, il est possible de distinguer deux grandes variétés de coma selon que le mécanisme est une lésion focale ou une souffrance cérébrale diffuse.

Comas en relation avec une lésion focale

Dans ce cas, le coma a la signification d'une souffrance primitive ou secondaire de la formation réticulaire activatrice ascendante du tronc cérébral. La lésion en cause peut être située au-dessous ou au-dessus de la tente du cervelet.

❐ Lésions focales sous-tentorielles

Le coma résulte du retentissement direct de la lésion sur la formation réticulaire activatrice ascendante. Il peut s'agir de lésions détruisant cette formation (infarctus ou hémorragie du tegmentum ponto-mésencéphalique) ou la comprimant (hémorragie ou infarctus œdémateux du cervelet).

❐ Lésions focales sus-tentorielles

Dans ce cas, le coma résulte d'un retentissement secondaire sur la partie haute du tronc cérébral. Il traduit le caractère expansif de la lésion et l'existence d'une compression mésodiencéphalique. Cette explication est valable pour les lésions manifestement expansives : hématomes intracrâniens, abcès du cerveau, tumeur cérébrale. Elle rend compte aussi des troubles de la vigilance pouvant survenir pendant les premiers jours de l'évolution d'un infarctus hémisphérique, le facteur responsable étant alors l'œdème. Dans tous ces cas, il est essentiel de bien comprendre que l'apparition d'un trouble de la vigilance correspond au début d'un processus d'engagement hémisphérique à travers l'orifice de la tente du cervelet, pouvant conduire à la survenue de lésions hémorragiques terminales du tegmentum ponto-mésencéphalique.

Ces engagements trans-tentoriels sont de deux types.

Engagement central. — Les structures diencéphaliques et mésencéphaliques sont refoulées vers le bas et en arrière. L'évolution réalise la séquence du syndrome de « détérioration rostro-caudale » avec plusieurs stades :

– *stade diencéphalique* : réponses motrices appropriées ou en flexion, parfois en extension du côté opposé à la lésion; pupilles petites (1 à 3 mm), de façon uni- ou bilatérale, réactives à la lumière; mouvements d'errance des yeux; conservation des réflexes oculo-céphaliques ou oculo-vestibulaires; respiration irrégulière ou rythme de Cheynes-Stokes;

– *stade mésencéphalique* : réponses motrices en extension; pupilles en position intermédiaire (3 à 5 mm), aréactives, réflexes oculo-céphaliques et oculo-vestibulaires difficiles à obtenir et souvent dysconjugués, rythme de Cheynes-Stokes ou hyperventilation; ce stade marque rapidement la limite des possibilités de récupération, du moins chez l'adulte;

– *stade protubérantiel* : réponses motrices en extension aux membres supérieurs, parfois en flexion aux membres inférieurs, ou aréactivité avec flaccidité; pupilles en position moyenne, aréactives; réflexes oculo-céphaliques et oculo-vestibulaires abolis; respiration rapide, superficielle, parfois apneustique;

– *stade bulbaire* : respiration irrégulière, puis arrêt, tendance au collapsus malgré la ventilation assistée; mydriase se développant parallèlement à l'anoxie.

Engagement temporal. — Il correspond à l'incarcération des formations temporales internes, hippocampiques, entre le bord libre de la tente du cervelet et le mésencéphale. La *mydriase unilatérale aréactive* est le signe le plus précoce, précédant même parfois les troubles de la vigilance. Ensuite, l'évolution vers le stade mésencéphalique et la constitution de lésions irréversibles du tronc cérébral peut être très rapide.

Comas résultant d'une souffrance cérébrale diffuse

❒ Comas traumatiques

Les comas traumatiques sont le plus souvent la conséquence d'une commotion cérébrale plus ou moins sévère, associée ou non à des foyers de contusion cérébrale. Les cas résultant d'une compression cérébrale aiguë par un hématome, qui doit être impérativement évacué, sont reconnus par le scanner X.

❒ Comas anoxiques

Alors que le cerveau ne représente que 2 % du poids du corps, sa consommation d'oxygène constitue 15 à 20 % de celle de l'ensemble de l'organisme au repos. L'intensité du métabolisme cérébral dont témoignent ces chiffres explique la vulnérabilité particulière du cerveau à l'anoxie.

L'anoxie cérébrale est observée dans des conditions étiologiques variées. L'*anoxie ischémique* a pour origine une défaillance circulatoire dont la cause peut être un arrêt cardiaque ou un collapsus. Dans l'*anoxie anoxique* la quantité d'oxygène délivrée au sang est insuffisante du fait d'un appauvrissement de l'air inspiré en oxygène (altitude, accident d'anesthésie) ou d'une affection pulmonaire. L'*anoxie anémique* résulte d'une diminution de la capacité de transport d'oxygène par le sang du fait d'une anémie sévère ou d'une modification de l'hémoglobine la rendant impropre au transport de l'oxygène (intoxication oxycarbonée).

Les conséquences d'une anoxie cérébrale sont fonction de son intensité et de sa durée. Une anoxie cérébrale aiguë telle qu'elle peut être provoquée par un *arrêt cardiaque* conduit au coma en quelques secondes, et provoque des lésions cérébrales irréversibles si elle se prolonge au-delà de quelques minutes.

Les conséquences d'une anoxie cérébrale peuvent persister longtemps après la correction de l'anoxie et tous les intermédiaires existent entre la récupération complète et la mort cérébrale, en passant par l'état végétatif.

Intoxication oxycarbonée. — L'intoxication oxycarbonée illustre bien les conséquences variables de l'anoxie cérébrale. À côté des comas oxycarbonés d'évolution mortelle ou, au contraire, entièrement résolutifs, il en est d'autres où persistent des séquelles (détérioration intellectuelle, signes extrapyramidaux) en rapport avec des lésions laminaires corticales prédominant dans la corne d'Ammon et des lésions de nécrose anoxique du pallidum.

Encéphalopathie post-anoxique. — Au décours d'un coma oxycarboné ayant bien régressé, on voit parfois survenir, après un intervalle libre d'une à deux semaines, un état confusionnel et des troubles de la vigilance. L'évolution de cette encéphalopathie post-anoxique, dite aussi *post-intervallaire*, peut se faire vers la régression ou vers la mort : on trouve alors des lésions de démyélinisation de la substance blanche des hémisphères cérébraux (*myélinopathie de Grinker*).

❒ Coma hypoglycémique

Le coma hypoglycémique comporte des sueurs abondantes, un signe de Babinski bilatéral, une hypothermie, parfois des accès de décérébration.

En pratique, devant un coma inexpliqué, il faut penser systématiquement à l'hypoglycémie et administrer du sérum glucosé hypertonique par voie intraveineuse aussitôt après avoir prélevé du sang, sans attendre le résultat de la glycémie.

❒ Hémorragies sous-arachnoïdiennes

Elles sont une cause de coma dans leurs formes graves. La présence de sang dans l'espace sous-arachnoïdien peut être décelée par le scanner X. Cet examen permet en outre de reconnaître un hématome intracérébral associé dont l'évacuation peut être nécessaire.

❒ Causes infectieuses et parasitaires

Un état fébrile oriente vers une méningite ou une encéphalite et impose la ponction lombaire. Toutefois, si l'on pense à la possibilité d'un abcès du cerveau, la ponction lombaire est contre-indiquée et l'examen de première intention doit être une imagerie cérébrale.

Un paludisme cérébral doit être évoqué systématiquement si l'on a la notion d'un séjour récent dans une zone d'endémie.

❒ Causes toxiques

Une étiologie toxique doit être envisagée devant tout coma inexpliqué. Orienté par l'anamnèse, le diagnostic doit être confirmé par la mise en évidence du toxique dans l'urine ou le sang.

L'*intoxication barbiturique* dans un but de suicide reste une cause très fréquente de coma. Isolément ou en association, peuvent aussi être en cause les antidépresseurs tricycliques, les neuroleptiques, les benzodiazépines, le méprobamate.

Le diagnostic de *coma alcoolique* ne peut être retenu que si le taux de l'alcoolémie est très élevé, et il n'exclut pas la recherche d'une cause associée. Il peut s'agir d'un coma sévère, avec dépression des centres respiratoires et circulatoires nécessitant une réanimation intensive. Chez ces malades, il importe de surveiller la glycémie en raison de l'existence d'*hypoglycémies sévères induites par l'alcool.*

Dans le coma par *intoxication narcotique*, les pupilles sont punctiformes. L'état respiratoire et circulatoire peut être amélioré par l'administration de naloxone. L'inhalation ou l'injection intraveineuse d'*héroïne* ou de *cocaïne* peuvent être responsables d'une leucoencéphalopathie d'évolution rapide, souvent fatale.

L'intoxication par les atropiniques donne un état confuso-onirique qui évolue dans les formes graves vers un coma avec pupilles fixes et dilatées.

Toute une série de produits à usage industriel, agricole ou domestique, peuvent être en cause. L'enquête doit être orientée plus particulièrement vers des substances telles que les solvants, les colles, les détergents, les antigels, les insecticides.

❒ Troubles de la régulation thermique

Les variations de la température corporelle, lorsqu'elles sont extrêmes, entraînent des signes de souffrance cérébrale allant jusqu'au coma.

• Hypothermie

Un coma profond fait partie du tableau des grandes hypothermies. Outre l'exposition au froid, seule en cause dans les hypothermies purement accidentelles, d'autres facteurs tels qu'une intoxication alcoolique ou médicamenteuse (barbituriques, neuroleptiques) peuvent jouer un rôle important dans la mesure où ils inhibent les centres thermorégulateurs. La thermorégulation plus précaire des sujets âgés les rend particulièrement vulnérables à une hypothermie accidentelle. Il est important de souligner qu'un état apparent de mort cérébrale peut être entièrement réversible lorsqu'il est en relation avec une hypothermie. L'abandon de la réanimation ne peut être envisagé qu'après que le réchauffement a été obtenu.

• Hyperthermie

Le « coup de chaleur » est une cause de coma importante à connaître. En l'absence d'un traitement rapide basé sur le refroidissement et la réhydratation, l'évolution peut se faire vers la mort ou la persistance de séquelles. Sur le plan étiologique, il faut distinguer le coup de chaleur en relation avec une température ambiante très élevée survenant chez des sujets dont la thermorégulation est fragile (vieillard, traitement neuroleptique) et l'hyperthermie maligne d'effort déclenchée par une activité musculaire excessive (épreuve sportive, exercice militaire).

❒ Encéphalopathies métaboliques

Le coma est généralement progressif, précédé d'une phase de confusion. Le syndrome neurologique est caractérisé par l'état des pupilles, petites et réactives, et par l'absence de signes de localisation, encore que ces règles comportent des exceptions. Des perturbations motrices non focalisées sont fréquentes : hypertonie oppositionniste, *grasping* bilatéral, astérixis, myoclonies. Les anomalies EEG sont diffuses. Ces encéphalopathies seront étudiées avec la confusion mentale (chapitre 19) dont elles sont une cause majeure.

BIBLIOGRAPHIE

BERNAT JL. Chronic disorders of consciousness. *Lancet* 2006; *367* : 1181-1192.

BILLARD M. *Le sommeil normal et pathologique*. Masson, Paris, 1994.

BLECK TP. Neurologic complications of critical medical illnesses. *In* : Ropper AH, ed. *Neurological and neurosurgical intensive care* (3rd ed). Raven Press, New York, 1993.

COOPER R. *Sleep*. Chapman and Hall, Londres, 1994.

DAUVILLIERS Y *et al.* Narcolepsy with cataplexy. *Lancet* 2007; *369* : 499-511.

GAGNON JF *et al.* Update on the pharmacology of REM slepp behavior disorder. *Neurology* 2006; *67* : 742-747.

HÖGEL B *et al.* Restless legs syndrome : a community-based studyof prevalence, severity, and risk factors. *Neurology* 2005; *64* : 1920-1924.

LEMON MD *et al.* Sodium oxybate for cataplexy. *Ann Pharmacother* 2006; *40* : 433-440.

PLUM F, POSNER JB. *Diagnostic de la stupeur et des comas*. Masson, Paris, 1983.

RIPLEY B *et al.* CSF hypocretin levels in narcolepsy and other neurological conditions. *Neurology* 2001; *57* : 2253-2258.

TAYLOR D, LEWIS S. Delirium. *J Neurol Neurosurg Psychiatry* 1993; *56* : 742-751.

THORPY MJ. New paradigms in the treatment of restless legs syndrome. *Neurology* 2005; *64*, Suppl 3 : S28-S3.

6 | NEUROPSYCHOLOGIE

La neuropsychologie traite des fonctions cognitives dans leurs rapports avec les structures cérébrales. De la neurologie, elle garde la référence constante à la lésion ou à la désorganisation physiologique qui est responsable des troubles observés.

La description de l'aphasie, de l'apraxie, des agnosies a mis en évidence le phénomène de la dominance hémisphérique et la spécialisation de certaines régions du cortex cérébral pour les formes les plus élaborées de l'activité cérébrale. Cependant, au-delà de l'importance stratégique de certaines régions, le langage, l'activité gestuelle, la connaissance du corps ou celle du monde extérieur engagent le cerveau dans son ensemble.

CERVEAU LIMBIQUE ET COMPORTEMENT

Le cortex limbique forme, à la face interne de l'hémisphère, un anneau constitué par la circonvolution du corps calleux et la formation hippocampique. On lui rattache l'amygdale et la région septale. En relation étroite avec l'hypothalamus, ce système limbique contrôle les comportements motivés nécessaires à la survie de l'espèce : fuite, attaque, comportements alimentaires, sexuels, sociaux. Les inter-relations existant entre ce système et le néocortex permettent les ajustements liés à l'expérience et à l'éducation.

NÉOCORTEX ET COGNITION

L'aire somesthésique située juste en arrière du sillon de Rolando, l'aire auditive située à la face supérieure du lobe temporal (circonvolutions de Heschl), l'aire visuelle située à la face interne du lobe occipital (scissure calcarine) reçoivent les informations qui ont fait relais dans les noyaux spécifiques du thalamus (fig. 6.1). Ces informations sont traitées dans le cortex associatif unimodal adjacent, avant d'être relayées vers des aires associatives polymodales où elles acquièrent leur signification et où se constituent les traces mnésiques.

Le lobe pariétal intervient de façon prédominante pour la connaissance du corps, le maniement des données spatiales, le contrôle du geste. Le lobe occipital et son prolongement sous-temporal sont spécialisés dans la connaissance visuelle. Le lobe temporal est tourné vers les informations auditives et les activités de langage.

Le cortex frontal situé en avant du cortex moteur est particulièrement développé chez l'homme. Pourvu d'afférences thalamiques issues des noyaux ventral antérieur et dorsomédian, il est aussi en relation avec le système limbique et avec les aires associatives rétro-rolandiques. Le lobe frontal exerce un contrôle sur les

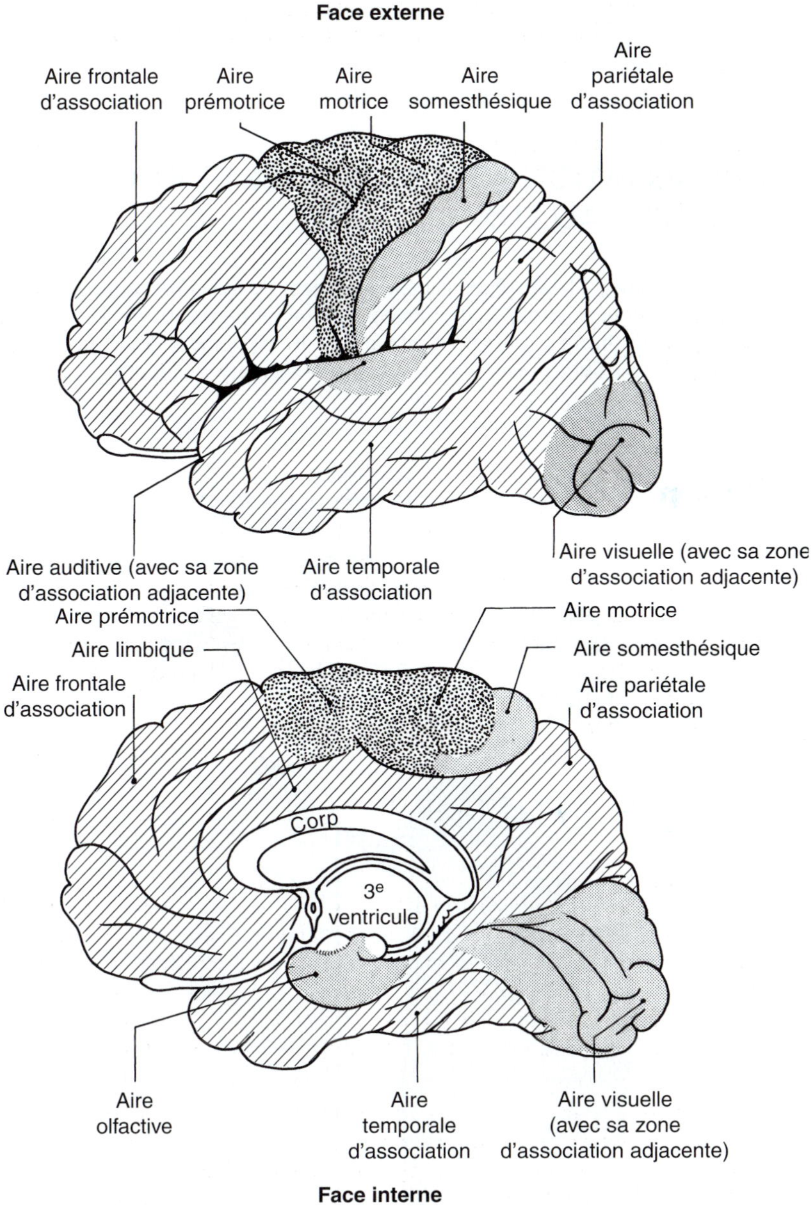

Fig. 6.1. *Représentation schématique des principales aires cérébrales (motrices en pointillés, sensitivo-sensorielles en grisé, associatives en hachures)* (d'après Sir W. Le Gros Clark et A. Durward, 1956).

conduites instinctives ou stimulus-dépendantes. Il est le support de l'attention sélective, de l'organisation de la mémoire et des capacités de programmation. Le lobe frontal fournit au cerveau de l'Homme le moyen de dépasser l'instant et d'accéder au domaine de l'intelligence créative.

LATÉRALISATION FONCTIONNELLE ET RÔLE DU CORPS CALLEUX

Chez le droitier, l'hémisphère gauche intervient de façon prédominante pour le langage et pour le contrôle de l'activité gestuelle propositionnelle, tandis que l'hémisphère droit est plus performant pour le maniement des données visuo-spatiales, les activités musicales, la reconnaissance des visages (fig. 6.2).

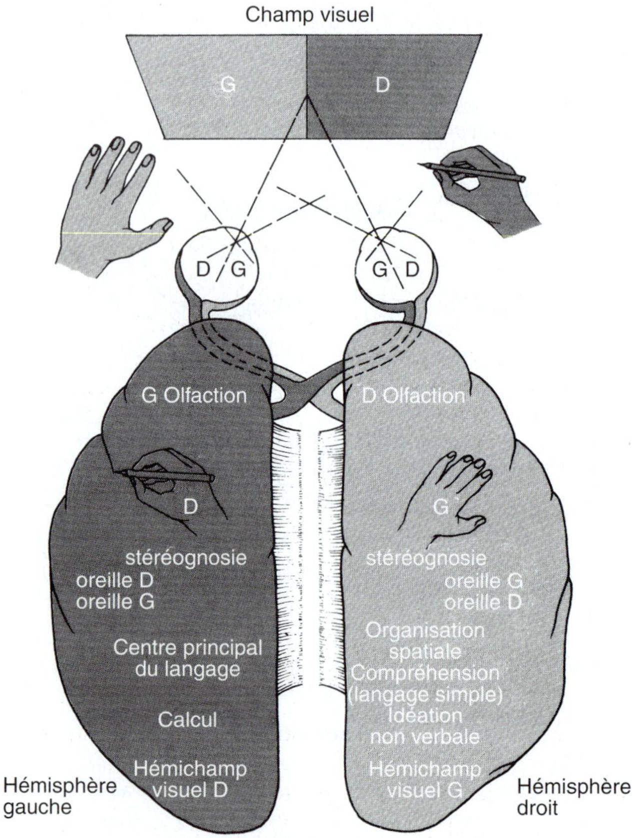

Fig. 6.2. *Les localisations cérébrales (d'après R. W. Sperry, 1969).*

L'étude des patients ayant subi une section du corps calleux pour le traitement d'une épilepsie a confirmé les données expérimentales montrant l'importance des commissures interhémisphériques pour le transfert des informations entre les deux hémisphères.

En l'absence de contrôle visuel, le sujet ne peut choisir dans un ensemble un objet identique à celui qui est placé dans l'autre main. La latéralisation du langage amplifie, chez l'homme, les conséquences de la section du corps calleux. Un objet placé dans la main gauche ou perçu dans le champ gauche, ne peut être dénommé, bien qu'il ait été identifié puisqu'il peut être sélectionné parmi d'autres par la main gauche. Les dispositifs de l'hémisphère droit sont capables d'identifier les objets, de les classer suivant leur forme, de les assembler en fonction de leur usage, mais toutes ces opérations se déroulent sans que le nom de l'objet ou le mot écrit puissent être formulés oralement.

Les notions de spécialisation hémisphérique et de dominance ne doivent pas faire oublier que, dans le cerveau normal, les deux hémisphères cérébraux participent conjointement à la perception et à l'action. Les mécanismes qui sous-tendent à chaque instant l'activation de l'un et l'autre hémisphère interviennent de façon déterminante dans le déroulement normal et pathologique des activités cognitives.

GENÈSE DU LANGAGE

Les animaux utilisent la vocalisation comme signal dans l'accomplissement de divers comportements instinctifs. Une région de la substance réticulée pédonculaire constitue un premier niveau d'organisation.

Chez les primates, la *vocalisation* se diversifie et un deuxième niveau d'organisation se développe à la face interne du lobe frontal dans la région de l'aire motrice supplémentaire. Cette organisation primitive reste essentielle chez l'homme : un mutisme peut résulter de lésions de la calotte pédonculaire ou de lésions bilatérales de l'aire motrice supplémentaire. En outre, une stimulation de cette dernière région produit une vocalisation itérative. C'est chez l'homme seulement qu'une région spécialisée de la convexité du cortex frontal, située au pied de la circonvolution frontale ascendante, prend le contrôle de la vocalisation.

Parallèlement aux étapes de la vocalisation, une capacité de percevoir le message se développe. L'animal réagit électivement au signal émis par ses congénères. Dès le niveau du tronc cérébral, des relations existent entre structures émettrices et structures réceptrices : l'animal différencie son propre cri de celui émis par un autre. En revanche, le registre est limité, génétiquement déterminé.

La capacité de reproduire par *imitation* le message perçu est l'étape décisive du développement du langage. Chez le nouveau-né, le cri est un premier mode de communication entre la mère et l'enfant. En même temps que le sourire « relationnel » apparaît, le cri cède la place au gazouillement, qui est un premier échange de sons indifférenciés entre la mère et l'enfant. Vers l'âge de six mois apparaît le babillage. Activité ludique à laquelle l'enfant se livre, même quand il est seul, le babillage est une étape universelle, exercice préalable à l'expression du langage. Vers l'âge de neuf mois, il disparaît brusquement pour faire place à l'imitation des sons produits par l'adulte. Cette étape décisive correspond au moment où débute la myélinisation de la voie qui unit, au niveau du cortex, la zone auditive de Heschl à l'aire motrice de Broca.

De ses origines, le langage garde son enracinement dans la vie affective et sa qualité fondamentalement relationnelle. Néanmoins, la capacité de répétition immédiate puis de répétition différée confère au langage sa vraie dimension. Nouveau système de signalisation, il est l'instrument naturel de la *symbolisation*. Le schème audi-phonatoire devient le symbole de l'objet ou de l'action auxquels il a été associé. Bientôt, la phrase représente de façon distincte le sujet, l'action et l'objet. L'usage catégoriel des symboles verbaux généralise leur contenu sémantique : ils cessent de désigner un objet déterminé pour s'appliquer à un ensemble d'objets doués de propriétés semblables. Le moment est venu pour que le langage évoque l'objet ou l'action en leur absence, formule des relations et les généralise.

À chaque étape de ce développement, le langage va à la rencontre de la langue, réalité commune qui a depuis longtemps acquis une existence autonome par rapport aux interlocuteurs. La langue est un code dont les unités différenciées sont les *phonèmes :* ceux-ci correspondent à l'ensemble des sons élémentaires que peut produire l'appareil phonatoire de l'homme. Chaque langue opère une sélection parmi ces phonèmes. Les mots sont composés d'un ou plusieurs phonèmes. Ils sont l'unité signifiante du code, mais leur contenu sémantique n'est pas figé : le sens d'un mot varie considérablement suivant le contexte. Ceci conduit à reconnaître la valeur sémantique de la phrase : en associant les mots entre eux suivant les règles de la grammaire, la phrase respecte des lois fondamentales qui reflètent l'existence de structures communes aux diverses langues.

L'usage d'un tel code permet à l'individu d'exprimer ce qu'il ressent, de donner un nom aux objets, de définir les relations qu'il constate, de décrire l'action qu'il observe. En outre, le langage représente l'objet, l'action, la relation alors qu'ils ne sont pas actuellement perçus. Bien plus, en donnant à l'individu le moyen de se situer dans sa propre histoire, le langage lui permet de passer de la conscience de l'instant à la conscience de soi. Enfin, le langage confère à la relation interhumaine une dimension nouvelle : dépositaire de la culture, le langage fait de chaque homme l'héritier du capital élaboré par les générations antérieures.

LANGAGE ET CERVEAU

L'activité de langage fait intervenir tout l'encéphale, des dispositifs élémentaires du tronc cérébral aux réseaux synaptiques infiniment élaborés du cortex cérébral. Elle repose à tous les niveaux sur une relation établie entre l'expression et la perception. Cette relation trouve son achèvement dans le néocortex associatif.

Les deux pôles autour desquels s'organisent les dispositifs corticaux du langage sont l'aire de Broca et la zone de Heschl (fig. 6.3 et 6.4).

Aire de Broca. — C'est la zone motrice qui assure le contrôle phonétique de l'expression.

Zone de Heschl. — C'est la zone réceptive où le message est décodé en fonction de ses constituants phonémiques.

Autour de ces deux zones, le cortex s'organise pour constituer deux systèmes :

– Le *système postérieur* entoure la zone de Heschl. Il occupe la partie voisine des circonvolutions temporales supérieures et se prolonge par le pli courbe vers les circonvolutions pariétales inférieures. Ce système assure la rétention immédiate du message auditif et, en connexion avec le cortex associatif temporo-pariéto-occipital, lui confère sa signification.

– Le *système antérieur*, représenté par l'aire de Broca et le cortex associatif adjacent, est le niveau le plus élevé des mécanismes qui contrôlent la vocalisation. Comme l'aire motrice supplémentaire, il appartient au lobe frontal qui sous-tend l'incitation verbale, s'oppose aux persévérations phonémiques ou

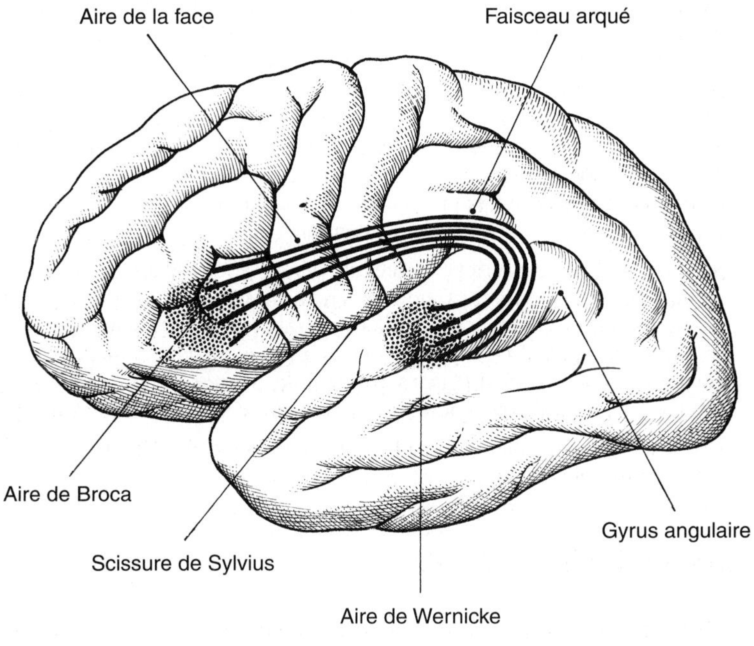

Fig. 6.3. *Aires anatomiques du langage (d'après N. Geschwind, 1970).*

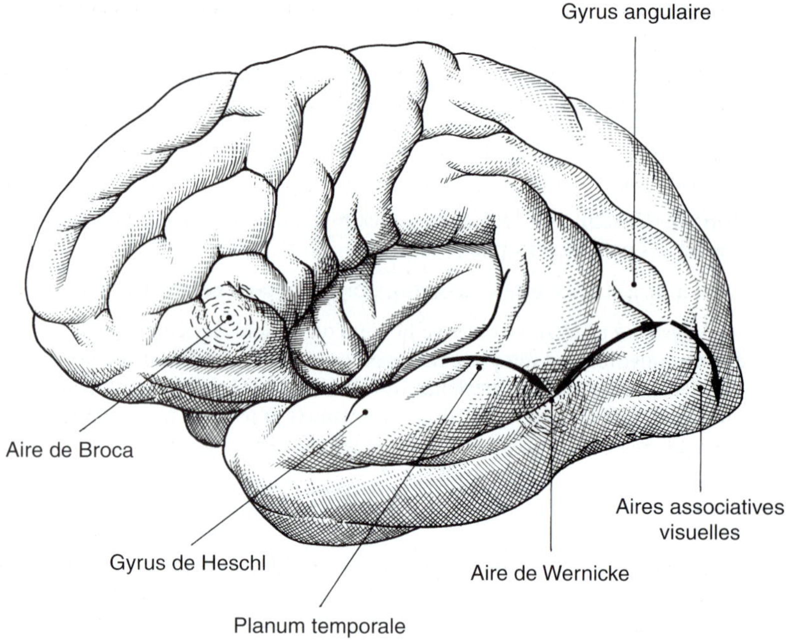

Fig. 6.4. *La face externe du lobe temporal est réclinée, visualisant la face supérieure* (d'après N. Geschwind, 1970).

verbales, aux glissements et imprécisions sémantiques, pour assurer la cohérence du discours et sa fidélité à l'intention.

Entre le système postérieur, perceptif, gérant le décodage du message, et le système antérieur, expressif, tourné vers la stratégie de la communication, les relations sont incessantes. Le modèle interne, qui sert de plan au déroulement phonémique, verbal, syntaxique de la phrase en cours, de même que le langage intérieur, qui donne sa forme à la pensée, n'appartiennent pas de façon exclusive à l'expression ou à la perception (« pensée sans langage »).

Les dispositifs qui sous-tendent l'ajustement réciproque des aspects intentionnels et attentionnels du langage mobilisent les voies d'association qui unissent entre elles les diverses régions du cortex. Ils font intervenir aussi des structures sous-corticales : de nombreuses données cliniques et expérimentales ont démontré le rôle des noyaux gris centraux (noyau caudé, putamen, thalamus) dans le fonctionnement du langage.

Dominance hémisphérique. — Les deux hémisphères cérébraux ne participent pas également à l'activité que nous venons de décrire. La *dominance de l'hémisphère gauche pour le langage est programmée génétiquement, comme* *la préférence manuelle*. Elle s'inscrit dès la naissance sous la forme d'une surface plus étendue du planum temporal gauche.

L'observation des sujets ayant subi une section du corps calleux montre que l'hémisphère droit n'est pas dépourvu de capacités linguistiques : il comprend les mots, les phrases courtes. Il déchiffre le langage écrit. En revanche, il ne dispose que d'une faible capacité de rétention du message auditif et, surtout, il n'a pas accès à la parole. Un fait est certain : l'hémisphère droit, génétiquement inférieur en ce domaine, est capable d'assurer le développement du langage lorsque l'hémisphère gauche a été lésé avant l'âge de cinq ans. Après cet âge, la latéralisation prend un caractère irréversible. Elle ne cessera de s'accentuer au cours de l'existence : pour une même lésion de l'hémisphère gauche, la gravité de l'aphasie s'accroît avec l'âge des patients.

Le processus dynamique qui, au fil des ans, consolide la latéralisation pourrait intervenir aussi pour régler à chaque instant l'activation des hémisphères cérébraux. L'imagerie fonctionnelle montre que les messages linguistiques et l'intention de s'exprimer activent de façon élective l'hémisphère gauche. Cet éveil spécifique d'un hémisphère sous l'influence de l'attention et de l'intention repose sur un circuit activateur impliquant les noyaux de la base et le thalamus.

Dans ce jeu d'activation relative de l'un et l'autre hémisphères, il reste place pour une participation de l'hémisphère droit. Le chant, l'énoncé des séries automatiques, l'expression de formules de politesse ou de « tics du langage » répondent à des moments où les aspects attentionnels et intentionnels de la communication s'estompent. L'activation élective de l'hémisphère gauche n'intervient pas, et l'hémisphère droit accède à l'expression. Il est légitime de s'interroger sur l'étendue d'une telle participation dans le langage normal. Certaines observations semblent indiquer que les aspects « modalisateurs » du discours, tels que les adverbes, les locutions exprimant une réserve ou une accentuation, pourraient manifester une sorte de commentaire, véritable dialogue des deux hémisphères.

APHASIE

L'aphasie est un trouble portant de façon élective sur la fonction du langage. Cette définition exclut les perturbations du langage qui résultent d'une désorganisation globale du fonctionnement cérébral (confusion mentale, démence). Elle exclut également les difficultés de communication résultant d'une altération des instruments sensoriels (cécité, surdité) ou des dispositifs moteurs (dysarthrie-dysphonie) qui interviennent normalement dans la perception ou l'expression de messages linguistiques. Ainsi définie, l'aphasie résulte d'une lésion hémisphérique gauche chez la quasi-totalité des droitiers et chez trois quarts des gauchers.

D'une façon générale, la sémiologie d'une aphasie dépend du siège et de l'étendue de la lésion, tandis que les capacités de récupération sont fonction de la plasticité cérébrale qui dépend de l'âge du patient et des modalités de sa latéralisation. Le nouveau mode de compréhension et d'expression qui définit le langage de l'aphasique est le résultat du fonctionnement de l'hémisphère gauche privé d'un rouage essentiel et de la mobilisation des capacités linguistiques de l'hémisphère droit.

Sémiologie de l'aphasie

Il convient d'étudier la production orale, la production écrite, la compréhension du langage oral et du langage écrit (tableau 6.I).

Tableau 6.I *Examen d'un aphasique.*

I. Langage oral	*1. Expression*	*Langage spontané : nom, profession, histoire de la maladie Répétition de mots, de phrases de longueur croissante Formulation de séries : mois de l'année, jours de la semaine Dénomination d'objets ou d'images Description d'une image complexe Récit d'une histoire (Le chaperon rouge)*
	2. Compréhension	*Désignation d'objets, d'images Exécution d'ordres simples : ouvrez les yeux, fermez la bouche Exécution d'ordres complexes : mettez la main droite sur l'oreille gauche Épreuve des trois papiers (consigne précise attachée à chacun des trois papiers)*
II. Langage écrit	*1. Lecture*	*Identification de lettres, syllabes, mots Lecture à voix haute Compréhension du langage écrit : exécution d'ordres écrits Correspondance de mots écrits et d'images, de phrases écrites et d'action*
	2. Écriture	*Spontanée, dictée, copiée*
III. Épreuves plus élaborées		*Définition de mots, de proverbes Construction d'une phrase avec deux ou trois mots fournis au sujet Critique d'histoires absurdes*

Expression orale

❐ Le discours

La façon dont se déroule le discours permet de distinguer les aphasies non fluentes, où l'expression orale est réduite, des aphasies fluentes où elle est conservée, et de juger s'il existe ou non un agrammatisme.

❐ Les mots

- **Perturbations phonétiques**

Elles s'opposent à la réalisation motrice des phonèmes. Les troubles arthriques de nature aphasique (anarthrie) ont généralement une composante parétique (affaiblissement) et une composante dyspraxique.

Cette dernière peut être associée à une impossibilité pour le patient d'exercer volontairement des mouvements précis de la langue ou des lèvres (apraxie bucco-faciale). La conséquence de ces déficits est une dégradation des contrastes phonétiques (syndrome de désintégration phonétique). La variabilité et la complexité des troubles arthriques de nature aphasique les distinguent des dysarthries, dont les caractères sont stables et uniformes.

- **Perturbations du niveau phonémique**

Elles concernent l'agencement des phonèmes pour constituer un mot. En l'absence de trouble arthrique, l'expression d'un mot peut être anormale parce qu'un phonème a été omis, ajouté ou déplacé. Ce sont les *paraphasies phonémiques* : « colomotive » pour « locomotive », « blotte à belette » pour « boîte à lettres »… Pafois, l'anarchie dans l'agencement des phonèmes est telle que le mot n'est plus reconnaissable et fait figure de néologisme : « Sekestradjan » pour « Tchécoslovaquie »…

- **Perturbations du niveau sémantique**

Elles sont relatives au choix des mots. Le mot attendu peut être remplacé par un autre : celui-ci constitue une *paraphasie verbale*. Le mot produit peut avoir une relation morphologique avec le mot attendu (« bouton » pour « boulon ») ou se trouver dans le même champ sémantique (« chaise » pour « table »). Parfois, la paraphasie est expliquée par la *persévération* d'un mot ou d'une idée qui sont intervenus à un stade antérieur de la conversation.

- **Manque du mot**

Dans les aphasies non fluentes, il arrive que le patient ne puisse exprimer un mot qu'il a « sur le bout de la langue ». Il est alors aidé lorsque l'examinateur lui fournit l'ébauche orale du premier phonème du mot (« st… » « stylo »), ou lorsqu'on lui propose une formule verbale adéquate (« Je regarde l'heure à ma… » « montre »).

Expression écrite

❒ Agraphie aphasique

L'agraphie aphasique est la manifestation dans l'écriture des troubles qui ont été étudiés dans le langage oral. Bien qu'il existe parfois une dissociation entre la possibilité de dénommer par écrit et oralement, le trouble du langage oral se retrouve généralement dans le langage écrit. La réduction du langage, l'agrammatisme ont leur équivalent écrit. Il en est de même pour le jargon et les paraphasies, dont l'écriture constitue parfois un mode de facilitation privilégié, de même qu'elle fournit de nombreux exemples de dys-syntaxie. Enfin, une dysorthographie rebelle survit souvent à la régression des autres manifestations de l'aphasie.

❒ Agraphie apraxique

Une agraphie apraxique peut se traduire par des anomalies des gestes élémentaires de l'écriture, des persévérations de lettres ou de syllabes, une répartition spatiale désordonnée des éléments graphiques. L'association des deux aspects de l'agraphie est fréquente.

Compréhension

❐ Évaluation

L'évaluation de la compréhension du langage oral (tableau 6.I) repose sur des épreuves allant de la simple désignation à l'exécution de consignes plus ou moins complexes, en tenant compte de l'association éventuelle à une apraxie. Un trouble de la compréhension moins évident peut être objectivé par le compte rendu d'un texte, la critique d'une histoire absurde, l'intelligence d'un proverbe. Toutefois la coexistence de troubles de l'expression peut rendre difficile l'interprétation des échecs.

❐ Alexie

L'alexie est définie par un trouble de la compréhension du langage écrit. Il en existe deux variétés anatomocliniques.

Alexie pure, ou agnosique (alexie sans agraphie). — Elle est caractérisée par une difficulté plus grande pour l'identification des mots (appréhension globale) que pour l'identification des lettres isolées. Pour ces dernières, les erreurs s'expliquent par des analogies de configuration. La lecture tend à être littérale ou syllabaire. Le sujet s'aide du doigt pour l'identification des lettres. L'identification des mots épelés est normale. La copie est imparfaite, alors que l'écriture spontanée ou sous dictée est satisfaisante. L'alexie agnosique est souvent associée à une hémianopsie latérale homonyme droite et à d'autres manifestations d'une agnosie visuelle, notamment l'agnosie pour les couleurs. L'analyse de ces cas montre qu'il s'agit le plus souvent d'une dysconnexion privant l'aire du langage de l'hémisphère gauche des informations visuelles nécessaires à la lecture du fait d'une lésion du pôle occipital gauche associée à une interruption des fibres commissurales provenant du pôle occipital droit par le splenium du corps calleux. Un infarctus du territoire de l'artère cérébrale postérieure gauche est habituellement responsable de ce syndrome.

Alexie aphasique. — Résultant classiquement d'une lésion du pli courbe, l'alexie aphasique donne lieu à une difficulté plus grande pour la lecture des lettres que pour celle des mots, ceux-ci étant doués d'une signification qui facilite leur identification. La lecture est globale, les erreurs résultant d'une interprétation fausse de la forme générale du mot. L'épellation n'améliore pas les performances. L'écriture spontanée et dictée a les caractères d'une agraphie aphasique. La copie est possible mais le malade éprouve une difficulté à se relire.

Calcul

Relativement indépendants, langage verbal et langage des chiffres sont néanmoins intriqués. Une *acalculie* est fréquente chez les aphasiques. Elle peut intéresser l'identification, l'expression des chiffres (par oral ou par écrit) mais aussi le maniement des symboles dans des opérations simples ou complexes.

Principales variétés de l'aphasie

Aphasies non fluentes

❒ Aphasie de Broca

L'aphasie de Broca est dominée par un trouble de l'expression associant une réduction du discours, des troubles arthriques dont la formule est celle de la désintégration phonétique, un manque du mot et un agrammatisme.

La réduction du discours peut être extrême, ramenant l'expression à une stéréotypie (tan tan) ou une formule verbale (« cré nom » de Baudelaire) plus ou moins modulées par l'état émotionnel.

À un degré de moins, le discours est pauvre, lent, monotone (dysprosodie), émaillé de formules automatiques (dissociation automatico-volontaire). Sans élan, il doit être relancé sans cesse par l'interlocuteur. Les réponses sont courtes, réduites à un petit nombre de mots concrets significatifs. Le style peut être télégraphique (agrammatisme) fait de substantifs et de verbes à l'infinitif, dépourvu de mots grammaticaux (articles, prépositions) : « Moi vouloir manger. »

La nature dynamique du manque du mot est confirmée par la fréquence des persévérations et par le rôle facilitant de l'ébauche orale. Néanmoins, le choix des mots est sémantiquement correct.

L'association à une apraxie bucco-faciale est presque constante.

La *compréhension* des patients atteints d'une aphasie de Broca est en apparence bien préservée comme le montre la désignation des objets et des images et l'exécution des ordres simples. Néanmoins, les consignes plus complexes comportant des relations du type « avant, après, entre, au-dessus, au-dessous » provoquent souvent des échecs. Dans la plupart des cas, l'aphasie de Broca est la conséquence d'une lésion ischémique hémisphérique gauche, responsable aussi d'une hémiplégie droite et parfois d'une apraxie idéomotrice qu'il est possible d'objectiver au niveau du membre supérieur gauche. Elle s'installe brutalement et obéit à une évolution assez constante. Après une phase de suspension plus ou moins complète et prolongée, le retour du langage peut prendre la forme d'une expression réduite ou d'une stéréotypie. Exceptionnellement, celle-ci est définitivement fixée. En règle générale, l'évolution se fait vers un langage réduit, agrammatique, plus ou moins anarthrique, émaillé d'expressions automatiques parfaitement énoncées.

Les *lésions responsables* de ce type d'aphasie intéressent l'aire de Broca, c'est-à-dire le tiers postérieur de la troisième circonvolution frontale gauche, juste en avant de l'aire de représentation de la face. En réalité, les lésions débordent toujours cette région pour intéresser le cortex frontal de la convexité, l'opercule rolandique, l'insula et souvent la capsule interne et le noyau lenticulaire.

❒ Anarthrie pure

Une anarthrie pure peut résulter d'une lésion de la partie inférieure de la circonvolution frontale ascendante. Dans cette forme rare d'aphasie, la désintégration phonétique est isolée, la compréhension est parfaite et l'expression écrite est normale, tant sur le plan graphique que sur le plan dynamique.

De façon analogue, une lésion très limitée du pied de la deuxième circonvolution frontale peut produire une *agraphie pure*.

❒ Aphasie transcorticale motrice (aphasie dynamique de Luria)

Dans cette variété d'aphasie, liée à une lésion frontale gauche, le discours est réduit alors qu'il n'y a pas de trouble arthrique. *La répétition est correcte*, ce qui est un caractère distinctif des aphasies transcorticales. La fluence verbale (énoncer des noms d'animaux, des mots commençant par une lettre donnée…) est effondrée, faisant apparaître des persévérations. Des paraphasies verbales apparaissent dans le discours spontané, mais la dénomination des objets est satisfaisante. La compréhension n'est perturbée que pour les phrases complexes.

Aphasies fluentes

❒ Aphasie de Wernicke

Le discours, plus ou moins logorrhéique, correctement articulé, est caractérisé par la présence de paraphasies phonémiques et de paraphasies verbales. Les paraphasies et néologismes peuvent constituer un jargon inextinguible et asémantique (dépourvu de sens). À un moindre degré, le langage spontané contient peu de paraphasies, mais il se caractérise par l'imprécision des termes, les circonlocutions et approximations successives. Les paraphasies sont mises en évidence dans les épreuves de dénomination. L'évocation du mot approprié n'est pas facilitée par l'ébauche orale.

La *compréhension* est toujours perturbée, parfois très sévèrement. Lorsque le déficit de la compréhension est moins sévère; il est plus marqué pour les mots isolés que pour les phrases où le contexte paraît faciliter la compréhension. Le langage écrit est perturbé comme le langage oral, mais pas nécessairement au même degré. On distingue au sein de l'aphasie de Wernicke une variété «*temporale*», où prédominent les troubles de la compréhension et de l'expression du langage oral, et une forme «*pariétale*», où les troubles du langage écrit sont prédominants : alexie aphasique, agraphie et acalculie.

Les *lésions responsables* intéressent l'aire de Wernicke (partie postérieure des deux premières circonvolutions temporales) et la partie adjacente du lobule pariétal inférieur (gyrus supramarginal et gyrus angulaire).

❒ Aphasie transcorticale sensorielle

La sémiologie est voisine de celle de l'aphasie de Wernicke. Elle en diffère par le fait que la répétition est parfaite, même pour les mots et les phrases que le patient ne comprend pas. La répétition a parfois un caractère écholalique, «à la manière d'un perroquet». La lésion est plus limitée, respectant en avant la boucle audi-phonatoire (fig. 6.3).

❐ Aphasie de conduction

Elle se caractérise par un langage spontané riche en paraphasies phonémiques ou verbales, une préservation remarquable de la compréhension, une désorganisation sévère de la répétition. Les lésions intéressent le plus souvent la première circonvolution temporale gauche et/ou le faisceau arqué qui unit l'aire de Wernicke à l'aire de Broca.

❐ Surdité verbale

La surdité verbale correspond à la perte de la compréhension du langage oral avec impossibilité de la répétition et de la transcription sous dictée. Ce trouble contraste avec une expression orale et graphique satisfaisante, et une compréhension normale du langage écrit.

Les lésions responsables, uni- ou bilatérales, interrompent les connexions existant entre les aires auditives et l'aire de Wernicke.

Aphasies sous-corticales

Des lésions sous-corticales de l'hémisphère dominant, notamment thalamiques ou lenticulo-striées, peuvent donner lieu à des troubles du langage. Ces aphasies, qualifiées de « *dissidentes* », peuvent être fluentes (lésion thalamique) ou non fluentes avec ou sans troubles arthriques (lésion lenticulo-striée). Elles comportent de nombreuses paraphasies verbales conduisant parfois à une incohérence du discours. La répétition et la compréhension sont habituellement normales.

Causes des aphasies

La cause d'une aphasie détermine son mode d'installation, aigu ou progressif.

Aphasie d'installation aiguë

Une aphasie d'installation aiguë peut être la conséquence d'un traumatisme crânien, d'un processus infectieux ou inflammatoire mais, le plus souvent, elle traduit la constitution d'un accident vasculaire cérébral de nature ischémique ou hémorragique.

Les infarctus cérébraux sont de loin la cause la plus fréquente. Des troubles du langage sont la règle lorsque l'infarctus intéresse le territoire de l'artère cérébrale moyenne gauche. Une lésion du territoire pré-rolandique donne lieu au tableau de l'aphasie de Broca, associé à une hémiplégie à prédominance brachiofaciale. Une lésion du territoire rétro-rolandique détermine une aphasie de Wernicke, parfois isolée lorsque l'infarctus est limité au territoire des branches temporales. Plus souvent, l'aphasie de Wernicke est associée à un déficit sensitivo-moteur de l'hémicorps droit, une hémianopsie droite, des troubles apraxiques. Une aphasie totale est la conséquence d'un infarctus étendu, pré- et rétro-rolandique.

Un infarctus du territoire de l'*artère cérébrale antérieure gauche* donne lieu au tableau de l'aphasie transcorticale motrice ou aphasie dynamique de Luria. Une hémiplégie droite à prédominance crurale, un comportement de préhension et les autres éléments du syndrome frontal sont en règle générale associés.

Lorsqu'un infarctus du territoire de l'*artère cérébrale postérieure gauche* comporte des troubles du langage, le syndrome réalisé peut être celui d'une alexie pure sans agraphie ou, en cas d'atteinte du territoire profond, d'une aphasie thalamique.

Aphasie aiguë transitoire

Une aphasie aiguë transitoire peut être causée par :

– *un accident ischémique transitoire* : le trouble du langage est alors entièrement régressif en quelques heures ou quelques minutes. Rétrospectivement, il peut être difficile sur les données de l'interrogatoire de faire la distinction entre un trouble véritablement aphasique, impliquant le territoire carotidien gauche, et un trouble de nature purement dysarthrique, pouvant s'expliquer par une perturbation circulatoire dans le système vertébro-basilaire;

– *une crise épileptique partielle* : diverses formules sémiologiques peuvent être observées : arrêt simple de la parole (partie basse de la région rolandique de l'un ou l'autre hémisphère), crise palilalique marquée par la répétition d'une syllabe, d'un mot, d'une courte phrase (aire motrice supplémentaire gauche à la face interne du lobe frontal); production paraphasique et jargonnée (convexité temporale gauche). Il arrive qu'un état de mal épileptique partiel, temporal gauche, soit à l'origine d'une aphasie prolongée, fluctuante, durant des heures voire des jours. Le diagnostic repose sur l'EEG, qui montre une activité critique subintrante prédominant sur le lobe temporal gauche;

– *une aura migraineuse* : une sémiologie aphasique impressionnante, associant des troubles de l'expression et de la compréhension, portant sur le langage oral et écrit, peut correspondre à une aura migraineuse. Il s'y ajoute habituellement des phénomènes paresthésiques et un scotome scintillant. La durée moyenne de ces manifestations neurologiques est de l'ordre de quinze à trente minutes.

Aphasie progressive

Une aphasie progressive peut être, pour un temps, la manifestation prédominante d'un processus dégénératif, de type frontal (aphasie dynamique) dans la démence fronto-temporale, de type temporal (aphasie de Wernicke) dans la maladie d'Alzheimer. Exceptionnellement, une atrophie cérébrale circonscrite donne lieu à une « aphasie progressive » dont l'évolution se poursuit durant plusieurs années en l'absence de toute autre détérioration des fonctions cognitives. Ces aphasies progressives peuvent être non fluentes ou fluentes selon la prédominance frontale ou temporale de l'atrophie.

ACTIVITÉS GESTUELLES : LES APRAXIES

Organisation du geste propositionnel

Le geste propositionnel met à profit les mécanismes complexes intervenant dans le contrôle du mouvement et la connaissance de l'espace. Il est le moyen pour l'organisme d'agir sur le monde extérieur de façon à l'explorer et à le modifier; c'est la *manipulation des objets.* Cependant, le geste peut se détacher de l'objet et figurer l'action en son absence. Bien plus, il peut s'autonomiser pour revêtir un sens arbitraire; c'est le *geste symbolique.*

Comme pour le langage, la dialectique du cerveau antérieur — qui gère l'intention — et du cerveau postérieur — où s'inscrit la représentation — est indispensable à l'élaboration du geste. Les dispositifs corticaux du lobe pariétal sous-tendent à chaque instant l'intégration des données perceptives somesthésiques et visuelles, et conservent les schèmes perceptivo-moteurs issus de l'assimilation des expériences sensori-motrices antérieures. Le lobe frontal contrôle la sélection et s'oppose aux persévérations gestuelles.

Les deux hémisphères cérébraux sont concernés par ces acquisitions. La section du corps calleux a montré que chacun d'eux peut assurer une manipulation satisfaisante par la main controlatérale. Néanmoins, la préférence manuelle montre que leur participation est inégale. La dominance de l'hémisphère gauche s'impose pour la manipulation, qui engage le plus souvent la participation des deux mains. Elle s'affirme lorsque l'activité devient intentionnelle et doit être soumise à un plan. Elle est totale pour le geste symbolique. Chez la presque totalité des sujets, cette prise en charge du geste par un hémisphère va de pair avec le contrôle du langage par le même hémisphère. L'interdépendance est complexe puisque le langage des gestes est acquis par les sourds-muets en l'absence de tout langage oral.

Sémiologie de l'apraxie

La spécialisation régionale du cortex cérébral permet de comprendre que des lésions limitées puissent perturber gravement l'utilisation du geste comme moyen d'action ou de représentation alors qu'il n'existe aucun désordre élémentaire du mouvement. C'est ce type de perturbation que l'on désigne sous le nom d'apraxie.

Les *manifestations de l'apraxie dans la vie quotidienne* peuvent avoir attiré l'attention : difficultés de l'habillage, des activités ménagères, de l'écriture; échec pour l'ouverture d'une porte, la fermeture d'un robinet, le maniement du levier de vitesse. En vérité, la conservation relative des gestes automatiques et quotidiens cache souvent l'apraxie. Sa découverte lors de l'examen est facilitée par le caractère arbitraire et hors de situation des gestes sollicités.

L'examen doit être conduit méthodiquement (tableau 6.II) en tenant compte non seulement du résultat brut (réussite ou échec) mais aussi des modalités de la réalisation, des commentaires du patient, des différences entre la réalisation sur ordre et sur imitation.

Tableau 6.II. *Conduite de l'examen à la recherche d'une apraxie.*

1. Manipulation concrète d'objets (gestes transitifs)	Dans une activité simple : utilisation d'un peigne, d'une brosse à dents, d'un briquet, d'une épingle de nourrice Dans une activité complexe : allumer une bougie à l'aide d'une boîte d'allumettes, faire un paquet
2. Exécution de gestes ne comportant pas l'utilisation d'objets (gestes intransitifs) sur ordre et sur imitation	Gestes symboliques : signe de croix, salut militaire, pied de nez, dire adieu, gronder Gestes mimés : enfoncer un clou, repasser, scier, se brosser les dents Gestes arbitraires imités : les doigts en anneaux croisés, en huit de chiffres
3. Exécution de séquences arbitraires	Salut militaire, pied de nez, envoyer un baiser Poing, paume, tranche
Exécution de gestes contrariés	Coup fort, coup faible
4. Activités graphiques et constructives	Écriture spontanée puis dictée Dessin spontané puis copié, d'un triangle, d'une marguerite, d'une bicyclette, d'une maison, d'un cube Reproduction de figures géométriques à l'aide d'allumettes; utilisation d'un jeu de construction
5. Examen de l'habillage	Veste et pantalon de pyjama, cravate

Principaux aspects de l'apraxie

Apraxie mélo-cinétique. — Cette désorganisation du mouvement est proche des troubles moteurs élémentaires. Elle se caractérise par une difficulté à effectuer les mouvements fins et successifs, tels que pianoter. Elle se manifeste par une réduction de la spontanéité motrice (négligence motrice) et par la prévalence de formules toniques rappelant les réactions de préhension ou d'évitement. C'est un trouble unilatéral observé dans l'hémicorps controlatéral à la lésion. Celle-ci peut être frontale (prédominance de la préhension) ou pariétale (prédominance de l'évitement).

Apraxie dynamique. — Traduisant l'incapacité de soumettre l'action à un plan, l'apraxie dynamique peut se manifester sous forme de persévérations dans la plupart des tests de l'apraxie. Elle est mise en évidence plus électivement par certains tests : impossibilité de répéter dans un ordre défini trois gestes élémentaires, par exemple le salut militaire, le pied de nez, envoyer un baiser ou encore frapper la table du poing, de la paume puis de la tranche; impossibilité de soumettre chacune des deux mains à une action alternante de sens opposé (le poing doit être fermé d'un côté en même temps que la paume est ouverte de l'autre); impossibilité d'exécuter une consigne contrariante, telle que lever faiblement la main lorsqu'un coup fort est frappé et inversement ; dans le domaine graphique, l'apraxie dynamique entraîne l'incapacité de reproduire un graphisme régulièrement alternant (fig. 6.5).

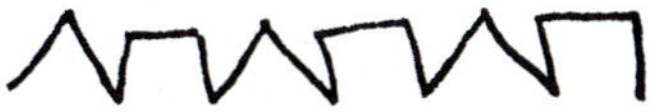

Fig. 6.5. *Graphisme à reproduire pour objectiver des persévérations dans l'apraxie dynamique.*

L'ensemble de ces désordres indique une perturbation du contrôle exercé sur le geste par le lobe frontal. L'apraxie dynamique est sévère lors des lésions frontales bilatérales. Elle est plus marquée lors des lésions frontales gauches que lors des lésions droites, ce qui pourrait refléter le rôle directeur du langage.

Apraxie idéomotrice. — Elle se manifeste dans les gestes ne comportant pas l'utilisation d'un objet réel. Le trouble peut survenir sur ordre et/ou sur imitation. Il peut concerner des gestes non significatifs (placer le dos de la main sur le front, montrer deux doigts d'une main et deux autres doigts de l'autre main…) ou significatifs. Ces deniers peuvent être symboliques (salut militaire, pied de nez) ou mimer l'utilisation d'un objet de façon réflexive (se peigner, se brosser les dents) ou non réflexive (planter un clou, tourner une clé). L'exécution est parfaite quand l'évocation du geste est automatique (faire le signe de croix en entrant dans une église) ou lorsque le patient est autorisé à utiliser réellement l'objet au lieu d'en mimer l'emploi.

En règle générale, l'apraxie idéomotrice est bilatérale et résulte d'une lésion intéressant le lobe pariétal gauche ou ses projections sur le cortex moteur associatif gauche. Exceptionnellement, une apraxie idéomotrice unilatérale gauche peut être la conséquence d'une lésion interrompant les voies qui, par le corps calleux, unissent le cortex moteur associatif gauche à son homologue dans l'hémisphère droit.

Apraxie idéatoire. — Elle se manifeste lors de la manipulation d'objets réels. Lorsque le trouble est sévère, il perturbe même les gestes simples. L'objet, qui est reconnu et dénommé, semble avoir perdu sa valeur d'utilisation (agnosie d'utilisation). Le patient tente d'écrire avec une paire de ciseaux. Le trouble peut n'apparaître que dans des actions plus complexes, par exemple dans l'utilisation d'une boîte d'allumettes pour allumer une bougie. Il se manifeste par une désorganisation totale de la séquence des gestes élémentaires, qui eux-mêmes sont mal appropriés.

L'apraxie idéatoire est bilatérale. Elle est généralement associée à une importante apraxie idéomotrice. La cause peut être une lésion étendue du lobe pariétal gauche. Bien plus souvent, l'apraxie idéatoire est la conséquence de lésions bilatérales limitées ou non aux lobes pariétaux.

Apraxie constructive. — Elle est mise en évidence en demandant au patient de dessiner sur ordre ou sur imitation un triangle, un carré, un cube, une maison, une bicyclette. L'apraxie constructive peut être observée dans les lésions pariétales droites ou gauches. Cependant les lésions des deux hémisphères ne produisent pas une sémiologie identique. Lors des lésions de l'hémisphère dominant, la dislocation des relations spatiales est totale, et on observe une facilitation par la présence du modèle avec une tendance à l'accolement à ce modèle. Dans les lésions de l'hémisphère droit, la réalisation n'est pas améliorée par la présence du modèle; la négligence de l'espace gauche et l'impossibilité de maintenir un système de référence stable qui en résulte, paraissent constituer le désordre fondamental.

Apraxie de l'habillage. — Observée surtout chez des patients ayant des lésions bilatérales de nature vasculaire ou dégénérative, l'apraxie de l'habillage peut aussi être la conséquence d'une lésion focale, pariétale droite, associée à des troubles de la connaissance de l'hémicorps gauche et de l'espace gauche.

FONCTIONS COGNITIVES : LES AGNOSIES

La connaissance de notre corps comme un espace défini (somatognosie), la connaissance orientée de l'espace extracorporel, la connaissance des objets comme des entités différenciées sont des acquisitions soumises à un apprentissage, fonction de l'expérience et de l'éducation. Connaître, c'est pouvoir reconnaître, c'est-à-dire confronter toute expérience perceptive à l'ensemble des expériences antérieures.

L'élaboration de ces connaissances repose sur des convergences multisensorielles visuo-somesthésiques, mais aussi auditives, voire olfactives.

Connaissance et action sont indissolublement liées. Dans l'identification perceptive d'un objet, le moment « cognitif » ne peut être séparé de l'action par laquelle l'organisme explore les qualités de l'objet, qu'il s'agisse de palpation manuelle ou de mouvements d'exploration du regard.

Dans le développement des activités cognitives, le rôle du cortex associatif est prédominant : cortex associatif unimodal situé au voisinage des aires de projection primaire et cortex associatif polymodal recevant ses afférences des aires associatives unimodales… Il apparaît, en outre, que le processus d'identification procède par une succession d'hypothèses et d'essais et que, dans ce jeu, le lobe frontal intervient de façon déterminante dans la stratégie de l'exploration.

Chacun des deux hémisphères sous-tend des capacités cognitives élaborées. Cependant, le langage acquiert au cours du développement un rôle de plus en plus important dans la connaissance différenciée du monde des objets en permettant la dénomination. Pour cette raison, l'hémisphère dominant pour le langage l'est également pour la plupart des activités cognitives.

Connaissance du corps et de l'espace

Bien qu'elles soient fonctionnellement difficilement dissociables, nous traiterons successivement de la connaissance du corps et de la connaissance de l'espace extracorporel.

Somatognosie, ou connaissance du corps

La connaissance de notre corps (schéma corporel) constitue la référence de nos sensations, le point de départ de nos actions, le repère de notre orientation.

Chez l'enfant, la genèse du schéma corporel se fait à partir des schèmes sensori-moteurs élémentaires. Le développement psychomoteur et l'acquisition du langage permettent l'accès à une connaissance conceptuelle. La latéralisation se révèle précocement par l'utilisation préférentielle d'un hémicorps; le gradient de différenciation s'accuse au cours de la maturation psychomotrice et se confirme à l'âge de la scolarisation.

L'expérience du *membre fantôme*, phénomène constant chez les sujets amputés après l'âge de cinq ans, montre que l'image du corps, une fois constituée, devient relativement indépendante des dispositifs qui ont nourri son élaboration. Il en est de même pour les illusions corporelles observées chez les sujets atteints d'une section médullaire, dont toute la partie inférieure du corps est déafférentée.

Lobe pariétal. — Il joue un rôle prédominant dans la *somatognosie*, comme le montre l'étude des lésions des hémisphères cérébraux. Cette étude démontre en outre que le rôle des deux hémisphères n'est pas équivalent.

Lésions de l'hémisphère droit. — L'*anosognosie* de l'hémiplégie et l'*hémiasomatognosie* caractérisent les lésions de l'hémisphère droit (syndrome d'Anton-Babinski). L'anosognosie de l'hémiplégie désigne l'attitude psychologique déconcertante du sujet qui, frappé d'une hémiplégie gauche massive, refuse l'existence du trouble même quand on le lui fait constater et se comporte, notamment dans ses efforts pour se lever, comme s'il n'était pas paralysé. Appartenant surtout aux lésions vasculaires dans leur période initiale, l'anosognosie de l'hémiplégie est parfois associée à des illusions kinesthésiques entraînant une sorte de fabulation de la motilité. L'hémiasomatognosie se caractérise par le fait que le patient refuse de reconnaître comme sien l'hémicorps paralysé. Quand on le lui présente, il l'attribue à un tiers et il s'en plaint comme d'une présence étrangère dans son lit. Cependant le patient garde l'image d'un corps composé de deux moitiés; il situe correctement la droite et la gauche, mais l'hémicorps paralysé cesse d'être intégré dans cette image corporelle. À côté du syndrome d'Anton-Babinski, on observe dans les lésions de l'hémisphère mineur des désordres plus nuancés de la somatognosie : *négligence de l'hémicorps*, indifférence relative à l'égard du trouble qui le frappe (anosodiaphorie).

Lésions de l'hémisphère gauche. — Ces lésions donnent lieu à des perturbations somatognosiques dont les deux traits fondamentaux sont de ne pas être latéralisées et de ne concerner que certains aspects élaborés de la connaissance du corps. L'*autotopoagnosie* est la perte de la capacité de désigner sur commande orale les parties du corps ou de les nommer quand on les désigne. Le *syndrome de Gerstmann* associe la perte de la connaissance différenciée des doigts, l'indistinction droite-gauche, une agraphie et une acalculie : les deux premiers de ces troubles concernent un des aspects les plus tardivement acquis de la connaissance du corps.

Connaissance de l'espace extracorporel

L'*attention spatiale* privilégie la perception et l'action en direction d'une région limitée de l'espace. Le processus d'orientation qui sous-tend ce choix engage le cerveau dans son ensemble. La nouveauté et l'intensité du stimulus engendrent la réaction d'alerte organisée dès le niveau du colliculus supérieur. La valeur motivante de l'objet engage le système limbique. Le cortex pariéto-occipital, qui reçoit les afférences de la voie visuelle dorsale, canalise l'attention spatiale. Le lobe frontal permet au patient d'échapper à cette orientation automatico-réflexe au profit d'une nouvelle orientation vers une autre cible ou en réponse à une consigne.

Négligence spatiale unilatérale

La négligence spatiale unilatérale dans sa forme extrême, où le patient se désintéresse totalement de l'hémi-espace gauche, est observée dans les lésions étendues de l'hémisphère droit, en association avec le syndrome d'Anton-Babinski. Même dans ses formes moins caricaturales, la négligence spatiale unilatérale prédomine dans les lésions de l'hémisphère droit. Tout se passe comme si l'hémisphère droit était concerné de façon à peu près égale par les deux hémi-espaces, l'hémisphère gauche étant tourné préférentiellement vers l'hémi-espace droit.

La négligence spatiale unilatérale intéresse l'espace extracorporel et corporel. Elle apparaît à des degrés variables dans la perception, l'action et la représentation. Elle peut être manifeste, s'exprimant dans le comportement du patient qui se désintéresse des objets et des personnes se trouvant à sa droite (négligence attentionnelle), ne mange que les aliments présents dans la partie droite de son assiette, rase seulement le côté droit de son visage, ne chausse que son pied droit (négligence intentionnelle).

À un degré de moins, la négligence unilatérale peut être objectivée par la description d'une image complexe dans laquelle seule la partie droite de l'image est prise en compte, par la copie d'un dessin dont seule la partie droite est reproduite, par l'épreuve de barrage des cibles dans laquelle seules les cibles situées le plus à droite sont barrées.

La négligence spatiale unilatérale est un processus compétitif qui se manifeste dans l'espace droit comme dans l'espace gauche : même dans le champ visuel droit, la stimulation située le plus à droite est prévalente pour capter l'attention. Cette compétition rend compte des phénomènes d'extinction : un stimulus visuel présenté isolément dans l'hémichamp gauche est perçu, alors qu'une présentation simultanée dans les deux champs provoque une extinction du stimulus gauche. L'extinction d'une stimulation gauche par une stimulation droite peut aussi être observée pour des stimulations sonores ou somesthésiques.

La déviation de l'attention spatiale apparaît aussi dans la *représentation mentale.* Lorsque l'on demande au patient d'énumérer les édifices rencontrés lors d'un parcours défini, seuls les édifices situés à droite sont mentionnés.

Les lésions responsables de la négligence spatiale unilatérale intéressent le plus souvent le cortex pariétal postéro-inférieur droit, en particulier lorsqu'elle est de type attentionnel. Cependant, la négligence spatiale unilatérale dans ses aspects intentionnels peut aussi être la conséquence de lésions du cortex frontal dorsolatéral comprenant l'aire oculomotrice, du gyrus cingulaire, du striatum ou du thalamus du côté droit.

La *négligence motrice* est caractérisée par la sous-utilisation d'un hémicorps (le plus souvent le gauche) dans la motilité spontanée, en l'absence de déficit moteur. Elle est souvent associée à une négligence spatiale, mais elle peut exister isolément.

Stéréognosie, ou connaissance des objets par le tact

L'identification des objets par le tact est inséparable de la palpation. L'identification est souvent immédiate. Lorsque l'objet est petit ou moins prégnant, elle est précédée d'une analyse des caractères élémentaires de l'objet : sa forme, sa consistance, la matière qui le constitue.

L'*astéréognosie* désigne l'incapacité d'identifier un objet par la palpation. Elle est souvent associée à des déficits des sensibilités élémentaires. L'astéréognosie est fréquente chez les sujets porteurs de lésions du cortex pariétal, habituellement associée à des troubles du sens de position, de la localisation et de la discrimination des stimulations tactiles.

Il existe d'exceptionnelles observations où le patient ne présente aucune anomalie décelable aux explorations les plus élaborées de la sensibilité, où il est capable de reconnaître la forme et la matière de l'objet, sans parvenir cependant à l'identifier. Décrites sous le nom d'astéréognosie pure ou d'*asymbolie tactile*, ces observations posent le problème de l'existence d'une agnosie tactile. Même dans ces cas, le trouble est unilatéral, et les observations d'astéréognosie bilatérale pour une lésion de l'hémisphère gauche sont exceptionnelles. En revanche, l'examen de sujets ayant subi une section du corps calleux a permis de constater une impossibilité de dénommer les objets placés dans la main gauche, alors qu'une épreuve de choix multiples montre que ces objets ont été identifiés : cette *anomie unilatérale* est attribuée à la dysconnexion entre le cortex pariétal de l'hémisphère droit et les zones du langage de l'hémisphère gauche. Il est possible qu'un certain nombre des « astéréognosies pures » observées en pathologie humaine répondent à un mécanisme analogue.

Fonctions cognitives auditives

La structure des voies auditives est telle qu'une stimulation cochléaire unilatérale donne lieu à une projection bilatérale sur l'aire corticale de Heschl. L'intégration du message auditif perçu simultanément par les deux oreilles s'effectue par étapes. Les dispositifs du tronc cérébral (corps trapézoïdes) interviennent pour assurer la localisation du son (direction, distance), les corps genouillés internes assurent la discrimination des intensités et des fréquences. Le cortex temporal dispose de la capacité de rétention qui lui permet d'intégrer les informations précédentes et d'exploiter l'information contenue dans un message qui se déroule dans le temps. À cet égard, les deux hémisphères ne sont pas égaux. Le test d'écoute dichotique montre que l'hémisphère gauche traite de préférence le matériel verbal, l'hémisphère droit le matériel non verbal (bruits familiers, musique...).

Surdité corticale. — Dans la surdité corticale, qui résulte de lésions bilatérales des aires auditives primaires (gyri de Heschl), le comportement du patient peut être celui d'un sourd, faisant penser à une surdité périphérique.

Agnosie auditive. — Dans l'agnosie auditive qui résulte de lésions bilatérales du cortex auditif associatif, le patient est incapable d'identifier les sons, qu'il s'agisse de bruits familiers (sonnerie du réveil, cris d'animaux), de musique ou de messages verbaux. Toutefois il arrive qu'un trouble gnosique, tel que l'incapacité à reconnaître les voix, contraste avec une compréhension conservée des messages verbaux. La persistance de quelques réactions aux stimuli sonores et la conservation des potentiels évoqués auditifs tardifs distinguent l'agnosie auditive de la surdité corticale.

Troubles de la perception musicale. — Ils peuvent être observés en relation avec des lésions de l'un ou l'autre hémisphère. L'identification de l'œuvre entendue, la perception des hauteurs, des intervalles et la lecture musicale sont sous la dépendance de l'hémisphère dominant, tandis que l'hémisphère mineur est concerné par la perception des timbres et du contour mélodique.

Fonctions cognitives visuelles

Le cortex visuel primaire (aire striée) occupe les deux berges et le fond de la scissure calcarine, à la face interne du lobe occipital (aire 17 de Brodmann). Les aires primaires visuelles sont concernées uniquement par l'hémichamp visuel controlatéral. Leur destruction provoque une hémianopsie latérale homonyme si elle est unilatérale, une cécité corticale si elle est bilatérale. Au voisinage de l'aire 17, les aires 18 et 19 (cortex visuel associatif) sont dépourvues de projections primaires mais, à la différence de l'aire 17, elles sont unies à leur homologue controlatéral par des connexions calleuses. Ces aires péri-striées intègrent les informations visuelles relatives à la forme, à la couleur, à la topographie et au déplacement des stimuli.

Au-delà des aires péri-striées, les aires associatives visuelles se distribuent en deux systèmes :

– le système dorsal, occipito-pariétal, qui traite les informations spatiales utilisées pour ajuster le regard et diriger le mouvement;

– le système ventral, occipito-temporal (lobules lingual et fusiforme), qui permet la reconnaissance des objets, des personnes et des lieux.

Agnosie visuelle pour les objets. — Elle désigne l'incapacité d'identifier par la vue un objet ou sa représentation (image) alors que les fonctions visuelles élémentaires sont suffisantes. L'objet qui n'est pas reconnu par la vue est immédiatement identifié lorsque l'on recourt à une autre porte d'entrée telle que la palpation ou l'audition d'un son caractéristique. Par ailleurs, l'objet peut être dénommé à partir d'une définition verbale.

Agnosie aperceptive. — Le patient atteint d'une agnosie aperceptive ne parvient pas à une représentation structurée de l'objet. Il se plaint de mal voir, tourne autour de l'objet et s'aide d'indices kinesthésiques. Il est incapable de dessiner l'objet, alors que le dessin de mémoire est possible, ou d'apparier des objets ou des images identiques. Les lésions, toujours bilatérales, intéressent les circonvolutions occipito-temporales inférieures (gyrus lingual et fusiforme).

Agnosie associative. — Le patient atteint d'une agnosie associative accède à une représentation de l'objet qu'il peut dessiner ou apparier. Il ne se plaint pas spontanément d'un trouble visuel. Le trouble, de nature sémantique, porte sur la signification de l'objet telle qu'elle atteint son plein développement dans l'hémisphère gauche en relation avec le langage. Le trouble apparaît essentiellement en situation de test avec une difficulté non seulement pour nommer l'objet mais aussi pour en indiquer l'usage ou l'associer à d'autres objets ou images en fonction d'un lien sémantique. *Cette variété d'agnosie peut être multimodale*, le trouble apparaissant aussi lorsque la porte d'entrée est la palpation ou le bruit qui caractérise l'objet. La lésion responsable intéresse les circonvolutions temporo-occipitales inférieures de l'hémisphère gauche.

Simultagnosie. — Il s'agit d'un trouble dans lequel le patient est capable d'identifier les détails d'un objet ou d'une image plus ou moins complexe, mais non d'appréhender la signification d'un ensemble. La simultagnosie est une composante du syndrome de Balint avec l'apraxie du regard et l'ataxie optique. Elle résulte de lésions pariéto-occipitales bilatérales.

Aphasie optique. — Le trouble est limité à la dénomination de l'objet sur présentation visuelle. Néanmoins l'objet est perçu et reconnu, comme le montre le fait que le patient puisse en mimer l'utilisation et en effectuer la classification selon des liens sémantiques. Plus que d'une agnosie, il s'agit d'une anomie résultant d'une dysconnexion visuo-verbale par interruption des afférences provenant des circonvolutions temporo-occipitales des deux hémisphères.

Agnosie des couleurs. — Elle est caractérisée par le fait que le patient, qui peut apparier les couleurs, ne peut ni les nommer, ni les désigner, ni les associer à un objet comme le montre le test du coloriage. Comme l'agnosie associative pour les objets, elle peut être provoquée par une lésion temporo-occipitale gauche unilatérale. Elle doit être distinguée de l'achromatopsie et de l'anomie des couleurs. Dans l'*achromatopsie*, liée à des lésions bilatérales de l'aire V5 située sur la berge inférieure de la scissure calcarine, le patient voit le monde en noir et blanc et ne peut apparier les couleurs. Dans l'*anomie des couleurs*, le patient peut apparier et associer à des objets des couleurs qu'il est incapable de dénommer. Le mécanisme est une dysconnexion visuo-verbale par des lésions privant l'aire de Wernicke des informations provenant de l'aire V5 gauche (lésion occipitale gauche) et de l'aire V5 droite (lésion du splenium).

Agnosie des visages (prosopagnosie). — Elle est relativement indépendante de l'agnosie des objets et de l'agnosie des couleurs. Le patient ne reconnaît plus le visage de ses proches, ou des personnages célèbres, qui lui paraissent étrangers alors qu'il peut les identifier par leur voix ou par un détail caractéristique (lunette, moustache…). L'agnosie des visages doit être distinguée d'une anomie où seule fait défaut la dénomination, alors que le classement en fonction du rôle social (hommes politiques, acteurs…) ou de la chronologie reste possible.

On peut rapprocher de la prosopagnosie l'incapacité d'identifier un objet spécifique au sein de sa catégorie : reconnaître sa voiture, son chien, sa maison… La perte de familiarité des lieux peut être responsable d'une désorientation topographique.

La prosopagnosie est habituellement la conséquence de lésions bilatérales des confins temporo-occipitaux. Néanmoins, le rôle de l'hémisphère droit est prédominant pour l'identification de la spécificité des physionomies. Une lésion limitée à cet hémisphère est parfois suffisante pour entraîner une prosopagnosie.

LA MÉMOIRE ET SES TROUBLES

La mémoire, au sens le plus basique du terme, désigne la capacité d'un organisme, voire de la matière, de conserver une trace de ses états antérieurs. Largement développée dans le cerveau, cette capacité est le support de toutes les acquisitions cognitives et de la capacité de conserver et d'évoquer des états de conscience ou des expériences vécues appartenant au passé.

L'enregistrement et l'évocation d'un souvenir sont influencés par diverses variables. Un degré suffisant de vigilance et d'attention sont des préalables nécessaires, mais les chances pour une information d'être enregistrée ou évoquée sont étroitement liées au halo du vécu qui leur est associé. Par-là, la rétention et l'évocation des souvenirs mettent en jeu les tendances les plus profondes de la personnalité, et les pulsions affectives conscientes ou non conscientes jouent un rôle majeur dans le déterminisme de la mémoire et de l'oubli.

Complexité de la mémoire

Les études neuropsychologiques ont montré la complexité du phénomène « mémoire ». En fonction du caractère fugitif ou durable de la trace mnésique, il est possible de distinguer *mémoire immédiate* et *mémoire à long terme*. En fonction de l'accès ou non à la conscience des acquisitions mnésiques, il est possible de distinguer la *mémoire procédurale*, implicite, support des activités automatiques, et la *mémoire déclarative*, explicite. La *mémoire épisodique* et la *mémoire sémantique* sont deux aspects de la mémoire déclarative. La figure 6.6 représente l'un des schémas proposés pour l'organisation de la mémoire.

Mémoire immédiate

La mémoire immédiate (mémoire à court terme) résulte d'une modification fonctionnelle transitoire des circuits neuronaux. Elle est étudiée par la répétition sans délai d'une série de chiffres ou de consonnes (empan verbal) ou par

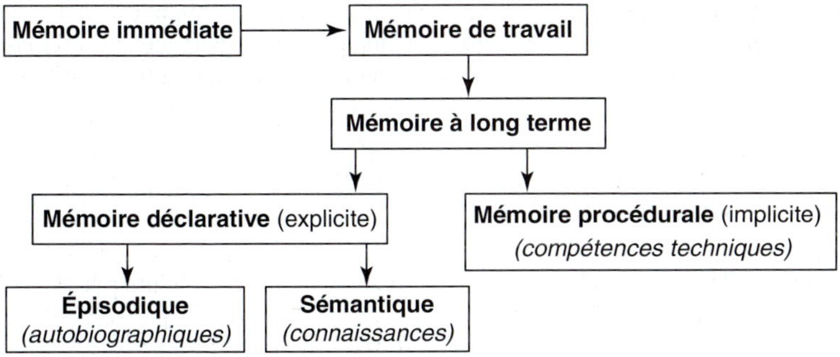

Fig. 6.6. *Étapes et catégorisation de la mémoire.*

la désignation d'objets dans un ordre défini (empan visuel). Sa capacité est limitée habituellement à 7 ± 2 items.

Mémoire de travail. — La mémoire de travail est un aspect particulier de la mémoire à court terme dont la durée est prolongée au prix d'un effort d'attention impliquant la participation du cortex préfrontal. Définie par le maintien en mémoire d'informations pendant le temps nécessaire à la réalisation d'une tâche, elle fait intervenir une répétition subvocale par le jeu de la boucle audiphonatoire. La mémoire de travail peut aussi concerner le maintien temporaire d'informations visuo-spatiales. Comme la mémoire immédiate, elle est étudiée sans délai, mais en compliquant la tâche pour éviter une simple restitution automatique, par exemple en demandant de répéter les items ou de désigner les objets dans l'ordre inverse de leur présentation.

Mémoire à long terme

La mémoire à long terme est la conséquence d'une modification durable du fonctionnement de réseaux neuronaux. Elle nécessite un bon encodage de l'information facilité par l'attention (rôle du cortex préfrontal) et/ou le contexte affectif (rôle du cortex limbique). Ultérieurement, une consolidation de la trace mnésique est assurée par des rappels de l'expérience initiale. Quant à l'oubli, corollaire de la mémoire à long terme, il peut résulter d'un effacement de traces non réactivées par leur utilisation ou de l'interférence avec d'autres traces qui brouillent l'information et réduisent les capacités d'évocation.

La mémoire à long terme concerne l'ensemble des acquisitions durables, aussi bien la *mémoire procédurale*, implicite, qui sous-tend les apprentissages techniques, que la *mémoire déclarative*, explicite, directement accessible à l'interrogatoire.

Mémoire déclarative

La mémoire déclarative comprend la mémoire épisodique et la mémoire sémantique.

Mémoire épisodique. — La mémoire épisodique concerne les expériences personnelles du sujet (souvenirs). L'enregistrement (encodage) et la rétention de ces événements dépendent du contexte dans lequel ils ont été vécus et notamment de leur dimension affective. Le rappel (évocation) de ces épisodes peut résulter d'une recherche volontaire ou survenir en apparence de façon spontanée. Lorsqu'il existe une atteinte de la mémoire épisodique, les souvenirs les plus anciens sont plus résistants que les souvenirs les plus récents (loi de Ribot).

Mémoire sémantique. — La mémoire sémantique concerne notre fonds culturel, la connaissance générale que nous avons du monde, des êtres et des objets. Elle englobe nos connaissances didactiques, indépendamment du contexte dans lequel elles ont été acquises.

Évaluation de la mémoire déclarative

La mémoire déclarative (explicite) est explorée par des questions relatives aux connaissances didactiques et aux événements du passé récent et du passé ancien, en distinguant ceux qui appartiennent à une circonstance définie de la vie du sujet et ceux qui appartiennent au fonds culturel.

En situation de tests la mémoire déclarative est jugée sur le rappel différé d'un matériel verbal ou visuel. Il s'agit par exemple de trois mots (un nom de fleur, un prénom, le nom d'un objet) dont on demande au patient de se souvenir. Après qu'il a effectué une autre tâche, il lui est demandé de restituer les trois mots, d'abord en rappel libre puis, en cas d'échec, en rappel indicé (Quelle était la fleur? le prénom? l'objet?). Une réussite en rappel indicé contrastant avec un échec en rappel libre montre qu'il ne s'agit pas d'un trouble de l'encodage (rôle du cortex temporal interne) mais de l'évocation (rôle du cortex préfrontal).

L'influence de la *répétition* (trois essais successifs) sur la restitution d'une série de quinze mots énoncés lentement permet d'évaluer les capacités d'apprentissage. Lors du premier essai, le résultat est voisin de l'empan en mémoire immédiate, les mots restitués étant les derniers énoncés.

L'influence de l'*amorçage* sur la restitution de mots montre les limites de la distinction mémoire explicite-mémoire implicite. Certains patients, incapables de restituer une liste de mots en rappel libre, donnent ces mots en ayant l'impression de le faire au hasard lorsqu'on leur présente une liste de trigrammes dont certains reproduisent les trois premières lettres d'un mot de la liste (-gué → guépard). Cette épreuve permet de faire la part d'un trouble de l'encodage et d'un trouble du rappel.

L'échelle de mémoire de Wechsler établit un quotient mnésique (MQ) qui peut être comparé au quotient intellectuel (QI). Des ensembles de tests plus spécifiques ont été proposés mais leur utilisation ne relève pas de la pratique clinique courante. Dans tous les cas, l'évaluation du déficit mnésique sera complétée par une appréciation du jugement que le patient porte sur sa mémoire et un inventaire des moyens qu'il emploie pour parer au déficit : prise de notes, recours à une imagerie visuelle…

Anatomie de la mémoire

Les données de l'expérimentation et de la pathologie montrent que l'intégrité d'un *circuit hippocampo-mamillo-thalamo-cingulaire* (*circuit de Papez*, fig. 6.7) est nécessaire à l'encodage et au rappel d'informations traitées par de vastes

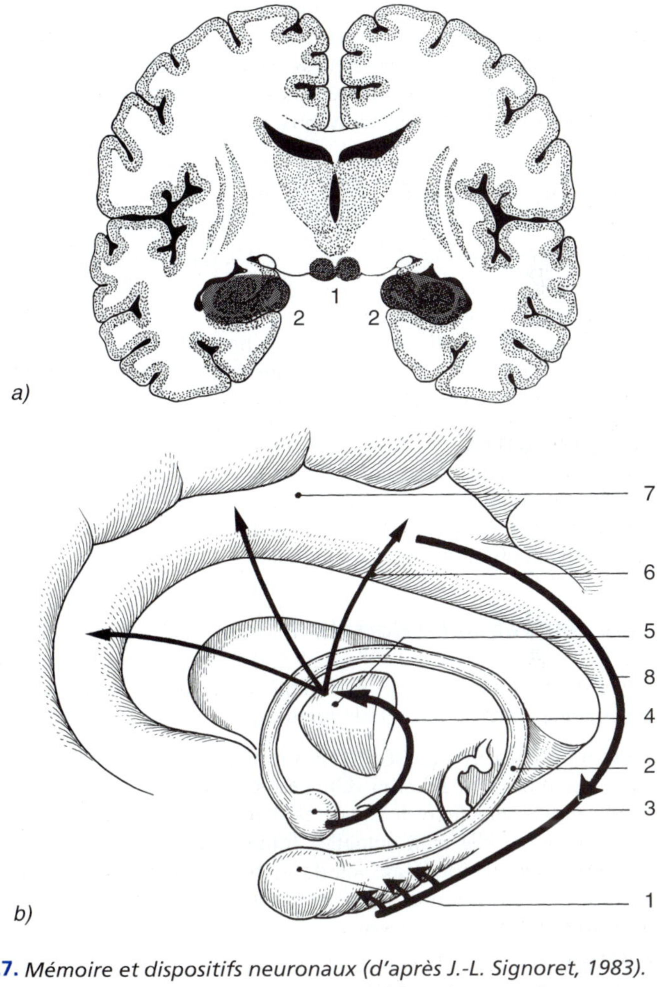

Fig. 6.7. *Mémoire et dispositifs neuronaux (d'après J.-L. Signoret, 1983).*

a) Siège habituel des lésions responsables d'un syndrome amnésique : 1. lésions bilatérales des corps mamillaires, 2. lésions bilatérales des hippocampes.

b) Schématisation du circuit de Papez : 1. hippocampe, 2. fornix ou trigone, 3. corps mamillaire, 4. faisceau de Vicq d'Azyr, 5. noyau antérieur du thalamus, 6. fibres thalamo-cingulaires, 7. gyrus cingulaire, 8. cingulum.

régions du néocortex associatif. L'entrée dans ce circuit se fait par le cortex entorhinal et périrhinal assurant la transition entre le néocortex et la formation hippocampique. L'activité de la formation hippocampique est modulée par des afférences dopaminergiques, noradrénergiques et sérotoninergiques provenant du tronc cérébral et par des afférences cholinergiques provenant des noyaux du septum. La sortie du circuit se fait à partir du subiculum par des fibres formant la fimbria à la face interne de l'hippocampe. La fimbria se prolonge par le fornix qui passe sous le splenium puis se dirige en avant sous le corps calleux. En avant, le pilier antérieur du fornix passe devant le trou de Monro pour se terminer dans le corps mamillaire et les noyaux du septum. Le faisceau de Vicq d'Azyr connecte le corps mamillaire aux noyaux antérieurs du thalamus dont les projections se font notamment sur le cortex cingulaire.

Syndromes amnésiques

Amnésie antérograde. — Elle concerne les faits postérieurs à l'installation des troubles : les visites des proches, du personnel médical, les examens subis, les informations données au patient concernant son état de même que celles relatives à l'actualité politique ou sportive ne sont plus enregistrées. En situation de test, la mémoire immédiate (empan) est conservée, mais la mémoire différée est profondément altérée.

Amnésie rétrograde. — Elle correspond à l'impossibilité d'évoquer des souvenirs dont la constitution est antérieure au début de la maladie. On la met en évidence en interrogeant le patient sur sa biographie et sur les événements marquant de son existence. Cette enquête montre que seuls les souvenirs anciens peuvent être évoqués.

Syndrome amnésique de Korsakoff

Le syndrome amnésique de Korsakoff associe une amnésie antérograde absolue et une amnésie rétrograde relative.

Ignorant totalement son passé récent, incapable d'enregistrer les informations et les explications qui lui sont données, le patient est désorienté. Il se croit dans une année ancienne et donne des détails sur les événements de cette époque comme si elle était actuelle. Totalement anosognosique à l'égard de son trouble, il donne des détails sur des déplacements qu'il aurait faits la veille alors qu'il n'a pas quitté sa chambre, parle de parents décédés. Ces déclarations erronées, éventuellement associées à de fausses reconnaissances, caractérisent la *confabulation.*

Contrastant avec la gravité du trouble de la mémoire rétrograde dans le domaine autobiographique, les connaissances d'ordre sémantique et les acquisitions didactiques sont remarquablement conservées. Il en est de même pour la mémoire procédurale et, dans ce domaine, un certain apprentissage peut être possible, de façon implicite, le patient ne se souvenant pas des circonstances qui ont présidé à l'acquisition de capacités nouvelles.

Le calcul, le raisonnement, le jugement, les capacités d'abstraction ne sont pas touchées lorsqu'elles ne font pas appel aux souvenirs récents. D'une façon plus générale, les examens psychométriques montrent l'absence de détérioration globale des capacités intellectuelles.

Les *lésions responsables* du syndrome de Korsakoff intéressent de façon bilatérale le circuit hippocampo-mamillo-thalamo-cingulaire. Ce circuit peut être lésé au niveau diencéphalique (encéphalopathie de Gayet-Wernicke, infiltration tumorale, sarcoïdose) ou au niveau hippocampique, résultant de lésions ischémiques, anoxiques ou inflammatoires (encéphalites herpétiques, encéphalites limbiques paranéoplasiques ou idiopathique).

D'une façon générale, les lésions unilatérales de ce circuit ne donnent pas lieu à une amnésie sévère ou durable, mais les tests peuvent faire apparaître un déficit prédominant sur la mémoire verbale (lésions gauches) ou sur la mémoire spatiale (lésions droites).

Amnésies lacunaires

Elles sont généralement la conséquence d'une perte de connaissance ou d'une période de confusion mentale. Durant cette période, aucune trace mnésique n'est enregistrée, de telle sorte qu'il existe une interruption dans la biographie du malade. Des exemples d'amnésie lacunaire sont représentés par l'amnésie consécutive à une crise d'épilepsie ou à un traumatisme crânien. L'amnésie post-traumatique déborde parfois largement la durée de la perte de connaissance, avec une composante rétrograde pour la période ayant précédé le traumatisme et une composante antérograde pour des événements survenus après la reprise de conscience. En l'absence de perte de connaissance, une période d'amnésie antérograde peut être observée après un traumatisme crânien, par exemple chez un sportif qui poursuit son activité sans en conserver le souvenir.

Ictus amnésique (« amnésie globale transitoire »)

Sa description repose sur les constatations de l'entourage dont l'attention est attirée par le fait que le patient se met soudain à poser des questions concernant le lieu, la date, la situation présente, l'activité en cours. Il existe un trouble de la mémoire antérograde puisque le patient oublie à mesure les réponses qui lui sont données. Le trouble de la mémoire porte aussi sur la période ayant précédé le début de l'épisode. L'étendue de cette amnésie rétrograde qui peut porter sur des événements autobiographiques ou publics importants est variable, allant de quelques jours à plusieurs années. L'épisode se déroule dans un état de conscience claire, sans élément confusionnel. Les capacités acquises antérieurement sont conservées. La résolution de l'épisode, dont la durée moyenne est de quatre à dix heures, est rapidement progressive, marquée par la disparition de l'oubli au fur et à mesure et la récupération des souvenirs anciens qui ne pouvaient pas être évoqués pendant l'ictus amnésique. Les études neuropsychologiques effectuées au cours de l'épisode ont montré le caractère global du trouble de l'apprentissage qui porte sur la mémoire verbale et non verbale.

L'ictus amnésique peut être difficile à distinguer d'une *amnésie épileptique* liée à des crises partielles. Il est quelquefois *symptomatique*, contemporain d'un accident vasculaire cérébral ischémique ou hémorragique, ou constituant la manifestation inaugurale d'une affection cérébrale dégénérative. Il est donc légitime de compléter l'examen neurologique et neuropsychologique par un EEG et une imagerie cérébrale.

Mais, dans la grande majorité des cas l'ictus amnésique est *idiopathique*. Il survient le plus souvent après cinquante ans (âge moyen : soixante-deux ans), avec une fréquence équivalente dans les deux sexes. Son incidence à partir de cinquante ans est de 23,5 pour 100 000. Un stress déclenchant est trouvé dans au moins un tiers des cas, de nature psychologique et/ou physique. En dehors du risque de récidive (environ un quart des cas), le pronostic des formes idiopathiques est bon : absence de séquelles mnésiques et non-majoration du risque d'évolution vers une démence.

L'ictus amnésique idiopathique pourrait être la conséquence d'un dysfonctionnement transitoire au sein du circuit hippocampo-mammillo-thalamo-cingulaire dont le mécanisme serait celui de la dépression envahissante de Leao — impliquée aussi dans l'aura migraineuse. Une autre hypothèse évoque un trouble circulatoire résultant d'une hyperpression veineuse liée à une insuffisance valvulaire dans le système jugulaire interne.

Démences et troubles de la mémoire

La précocité, l'importance et la formule des troubles de la mémoire dépendent du type de la démence. Dans les *démences fronto-temporales* où prédominent les modifications de la personnalité et du comportement, les troubles mnésiques sont, au moins initialement, au second plan, sous la dépendance des troubles de l'attention. Dans la *maladie d'Alzheimer*, les troubles de la mémoire sont au contraire très précoces. Ils portent d'abord sur l'encodage et le rappel d'informations nouvelles, traduisant l'atteinte initiale de la formation hippocampique qui débute au niveau de l'aire entorhinale. L'extension secondaire des lésions aux aires néocorticales associatives entraîne la perte progressive de la mémoire autobiographique, mais aussi des acquisitions didactiques et de la mémoire sémantique, ainsi que de la mémoire procédurale.

SYNDROME FRONTAL

Le syndrome frontal réunit des troubles de l'activité, des fonctions cognitives et, plus généralement, du comportement.

La *sémiologie motrice* du syndrome frontal apparaît sous la forme d'une réduction de la spontanéité motrice. Néanmoins, le patient peut répondre aux stimulations par une préhension pathologique (*grasping*) ou un véritable comportement de préhension, voire d'utilisation ou d'imitation.

Des *persévérations* perturbent l'écriture et l'exécution de séries gestuelles (apraxie dynamique). Elles s'opposent à l'exécution de consignes inversées.

L'*impersistance motrice* est définie par l'incapacité à maintenir une activité simple telle que fermer les yeux, tirer la langue, maintenir la bouche ouverte. La valeur localisatrice de ce signe a été discutée. Cependant, il est généralement admis qu'il est observé surtout dans les lésions frontales de l'hémisphère droit, en particulier lorsque la consigne est de maintenir simultanément deux activités motrices (fermer les yeux et tirer la langue).

L'*expression verbale spontanée* est réduite. Un déficit de la fluence verbale peut être mis en évidence en demandant au patient de donner des mots commençant par une lettre déterminée ou des noms d'animaux (aphasie dynamique). Ces épreuves font apparaître des persévérations qui peuvent aussi être observées dans la dénomination.

Dans l'exécution d'une tâche, les opérations élémentaires sont correctement effectuées, mais l'enchaînement des opérations successives est perturbé en raison des troubles de l'attention et d'une incapacité à élaborer un programme (syndrome dysexécutif). Certains tests sont particulièrement sensibles au syndrome dysexécutif frontal : Wisconsin, *trail making test* ou test de Stroop.

Les modifications du comportement et de l'affectivité se font habituellement dans le sens de l'apathie et de l'indifférence avec perte de l'empathie. On peut aussi observer une désinhibition des comportements instinctifs conduisant à tenir des propos ou à réaliser des actes socialement inadaptés.

Ces troubles, aussi divers qu'ils soient, manifestent la fonction unique du lobe frontal, qui est de permettre à l'homme d'échapper à l'asservissement à des conduites instinctives et des schèmes sensorimoteurs pour accéder à un comportement prévisionnel. Le syndrome frontal se développe dans toute son ampleur chez les patients atteints de lésions frontales bilatérales (démences fronto-temporales, traumatismes bifrontaux). Des lésions sous-corticales intéressant le thalamus et/ou les noyaux gris centraux peuvent donner lieu à un dysfonctionnement du cortex frontal.

Syndrome de perte d'auto-activation psychique. — Ce syndrome est caractérisé sur le plan comportemental par une apathie extrême avec perte de toute initiative, les activités restantes ayant un caractère stéréotypé. Cependant, des stimulations extérieures permettent d'engager le sujet dans des activités plus ou moins complexes qui peuvent alors prendre un caractère compulsif. L'examen neuropsychologique, qui implique des stimulations extérieures, montre des performances relativement conservées. L'autre versant du syndrome est la sensation de vide mental, l'absence de vie intérieure en l'absence de sollicitations. Les lésions responsables de ce syndrome sont bilatérales, frontales ou sous-corticales, notamment bipallidales, interrompant la boucle limbique du circuit cortico-sous-cortical (cf. chapitre 2; fig. 2.10).

BIBLIOGRAPHIE

BOTEZ I. *Neuropsychologie clinique et Neurologie du comportement.* PU de Montréal. Masson, Paris, 1995.

BUDSON AE *et al.* Memory dysfunction. *New Engl J Med* 2005; *352* : 692-699.

TSUTOMU N *et al.* High-field, T2 reversed MRI of the hippocampus in transient global amnesia. *Neurology* 2005; *64* : 1170-1174.

CAMBIER J, VERSTICHEL P. *Le cerveau réconcilié. Précis de neurologie cognitive.* Masson, Paris, 1998.

EUSTACHE F, LECHEVALIER B. *Langage et aphasie.* DeBoeck, Bruxelles, 1989.

EUSTACHE F, LECHEVALIER B, VIADER F. *La mémoire.* DeBoeck, Bruxelles 1996.

FUSTER JM. *The prefrontal cortex.* Lippincott-Raven, New York, 1997.

GESCHWIND N. The organisation of language and brain. *Science* 1970; *170* : 940-944.

GIL R. *Neuropsychologie.* Masson, Paris, 1996.

KINSBOURNE M, SMITH L. *Hemispheric disconnection and cerebral function.* CC Thomas, Springfield, 1974.

LAPLANE D. La perte d'autoactivation psychique. *Rev Neurol (Paris)* 1990; *146* : 397-404.

LECHEVALIER B, EUSTACHE F, VIADER F. *Perception et agnosies.* DeBoeck, Bruxelles. 1995.

SIR W. LE GROS CLARK, DURWARD A. *The Anatomy of the Nervous system.* Oxford University Press, Oxford, 1956.

MESULAM M. *Principles of behavorial neurology.* FA Davis, Philadelphia, 1985.

MILNER AD, MCINTOSH R. The neurological basis of visual neglect. *Curr Opin Neurol* 2005; *18* : 748-753.

PONCET M, LAPLANE D. Les noyaux de la base : fonctions psychiques et comportementales. *Rev Neurol* 1994; *150* : 594-599.

ROACH ES *et al.* Transient global amnesia. Look at mechanisms not cause. *Arch Neurol* 2006; *63* : 1338-1339.

ROCH-LECOURS A, LHERMITTE F. *L'aphasie.* Flammarion, Paris, 1979.

SIGNORET JL. Mémoire et spécialisation fonctionnelle hémisphérique. Analyse neuropsychologique. *Rev Neurol* 1983; *139* : 35-38.

SPERRY RW, GAZZANIGA MS, BOGEN JE. Interhemispheric relationships : the neocortical commissures; syndrome of hemisphere disconnection. *In* : PJ VINKEN, GW BRUYN ed. *Handbook of clinical neurology,* vol. 4 : *Disorder of speech perception and symbolic behaviour,* Elsevier, Amsterdam, 1969. p. 273-290.

VIADER F, EUSTACHE F, LECHEVALIER. *Espace, geste, action.* DeBoeck, Bruxelles, 2000.

7 | ÉPILEPSIE

Les crises d'épilepsie revêtent des aspects cliniques très divers. Le mérite des cliniciens est d'avoir reconnu l'unité existant derrière ces aspects polymorphes et d'avoir discerné la base physiopathologique de cette unité : « *La survenue épisodique d'une décharge brusque, excessive et rapide d'une population plus ou moins étendue des neurones qui constituent la substance grise de l'encéphale* » (Jackson). Le nombre des individus présentant à un moment ou à un autre de leur existence une crise d'épilepsie est de l'ordre de 2 à 5 %. Toutefois, ce chiffre élevé n'est obtenu qu'en considérant la totalité des crises, y compris les convulsions hyperpyrétiques et les crises d'épilepsies « accidentelles » résultant d'une agression cérébrale aiguë de nature traumatique, infectieuse, métabolique ou toxique. Si l'on définit l'épilepsie comme une *maladie permanente caractérisée par une tendance à la répétition des crises*, la prévalence est plus faible, de l'ordre de 0,5 à 1 %, mais n'en constitue pas moins un problème majeur de santé publique.

LES CRISES D'ÉPILEPSIE

La crise est le phénomène élémentaire dont la répétition définit l'épilepsie. La survenue d'une crise isolée ou même de plusieurs crises dans un contexte d'agression cérébrale aiguë n'est pas suffisante pour porter le diagnostic d'épilepsie.

L'analyse électroclinique des crises permet de distinguer (tableau 7.I) les *crises généralisées* (fig. 7.1), où la décharge épileptique intéresse d'emblée le cerveau de façon bilatérale, synchrone et symétrique, et les *crises partielles* où la décharge épileptique a un début focal, unilatéral. Une crise partielle peut se généraliser secondairement : cette généralisation secondaire est parfois très rapide et un enregistrement de longue durée en EEG-vidéo peut être nécessaire pour reconnaître le début partiel.

Tableau 7.I *Classification internationale des crises épileptiques* (d'après P. Thomas et R. Genton, 1993).

***1.** Crises généralisées*
1.1 Absences
a. typiques (petit mal)
b. atypiques
1.2 Crises myocloniques
1.3 Crises cloniques
1.4 Crises toniques
1.5 Crises tonico-cloniques
1.6 Crises atoniques

►

► **Tableau 7.I** *Classification internationale des crises épileptiques* (d'après P. Thomas et R. Genton, 1993).

2. Crises partielles (focales)
2.1 Crises partielles simples (sans altération de la conscience)
a. avec signes moteurs
b. avec signes somato-sensitifs ou sensoriels
c. avec signes végétatifs
d. avec signes psychiques
2.2 Crises partielles complexes (avec altération de la conscience)
a. début partiel simple évoluant vers une crise partielle complexe
b. avec trouble de la conscience dès le début de la crise, accompagné ou non d'automatismes
2.3 Crises partielles secondairement généralisées
a. crises partielles simples secondairement généralisées
b. crises partielles complexes secondairement généralisées
c. crises partielles simples évoluant vers une crise partielle complexe puis vers une généralisation secondaire
3. Crises non classées

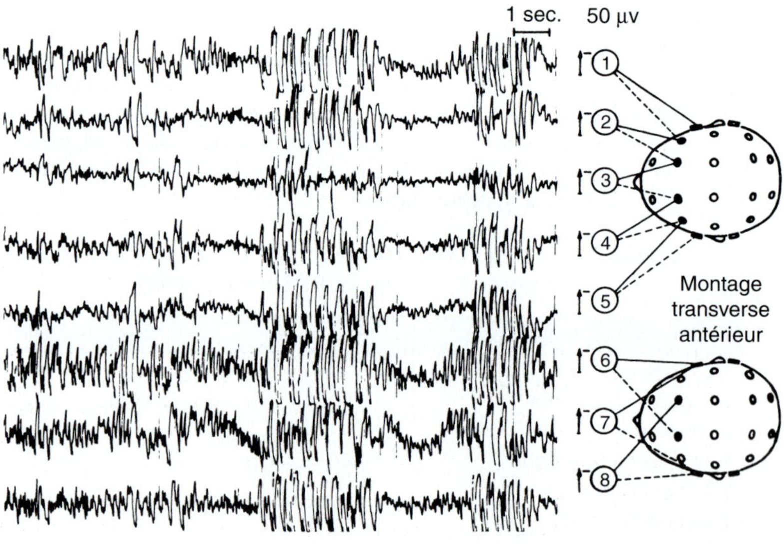

Fig. 7.1. *Épilepsie généralisée. Anomalies bilatérales et synchrones.*

Crises généralisées

Crise tonico-clonique (crise « grand mal »)

Le début de la crise est marqué par une perte de connaissance immédiate, un cri, une chute brutale souvent responsable de blessures. Elle se déroule en trois phases durant en tout cinq à dix minutes :

– la *phase tonique* est marquée par une contraction intense et généralisée des muscles des membres, du rachis, du thorax, de la face, avec pour conséquence une apnée et une cyanose ;

– la *phase clonique* est caractérisée par des secousses musculaires brusques, généralisées, synchrones, d'abord rapprochées, puis plus espacées ;

– la *phase résolutive* correspond au coma postcritique, marqué par une hypotonie généralisée et par la reprise de la respiration, qui est stertoreuse.

Au décours de la crise, on constate de façon inconstante une morsure de la langue et une perte d'urine. Au coma peut succéder une période plus ou moins longue de confusion postcritique. Lors du retour de la conscience, le patient peut se plaindre de courbatures et de céphalée.

L'*EEG*, rarement enregistré lors d'une crise, montre la succession d'une activité rapide de bas voltage, de pointes, de pointes-ondes, puis d'ondes lentes à la phase postcritique. Entre les crises, le tracé peut être normal. Il peut aussi montrer des bouffées bilatérales de pointes ou de pointes-ondes, ou des anomalies focales lorsqu'il s'agit d'une épilepsie secondairement généralisée.

Des *crises atypiques* se distinguent de la crise tonico-clonique par la prédominance unilatérale des phénomènes moteurs, par le caractère purement tonique ou clonique de la crise, voire par l'absence de tout phénomène convulsif : crise atonique se manifestant par une perte de conscience brusque avec chute et éventuellement perte des urines.

Crises myocloniques

Les crises myocloniques se traduisent par des secousses musculaires brèves, bilatérales et synchrones, prédominant aux membres supérieurs et à la face, sans perte de conscience, s'accompagnant constamment de polypointes-ondes bilatérales sur l'EEG.

Absences épileptiques

L'absence épileptique simple est caractérisée par une suspension brève de la conscience avec interruption de l'activité, associée parfois à quelques clonies palpébrales. Il existe des variantes au cours desquelles l'absence peut être associée à des phénomènes toniques ou au contraire à une atonie, à une activité automatique ou encore à des troubles végétatifs.

Les absences typiques sont définies par leur corollaire EEG qui consiste en des décharges généralisées de pointes-ondes à 3 Hz, bilatérales et synchrones (fig. 7.2). Un tracé EEG s'écartant de ce schéma définit les absences atypiques.

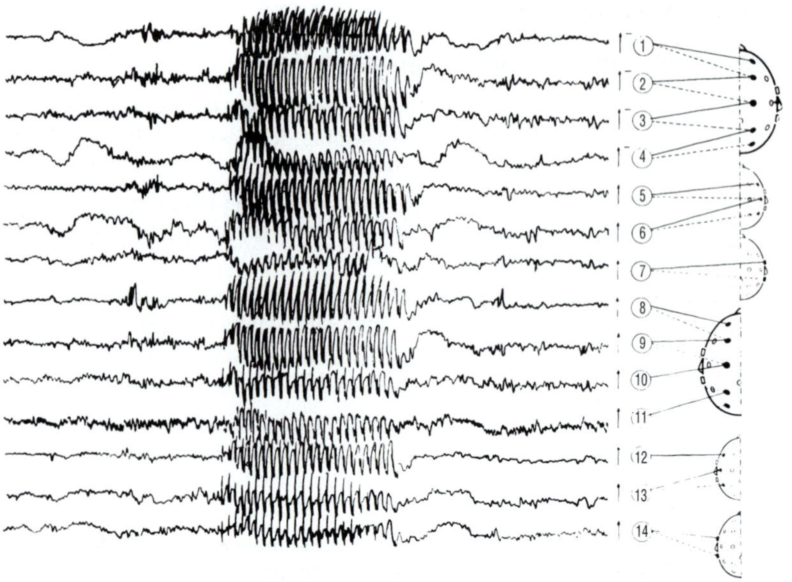

Fig. 7.2. *Tracé de petit mal (absence).*
Pointes-ondes rythmiques à 3 cycles par seconde se détachant par bouffées prolongées sur un tracé normal.

Crises partielles

Les différentes crises partielles

La classification internationale des crises d'épilepsie (tableau 7.I) distingue les crises partielles simples, sans aucune modification de la conscience, et les crises partielles complexes avec altération de la conscience. En fait, l'appréciation du niveau réel de la conscience pendant certaines crises est souvent difficile, et l'intérêt de cette distinction est discuté par certains auteurs.

❒ Crises somato-motrices

Elles prennent naissance au niveau du cortex moteur prérolandique. Cloniques ou tonico-cloniques, elles peuvent rester localisées ou avoir une marche bravais-jacksonienne avec extension progressive au niveau d'un hémicorps à partir d'un début qui peut être facial, brachial ou crural. La crise peut être suivie d'un déficit moteur postcritique transitoire dans le territoire correspondant (*paralysie de Todt*). Il n'y a pas de perte de conscience sauf en cas de généralisation secondaire.

❒ Crises versives, ou posturales

Elles ont souvent un point de départ frontal, avec notamment les *crises de l'aire motrice supplémentaire* dans lesquelles la déviation de la tête et des yeux s'accompagne d'une élévation du membre supérieur et d'une vocalisation itérative ou d'une palilalie.

L'*épilepsie du lobe frontal* comporte souvent aussi des phénomènes dystoniques ou dyskinétiques, parfois des comportements moteurs complexes bizarres dont la signification peut être longtemps méconnue. La survenue nocturne prédominante et l'absence fréquente d'anomalies EEG intercritiques contribuent au retard diagnostique. Des enregistrements vidéo-EEG sont souvent utiles pour le diagnostic différentiel avec les manifestations paroxystiques non épileptiques survenant au cours du sommeil (parasomnies).

❒ Crises somato-sensitives

Les crises paresthésiques ont un point de départ pariétal rétro-rolandique. Des crises sensitives plus élaborées avec illusion corporelle évoquent un point de départ pariétal postérieur.

❒ Crises sensorielles

Elles comprennent :

– les crises visuelles d'origine occipitale : hallucinations visuelles élémentaires ou élaborées, rarement phénomènes déficitaires;

– les crises auditives, d'origine temporale : perception d'un bruit, parfois de paroles ou de musique;

– les crises olfactives naissant du cortex frontal postérieur et inférieur : perception d'une odeur en règle générale désagréable;

– les crises gustatives : opercule rolandique;

– les crises vertigineuses : cortex pariétal antéro-inférieur.

❒ Crises aphasiques

Elles résultent d'une décharge épileptique intéressant les zones du langage de l'hémisphère dominant.

❒ Crises avec signes psychiques

Les structures profondes du lobe temporal (noyau amygdalien, hippocampe) sont en interdépendance fonctionnelle avec, d'une part, le cortex insulaire, frontal et temporal et, d'autre part, le système limbique. L'ensemble constitue un système essentiel pour l'élaboration des expériences affectives, la motivation, la mémoire. Une décharge épileptique au sein d'une telle entité fonctionnelle peut se manifester par une expérience vécue dont le sujet garde un souvenir prégnant bien que malaisément définissable et/ou une activité psychomotrice dont il ne garde pas le souvenir.

L'expérience vécue associe de façon variable :

– des manifestations végétatives pouvant intéresser la sphère digestive, cardiovasculaire, respiratoire, urogénitale. Une sensation épigastrique ascendante est une des plus fréquentes;

– des manifestations affectives : sensation de peur, plus rarement sensation agréable ;

– des modifications de la qualité du vécu : état de rêve, sensation d'étrangeté ou de familiarité, impression de déjà-vu, de déjà-vécu, reviviscence d'une scène du passé, vision panoramique du passé, pensée forcée.

❐ Crises partielles complexes

Elles comportent une altération de la conscience qui peut survenir d'emblée ou secondairement après l'une ou plusieurs des manifestations précédentes. Il peut y avoir une suspension de l'activité ou poursuite d'une activité automatique. Ces automatismes revêtent des aspects variés : mouvements de mâchonnement, de déglutition, activité gestuelle élémentaire ou complexe (activité de recherche, de rangement, de déshabillage), automatismes ambulatoires dont la signification peut être critique ou postcritique.

EEG des crises partielles

Entre les crises, le tracé peut être normal, mettre en évidence un foyer d'ondes lentes correspondant à la lésion focale, ou un foyer épileptique sous la forme de pointes, de pointes-ondes ou d'ondes lentes à front raide (fig. 7.3).

Le *début de la crise* se marque au niveau du foyer par la substitution aux pointes sporadiques d'une *décharge hypersynchrone très rapide et soutenue.* Cette décharge est remarquable par l'augmentation de l'amplitude des pointes, par la fréquence élevée de la décharge et par l'extension progressive du territoire intéressé.

La *fin de la crise* est marquée par un espacement des pointes et une multiplication des ondes lentes. L'épuisement des réserves énergétiques des neurones ou de l'oxygène disponible, l'accumulation de certains métabolites pourraient rendre compte de l'interruption de l'activité épileptique. Il semble néanmoins que l'intervention des mécanismes inhibiteurs joue le rôle prédominant.

Lorsque le foyer épileptogène est profond, notamment dans l'épilepsie temporale, les signes EEG intercritiques et même critiques peuvent être atypiques et recueillis sur une région étendue, parfois de façon bilatérale. Les anomalies EEG peuvent même manquer. Il est alors nécessaire de recourir à des *méthodes spéciales d'activation* telles que les *tracés de sommeil.*

États de mal épileptiques

La crise d'épilepsie, qu'elle soit généralisée ou partielle, est suivie de phénomènes déficitaires (coma dans le premier cas, déficit moteur, sensitif, sensoriel ou encore trouble aphasique dans le second), puis du retour au fonctionnement normal de l'encéphale. On considère qu'il y a état de mal épileptique quand une nouvelle crise se produit avant que cette récupération fonctionnelle soit accomplie. Tout état de mal épileptique, généralisé ou partiel, doit faire l'objet d'un traitement intensif dans la mesure où il peut être responsable de lésions persistantes à type de nécrose laminaire corticale.

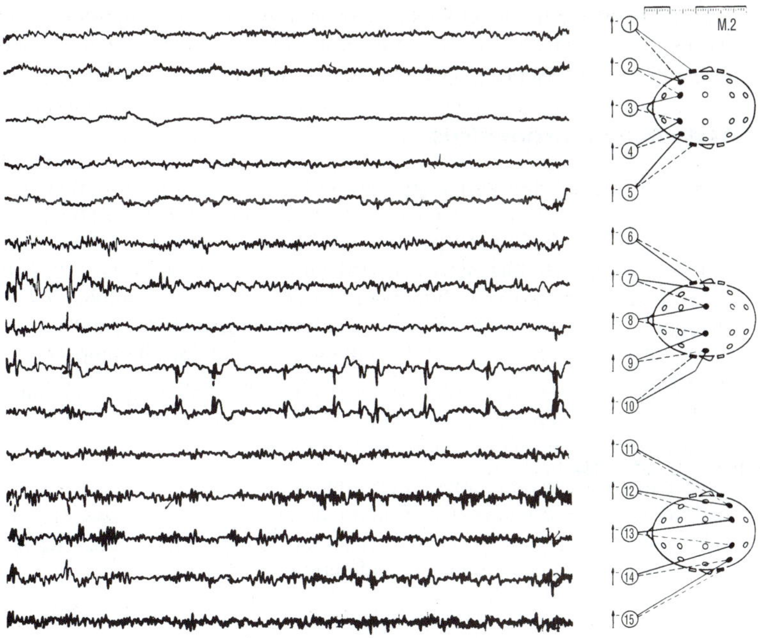

Fig. 7.3. *Les signes épileptiques élémentaires : pointes brèves isolées, complexes polyphasiques, pointes-ondes. Ces signes se groupent en un foyer rolandique gauche (dérivations 9 et 10).*

État de mal convulsif généralisé

L'état de mal convulsif généralisé comporte des crises convulsives subintrantes, sans retour de la conscience entre les crises. Il constitue une *urgence thérapeutique*.

En l'absence d'un contrôle rapide des crises, des troubles végétatifs surviennent : hyperthermie, dépression respiratoire et circulatoire; l'évolution est mortelle dans un tiers des cas. Le traitement repose habituellement sur l'administration par voie intraveineuse de *clonazépam*, puis de phénytoïne ou de fosphénytoïne à la seringue électrique. Le traitement doit être conduit dans une unité de soins intensifs. Une assistance respiratoire est souvent nécessaire.

États de mal convulsifs partiels

Les états de mal convulsifs partiels peuvent revêtir l'aspect de crises motrices successives limitées à un hémicorps entre lesquelles persiste un déficit moteur permanent. Parfois, les crises se résument à quelques secousses cloniques dans un territoire limité, et le déficit est au premier plan. Un aspect particulier est l'*épilepsie partielle continue de Kojevnikow*, où une activité clonique se poursuit sans interruption dans un territoire limité.

États de mal non convulsifs

Les états de mal non convulsifs peuvent donner lieu à un déficit focal, tel qu'une aphasie dont le caractère fluctuant doit retenir l'attention. Plus souvent, ils se traduisent par une altération prolongée de la conscience pouvant comporter des activités automatiques plus ou moins stéréotypées. L'EEG permet de poser le diagnostic de ces confusions épileptiques et d'en distinguer deux formes : l'état de mal non convulsif généralisé (petit mal status, absence status) et l'état de mal non convulsif partiel complexe.

Ces états surviennent le plus souvent chez des épileptiques connus, mais parfois *de novo*, en particulier chez des sujets âgés, pouvant être déclenchés notamment par un sevrage en benzodiazépines.

Épilepsie avec chromosome 20 en anneau. — Caractérisée par des absences de longue durée réfractaires au traitement, elle est souvent associée à d'autres types de crises et à un déficit intellectuel. La survenue d'états de mal non convulsifs est fréquente dans cette affection.

DIAGNOSTIC DIFFÉRENTIEL

Le diagnostic différentiel avec des épisodes paroxystiques d'autre nature doit être fait, habituellement de façon rétrospective, sur les données de l'interrogatoire.

Syncopes. — Les syncopes qui résultent d'une diminution transitoire de la perfusion cérébrale sont discutées dans le chapitre 4. Une perte d'urine ou la survenue de quelques phénomènes cloniques n'éliminent pas ce diagnostic. Dans les cas douteux, des investigations cardiovasculaires sont nécessaires, pouvant comporter ECG, Holter, *tilt-test*, massage du sinus carotidien, enregistrement du faisceau de Hiss. La situation est compliquée par le fait que des enregistrements couplés EEG-ECG ont montré qu'il existe des *crises épileptiques arythmogéniques* qui pourraient jouer un rôle dans la *mort subite* inexpliquée de l'épileptique.

Syndrome du QT long. — Chez un sujet jeune présentant des antécédents familiaux de mort subite, il faut penser à un syndrome du QT long : *syndrome de Romano-Ward*, à transmission autosomique dominante, et *syndrome de Jervell-Lange-Nielsen*, à transmission autosomique récessive, comportant aussi une surdité congénitale.

Hypoglycémie. — Elle donne lieu à des malaises dont l'expression clinique est habituellement bien différente de l'épilepsie, mais elle est parfois responsable de crises généralisées, voire partielles.

Pseudo-crises épileptiques d'origine psychogène. — Elles peuvent être de diagnostic difficile, d'autant plus qu'elles sont souvent associées à des crises authentiques. Un enregistrement EEG-vidéo peut permettre de faire la part des choses.

SYNDROMES ÉPILEPTIQUES

La définition d'un *syndrome épileptique* repose sur les caractères électrocliniques des crises, généralisées ou partielles, mais aussi sur d'autres facteurs tels que l'âge de survenue ou la cause, en distinguant les épilepsies idiopathiques et les épilepsies symptomatiques ou présumées symptomatiques (cryptogéniques).

Syndromes épileptiques idiopathiques

Les épilepsies idiopathiques se révèlent le plus souvent au cours de l'enfance, de l'adolescence ou chez l'adulte jeune, et leur formule est dans une large mesure conditionnée par l'âge d'apparition. Elles ne sont pas symptomatiques d'une lésion, congénitale ou acquise.

Épilepsies généralisées idiopathiques

❒ Épilepsies bénignes du nouveau-né et du nourrisson

À cette catégorie appartiennent les convulsions néonatales bénignes, dont certaines sont familiales, et l'épilepsie myoclonique bénigne du nourrisson.

L'*épilepsie pyridoxino-dépendante* survient aussi dans la période néonatale. Résistantes aux antiépileptiques, les crises cèdent immédiatement à l'administration parentérale de pyridoxine.

❒ Convulsions fébriles

Ces crises convulsives surviennent chez des enfants entre six mois et cinq ans, uniquement à l'occasion d'un état fébrile. Le risque de survenue ultérieure d'une épilepsie est très faible.

Le syndrome « *épilepsie généralisée avec convulsions fébriles plus* » (EGCF +) associe des crises hyperpyrétiques et des crises généralisées survenant en l'absence de fièvre qui peuvent être de type tonico-clonique, myoclonique ou absence.

❒ Épilepsies myocloniques sévères de l'enfant

Dans cette affection, les crises débutent au cours de la première année. Elles sont cloniques, généralisées ou unilatérales. Ultérieurement apparaissent un retard psychomoteur, une ataxie, parfois des absences.

❒ Épilepsie-absences de l'enfant

Cette variété d'épilepsie débute le plus souvent entre quatre et huit ans chez des enfants dont le développement a été normal. Elle se traduit par des absences qui peuvent être très nombreuses (pycnolepsie). L'EEG montre la survenue, sur un tracé de base normal, de décharges, à début et fin brusques, de pointes-ondes rythmiques à 3 Hz, bilatérales et synchrones. Ces anomalies EEG, favorisées par l'hyperpnée, dépourvues de traduction clinique lorsqu'elles sont brèves, sont trouvées constamment sur l'enregistrement intercritique. Le pronostic est classiquement favorable, les absences disparaissant au moment de la puberté. Toutefois, elles peuvent persister, laisser la place ou être associées à des crises généralisées tonico-cloniques.

Le pronostic est moins favorable *dans les absences atypiques*. Les atypies peuvent être liées à l'âge de début plus tardif (épilepsie-absences juvénile), à la sémiologie (absences avec composante myoclonique importante et/ou atonique), à l'EEG (rythme inférieur à 3 Hz, photosensibilité) ou à l'existence d'une anomalie du développement.

❐ Épilepsie myoclonique juvénile

Cette affection débute le plus souvent entre treize et vingt ans. Les crises myocloniques surviennent électivement le matin, peu de temps après le réveil, perturbant la toilette ou le petit déjeuner. L'EEG intercritique montre des décharges bilatérales et synchrones de polypointes-ondes dont la stimulation lumineuse intermittente favorise l'apparition.

Les myoclonies ne sont parfois découvertes qu'à l'interrogatoire, chez un sujet qui consulte pour une crise convulsive survenue le matin après une privation de sommeil. Des crises généralisées clonico-tonico-cloniques sont en effet associées dans la grande majorité des cas. L'association à des absences est plus rare. Le risque épileptique persiste généralement pendant toute l'existence, nécessitant le maintien indéfini du traitement.

❐ Épilepsie idiopathique de type grand mal

En présence d'une épilepsie de type grand mal, les arguments en faveur du caractère idiopathique sont le début chez un sujet jeune, l'absence d'anomalie neurologique, l'absence d'anomalie EEG focale et l'imagerie cérébrale normale.

L'*épilepsie avec crises grand mal du réveil* est un aspect particulier des épilepsies idiopathiques de type grand mal. Les crises débutent à l'adolescence, surviennent peu de temps après le réveil. Leur survenue est favorisée par le manque de sommeil et la prise d'alcool.

Épilepsies partielles idiopathiques

❐ Épilepsie à paroxysmes rolandiques

Il s'agit d'une épilepsie de l'enfant se traduisant par des paroxysmes moteurs toniques ou cloniques intéressant une hémiface, accompagnés d'une suspension de la parole, survenant volontiers au moment de l'endormissement, de l'éveil, ou pendant le sommeil. L'EEG montre des pointes centro-temporale, majorées lors du sommeil avec tendance à la bilatéralisation. Les crises sont rares et disparaissent constamment au cours de l'adolescence. Un traitement (valproate de sodium) est indiqué seulement si les crises sont fréquentes et/ou diurnes.

❐ Épilepsie de l'enfant à paroxysmes occipitaux

Le déroulement de la crise peut évoquer une migraine avec des phénomènes visuels suivis de céphalée. L'EEG enregistre des pointes-ondes occipitales disparaissant à l'ouverture des yeux.

❐ Épilepsie nocturne autosomique dominante du lobe frontal

Elle est caractérisée par des crises motrices brèves, de type dystonique ou hyperkinétique : mouvements de pédalage, mouvements désordonnés des membres supérieurs ou inférieurs. Survenant pendant le sommeil léger, parfois très fréquentes, les crises sont souvent précédées d'une aura dont la formule est très variable. C'est le premier syndrome épileptique qui ait été rattaché à une anomalie d'un canal ionique. Des mutations sur les gènes codant les sous-unités α_4 et β_2 des récepteurs neuronaux de l'acétylcholine ont été identifiées. Le traitement repose sur la carbamazépine et/ou le clonazépam, efficace dans les deux tiers des cas. Dans les cas réfractaires, l'association à l'acétazolamide a permis d'obtenir des améliorations.

❐ Épilepsie autosomique dominante du lobe temporal

Les crises comportent une aura auditive suivie de manifestations indiquant une diffusion vers le cortex temporal latéral. Elles peuvent être déclenchées par un bruit extérieur. Des mutations ont été trouvées dans le gène *LGI1* (*Leucin-rich Glioma-Inactivated 1*).

Épilepsies réflexes

On désigne ainsi les épilepsies dont les crises sont déclenchées par un stimulus spécifique. Chez ces patients, les crises stimulus-dépendantes peuvent être isolées ou associées à des crises survenant spontanément.

Les stimuli visuels sont le plus souvent en cause. Une photosensibilité objectivée sur l'EEG lors de la stimulation lumineuse intermittente peut être observée dans diverses variétés d'épilepsie. Dans l'épilepsie photosensible pure, les crises, habituellement tonico-cloniques généralisées, surviennent exclusivement en relation avec des stimulations lumineuses (scintillement, flash, télévision, jeux vidéo) ou parfois avec un pattern visuel plus ou moins complexe. La simple fermeture des yeux peut être le facteur déclenchant d'une crise, généralement à type d'absence. Une tendance compulsive à utiliser les stimulations visuelles pour déclencher les crises est parfois observée.

L'épilepsie primaire de la lecture, déclenchée par une lecture prolongée, est caractérisée par des clonies de la mâchoire pouvant évoluer vers une crise convulsive généralisée.

D'autres variétés d'épilepsie réflexes ont été décrites : épilepsie musicogènique, épilepsie induite par certaines activités intellectuelles.

Syndromes épileptiques cryptogéniques

Syndrome de West

Le syndrome de West débute le plus souvent avant un an. L'élément caractéristique est le spasme en flexion (parfois en extension) qui peut intéresser l'ensemble du corps ou être limité à la nuque, survenir isolément ou plus souvent en salves. L'EEG est en permanence anormal, montrant une succession d'ondes lentes et de pointes de grande amplitude (*hypsarythmie*). Un traitement par l'ACTH ou les corticoïdes est rapidement efficace sur les spasmes et les anomalies EEG, et paraît améliorer le pronostic à long terme même s'il persiste un risque important de retard mental. Le pronostic est plus mauvais lorsqu'il s'agit d'une épilepsie symptomatique en relation avec des lésions acquises ou génétiques, parmi lesquelles il faut citer les dysgénésies corticales, la sclérose tubéreuse de Bourneville, et le syndrome d'Aicardi dû à une mutation dominante liée à l'X et qui comporte une agénésie du corps calleux.

Le vigabatrin est le traitement de choix des formes liées à la sclérose tubéreuse de Bourneville.

Syndrome de Lennox-Gastaut

Le syndrome de Lennox-Gastaut débute entre deux et six ans, mais il peut succéder à un syndrome de West. Comme ce dernier, il peut être symptomatique ou cryptogénique. Il comporte de façon constante des crises toniques, associées à des crises atoniques et à des absences atypiques. Des chutes traumatisantes sont fréquentes. L'EEG est caractérisé par la survenue, sur un tracé de fond anormalement lent, de décharges prolongées de pointes-ondes dans lesquelles la pointe est lente, différente de la pointe rapide des absences du petit mal. Les crises sont rebelles au traitement et le pronostic est sévère du fait de la persistance habituelle d'une arriération intellectuelle.

Le *syndrome de Doose*, caractérisé par des crises myoclonico-astatiques, est difficile à distinguer du syndrome de Lennox-Gastaut.

Syndrome de Landau-Kleffner

Le syndrome de Landau-Kleffner est dominé par une aphasie acquise, parfois associée à une véritable agnosie auditive risquant d'être confondue avec une surdité. Les crises, partielles ou généralisées, sont au second plan, et ce n'est pas l'épilepsie qui confère sa gravité à ce syndrome. Les anomalies EEG sont variables, pouvant réaliser le syndrome des pointes-ondes continues du sommeil. Le pronostic est fonction des séquelles aphasiques.

Épilepsie avec pointes-ondes continues du sommeil

L'épilepsie avec pointes-ondes continues du sommeil (POCS) est caractérisée par la présence de pointes-ondes pendant la majeure partie du sommeil lent. La formule des crises est variable. La gravité tient à la fréquence des séquelles intellectuelles. La corticothérapie peut influencer favorablement cette évolution.

TROUBLES PSYCHIQUES ASSOCIÉS À L'ÉPILEPSIE

La cause de l'épilepsie peut rendre compte à la fois des crises et du retard des acquisitions ou de leur régression. On trouve dans cette catégorie les retards mentaux d'origine génétique qui peuvent s'accompagner d'épilepsie, de même que les erreurs héréditaires du métabolisme et les affections neurodégénératives. Par ailleurs, toutes les encéphalopathies acquises, quelles que soient leur cause et leur date de survenue, peuvent être responsables d'une épilepsie et de troubles cognitifs et/ou comportementaux.

La question de savoir si la répétition des crises peut en elle-même entraîner un déclin cognitif reste discutée. Dans la mesure où cette question est posée essentiellement à propos des épilepsies réfractaires, la responsabilité des effets secondaires des médicaments ne doit pas être sous-estimée. La résection du foyer épileptique, lorsqu'elle est possible, trouve là une de ses indications.

Des épisodes psychotiques majeurs peuvent être observés : comportement anormal plus ou moins totalement amnésique, confusion, hallucinations et illusions sensorielles, manifestations délirantes souvent à caractère mystique, éventuellement réactions impulsives ou violentes ayant des conséquences médico-légales. Ces épisodes psychotiques sont observés principalement dans les épilepsies temporales. En fonction de leurs relations chronologiques avec les crises, on distingue des psychoses post-ictales et des psychoses interictales : ces dernières paraissent parfois favorisées par la réduction du nombre des crises ou leur suppression sous l'influence du traitement (« normalisation forcée »).

ÉTIOLOGIE DE L'ÉPILEPSIE

L'épilepsie peut être la conséquence d'anomalies génétiques ou de lésions acquises.

Hérédité de l'épilepsie

Les épilepsies génétiques comprennent des faits de nature diverse parmi lesquels il faut distinguer les cas où l'épilepsie est isolée (syndromes épileptiques idiopathiques) des cas où l'épilepsie est une composante d'une maladie ou d'un syndrome héréditaire plus complexe.

Syndromes épileptiques idiopathiques

Le facteur héréditaire est prédominant dans les épilepsies idiopathiques qui débutent chez des sujets jeunes. Il s'agit habituellement d'une hérédité polygénique déterminant une susceptibilité aux facteurs environnementaux qui déclenchent les crises. Cependant, une hérédité monogénique est parfois en cause. Lorsqu'une mutation est mise en évidence, elle porte le plus souvent, mais non toujours, sur un gène codant un canal ionique (tableau 7.II).

Tableau 7.II *Syndromes épileptiques parfois en relation une mutation génique.*

Syndrome épileptique	*Gène*	*Produit du gène*
Épilepsie-absence de l'enfant	*CACNA1H*	Canal calcium de type T
Épilepsie myoclonique juvénile Épilepsie grand mal du réveil	*CLCN2*	Canal Cl^- voltage-dépendant
Épilepsie myoclonique sévère du nourrisson	*SCN1A*	Sous unité a_1 du canal sodium
Convulsions fébriles « plus »	*SCN1A, SCN2A, SCN1B* *GABRG2*	Canal sodium (sous-unités α_1, α_2, β_1) Sous-unité γ_2 du récepteur GABA-A
Convulsions néonatales familiales bénignes	*KCNQ2, KCNQ3*	Canaux K^+ voltage-dépendant
Épilepsie nocturne autosomique dominante du lobe frontal	*CHRNA4, CHRNB2*	Récepteur nicotinique à l'acétylcholine (sous-unités α_4 et β_2)
Épilepsie temporale latérale autosomique dominante	*LRGI1*	Épitempine (protéine neuronale)

Épilepsie au cours de maladies héréditaires

L'épilepsie est une composante fréquente d'affections héréditaires étudiées dans d'autres chapitres : sclérose tubéreuse de Bourneville (chapitre 16), anomalies du développement d'origine génétique (retards mentaux, dysgénésies corticales, chapitre 20), erreurs héréditaires du métabolisme (chapitre 21). À cette dernière catégorie appartiennent les épilepsies myocloniques progressives.

❐ Épilepsies myocloniques progressives

Les épilepsies myocloniques progressives (EMP) sont caractérisées par des myoclonies d'intention et d'action sensibles aux stimulations, des crises tonico-cloniques et une détérioration neurologique progressive avec, notamment, ataxie cérébelleuse et souvent démence. Il s'agit d'un ensemble hétérogène dont les causes sont diverses : céroïde-lipofuscinoses, sialidoses, mitochondriopathies (MERFF), atrophie dentato-rubro-pallido-luysienne; mais deux affections autosomiques récessives sont responsables de la plupart des épilepsies myocloniques progressives familiales : l'EMP d'Unverricht-Lundborg et la maladie de Lafora.

EMP d'Unverricht-Lundborg. — Elle est liée à une mutation portant sur le gène de la cystatine B (mutation ponctuelle ou surtout expansion d'un dodécamère).

Les lésions sont purement dégénératives. Le syndrome clinique associe des myoclonies d'intention et d'action, des crises généralisées tonico-cloniques et, secondairement, une ataxie. L'EEG montre des bouffées de pointes-ondes généralisées avec une photosensibilité. La présence de potentiels évoqués somesthésiques géants est souvent notée. Après une aggravation progressive pendant plusieurs années, la maladie se stabilise à un niveau de handicap très variable. Il n'y a pas ou peu de déficit cognitif. *Une influence aggravante de la phénytoïne a été notée.*

Maladie de Lafora. — Il s'agit d'une forme beaucoup plus sévère d'EMP, comportant une détérioration cognitive, conduisant à un état grabataire et au décès en quelques années. Elle est caractérisée par la présence d'inclusions neuronales formées au moins en partie de mucopolysaccharides acides qui siègent dans le cytoplasme des neurones du noyau dentelé, du noyau rouge, du thalamus, du locus niger, du cortex cérébral. Une surcharge analogue est trouvée dans le foie, le myocarde et la peau (intérêt de la biopsie axillaire montrant les dépôts anormaux dans les canaux des glandes sudoripares). Un gène responsable assurant la synthèse d'une tyrosine phosphatase a été localisé en 6q23-25.

Épilepsies liées à des lésions acquises

Ces épilepsies sont liées à l'existence d'une lésion cérébrale. La mise en évidence de la lésion causale a été grandement facilitée par les progrès de l'imagerie, qui a réduit le nombre des épilepsies cryptogéniques. Ces faits correspondent à deux situations bien distinctes :

– dans une première situation (*crises symptomatiques aiguës*), les crises sont une manifestation parmi d'autres d'une agression cérébrale aiguë pouvant être de nature traumatique, vasculaire, infectieuse (méningite, encéphalite), inflammatoire ;

– dans une seconde situation, envisagée ici, l'épilepsie est une manifestation prédominante, voire isolée, d'une *lésion stabilisée ou lentement évolutive*, intéressant en règle le cortex cérébral.

Lésions cicatricielles

À cette catégorie appartiennent les épilepsies apparaissant dans les suites d'une agression cérébrale, quelle qu'en soit la nature, le plus souvent traumatique ou vasculaire. Les crises surviennent après un temps de latence variable pouvant atteindre plusieurs années.

Chez les sujets âgés. — Les lésions cicatricielles d'un accident vasculaire cérébral sont la cause la plus fréquente d'épilepsie. La maladie d'Alzheimer majore le risque d'épilepsie.

Sclérose hippocampique. — C'est la cause principale de l'*épilepsie du lobe temporal interne.* Des antécédents de convulsions fébriles au cours de la première année de la vie ont été notés avec une fréquence particulière chez les patients développant une épilepsie de ce type. Cependant la responsabilité de ces convulsions fébriles, elles-mêmes liées à un facteur génétique, dans la survenue de la sclérose hippocampique reste discutée.

Les crises apparaissent habituellement à la fin de la première décennie. Il s'agit typiquement de crises partielles complexes pouvant se généraliser. À la phase initiale, le traitement permet généralement un bon contrôle des crises. Il n'est toutefois pas rare d'assister secondairement à une évolution vers une épilepsie pharmacorésistante.

L'IRM, sur les séquences en T1, met en évidence l'atrophie hippocampique.

Tumeurs cérébrales

L'épilepsie est un symptôme fréquent des tumeurs cérébrales hémisphériques. En revanche, les tumeurs ne sont responsables que d'une fraction relativement faible de l'ensemble des épilepsies.

C'est chez l'adulte que l'étiologie tumorale de l'épilepsie est relativement fréquente, en particulier lorsqu'il s'agit de crises focales. Si l'on considère l'ensemble des épilepsies apparues après vingt ans, la fréquence de l'étiologie tumorale et de l'ordre de 10 %.

L'incidence de l'épilepsie est fonction du siège de la tumeur, de sa nature : elle est plus fréquente dans les néoformations de développement lent (méningiomes, astrocytomes, oligodendrogliomes) que dans les tumeurs malignes (glioblastomes).

Kystes parasitaires

Dans les régions d'endémie, la *neurocysticercose* est une cause majeure d'épilepsie, qu'il s'agisse de kystes actifs ou de lésions calcifiées. D'autres parasitoses doivent être évoquées en fonction de leur distribution géographique.

Malformations vasculaires

Les malformations artérioveineuses se révèlent dans un tiers des cas par une épilepsie focale débutant dans l'enfance ou chez l'adulte jeune. L'épilepsie est souvent aussi le mode de révélation des cavernomes cérébraux.

Encéphalites auto-immunes

L'*encéphalite de Rasmussen* (épilepsie partielle continue progressive) est caractérisée par l'association à une activité myoclonique continue localisée à une extrémité ou à la face d'une hémiparésie et d'une détérioration cognitive progressives. Elle correspond à une encéphalite chronique auto-immune unihémisphérique observée chez l'enfant. Les lésions consistent en une infiltration par des lymphocytes T, une gliose et une déperdition neuronale. Des anticorps dirigés notamment contre la molécule GluR ε2 du récepteur NMDA sont souvent décelés.

D'autres encéphalopathies auto-immunes ont souvent une expression épileptique : le neurolupus, l'encéphalopathie liée à la thyroïdite de Hashimoto, l'encéphalite limbique, paranéoplasique ou idiopathique.

Causes métaboliques et toxiques

Les encéphalopathies métaboliques et toxiques, étudiées dans le chapitre 5, peuvent comporter des crises d'épilepsies dans leur symptomatologie. Rappelons que chez un patient présentant une crise d'épilepsie d'origine indéterminée, il est nécessaire de faire un dosage de la calcémie et de la glycémie. Certains *insulinomes* peuvent évoluer longtemps sous le masque d'une épilepsie avant que le diagnostic correct ne soit porté.

Il existe entre l'*alcoolisme* et la survenue de crises d'épilepsie des relations complexes.

Chez certains sujets atteints d'une épilepsie du type idiopathique ou d'origine traumatique, une ingestion excessive d'alcool, même si elle est épisodique, peut avoir une action aggravante, voire révélatrice.

Mais l'alcoolisme constitue aussi à lui seul une cause de crises d'épilepsie, qu'il s'agisse d'un alcoolisme chronique ancien ou d'un alcoolisme aigu poursuivi pendant plusieurs jours. L'histoire de ce type d'épilepsie est faite de crises convulsives généralisées débutant chez l'adulte, survenant de façon espacée, chaque épisode étant fait d'une crise unique ou de plusieurs crises qui se succèdent en quelques heures. Parfois, les crises subintrantes réalisent un état de mal épileptique. L'électroencéphalogramme de ces sujets est en règle normal à distance des crises avec, à proximité des crises et de façon transitoire, une sensibilité accrue à la stimulation lumineuse intermittente.

Des études chronologiques ont montré que les crises et la photosensibilité apparaissent en période de *sevrage*, quelques heures au moins après la dernière ingestion alcoolisée, et qu'il existe simultanément un certain degré d'hypomagnésémie et d'alcalose. Dans la séquence des accidents de sevrage, les crises d'épilepsie précèdent la survenue du *delirium tremens*. Il est important en pratique de bien connaître cette épilepsie alcoolique parce qu'elle est fréquente et *parce qu'il n'est pas souhaitable d'instituer un traitement antiépileptique* : un tel traitement est souvent suivi très irrégulièrement par ces malades et son interruption introduit un nouveau type de sevrage favorisant la répétition des crises. Le but à obtenir est évidemment la suppression de l'alcoolisme, ce qui est parfois possible, la survenue des crises pouvant être l'occasion d'amener le malade à une prise de conscience.

PHYSIOPATHOLOGIE

Crises partielles

Il existe des épilepsies partielles idiopathiques. Cependant la plupart des crises partielles sont l'expression d'un foyer épileptique dont la nature lésionnelle est avérée ou présumée (cryptogénique).

Le développement d'un foyer épileptique au sein ou au contact d'une lésion focale (épileptogenèse) est un processus qui prend du temps, comme le montre le délai entre la constitution de la lésion causale et la survenue d'une épilepsie. Au terme de ce processus, une population de neurones acquiert un état d'hyperexcitabilité et une tendance à décharger de façon hypersynchrone.

Dans l'exemple de la sclérose hippocampique, qui a été particulièrement étudié, le foyer d'hyperexcitabilité résulte d'une réorganisation structurelle associant une perte neuronale prédominant sur les interneurones inhibiteurs et un bourgeonnement axonal aboutissant à la constitution de circuits récurrents excitateurs.

Le « *kindling* » est un phénomène qui peut intervenir dans la constitution d'un foyer épileptogène secondaire. La stimulation électrique du cortex peut, dans certaines conditions, laisser persister une activité anormale des neurones qui se maintient après l'arrêt de la stimulation : c'est la post-décharge. Lorsque la stimulation locale est répétée de façon régulière, il se développe une modification durable de l'excitabilité des neurones prédisposant à la survenue de crises qui peuvent être spontanées ou déclenchées par une stimulation minime. Ce phénomène peut s'étendre à distance de la région stimulée à des neurones en connexion synaptique avec le foyer initial.

L'activité du foyer épileptique est permanente, alors que son expression clinique, liée au recrutement de populations neuronales plus ou moins distantes, est intermittente, survenant à l'occasion d'une modification de l'excitabilité corticale. Le rôle de l'état fonctionnel du cortex dans l'émergence des crises est illustré par les épilepsies réflexes et par les relations existant parfois entre la survenue des crises et le sommeil.

La propagation du processus épileptique, grâce à la mise en jeu de mécanismes inhibiteurs gabaergiques, peut rester limitée, donnant lieu à une crise partielle. Une défaillance de ces mécanismes inhibiteurs permet la généralisation secondaire de la crise, parfois très précoce, au point de masquer le point de départ focal.

L'imagerie fonctionnelle montre au niveau du foyer épileptique une augmentation du débit sanguin, de la consommation d'oxygène et de glucose lors d'une crise, alors que, à distance des crises, le foyer apparaît comme une zone d'hypométabolisme.

Épilepsies généralisées

Il existe des différences dans le mécanisme des crises généralisées convulsives et non convulsives.

Crises généralisées convulsives

Les crises généralisées convulsives sont l'expression d'une hyperexcitabilité corticale dont la cause est parfois apparente sous la forme d'une anomalie de l'encodage d'un canal ionique. C'est ainsi qu'une mutation portant sur un canal sodium peut augmenter un courant dépolarisant, tandis qu'une mutation portant sur un canal potassium peut ralentir un courant repolarisant. L'hyperexcitabilité corticale peut aussi être la conséquence d'une mutation portant sur un récepteur du $GABA_A$. La généralisation de la décharge épileptique, à point de départ cortical, se fait essentiellement par des voies d'association intra- et interhémisphériques, entraînant secondairement l'activité de structures réticulaires sous-corticales.

Crises généralisées non convulsives

Le point de départ, « centrencéphalique » ou cortical, des crises généralisées non convulsives — dont le type est l'absence du petit mal — a donné lieu à de nombreuses discussions. Quelle que soit l'origine de la décharge initiale, le déroulement de l'absence implique une interaction entre le thalamus et le cortex. Au niveau thalamique, l'activité des neurones des noyaux réticulaires entraîne une hyperpolarisation des noyaux relais dont le fonctionnement passe du mode tonique de type éveil (ou sommeil paradoxal) au mode phasique (*bursts*) de type sommeil lent, avec apparition de fuseaux (*spindles*). Les pointes-ondes bilatérales synchrones caractéristiques sont la traduction sur un cortex hyperexcitable de cette activité thalamique.

Mécanismes inhibiteurs

Il existe en permanence, au sein du système nerveux central, un jeu complexe entre excitation et inhibition. Chez un sujet épileptique, les crises surviennent lorsque les mécanismes inhibiteurs sont dépassés.

Le GABA (acide gamma-aminobutyrique) suscite un intérêt particulier dans la mesure où il est le principal neuromédiateur inhibiteur. Cependant, en fonction de sa place dans un circuit neuronal, des neurones gabaergiques peuvent avoir des effets opposés sur la cible considérée. Ce fait explique que les médicaments antiépileptiques GABA-mimétiques puissent avoir une influence aggravante sur certaines épilepsies.

Le rôle des noyaux de la base doit aussi être considéré. Des travaux expérimentaux ont démontré le rôle modulateur du striatum, de la substantia nigra pars reticulata et du colliculus supérieur dans le déroulement des événements conduisant à une crise généralisée.

TRAITEMENT DE L'ÉPILEPSIE

Dans la majorité des cas, le traitement est symptomatique. Il a pour but de mettre le malade à l'abri des crises et de lui assurer les conditions d'une vie sociale aussi proche que possible de la normale. Il repose sur des médicaments dont aucun n'est dépourvu d'effets secondaires. L'objectif est de choisir un médicament adapté à la forme de l'épilepsie, de contrôler la tolérance et la compliance, d'ajuster la posologie.

Médicaments antiépileptiques

Phénobarbital

La posologie est de 2 à 3 mg/kg chez l'adulte, de 3 à 4 mg/kg chez l'enfant. Une prise quotidienne, de préférence le soir, est suffisante. Un taux sanguin stable n'est obtenu qu'après trois semaines environ. Le taux sanguin considéré comme thérapeutique est de 10 à 30 μg/ml. Le phénobarbital est inefficace sur les absences du petit mal. Il agit en augmentant l'inhibition gabaergique et en déprimant l'excitation glutamatergique. Inducteur enzymatique puissant, il peut engendrer des accidents graves chez les sujets atteints de porphyrie. Il peut aussi accélérer le métabolisme de nombreux médicaments, diminuant ainsi leur efficacité. Ces interférences sont à envisager en particulier avec les autres antiépileptiques, les anticoagulants coumariniques, les œstroprogestatifs.

Il peut entraîner aux doses thérapeutiques des *effets indésirables :* cutanés, sous forme d'érythèmes variés, exceptionnellement d'érythrodermie sévère; articulaires, à type d'algodystrophie ou de maladie de Dupuytren; diminution des folates sanguins; réduction de l'absorption intestinale du calcium.

En pratique, les effets secondaires les plus gênants tiennent à un *ralentissement intellectuel.* C'est en raison de ce ralentissement que ce médicament n'est plus utilisé en première intention. En outre, il peut être mal toléré chez le jeune enfant, donnant lieu à une excitabilité psychomotrice et à des troubles caractériels.

Phénytoïne

La posologie de la phénytoïne est de 3 à 5 mg/kg chez l'adulte, 4 à 8 mg/kg chez l'enfant, administrée en deux prises par jour. L'état d'équilibre est atteint en huit à dix jours. Le taux sanguin thérapeutique est compris entre 10 et 20 mg/ml. La concentration sanguine du médicament croît régulièrement jusqu'à une certaine posologie, variable selon les individus, au-delà de laquelle l'élévation du taux plasmatique est rapide, entraînant l'apparition de manifestations toxiques. Il est donc particulièrement utile de contrôler le taux sanguin de ce médicament. Le mode d'action est un effet stabilisateur sur la membrane neuronale. Les indications de la phénytoïne sont les mêmes que celles du phénobarbital, avec une efficacité supérieure sur les crises partielles. Les absences et les myoclonies peuvent être aggravées.

Les *effets secondaires* sont fréquents : gingivite hypertrophique, hypertrichose, déficit en folates, en vitamine D, adénopathies, diminution de l'activité des œstroprogestatifs. Les interactions médicamenteuses sont nombreuses et complexes, pouvant accélérer ou ralentir le catabolisme de la phénytoïne : l'isoniazide, en particulier, en augmente la concentration sanguine. Un surdosage est responsable d'un tableau d'encéphalopathie aiguë ou chronique associant un nystagmus, une ataxie cérébelleuse, un état confusionnel.

Au total, la phénytoïne est un médicament efficace, mais d'un maniement délicat, nécessitant une surveillance des taux sanguins, au moins à la phase initiale du traitement.

Carbamazépine

La carbamazépine est prescrite à la posologie de 10 à 15 mg/kg chez l'adulte, 15 à 25 mg/kg chez l'enfant, répartie en deux (forme LP) ou trois prises par jour. Le taux thérapeutique moyen est de 4 à 12 mg/ml. Un état de somnolence, une sensation d'ébriété, de la diplopie peuvent être observés de façon transitoire en début de traitement ou en cas de surdosage. Des accidents cutanés ou hématologiques sont possibles. La carbamazépine a un effet stabilisateur sur la membrane neuronale. Elle est active sur les crises généralisées tonico-cloniques et sur les crises partielles, mais les absences et les myoclonies peuvent être aggravées. Ce médicament est inducteur enzymatique.

Il faut en rapprocher l'*oxcarbazépine* dont la tolérance serait meilleure : elle est administrée en deux prises à la posologie initiale de 600 mg par jour chez l'adulte.

Valproate de sodium

Le valproate de sodium est utilisé à la posologie de 20 à 40 mg/kg chez l'adulte, 30 à 50 mg/kg chez l'enfant. Le taux sanguin thérapeutique est de 60 à 100 µg/ml. Les interactions médicamenteuses sont complexes, imparfaitement connues. Le valproate entraîne habituellement une augmentation du taux plasmatique des autres antiépileptiques, notamment de la lamotrigine. Il a un effet stabilisateur sur la membrane neuronale et renforce l'action du GABA. Il est efficace dans toutes les variétés de crises, mais à un degré moindre dans les crises partielles.

Les *effets secondaires* comportent la possibilité d'une prise de poids, d'un tremblement, d'une chute des cheveux, d'une obnubilation, d'un retentissement hématologique, hépatique ou pancréatique. L'absence d'effet inducteur enzymatique est un avantage chez la femme soumise à une contraception orale. Cependant, le risque fœtal semble plus élevé pour le valproate que pour les autres antiépileptiques, de telle sorte qu'il est préférable d'éviter ce médicament chez les femmes en âge de procréer.

Benzodiazépines

L'action antiépileptique des benzodiazépines s'explique par l'interférence entre récepteurs des benzodiazépines et récepteur du GABA. Elles n'ont pas d'indication dans le traitement de fond de l'épilepsie en raison de l'importance de leur effet sédatif et de la survenue habituelle d'un phénomène d'échappement.

On les utilise souvent (diazépam, clobazam) au décours d'une crise ou d'une série de crises pour en éviter la répétition à court terme, notamment lors des convulsions fébriles de l'enfant ou lors d'un sevrage alcoolique.

L'action rapide des benzodiazépines en fait un traitement de choix des états de mal épileptique. Les plus utilisées dans cette indication sont le clonazépam et le diazépam, administrés par voie intraveineuse, en sachant qu'ils peuvent entraîner une dépression respiratoire et circulatoire.

Éthosuximide

Très efficace sur les absences du petit mal, il ne protège pas des crises convulsives généralisées. Des troubles digestifs, une diminution de l'efficience intellectuelle, des manifestations cutanées et hématologiques sont possibles. Chez l'adulte, on a décrit des épisodes psychotiques aigus.

Les « nouveaux » antiépileptiques

Il s'agit d'un ensemble de médicaments plus récents qui ont fait la preuve d'une efficacité dans les épilepsies partielles rebelles, le plus souvent en complément d'un traitement antérieur par un antiépileptique classique. Cependant, certains d'entre eux peuvent être utilisés en monothérapie de première intention et dans les épilepsies généralisées.

Vigabatrin (*Sabril*). — Il augmente le taux cérébral du GABA dont il réduit le catabolisme en inhibant de façon irréversible la GABA-transaminase. Ce médicament s'est avéré très efficace dans le traitement des spasmes en flexion de l'enfant. En revanche, il peut aggraver une épilepsie myoclonique. Parmi les effets secondaires possibles, il faut mentionner la possibilité d'un effet sédatif, de modifications de l'humeur et du caractère, d'épisodes psychotiques et d'une prise de poids. La survenue d'un *rétrécissement concentrique du champ visuel*, habituellement asymptomatique, décelé seulement par l'examen systématique du champ visuel a conduit à une limitation des indications.

Gabapentine (*Neurontin*). — Analogue structural du GABA, elle est active sur les crises partielles. Son mode d'action reste imprécis. Elle n'a pas d'effets secondaires sérieux et il faut noter l'absence d'interactions médicamenteuses, notamment avec les contraceptifs oraux. La posologie moyenne est de l'ordre de 1 800 à 2 400 mg chez l'adulte. Ce médicament, qui peut aggraver les absences, n'est pas indiqué dans les épilepsies idiopathiques généralisées.

Lamotrigine (*Lamictal*). — Elle diminuerait la libération des neurotransmetteurs excitateurs en bloquant les canaux sodium voltage-dépendants. Active sur tous les types d'épilepsie, elle peut être utilisée, après l'âge de douze ans, en monothérapie de première intention. Le principal risque thérapeutique est représenté par des réactions d'hypersensibilité cutanée parfois graves. La posologie doit être lentement progressive, en commençant par 25 mg par jour. En monothérapie, la posologie moyenne est de 200 mg par jour. La demi-vie du médicament est réduite par les antiépileptiques inducteurs enzymatiques; *elle est doublée par l'association au valproate*. La posologie maximale est de 200 mg par jour en cas d'association au valproate, avec une posologie initiale particulièrement faible et progressive. Il n'y a pas d'interaction avec les contraceptifs oraux.

Tiagabine (*Gabitril*). — Il s'agit d'un inhibiteur de la recapture du GABA. Chez l'adulte, la posologie de 30 à 50 mg doit être atteinte très progressivement.

Topiramate (*Epitomax*). — Il présente une action complexe au niveau du GABA. Chez l'adulte, la posologie de 200 à 800 mg doit être atteinte très progressivement en raison des nombreux effets secondaires. La possibilité d'une lithiase urinaire phosphocalcique est signalée. Le médicament est inducteur enzymatique.

Lévétiracetam (*Keppra*). — Sa tolérance paraît assez bonne; il peut être utilisé dans les crises partielles, l'épilepsie myoclonique juvénile et les crises tonico-cloniques généralisées idiopathiques.

Felbamate (*Taloxa*). — Responsable de graves complications, notamment hépatiques, son utilisation est réservée à la prescription hospitalière; il a pour indication le syndrome de Lennox-Gastaut résistant aux autres médicaments antiépileptiques.

Prégabaline (*Lyrica*). — Ligand de la sous-unité α_2-δ des canaux calciques voltage-dépendant, elle réduit la libération de plusieurs neurotransmetteurs dont le glutamate et la substance P. Elle est indiquée chez l'adulte en association dans le traitement des crises partielles. La posologie est de 150 à 600 mg par jour en deux à trois prises quotidiennes.

Antiépileptiques aggravant certaines variétés d'épilepsie

Les absences et les myoclonies sont aggravées par la carbamazépine, parfois aussi par la phénytoïne et certains « nouveaux » antiépileptiques (vigabatrin, gabapentine, tiagabine). Une aggravation peut aussi être observée dans l'épilepsie rolandique bénigne de l'enfant avec la carbamazépine qui peut favoriser l'apparition de pointes-ondes continues du sommeil, et dans l'épilepsie myoclonique sévère du nourrisson avec la lamotrigine.

Conduite du traitement

L'institution du traitement doit être impérativement subordonnée à la certitude du diagnostic pour ne pas exposer un patient à être soumis pendant de nombreuses années à un traitement antiépileptique non justifié.

Certaines crises survenant dans des conditions particulières (alcool, sevrage, troubles métaboliques, agression cérébrale aiguë, crises hyperpyrétiques du nourrisson) peuvent être contrôlées par l'utilisation transitoire d'une benzodiazépine. Elles ne doivent pas conduire à l'institution d'un traitement au long cours.

La notion de répétition des crises, définissant l'épilepsie, justifie en règle générale la mise en route du traitement. En présence d'une première crise, la décision est plus difficile. Les éléments pouvant inciter à traiter sont : l'existence d'une lésion potentiellement épileptogène, l'existence d'anomalies EEG franches, le vécu du patient et sa profession.

Le traitement médical de l'épilepsie doit être, dans la mesure du possible, une *monothérapie* instituée à une posologie progressive. Le choix du médicament utilisé *en première intention* repose largement sur le type de l'épilepsie :

– épilepsies partielles : carbamazépine, oxcarbazépine, gabapentine, lamotrigine, lévétiracetam;

– épilepsies généralisées idiopathiques (épilepsie-absence, épilepsie myoclonique juvénile, épilepsie de type grand mal) : valproate de sodium, lamotrigine.

Quel que soit le médicament choisi, la surveillance à la phase initiale du traitement doit être étroite pour déceler des signes de surdosage ou des manifestations d'intolérance, en particulier sous la forme du syndrome d'hypersensibilité médicamenteuse (DRESS, *Drug Reaction with Eosinophilia and Systemic Symptoms*). Ce syndrome, observé notamment avec certains antiépileptiques (phénytoïne, carbamazépine, phénobarbital, lamotrigine, gabapentine), associe une réaction cutanée, de la fièvre, une hyperéosinophilie et des atteintes viscérales surtout hépatique et rénale.

La survenue d'une crise pendant la période de mise en route du traitement ne doit pas faire conclure prématurément à son inefficacité ni à la nécessité de le modifier. En effet, un taux sanguin stable et efficace n'est obtenu qu'après un délai variable avec la pharmacocinétique du médicament utilisé.

En cas d'échec du traitement, marqué par la répétition des crises, il faut d'abord s'assurer qu'il est correctement appliqué. À ce titre, un dosage sanguin est utile, montrant parfois que le traitement n'est pratiquement pas suivi; il faut alors s'efforcer d'obtenir une meilleure compliance. Ce point acquis, un taux sanguin thérapeutique insuffisant incite à renforcer la posologie. Lorsque, malgré un taux plasmatique satisfaisant, les crises se répètent, on est amené à discuter un changement de médicament ou l'association d'un second antiépileptique.

Dans les cas où une *association de médicaments antiépileptiques* est nécessaire, des interactions médicamenteuses sont habituelles, conduisant soit à une augmentation, soit à une diminution du catabolisme. Les dosages plasmatiques deviennent alors particulièrement utiles.

Une épilepsie qui n'a pu être contrôlée par l'association de deux médicaments l'est rarement par l'adjonction d'un troisième médicament. En pratique, tous les intermédiaires existent entre les épilepsies «bénignes», parfaitement contrôlées par un seul antiépileptique à une posologie modérée, et les épilepsies sévères, pharmacorésistantes, non contrôlées par un traitement médicamenteux lourd et complexe.

La continuité du traitement est essentielle. Le sevrage brusque aggrave le risque de crise. L'*arrêt progressif du traitement* peut être envisagé après une période de deux ans sans crise. La décision doit être prise en tenant compte du type de l'épilepsie (contre-indiqué dans le cas d'une épilepsie myoclonique juvénile), du risque plus grand de récidive lorsqu'il s'agit d'une épilepsie symptomatique, d'une épilepsie à début tardif ou lorsqu'il persiste des anomalies EEG. Les souhaits du patient doivent aussi être pris en compte.

Épilepsie et grossesse

Dans 75 % des cas, une épilepsie préexistante n'est pas aggravée par la survenue d'une grossesse.

En raison de la composante génétique de l'épilepsie, le risque d'épilepsie chez l'enfant est plus élevé que dans la population générale : 4 % si un parent est épileptique; 15 à 20 % en cas d'épilepsie chez les deux parents.

Le problème majeur est celui du risque tératogène lié aux médicaments antiépileptiques. Le risque de malformation congénitale majeure est globalement multiplié par 2 à 3 chez les enfants de femmes traitées pour une épilepsie. Aucune malformation n'est spécifique d'un antiépileptique mais les malformations cardiaques et faciales sont plus fréquentes sous phénobarbital et phénitoïne, tandis que les anomalies de fermeture du tube neural sont plus souvent observées en cas de traitement par carbamazépine (0,5 %) et surtout valproate de sodium (1 à 2 %). La fréquence des malformations augmente avec la posologie des antiépileptiques (notamment pour le valproate de sodium et la lamotrigine) et avec le nombre d'antiépileptiques.

Les risques ne sont pas tels qu'ils contre-indiquent une grossesse chez les femmes épileptiques. Il est cependant nécessaire qu'une telle grossesse soit programmée et fasse l'objet d'une surveillance particulière. Le traitement doit être optimisé avant la grossesse. Parfois, l'arrêt du traitement peut être envisagé, tenté au moins six mois avant le début de la grossesse. Dans la plupart des cas, le traitement doit être poursuivi. Il faut dans tous les cas où cela est possible avoir recours à une monothérapie, utiliser les posologies efficaces les plus faibles possibles, et préférer le lamictal ou la carbamazépine au valproate de sodium plus souvent à l'origine d'un spina-bifida ou d'un retard du développement psychomoteur. L'association lamotrigine-valproate de sodium doit être évitée car elle serait à l'origine d'un taux de malformation de l'ordre de 10 %. Une supplémentation en folate est conseillée un mois avant la conception.

Problèmes posés par le traitement neurochirurgical

Le traitement chirurgical doit être envisagé dans les épilepsies pharmacorésistantes, invalidantes, en particulier chez les sujets jeunes. L'évaluation de ces patients, la discussion des indications et des modalités du traitement chirurgical ne peuvent être menées à bien que dans un centre multidisciplinaire hautement spécialisé.

L'intervention a généralement pour but d'enlever le foyer et éventuellement la lésion responsable (sclérose hippocampique, dysplasie corticale, cavernome…). Il est donc essentiel que le foyer épileptogène ait été localisé de façon précise. La sémiologie clinique, l'électroencéphalographie, l'IRM, l'EEG-vidéo sont les moyens d'une première sélection. Le SPECT (*Single Photon Emission Tomography*), la TEP (tomographie par émission de positons) et l'IRM fonctionnelle permettent d'identifier entre les crises un foyer d'hypoperfusion et d'hypométabolisme.

L'interruption du traitement antiépileptique lors de la phase d'observation préchirurgicale donne parfois lieu en IRM à une hyperintensité transitoire du splenium, visible en T1 et en diffusion.

Dans certains cas, ces investigations doivent être complétées par la stéréo-électroencéphalographie, qui assure une exploration prolongée du foyer épileptogène et des modalités de propagation de la décharge par des électrodes localisées avec précision au sein des structures cérébrales. Un examen neuropsychologique et psychiatrique préopératoire est indispensable. L'IRM fonctionnelle est utile pour évaluer le rôle dans les fonctions cognitives des structures dont on envisage l'exérèse. Lorsque l'exérèse du foyer épileptique s'avère impossible, d'autres interventions peuvent être envisagées : callosotomie, transections sous-piales multiples, stimulation du nerf vague.

BIBLIOGRAPHIE

BENJAMIN Z *et al.* Mechanisms, genetics, and pathogenesis of juvenile myoclonic epilepsy : review. *Curr Opin Neurol* 2005; *18* : 147-153.

CENDES F. Progressive hippocampal and extrahippocampal atrophy in drug resistant epilepsy; a review. *Curr Opin Neurol* 2005; *18* : 173-177.

CHABROL E *et al.* Two novel epilepsy-linked mutations leading to loss of function of LGI1. *Arch Neurol* 2007; *64* : 217-222.

CHANG BS *et al.* Epilepsy. *NEJM* 2003; *349* : 1257-1266.

COMBI R *et al.* Autosomal dominant nocturnal frontal lobe epilepsy. A critical overview. *J Neurol* 2004; 251 : 923-934.

ENGEL J. *Surgical Treatment of the Epilepsies.* Raven Press, New York, 1987.

GÉLISSE P *et al.* Les psychoses de l'épilepsie. *Rev Neurol* 2002; *158* : 661-668.

GEORGE AL *et al.* Molecular basis of inherited epilepsy. *Arch Neurol* 2004; *61* : 473-478.

GURNETT CA *et al.* New ideas in epilepsy genetic. *Arch Neurol* 2007; *64* : 324-328.

MALAFOSSE A, MOULARD B. Situation et perspectives de la génétique des epilepsies. *Rev Neurol* 2002; *158* : 283-291.

MEEREN H *et al.* Evolving concepts on the pathophysioloy of absence seizures. *Arch Neurol* 2005; *62* : 371-376.

MEADOR KJ *et al.* In utero antiepileptic drugs exposure. Fetal death and malformations. *Neurology* 2006; *67* : 407-412.

NADKARNI S *et al.* Current treatments of epilepsy. *Neurology* 2005; *64* (Suppl 3) : S2-S11.

THOMAS P. Les états d'absence de l'épilepsie. *Rev Neurol* 1999; *155* : 1023-1038.

THOMAS P, GENTON P. *Épilepsies.* Masson, Paris, 2000.

TRIMBLE MR. *The psychoses of epilepsy.* Raven Press, New York, 1991.

WALKER MC. Status epilepticus on the intensive care unit. *J Neurol* 2003; *250* : 401-405.

ZIFKIN B *et al.* Mechanisms, genetics, and pathogenesis of juvenile myoclonic epilepsy : review. *Curr Opin Neurol* 2005; *18* : 147-153.

8 CÉPHALÉES ET ALGIES FACIALES

Les céphalées et les algies faciales comptent parmi les symptômes qui conduisent le plus souvent les patients à consulter en neurologie. Il est important de ne pas méconnaître la nature symptomatique de certains de ces syndromes douloureux. Mais il est tout aussi important de savoir identifier, sur leurs caractères sémiologiques, les céphalées et les algies faciales primitives telles que la migraine, les céphalées trigémino-vasculaires, la céphalée de tension ou la névralgie essentielle du trijumeau.

DISPOSITIF SENSIBLE DE LA FACE ET DU CRÂNE

Parmi les structures dont la stimulation peut être douloureuse figurent les téguments de la face et du crâne et les muqueuses tapissant la cavité buccale, la cavité nasopharyngée et les sinus. Il faut ajouter les dents, l'articulation temporo-maxillaire, l'oreille moyenne, le globe oculaire. À la riche innervation des structures exocrâniennes s'oppose l'insensibilité relative du contenu de la boîte crânienne, à l'exception des sinus veineux, de la dure-mère de la base, des troncs artériels principaux, des artères méningées et des nerfs crâniens sensitifs.

La stimulation des structures sensibles intracrâniennes situées au-dessus de la tente du cervelet provoque une douleur projetée en surface sur la moitié antérieure du crâne. La voie afférente de cette douleur est le nerf trijumeau. La stimulation des structures sensibles de la fosse postérieure provoque une douleur projetée sur la moitié postérieure du crâne, prédominant dans la région occipitale. Les voies afférentes sont le glossopharyngien et le pneumogastrique.

CÉPHALÉES AIGUËS

Les céphalées aiguës sont très souvent symptomatiques. Elles doivent faire penser en premier lieu à une affection méningée.

Une *méningite, bactérienne ou virale*, doit être évoquée devant une céphalée fébrile. Au moindre doute, l'étude du LCR doit être effectuée sans retard.

Une *hémorragie sous-arachnoïdienne* est la première cause à évoquer devant une céphalée apparue brutalement ou très rapidement, qualifiée de très intense par le patient, la plus intense qu'il ait jamais eue. Dans cette situation, un scanner X doit être obtenu en urgence.

Une *encéphalopathie hypertensive* se traduit habituellement par une céphalée intense accompagnée de vomissements et de troubles de la vigilance, parfois des crises d'épilepsie. L'IRM montre des anomalies (hypersignal en T2 et FLAIR) prédominant dans la circulation postérieure, intéressant le tronc cérébral, le cervelet et les lobes occipitaux. Ces anomalies, qui traduisent un œdème vasogénique, régressent lorsque l'HTA est contrôlée.

D'autres causes de céphalée aiguë peuvent être révélées par l'imagerie : hydrocéphalie aiguë, thrombose veineuse cérébrale, apoplexie hypophysaire, hypotension intracrânienne, voire sinusite aiguë.

Une céphalée aiguë peut aussi correspondre en dernière analyse à une céphalée fonctionnelle : accès migraineux particulièrement violent et durable ou exacerbation d'une « céphalée de tension ».

Certaines céphalées aiguës fonctionnelles sont particulières par leurs circonstances de survenue : ingestion de boissons ou d'aliments glacés (*ice-cream headache*), d'aliments contenant du glutamate ou des nitrites, prise de médicaments vasodilatateurs. On peut en rapprocher certaines céphalées induites par l'effort, l'activité sexuelle, la toux, après qu'une organicité a été écartée.

Les céphalées liées à l'activité sexuelle peuvent être pré-orgasmique ou orgasmique. Elles peuvent être explosives, suscitant la crainte d'une hémorragie sous-arachnoïdienne d'autant plus que dans 10 % des cas environ l'hémorragie sous-arachnoïdienne survient lors de l'activité sexuelle. La notion de multiples épisodes antérieurs est rassurante. L'indométacine est souvent efficace.

CÉPHALÉES RÉCIDIVANTES OU CHRONIQUES

Céphalées symptomatiques

Hypertension intracrânienne. — Une céphalée isolée peut être en relation avec une hypertension intracrânienne. La constatation d'une stase papillaire conforte cette hypothèse, mais un fond d'œil normal ne l'élimine pas. De ce fait, on est souvent conduit à demander une imagerie pour écarter toute arrière-pensée d'un *processus expansif*, d'une *hydrocéphalie* ou une *thrombose veineuse cérébrale.*

La crainte d'une *tumeur cérébrale* est souvent présente chez un patient souffrant de façon durable de céphalée. En l'absence de signes d'hypertension intracrânienne ou de signes de localisation neurologique, cette éventualité est très peu probable, et le recours à l'imagerie est peu rentable. Cependant, la valeur sécurisante d'une imagerie normale facilite beaucoup la prise en charge de ces patients.

Une discordance entre le fond d'œil montrant une stase papillaire et une imagerie cérébrale normale doit faire mesurer la pression du LCR pour objectiver une *hypertension intracrânienne idiopathique* (cf. chapitre 16).

Hypotension intracrânienne. — La céphalée de l'hypotension intracrânienne a pour caractéristique essentielle de survenir en position debout et de disparaître en décubitus. Elle s'accompagne parfois de sensations vertigineuses, d'acouphènes, de diplopie, de troubles du champ visuel. Individualisée initialement après les fractures du crâne avec brèche méningée, elle peut aussi survenir après une ponction lombaire, une rachianesthésie, un traumatisme ayant entraîné un arrachement radiculaire ou de façon apparemment spontanée. L'IRM cérébrale est évocatrice lorsqu'elle montre en T1, après injection de gadolinium, un rehaussement diffus de la dure-mère. Cet aspect est expliqué par une distension du secteur veineux. L'IRM montre aussi parfois une collection sous-durale, un aspect collabé des ventricules et une descente des amygdales cérébelleuses. La pression du LCR est inférieure à 70 mm d'eau. Une IRM médullaire doit être effectuée, à la recherche d'une fuite du LCR vers l'espace épidural. L'évolution, souvent spontanément favorable, peut nécessiter le recours à un *blood-patch* (injection de sang autologue dans l'espace épidural).

Artérite temporale de Horton. — Il faut penser à cette cause devant *toute céphalée apparaissant chez un sujet âgé*, l'âge de prédilection se situant autour de soixante-dix ans. La céphalée est précédée d'une phase prodromique marquée par une altération de l'état général, des phénomènes douloureux diffus, un état subfébrile. La céphalée est souvent intense, permanente avec des recrudescences paroxystiques, temporale, mais de siège parfois atypique, notamment occipital. Elle s'accompagne de signes locaux : artère temporale épaissie, rigide, non pulsatile, douloureuse à la palpation. Il existe presque constamment une accélération de la vitesse de sédimentation très marquée, de l'ordre de 80 à 100 mm à la première heure et une élévation des a_2-globulines. La *biopsie de l'artère temporale* montre des lésions de panartérite à cellules géantes. Le diagnostic doit être fait précocement en raison du risque de cécité par thrombose de l'artère ophtalmique ou de ses branches. En effet, le processus inflammatoire déborde largement l'artère temporale et les autres branches de la carotide externe. Cette diffusion de l'atteinte artérielle rend compte du polymorphisme de la maladie : outre la cécité, il est possible d'observer des accidents vasculaires cérébraux, des manifestations coronariennes, des atteintes rhumatismales (pseudo-polyarthrite rhizomélique).

La cause de la maladie reste inconnue. Cependant, le traitement corticoïde contrôle rapidement la céphalée et les troubles biologiques et réduit considérablement le risque de complications notamment oculaires. La durée du traitement doit être de l'ordre de deux ans pour éviter une récidive pouvant survenir sous la forme d'une complication.

Autres céphalées symptomatiques. — Une céphalée peut aussi être révélatrice d'une *anémie*, d'une *polyglobulie*, d'une *anoxie* (céphalée d'altitude, céphalée révélatrice d'une intoxication oxycarbonée) ou d'une *hypercapnie* (insuffisance respiratoire). Les sujets présentant une *hypertension artérielle* se plaignent souvent de céphalées, dont la signification est variable et doit être discutée dans chaque cas pour faire la part de l'association à une migraine ou à une céphalée de tension. Les *céphalées post-traumatiques* constituent une séquelle très fréquente des traumatismes crâniens, sans qu'il y ait concordance entre la gravité du traumatisme et l'importance ou la durée des céphalées. Leur formule peut être celle de la migraine, traduisant souvent, mais non toujours, l'aggravation d'une migraine préexistante. Le plus souvent, il s'agit de céphalées de tension.

Céphalées primitives

La migraine

En l'absence d'un critère physiopathologique ou étiologique suffisamment précis, la définition de la migraine reste essentiellement clinique. Il s'agit d'une variété bien particulière de *céphalée, survenant par accès intermittents entre lesquels le sujet ne souffre pas*. La céphalée est habituellement hémicrânienne, pulsatile, accompagnée, au moins au cours de certains accès, de nausées ou de vomissements.

❒ Prévalence

La prévalence de la migraine en France est estimée à 12 à 15 %, avec un ratio femmes/hommes de 3,8 et une prévalence maximale dans la troisième décennie.

❒ Différents types d'accès migraineux

Il en existe deux grandes variétés : migraine sans aura, migraine avec aura. Il faut y ajouter le problème très particulier des migraines avec signes neurologiques durables.

Migraine sans aura. — Elle est de loin la plus fréquente (neuf cas sur dix). Elle est définie par la survenue d'accès récurrents de céphalée (tableau 8.I). Dans les cas les plus typiques, la céphalée est pulsatile, hémicrânienne, ne se répète pas toujours du même côté, est aggravée par les activités physiques, s'accompagne de nausées ou de vomissements, d'intolérance à la lumière et au bruit. Elle est souvent annoncée par des prodromes : troubles digestifs vagues, modifications pouvant se faire dans un sens variable de l'appétit, du caractère, de l'humeur qui peut devenir dépressive ou euphorique. La durée de l'accès va de 4 heures à 72 heures : au-delà on parle d'état de mal migraineux.

Tableau 8.I *Critères de la migraine sans aura.*

A.	Au moins cinq accès répondant aux critères B à D
B.	Accès de céphalée durant de 4 à 72 heures
C.	Céphalées ayant au moins deux des caractères suivants : – unilatérale – pulsatile – aggravation par les activités physiques de routine
D.	Durant les accès, au moins un des caractères suivants : – nausées et/ou vomissements – photophobie et sonophobie
E.	Examen clinique normal entre les accès En cas de doute, investigations complémentaires appropriées

Migraine avec aura. — L'aura est définie par des symptômes neurologiques qui se constituent en quelques minutes et durent habituellement moins de

60 minutes. La céphalée survient ensuite, parfois après un intervalle libre. Il arrive que l'aura ne soit pas suivie de céphalée :

– L'aura visuelle définissant la *migraine ophtalmique* classique est la plus fréquente. L'aspect le plus remarquable est le scotome scintillant avec, dans un hémichamp visuel, des traces lumineuses circonscrivant un scotome aveugle. Le trouble visuel est parfois purement déficitaire, sous la forme d'un scotome non associé à des phénomènes lumineux. Ces troubles visuels intéressent les deux yeux de façon homogène, ce qui indique leur origine rétrochiasmatique, probablement occipitale. Cependant, chez certains malades, le trouble paraît bien monoculaire : il ne doit pas être confondu avec les phénomènes lumineux qui inaugurent un décollement de la rétine.

– D'autres auras neurologiques, diversement associées entre elles et avec les troubles visuels, peuvent être observées. Les plus fréquentes sont les paresthésies, envahissant progressivement de façon plus ou moins extensive un hémicorps, avec souvent une topographie chéiro-orale. De ces paresthésies, qui indiquent une perturbation fonctionnelle du cortex pariétal, on peut rapprocher les troubles somatognosiques parfois observés avec des illusions concernant la forme, le volume, le poids, la position de segments corporels. Il est également possible d'observer des phénomènes aphasiques, parfois importants, parfois limités à des troubles agraphiques ou alexiques.

– Les manifestations caractérisant l'aura sont attribuées à une perturbation réversible du fonctionnement cortical. Cette perturbation se propage sur le cortex sans respecter les territoires vasculaires. Dans les migraines dites basilaires, le trouble de la vision intéresse les deux hémichamps visuels, les paresthésies sont bilatérales, il peut exister des vertiges, une incoordination cérébelleuse, voire des troubles de la vigilance, indiquant une perturbation fonctionnelle de la formation réticulée.

Des migraines avec et sans aura peuvent être observées chez un même malade. Cependant, nombre de malades ont de façon exclusive l'une de ces deux formes, ce qui est en faveur d'une certaine autonomie.

Migraines avec signes neurologiques durables (« infarctus migraineux », « migraine ophtalmoplégique »). — Elles regroupent des faits disparates dans lesquels la responsabilité de la migraine est actuellement très discutée. La migraine est en effet une modalité réactionnelle qui peut être symptomatique, déclenchée par des événements intracrâniens divers tels qu'un infarctus cérébral, notamment dans le territoire postérieur. Par ailleurs, des migraines font partie de l'expression clinique de certaines vasculopathies (CADASIL) ou cytopathies mitochondriales (MELAS).

❒ Aspects évolutifs de la migraine

L'évolution générale de la maladie migraineuse est très variable d'un sujet à l'autre et, chez un même malade, il est fréquent d'assister au cours de l'existence à des modifications considérables dans la fréquence, l'intensité et même l'aspect des crises.

Souvent, les premiers accès apparaissent dans l'adolescence, volontiers aux alentours de la *puberté*. Ils ont parfois été précédés dans l'enfance d'« équivalents » : vomissements fréquents, migraines abdominales, mal des transports.

Il n'est pas rare d'assister, dans la deuxième moitié de l'existence, à une diminution de la fréquence des accès, voire à leur disparition. Ainsi, chez la femme, la *ménopause* marque assez souvent un tournant évolutif, les crises s'espaçant après une période d'aggravation parfois importante. En fait, le polymorphisme évolutif est très grand; il est possible, quoique rare, d'observer des migraines d'apparition tardive, débutant par exemple à la ménopause; dans de tels cas, le diagnostic ne doit être affirmé qu'avec beaucoup de prudence.

Certaines migraines sont bénignes, parce que les accès sont espacés, d'intensité modérée, aisément calmés par les antalgiques. Chez d'autres malades, ou parfois chez les mêmes à certaines périodes de la vie, la maladie prend un caractère invalidant en raison de l'intensité des accès, de leur durée et, surtout, de l'augmentation de leur fréquence qui peut devenir quotidienne (« *céphalée chronique quotidienne* »). Cette évolution vers une « *migraine transformée* » est favorisée par des événements tels qu'une situation stressante familiale ou socioprofessionnelle, un état dépressif ou un traumatisme crânien, mais, dans la majorité des cas, cette transformation survient lorsque la fréquence des accès douloureux conduit à la prise trop rapprochée de médicaments antalgiques ou de médicaments spécifiques des accès migraineux.

La migraine est une affection fréquente *chez l'enfant*. Elle revêt habituellement les mêmes aspects que chez l'adulte. Cependant, certains épisodes confusionnels aigus observés à cet âge semblent avoir la signification d'équivalents migraineux. Un traumatisme crânien mineur peut être, sur ce terrain, le facteur déclenchant d'un épisode de ce type ou d'un épisode de cécité corticale.

❐ Étiologie

Toutes les études soulignent le *caractère familial* de la migraine. Chez les apparentés au premier degré d'un migraineux, le risque relatif est multiplié par 1,9 dans les migraines sans aura et par 4 dans les migraines avec aura. Il semble s'agir en général d'une hérédité polygénique déterminant un seuil migraineux variable selon les individus, variable aussi chez un individu donné en fonction de nombreux facteurs. Un allèle particulier du gène codant le récepteur D2 de la dopamine pourrait favoriser la survenue des migraines avec aura.

Les patients notent souvent l'existence de facteurs favorisant le déclenchement des accès. Les *facteurs psychiques* jouent un rôle très important. Les états de tension, les situations conflictuelles, les réactions dépressives et anxieuses aggravent la migraine, avec la particularité que les crises surviennent assez volontiers au moment de la détente et de la relaxation (migraine du week-end, du début de vacances). Certaines structures psychologiques, notamment de type obsessionnel et perfectionniste, favorisent la survenue des états de tension et sont volontiers associées à la migraine. Les *facteurs alimentaires* sont souvent incriminés par les malades : outre l'alcool, la responsabilité de certains aliments peut parfois être établie par des études en double aveugle; un mécanisme allergique est habituellement invoqué dans de tels cas, mais il faut aussi considérer la teneur de ces aliments en substances, telles que la tyramine, capables d'interférer avec la vasomotricité des artères céphaliques. Le rôle des *facteurs endocriniens* est évident dans les migraines cataméniales; l'amélioration fréquente (mais toutefois inconstante) de la migraine pendant la grossesse en est un autre exemple; enfin la contraception orale peut révéler ou aggraver une migraine, ce qui doit faire renoncer à cette forme de contraception.

Migraine hémiplégique familiale. — Cette variété de migraine est définie par l'existence d'une composante hémiparétique lors des accès et par une hérédité autosomique dominante. Parmi les facteurs déclenchants, il faut retenir plus particulièrement les stress émotionnels et les traumatismes crâniens mineurs. Certains accès sont atypiques en raison de la durée des signes neurologiques déficitaire ou de la présence de signes de souffrance cérébrale diffuse, notamment de troubles de la vigilance, parfois de crises convulsives, pouvant évoquer une méningoencéphalite. Des signes neurologiques permanents peuvent être présents sous la forme d'un nystagmus ou d'un syndrome cérébelleux. Dans la majorité des cas, les mutations responsables portent sur le gène *Cav2.1/CACNA1A* localisé sur le chromosome 19, codant la sous-unité a_{1A} d'un canal calcium voltage-dépendant de type P/Q. Dans certaines formes pures de migraine hémiplégique familiale, non associées à d'autres manifestations neurologiques, un autre gène codant la sous-unité ad'une pompe à sodium transmembranaire (ATP1A2) a été identifié sur le chromosome 1.

❒ Physiopathologie

La physiopathologie de la migraine est imparfaitement élucidée. Néanmoins un schéma, reposant sur des données en partie établies, peut être proposé.

L'anomalie primaire pourrait être un état d'hyperexcitabilité de certaines populations neuronales du tronc cérébral supérieur et de l'hypothalamus. Le degré de cette hyperexcitabilité, variable dans le temps sous l'influence de facteurs exogènes et endogènes, détermine le seuil migraineux. En fonction du niveau de ce seuil, des événements très divers, physiques ou psychologiques, peuvent déclencher ou non un accès migraineux. Une anomalie de canaux ioniques, établie dans le cas de la migraine hémiplégique familiale, pourrait être en cause dans cet état d'hyperexcitabilité qui est le facteur déterminant des deux composantes de la migraine, l'aura et la céphalée.

L'aura migraineuse serait sous la dépendance de la dépression corticale envahissante de Leao, phénomène neuroélectrique comportant, après une brève phase d'excitation neuronale, une inhibition s'étendant lentement sur le cortex.

La céphalée traduirait la mise en jeu du système trigémino-vasculaire avec :

– libération par les terminaisons trigéminales périvasculaires de médiateurs vasodilatateurs et pro-inflammatoires;

– activation par ces médiateurs des terminaisons nociceptives trigéminales périvasculaires.

Les deux composantes de la migraine peuvent survenir de façon dissociée comme le montre la possibilité d'observer chez un même patient des migraines sans aura et des migraines réduites à l'aura. Cependant, la dépression envahissante pourrait être un phénomène constant, ayant ou non une expression clinique neurologique. Selon cette hypothèse, les modifications biochimiques locales liées à la dépression envahissante (mouvements ioniques, libération de neurotransmetteurs, de peptides vasoactifs) seraient responsables de l'activation des terminaisons trigéminales périvasculaires et du déclenchement de la céphalée.

Une défaillance du contrôle central de la douleur exercé par la substance grise péri-aqueducale semble survenir au cours de l'accès migraineux. La répétition des accès migraineux pourrait pérenniser cette situation (sensibilisation), favorisant l'évolution vers une céphalée chronique.

❒ Traitement de l'accès migraineux (tableau 8.II)

Certains accès mineurs sont soulagés par les antalgiques usuels, notamment le paracétamol ou l'Aspirine, éventuellement associée au métoclopramide.

Lorsqu'un tel traitement s'avère insuffisant, il est nécessaire de recourir aux anti-inflammatoires non stéroïdiens puis, en cas d'échec, à un traitement spécifique représenté par les dérivés de l'ergot (tartrate d'ergotamine, dihydroergotamine), de moins en moins utilisés, et surtout par les triptans. Ces médicaments ne doivent pas être associés. Ils sont contre-indiqués en cas de coronaropathie, d'artériopathie des membres inférieurs et lors de la grossesse.

Les triptans sont des agonistes sélectifs des récepteurs 5-$HT_{1B/1D}$ de la sérotonine qui semblent agir surtout par un effet présynaptique d'inhibition de la libération de neuropeptides au niveau du système trigémino-vasculaire. Ils ont aussi probablement une action centrale. Administrés dès le début de l'accès douloureux, ils sont efficaces dans environ 70 % des cas. L'utilisation trop fréquente de ces divers médicaments favorise la survenue d'une « migraine transformée » invalidante (tableau 8.III).

Tableau 8.II *Principaux médicaments de l'accès migraineux.*

Médicaments non spécifiques	Paracétamol
	Aspirine* (associé au métoclopramide si troubles digestifs)
	AINS* (naproxène, ibuprofène, kétoprofène, diclofénac)
Médicaments spécifiques	Dihydroergotamine** (voie nasale ou injectable)
	Triptan** : – comprimés (*Almotriptan, Elétriptan, Frovatriptan, Naratriptan, Sumatriptan, Zolmitriptan*) – spray nasal (*Sumatriptan, Zolmitriptan*) – forme sublinguale (*Zomitriptan*)

* Contre-indiqué en fin de grossesse.
** Contre-indiqués en cas de coronaropathie, arthériopathie, grossesse.

En cours de *grossesse*, lorsque l'approche non médicamenteuse est insuffisante, le traitement des accès peut recourir au paracétamol ou aux AINS, en évitant ces derniers pendant le dernier trimestre.

Tableau 8.III *Céphalées liées à la consommation excessive de médicaments. Critères diagnostiques* (d'après Silberstein SD, Welch KMA, 2002).

Céphalées très fréquentes (> 15 jours/mois)
Prises médicamenteuses : au moins 2 jours/semaine pendant plus d'un mois – ergotamine : prises > 2 jours/semaine pendant au moins 1 mois – triptans : prises > 3 jours/semaine pendant plus de 2 semaines – analgésique non opiacé : 3 prises par jour plus de 4 jours/semaine – analgésique associé à un barbiturique ou à un autre composé non opiacé : 2 prises par jour plus de 3 jours/semaine – analgésique opiacé : prise régulière > 2 jours/semaine

❒ Traitement de fond de la migraine (tableau 8.IV)

Lorsque les accès sont fréquents et invalidants, un traitement de fond est nécessaire pour prévenir le recours trop répété aux médicaments des accès favorisant l'évolution vers une « migraine transformée ». Parmi les médicaments souvent efficaces dans ces cas, il faut mentionner les bêtabloquants, notamment le propranolol, et l'amitriptyline, qui seront utilisés en première intention. Mais un traitement de fond efficace chez un malade peut être inefficace chez un autre. D'autres classes thérapeutiques peuvent être utiles : des antisérotoninergiques (pizotifène, oxétorone), des inhibiteurs calciques (flunarizine, vérapamil), des antiépileptiques (valproate de sodium, topiramate), des anti-inflammatoires non stéroïdiens.

Dans le cas de la *migraine cataméniale pure* (accès survenant exclusivement en période périmenstruelle), l'estradiol en gel percutané (2,5 mg par jour) commencé 48 heures avant la date prévisible de la migraine et poursuivi pendant les sept jours suivants peut avoir une action préventive.

Tableau 8.IV *Médicaments utilisés dans le traitement de fond de la migraine.*

Médicaments utilisés en première intention	Bêtabloquants* : propanolol, métoprolol, timolol, aténolol, nadolol
	Amitryptiline
Médicaments utilisés en deuxième intention	Antisérotoninergiques** (oxétorone, pizotifène)
	Inhibiteurs calciques** (flunarizine)
	Antiépileptiques (valproate de sodium, topiramate)**
	Alphabloquant : indoramine**

* Contre-indiqués en fin de grossesse.

** Contre-indiqués pendant la grossesse.

Au cours de la *grossesse*, le traitement de fond peut recourir aux bêtabloquants ou à l'amitriptyline, qu'il est préférable d'interrompre au cours du dernier trimestre.

Les médicaments ne constituent que l'un des aspects du traitement de la migraine. Le traitement de tout migraineux comporte une part de soutien psychologique. Il convient par ailleurs de rassurer ces malades sur le caractère fonctionnel de l'affection dont ils sont atteints en leur fournissant une ébauche d'explication physiopathologique.

Céphalées « trigémino-autonomiques »

On regroupe sous ce terme un ensemble de céphalées primitives caractérisées par leur siège dans le *territoire trigéminal* (péri-orbitaire ou fronto-temporal) et leur association à des *signes autonomes crâniens* ipsilatéraux, sympathiques et parasympathiques : injection conjonctivale, larmoiement, rhinorrhée, sudation faciale, gonflement palpébral, parfois syndrome de Claude Bernard-Horner. Ce groupe comprend le *cluster headache*, l'hémicrânie paroxystique et le syndrome SUNCT.

❒ « Cluster headache »

• Forme périodique

Cette variété de céphalée, qui est autant une hémicrânie qu'une algie faciale (« *algie vasculaire de la face* »), prédomine dans le sexe masculin (neuf cas sur dix). Elle est bien particulière par son évolution périodique, qui lui vaut sa dénomination anglo-saxonne purement descriptive (*cluster :* « groupé, en salve »).

Pendant les périodes douloureuses, qui durent de quelques semaines à plusieurs mois, le malade souffre quotidiennement, présentant au moins un accès par 24 heures. Chaque accès, d'une grande intensité, entraîne souvent un état d'agitation. Accompagné de signes autonomes plus ou moins marqués, l'accès dure d'une demi-heure à deux heures. Les périodes douloureuses sont séparées par des intervalles libres de tout accès durant des mois ou même des années. En règle générale, la douleur intéresse toujours le même côté du crâne, non seulement d'un accès à l'autre, mais aussi lors des périodes douloureuses successives.

Les études utilisant la tomographie par émission de positons suggèrent la responsabilité d'un pacemaker localisé dans l'hypothalamus postéro-latéral. L'étiologie reste inconnue. Une composante génétique est probable. L'association avec un polymorphisme du gène codant le récepteur de type 2 de l'hypocrétine a été notée.

• Forme chronique

À côté de la forme périodique habituelle, il existe une forme chronique au cours de laquelle les accès douloureux se répètent quotidiennement pendant des années. La chronicité peut être notée d'emblée ou survenir secondairement.

• **Traitement**

En attendant que le traitement de fond de la période douloureuse produise son effet, les accès sont souvent bien contrôlés par le *sumatriptan* sous forme injectable ou par l'inhalation d'oxygène pur au masque. Le traitement de fond, qui doit être poursuivi pendant la durée de la période douloureuse, peut recourir aux corticoïdes relayés par le vérapamil. Le méthysergide, peu utilisé, ne doit pas être associé aux triptans. Le lithium est essentiellement utilisé dans les formes chroniques.

❐ Hémicrânie chronique paroxystique

Elle se distingue du *cluster headache* par l'atteinte prédominante de la femme, la brièveté des accès (5 à 30 minutes), leur multiplicité (cinq à trente par jour), leur répétition chronique, quotidienne, leur remarquable sensibilité à l'indométacine.

❐ Hémicrânie continue

Ce syndrome est caractérisé par une hémicrânie permanente d'intensité modérée sur laquelle surviennent des paroxysmes ressemblant à ceux du *cluster headache*. Elle doit être individualisée en raison de sa sensibilité à l'indométacine.

❐ Syndrome SUNCT

Dans le syndrome SUNCT (*Short-lasting Unilatéral Neuralgiform pain with Conjonctival injection and Tearing*), les accès douloureux sont quotidiens et multiples, brefs, durant de quelques secondes à quelques minutes. Ce syndrome, qui prédomine dans le sexe masculin, est très rebelle aux diverses thérapeutiques. Cependant, des cas répondent à la lamotrigine, à la gabapentine ou au topiramate. Des cas en relation avec un adénome hypophysaire ont été rapportés.

Céphalée dite de tension (« tension-type headache »)

Cette dénomination a été retenue pour désigner une variété très fréquente de céphalée, de préférence à d'autres termes ayant une connotation physiopathologique tels que « céphalée de tension musculaire » ou « céphalée psychogène ».

• **Prévalence**

La prévalence de la céphalée de tension dans la population générale varie selon les études épidémiologiques entre 30 et 80 %, avec un ratio femmes/hommes de 4,5. Cependant, les études épidémiologiques détectent un grand nombre de sujets qui ne consultent pas en raison de l'espacement des épisodes ou de l'efficacité des antalgiques usuels.

• **Aspects cliniques**

Forme épisodique. — Un épisode de céphalée de tension diffère d'un accès migraineux par un certain nombre de caractères : la douleur, modérée dans son intensité, est habituellement bilatérale; elle n'est pas pulsatile, mais à type de pression, de serrement; elle n'est pas exagérée par des activités physiques usuelles, telles que la montée des escaliers; elle ne contraint pas le patient à interrompre totalement l'activité en cours, même si elle peut réduire les activités quotidiennes; elle ne s'accompagne pas de vomissements. Cependant, il n'est pas rare que migraine et céphalée de tension coexistent, et cette association n'est probablement pas expliquée seulement par la fréquence respective élevée des deux types de céphalée.

Forme chronique. — La céphalée de tension évolue souvent vers une céphalée chronique, quotidienne ou quasi quotidienne. Cette évolution est favorisée par l'utilisation excessive d'antalgiques ou la prescription inappropriée de médicaments spécifiques de l'accès migraineux.

• **Physiopathologie**

Une *conception périphérique* situe l'origine de la douleur dans les muscles et aponévroses péricrâniennes. Elle repose sur la mise en évidence par la palpation de points douloureux auxquels certains auteurs attribuent une grande valeur. Cette théorie périphérique conduit à attribuer un rôle important à des facteurs locaux, tel que des lésions dégénératives du rachis cervical.

La *conception centrale* est plus généralement admise. En faveur d'un mécanisme central, il faut retenir que, dans leur déclenchement ou leur aggravation, les céphalées de tension reconnaissent un facteur favorisant majeur qui est le stress psychosocial. En dépit de ce fait, et de sa coexistence fréquente avec de l'anxiété ou de la dépression, en particulier dans la forme chronique, la céphalée de tension ne doit pas être assimilée à une céphalée psychogène. C'est dans la perspective d'un déficit du contrôle central de la nociception, dont les neuromédiateurs sont aussi impliqués dans l'anxiété et la dépression, que l'on peut interpréter les intersections possibles entre la céphalée de tension et d'autres paramètres tels que le stress, l'anxiété ou la dépression.

• **Traitement**

Ces divergences dans l'interprétation physiopathologique se reflètent dans l'approche thérapeutique qui, à vrai dire, ne pose un véritable problème que dans les formes chroniques où les épisodes de céphalée de tension sont très fréquents. Certains auteurs privilégient les traitements locaux : correction d'un dysfonctionnement oro-mandibulaire, d'un trouble visuel, traitement d'une myofascialgie par des manipulations ou des infiltrations. Cependant, dans la plupart des cas, une amélioration n'est obtenue qu'en recourant à des méthodes ayant une action sur le contrôle central de la nociception. Les médicaments les plus régulièrement efficaces sont les tricycliques, en particulier l'amitriptyline. En l'absence de dépression associée, ce médicament est efficace à une posologie de l'ordre de 25 à 75 mg, en une prise unique le soir.

ALGIES FACIALES

Algies faciales de cause locale

Des algies faciales peuvent être la conséquence d'un processus pathologique local mettant en jeu les terminaisons nociceptives.

La douleur peut être permanente, avec des recrudescences souvent pulsatiles, survenant volontiers la nuit, pouvant comporter des signes d'accompagnement vasomoteurs et sécrétoires. Ces algies sont en général rapportées facilement à leur cause, qui peut être oculaire (glaucome, tumeur), dentaire (pulpite, dent incluse), maxillaire ou sinusienne. Cependant, il arrive que le maximum de la douleur soit projeté à distance de la lésion responsable, et que celle-ci soit peu apparente, décelée seulement par l'examen du spécialiste. Parmi ces algies de cause locale, il faut faire une place au *syndrome de Costen*, qui résulte d'une souffrance de l'articulation temporo-maxillaire en rapport avec un articulé dentaire défectueux. Il se manifeste par des douleurs prédominant dans la région de l'oreille mais dont les irradiations peuvent se faire très à distance.

Névralgie « essentielle » du trijumeau

La névralgie essentielle du trijumeau, (maladie de Trousseau, ou tic douloureux de la face) se présente comme une affection autonome, apparemment indépendante de toute cause décelable.

L'affection débute trois fois sur quatre après cinquante ans. Un début tardif après soixante-cinq ans est relativement fréquent; en revanche, le début avant l'âge de vingt ans est tout à fait exceptionnel. La femme est atteinte plus souvent que l'homme (trois pour deux). De façon exceptionnelle, la névralgie revêt un caractère familial : elle tend alors à débuter plus tôt et à se bilatéraliser plus souvent que dans les formes communes.

Sémiologie

La douleur est discontinue, paroxystique, souvent décrite comme une secousse électrique réalisant une douleur fulgurante. Ces paroxysmes douloureux se groupent en salves pour constituer des accès qui durent de quelques secondes à une ou deux minutes. L'intensité des phénomènes douloureux, toujours difficile à apprécier, paraît habituellement très grande. Au cours d'un accès, le malade interrompt toute activité, cesse de parler, et sa mimique traduit une souffrance extrême. Un malade qui peut décrire avec un certain détachement la douleur qu'il ressent actuellement dans la face n'est certainement pas atteint d'une névralgie du trijumeau.

La douleur est unilatérale. Elle est habituellement limitée au début au territoire d'*une seule branche du trijumeau.* Il s'agit le plus souvent du nerf maxillaire supérieur, la douleur partant alors de la lèvre supérieure, de l'aile du nez ou de la gencive supérieure. La fréquence de l'atteinte isolée du nerf maxillaire inférieur est moindre, la douleur prenant naissance au niveau du menton ou de la gencive inférieure. Quant à l'atteinte isolée de la branche ophtalmique, elle est exceptionnelle. Parfois d'emblée, plus souvent au cours de l'évolution, la douleur peut intéresser deux branches du nerf. L'atteinte de tout le territoire du trijumeau peut survenir au cours de l'évolution, mais il est très exceptionnel qu'elle existe d'emblée. Enfin, quelques névralgies du trijumeau se bilatéralisent : il est alors de règle que la névralgie évolue de chaque côté pour son propre compte.

Les *conditions de déclenchement de la douleur* achèvent de caractériser la névralgie du trijumeau. En effet, si la douleur est parfois, du moins en apparence, spontanée, elle a très souvent un caractère nettement provoqué. La parole, la mastication, un contact cutané ou muqueux, parfois un simple souffle d'air peuvent être à l'origine d'une décharge paroxystique. Il est souvent possible de mettre en évidence une région cutanée ou muqueuse dont la stimulation déclenche électivement la douleur. D'étendue limitée, cette *zone gâchette* (*trigger zone*) siège en général dans le territoire où est ressentie la douleur, mais cette règle comporte des exceptions. Le frôlement superficiel de la zone gâchette constitue la stimulation la plus efficace, tandis qu'une stimulation douloureuse très localisée ou encore la pression forte peuvent rester sans effet. Après la décharge douloureuse, il existe une période réfractaire pendant laquelle la stimulation de la zone gâchette est inefficace; la durée de cette période réfractaire dépend de la durée et de l'intensité du paroxysme douloureux qui l'a précédée.

Les décharges douloureuses peuvent s'accompagner de *quelques manifestations motrices* sous la forme de tressaillements musculaires, voire d'une sorte de spasme déformant l'hémiface (« tic douloureux de la face »). Quelques *phénomènes vasomoteurs* sont parfois notés, mais ils sont toujours discrets, éphémères, survenant au décours d'un accès douloureux violent.

La douleur résume la sémiologie de la névralgie essentielle du trijumeau. En effet, la *négativité de l'examen neurologique* est un élément du diagnostic. Il faut souligner en particulier la conservation du réflexe cornéen, l'absence de tout déficit sensitif dans le territoire du trijumeau, de tout signe anormal au niveau du VII et du VIII.

Évolution

La névralgie du trijumeau évolue sur un *mode discontinu*, des périodes douloureuses alternant avec des phases de rémission spontanée. Durant les périodes douloureuses, les accès se répètent avec une fréquence très variable, tantôt peu nombreux, espacés, tantôt véritablement subintrants. En général, les premières périodes douloureuses sont brèves, de l'ordre de quelques jours, séparées par des phases de rémission prolongées, pouvant durer des mois ou des années. Avec le temps, l'affection tend à prendre un aspect plus sévère, les phases de rémission devenant plus espacées, plus brèves, pouvant même disparaître. Cependant, il faut noter que, même dans ses formes les plus sérieuses, la névralgie du trijumeau reste généralement compatible avec le sommeil, ce qui peut s'expliquer par la réduction des stimulations afférentes et par une modification de l'état fonctionnel du système nerveux pendant le sommeil.

Physiopathologie

L'expérience montre que, en présence de cette variété tout à fait pure et isolée de névralgie du trijumeau, les investigations cliniques et paracliniques ne parviennent généralement à mettre en évidence aucune cause décelable. Cependant, il arrive de façon exceptionnelle que ce tableau de la névralgie

« essentielle » soit le révélateur d'une lésion expansive comprimant lentement la racine sensitive du trijumeau : cholestéatome, anévrysme du tronc basilaire ou, plus exceptionnellement encore, neurinome ou méningiome de l'angle ponto-cérébelleux. Dans de tels cas, la névralgie survient à un stade où le retentissement sur le nerf est assez discret pour n'entraîner aucun déficit sensitif cliniquement décelable. Une sclérose en plaques peut également se manifester par une névralgie de type « essentiel » : la lésion responsable est dans ces cas une démyélinisation au point de pénétration de la racine sensitive dans le tronc cérébral.

Ces faits amènent à penser que, même en l'absence d'un processus pathologique bien individualisé, une *agression mécanique discrète*, exerçant à la faveur de l'âge ses effets sur le ganglion de Gasser ou la racine sensitive du trijumeau, peut être responsable de la névralgie essentielle. La surélévation du rocher liée au vieillissement, une calcification de la dure-mère au niveau de l'orifice d'entrée du cavum de Meckel, un certain degré d'impression basilaire, le contact avec une branche artérielle athéromateuse ou anormalement sinueuse sont autant de facteurs pouvant jouer un rôle.

D'un autre côté, les caractères de la douleur, les modalités de la phase réfractaire et des stimulations afférentes efficaces suggèrent *un mécanisme central qui pourrait être la survenue de décharges paroxystiques, épileptiformes, au niveau des neurones du noyau bulbo-spinal du trijumeau.* En faveur de cette hypothèse, il faut retenir l'efficacité sur la névralgie du trijumeau de certains médicaments antiépileptiques dont on a pu montrer expérimentalement qu'ils dépriment la transmission synaptique au sein du noyau bulbo-spinal.

Le *siège périphérique du processus pathologique* sur la racine du trijumeau, et l'*origine centrale de la douleur*, dans le noyau bulbo-spinal, sont des faits qui peuvent être conciliés. La désorganisation du message afférent résultant d'altérations myéliniques de la racine sensitive du trijumeau pourrait aboutir à un état d'hyperexcitabilité des neurones du noyau bulbo-spinal devenant capables de décharger spontanément ou sous l'influence de stimulations périphériques.

Traitement

La neurotomie rétrogassérienne et l'alcoolisation du ganglion de Gasser ont été longtemps les seuls traitements efficaces, avec un double risque : survenue d'une anesthésie cornéenne exposant à une kératite sévère et développement d'une anesthésie douloureuse de la face extrêmement pénible. Actuellement, le traitement de première intention repose sur *certains antiépileptiques* dont la *carbamazépine* a été le premier à faire la preuve de son efficacité. La dose utile quotidienne, déterminée par tâtonnements chez chaque malade, est en moyenne de trois à quatre comprimés à 200 mg. Dans la majorité des cas, dès que le seuil efficace est atteint, les paroxysmes douloureux disparaissent complètement. Si la thérapeutique est abaissée au-dessous d'un certain seuil, les douleurs réapparaissent. Cependant, après un délai suffisant, il est parfois possible de diminuer progressivement, voire de supprimer la médication pour un temps variable, jusqu'à la survenue d'une nouvelle période douloureuse.

On compte dans l'ensemble 60 % de bons résultats, 20 % de résultats moyens, 20 % d'échecs, correspondant soit à une inefficacité du médicament, soit à une intolérance. D'autres antiépileptiques peuvent être utilisés, notamment l'oxcarbamazépine, la gabapentine, la prégabaline et le clonazépam. Des résultats favorables ont aussi été obtenus avec le baclofène.

Le recours au traitement chirurgical est justifié dans les cas rebelles au traitement médical. La *thermocoagulation* du ganglion de Gasser par voie percutanée est généralement préférée à la décompression microvasculaire (abord direct de la fosse postérieure). Une alternative est représentée par la radiochirurgie (*gamma-knife*).

Névralgies symptomatiques du trijumeau

Une lésion du nerf en un point quelconque de son trajet périphérique ou central (racine descendante) peut être à l'origine d'algies faciales dont les caractères sont très proches de ceux de la névralgie essentielle. Cependant, le caractère symptomatique des douleurs peut souvent être soupçonné sur l'existence d'un fond douloureux ou paresthésique permanent, d'un déficit sensitif et d'une diminution du réflexe cornéen.

Ces névralgies symptomatiques ont des causes très diverses : atteinte de la racine sensitive au niveau de l'angle ponto-cérébelleux par une tumeur ou par une malformation vasculaire ; atteinte des fibres sensitives à leur entrée dans la protubérance ou dans la racine descendante du trijumeau (sclérose en plaques, syndrome de Wallenberg, syringobulbie, tumeur du tronc cérébral) ; lésions du ganglion de Gasser d'origine tumorale ou inflammatoire (zona) ; lésions des branches de division du nerf, soit à la base du crâne par un processus néoplasique ou inflammatoire (sarcoïdose), soit au niveau de la paroi externe du sinus caverneux (anévrysme carotidien, méningiome).

Une *neuropathie trigéminale* peut aussi être observée au cours de certaines collagénoses comme le syndrome de Sharp (« connectivite mixte »), le syndrome de Sjögren, la sclérodermie. Le syndrome de l'anesthésie mentonnière (*chin numbness*) est la conséquence d'un envahissement métastatique du nerf dentaire inférieur. Le traitement de ces névralgies symptomatiques se confond avec celui de leur cause. Cependant, les traitements efficaces sur la névralgie essentielle le sont aussi sur la composante paroxystique, qui est parfois prédominante dans ces algies symptomatiques.

Algies faciales atypiques

Il s'agit de douleurs pour lesquelles aucune cause organique ne peut être démontrée et qui n'ont pas les caractères spécifiques de la névralgie du trijumeau ou du *cluster headache*. La douleur, d'intensité modérée, voire simple gêne ou sensation désagréable, est généralement quotidienne, plus ou moins permanente pendant toute la journée. Parfois localisée au début, elle peut diffuser à l'ensemble du visage et à la région cervicale. L'examen neurologique est normal, ne montrant en particulier aucun déficit sensitif dans le territoire douloureux. L'intime conviction du patient que la douleur doit avoir une explication locale est parfois soutenue par le fait qu'elle soit apparue au décours d'un traumatisme ou d'une intervention ayant porté sur la face ou sur les cavités crâniennes. Sur le plan physiopathologique et thérapeutique, le problème posé par les algies faciales atypiques renvoie à ce qui a été dit à propos de la céphalée de tension.

BIBLIOGRAPHIE

AGENCE NATIONALE D'ACCRÉDITATION ET D'ÉVALUATION EN SANTÉ. Prise en charge diagnostique et thérapeutique de la migraine chez l'adulte et chez l'enfant. Recommandations 2002. *Rev Neurol* 2003 ; *159* : 126-135.

BOLAY H *et al.* The emerging importance of cortical spreading depression in migraine headache. *Rev Neurol (Paris)* 2005 ; *161* : 655-657.

BRANDES J. Advances in migraine. *Neurology* 2003 ; *61* (suppl 4) : S1-S34.

DODICK DW. Chronic daily headache. *NEJM* 2006 ; *354* : 158-165.

FERRARI MD, ROON KI, GOADSBY PJ. Oral triptans (serotonin 5HT-1B/1D agonists) in acute migraine treatment : a meta-analysis of 53 trials. *Lancet* 2001 ; *358* : 1668-1675.

FRESE A *et al.* Headache associated with sexual activity. *Neurology* 2003 ; *61* : 796-800.

LANCE JW. Advances in biology and pharmacology of headache. *Neurology* 1993 ; *43* : Supp. 3.

MAY A. Headaches with (ipsilateral) autonomic symptoms. *J Neurol* 2003 ; *250* : 1273-1278.

MAY A. Cluster headache : pathogenesis, diagnosis, and management. *Lancet* 2005 ; *366* : 843-855.

NEWMAN L, LIPTON R, SOLOMON S. Hemicrania continua. *Neurology* 1994 ; *44* : 2111-2114.

SPRENGER T *et al.* Specific hypothalamic activation during a spontaneous cluster headache attack. *Neurology* 2004 ; *62* : 516-517.

SILBERSTEIN SD, WELCH KMA. *Neurology,* 2002 ; *59* : 972-4.

TOURNIER-LASSERVE E. Génétique moléculaire de la migraine. *Rev Neurol (Paris)* 2005 ; *161* : 651-653.

9 PATHOLOGIE DU SYSTÈME NERVEUX PÉRIPHÉRIQUE

ORGANISATION GÉNÉRALE

Le système nerveux périphérique est constitué par les racines rachidiennes, les nerfs spinaux et les plexus d'où naissent les nerfs périphériques.

Nerfs périphériques

Les nerfs périphériques sont des faisceaux de fibres nerveuses groupées au sein d'enveloppes conjonctives (fig. 9.1). Chaque fibre nerveuse est constituée par le prolongement d'un neurone dont le corps cellulaire est situé dans la corne antérieure de la moelle (fibres motrices), dans le ganglion rachidien (fibres sensitives) ou dans un ganglion de la chaîne sympathique (fibres végétatives). La composante autonome du système nerveux périphérique est étudiée dans le chapitre 4.

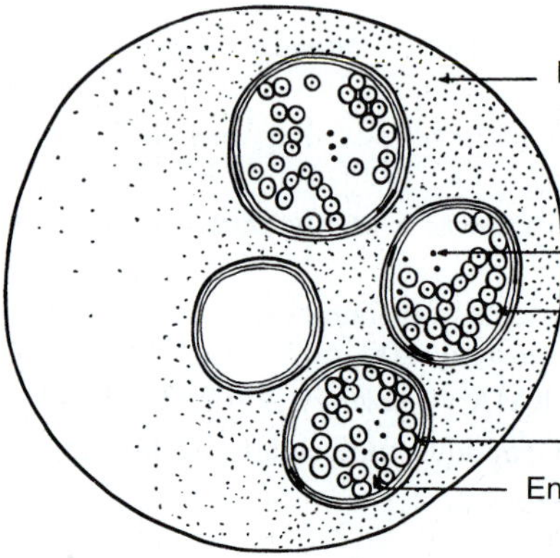

Fig. 9.1. *Coupe transversale d'un nerf.*

Cellules de Schwann

Les cellules de Schwann sont annexées au prolongement axonal et s'étagent sur toute sa longueur. Pour les fibres amyéliniques, chaque cellule de Schwann entoure plusieurs axones; pour les fibres myélinisées, chaque cellule de Schwann est annexée à un seul axone autour duquel elle s'enroule et se différencie pour constituer un segment de sa gaine de myéline entre deux nœuds de Ranvier (fig. 9.2 et 9.3). Une des fonctions de la gaine de myéline est d'accé-

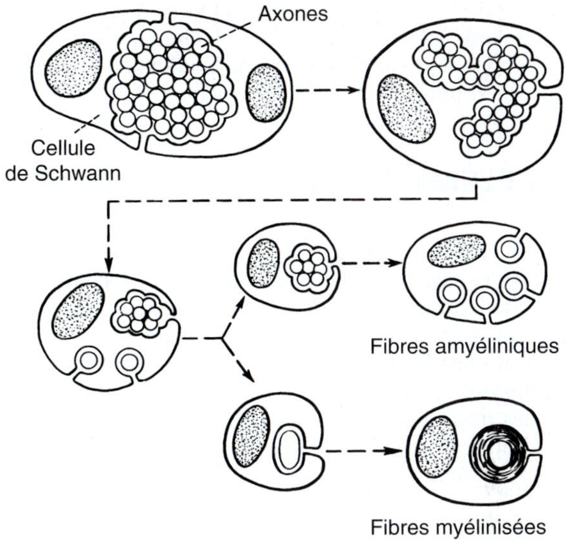

Fig. 9.2. *Stades successifs des relations entre cellules de Schwann et axones, pendant le développement* (d'après A. Peters et A.R. Muir, simplifié par J. Poirier, 1982).

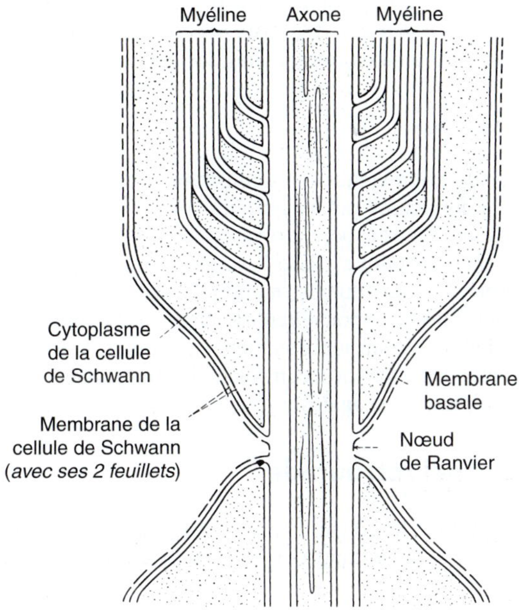

Fig. 9.3. *Schéma de l'ultrastructure d'un nœud de Ranvier en coupe longitudinale* (d'après J. Poirier, 1982).

lérer notablement la vitesse de propagation de l'influx nerveux (conduction saltatoire) de telle sorte que les fibres amyéliniques ont une conduction lente (0,5-2,5 m/s), les fibres myélinisées une conduction d'autant plus rapide que leur diamètre est plus important (12-70 m/s).

BIOLOGIE ÉLÉMENTAIRE : LE TRANSPORT AXONAL

La maintenance des neurones et de leurs expansions dendritiques et axonales nécessite que les macromolécules entrant dans la constitution des membranes axonales et du cytosquelette, ainsi que les enzymes contrôlant la biosynthèse des neurotransmetteurs, soient constamment renouvelées. L'axone, dont la longueur peut chez l'homme dépasser un mètre, est incapable d'assurer lui-même la biosynthèse des macromolécules qui le constituent. La source quasi exclusive des macromolécules axonales se trouve dans le corps cellulaire du neurone. L'intégrité et le bon fonctionnement de l'axone résultent d'un trafic moléculaire à double sens.

Transport axonal orthograde

Flux axonal lent

Le flux axonal lent véhicule la majorité des protéines axonales (80 %) à des vitesses moyennes s'échelonnant entre 1 et 10 mm par jour. Le flux axonal lent assure l'acheminement des éléments constitutifs du cytosquelette axonal : tubuline des microtubules, sous-unités des neurofilaments, de la myosine.

Flux axonal rapide

Le flux axonal rapide véhicule les constituants de la membrane axonale et des systèmes membranaires présynaptiques dont il assure le renouvellement. La vitesse moyenne du transport axonal rapide est de 300 ± 100 mm par jour. Le réticulum endoplasmique lisse est la voie intra-axonale préférentielle empruntée par les constituants membranaires. Le flux axonal rapide joue un rôle essentiel dans le renouvellement des canaux ioniques, présents dans la membrane de l'axone sur toute sa longueur, et dans la transmission synaptique en acheminant les enzymes contrôlant la biosynthèse des neuromédiateurs dans les terminaisons axonales.

Transport axonal rétrograde

Un grand nombre de constituants macromoléculaires sont ramenés vers le corps du neurone, où certains composants sont recyclés et réintégrés dans des macromolécules neuves.

Le transport axonal rétrograde a une vitesse moyenne de 200 ± 50 mm par jour. Ce mouvement rétrograde assure une communication privilégiée entre les terminaisons nerveuses et le corps cellulaire. Certaines molécules ayant un rôle informatif comme le *Nerve Growth Factor* sont véhiculées vers le corps cellulaire et modifient la production de certaines molécules.

Un trafic moléculaire bidirectionnel permet donc au neurone et à ses prolongements de s'adapter avec une souplesse fonctionnelle remarquable aux besoins qualitatifs ou quantitatifs.

Rôle du transport axonal dans la maintenance des gaines de myéline

Les cellules de Schwann assurent l'élaboration des protéines spécifiques et des divers phospholipides entrant dans la constitution de la gaine de myéline. L'axone joue un rôle trophique sur les cellules de Schwann myélinisantes et assure le maintien de l'intégrité des gaines de myéline. Toute perturbation du transport axonal a un retentissement sur les gaines myélinisées.

En définitive, l'altération des trafics moléculaires réciproques entre corps cellulaires et terminaisons axonales (d'origine mécanique, toxique, métabolique…) bouleverse un équilibre dynamique essentiel et explique certains aspects des neuropathies périphériques.

DÉGÉNÉRESCENCE ET RÉGÉNÉRATION DES FIBRES NERVEUSES

L'interdépendance très étroite de l'axone et des cellules de Schwann rend compte des caractères de la dégénérescence et de la régénération des fibres nerveuses au cours des neuropathies périphériques.

Dégénérescence wallérienne. — Elle est la conséquence d'une interruption de l'axone (fig. 9.4). Elle se développe sur la partie distale d'une fibre qui a été séparée du corps cellulaire et progresse de façon centrifuge. Elle associe une dégénérescence de l'axone et une dédifférenciation de la gaine de Schwann. Les débris myéliniques sont pris en charge par des macrophages. La régénération s'opère à partir du bout central de l'axone ou de collatérales des axones voisins, facilitée par la persistance des gaines endoneurales. Elle procède de façon centrifuge, la remyélinisation étant assurée au fur et à mesure par les cellules de Schwann restées en place. Dans ce type de dégénérescence, les *fonctions de conduction du bout distal de la fibre disparaissent en quelques jours* après section du nerf. Elles réapparaissent lors de la régénération, la vitesse de conduction initialement réduite reprenant progressivement sa valeur initiale.

Dégénérescence distale rétrograde. — Elle est la conséquence de processus qui perturbent la biologie du neurone et marquent leurs effets initiaux sur la partie la plus distale de la fibre. La dégénérescence axonale et la démyélinisation progressent de l'extrémité de la fibre vers le corps cellulaire du neurone. La régénération met en jeu la prolifération collatérale des fibres nerveuses demeurées indemnes. La *diminution de l'amplitude du potentiel de nerf* résul-

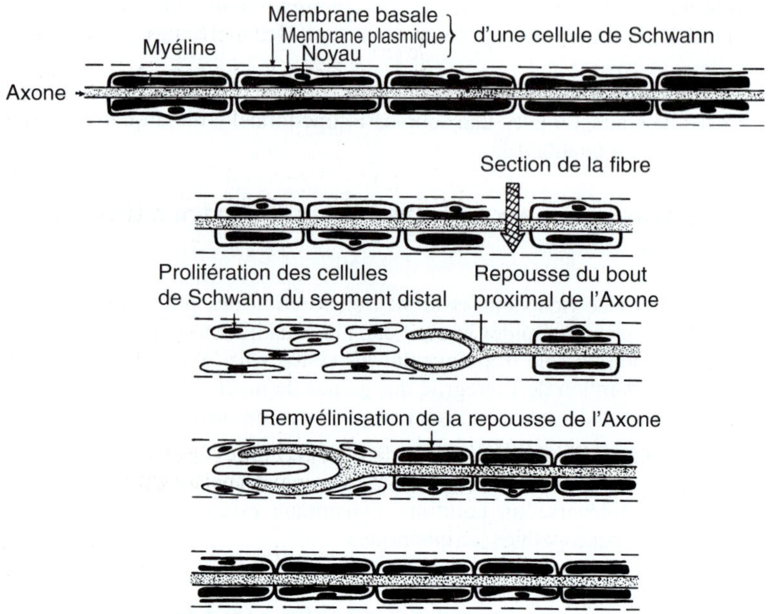

Fig. 9.4. *Schéma des principales étapes de la dégénérescence wallérienne et de la régénération d'une fibre nerveuse myélinisée périphérique* (d'après J. Poirier, modifié).

tant de la dégradation des fibres peut ne pas s'accompagner d'une réduction de la vitesse de conduction en raison de la juxtaposition au sein du nerf de fibres saines et de fibres dégénérées.

Neuropathies démyélinisantes. — Résultant d'une *atteinte primitive des cellules de Schwann*, les neuropathies démyélinisantes se traduisent par la disparition de la gaine de myéline sur un ou plusieurs segments, entre deux étranglements du nœud de Ranvier (fig. 9.5). L'axone est préservé dans sa continuité; il peut néanmoins présenter des altérations morphologiques en regard de la démyélinisation. Ce type de neuropathie donne lieu à un *ralentissement marqué de la vitesse de conduction* et à une dispersion du potentiel d'action, voire à un bloc de conduction. La reconstitution des gaines de myéline peut s'effectuer dans un délai bien plus bref que le temps nécessaire à la régénération axonale.

L'opposition des divers types de dégradation de la fibre nerveuse ne doit pas être trop absolue : le neurone et la gaine de Schwann sont intimement unis dans leur structure et dans leur fonctionnement; toute affection lésant l'un des éléments du couple retentit sur l'autre.

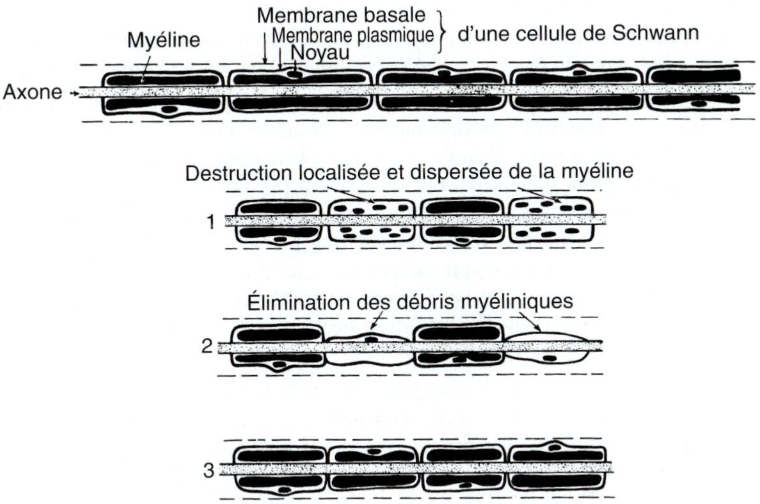

Fig. 9.5. *Schémas des principales étapes de la démyélinisation segmentaire et de la remyélinisation d'une fibre nerveuse myélinisée périphérique* (d'après J. Poirier, modifié).

PRINCIPAUX TYPES ANATOMOCLINIQUES DES NEUROPATHIES PÉRIPHÉRIQUES

On peut distinguer schématiquement :

– les *lésions focales* intéressant une racine (*radiculopathie*), un plexus (*plexopathie*) ou un nerf périphérique (*mononeuropathie*) ;

– les *lésions multifocales* responsables des *mononeuropathies multiples* ;

– les *lésions diffuses* responsables des *polyneuropathies* et des *polyradiculoneuropathies*.

Il faut aussi mentionner les *ganglioneuropathies* dans lesquelles les lésions portent sur les ganglions des racines postérieures. Elles peuvent donner lieu à une neuropathie focale, comme dans le zona, ou à des atteintes multifocales ou diffuses comme dans la neuropathie sensitive paranéoplasique ou dans la neuropathie sensitive du syndrome de Sjögren.

Radiculopathies

Les racines antérieures (motrices) et postérieures (sensitives) convergent vers le trou de conjugaison (foramen intervertébral) limité en haut et en bas par les pédicules vertébraux, en avant par le disque intervertébral, en arrière par les apophyses portant les facettes articulaires postérieures. Dans le foramen, les racines s'unissent pour former le *nerf spinal* dont l'atteinte ne peut être distinguée de celle des racines. Le nerf spinal se divise dès l'émergence du foramen en un *rameau dorsal* destiné aux muscles et aux téguments paravertébraux et *un rameau ventral* participant à la formation des plexus ou se prolongeant par les nerfs intercostaux.

Une atteinte limitée à une racine ou à un nerf spinal a habituellement une expression sensitive prédominante : *douleur* dans le trajet radiculaire, exacerbée par la toux, la défécation, la mobilisation du rachis, les manœuvres qui étirent la racine; *paresthésies* provoquées par l'effleurement du dermatome correspondant. Les signes sensitifs objectifs sont discrets. La distribution sensitive des racines est indiquée dans la figure 9.6. Un *déficit moteur* peut être associé, en sachant qu'aucun muscle ne reçoit son innervation d'une seule racine et qu'il existe une certaine variabilité dans le territoire musculaire d'une racine. L'abolition ou la diminution d'un réflexe tendineux peut compléter le syndrome.

Le *diagnostic d'une radiculopathie* est fondé sur l'analyse topographique des manifestations neurologiques, complétée si nécessaire par un électrodiagnostic. L'imagerie, éventuellement complétée par l'étude du LCR, est essentielle pour le diagnostic étiologique, permettant d'identifier une *compression d'origine discale ou ostéophytique* et de ne pas méconnaître une *lésion tumorale (notamment un neurinome) ou infectieuse (spondylodiscite).*

Radiculopathies cervicales

L'*atteinte des racines cervicales supérieures* (C1 à C4) est rare. Les branches dorsales des nerfs spinaux correspondant innervent les téguments de la région occipitale et de la région para-spinale du cou. L'atteinte de C2 se traduit par des paresthésies parfois douloureuses dans le territoire du grand nerf occipital (névralgie occipitale d'Arnold). Les branches ventrales des nerfs spinaux C1-C4 forment le plexus cervical.

Les *névralgies cervico-brachiales* correspondent à une atteinte des racines contribuant à la formation du plexus brachial (C5 à D1). Les racines C5 et C6 sont le plus souvent atteintes. La douleur intéresse l'épaule et le membre supérieur. Des paresthésies et une hypoesthésie dans le territoire distal de la racine concernée ont une valeur topographique plus grande que le trajet de l'irradiation douloureuse. Les atteintes motrices et réflexes sont indiquées dans le tableau 9.I.

Radiculopathies lombosacrées

❒ Névralgie sciatique

La cause habituelle de la névralgie sciatique est une hernie discale postérolatérale comprimant la racine L5 ou S1 dans le récessus latéral du canal vertébral, avant son entrée dans le foramen : hernie L4-L5 pour la sciatique L5 (fig. 9.7), hernie L5-S1 pour la sciatique S1. La compression radiculaire peut aussi se faire dans le foramen où elle peut être provoquée par une hernie latérale du disque situé à ce niveau ou par des formations ostéophytiques. Une hernie latérale volumineuse du disque L5-S1 peut comprimer simultanément la racine L5 dans le foramen et la racine S1 dans le récessus latéral.

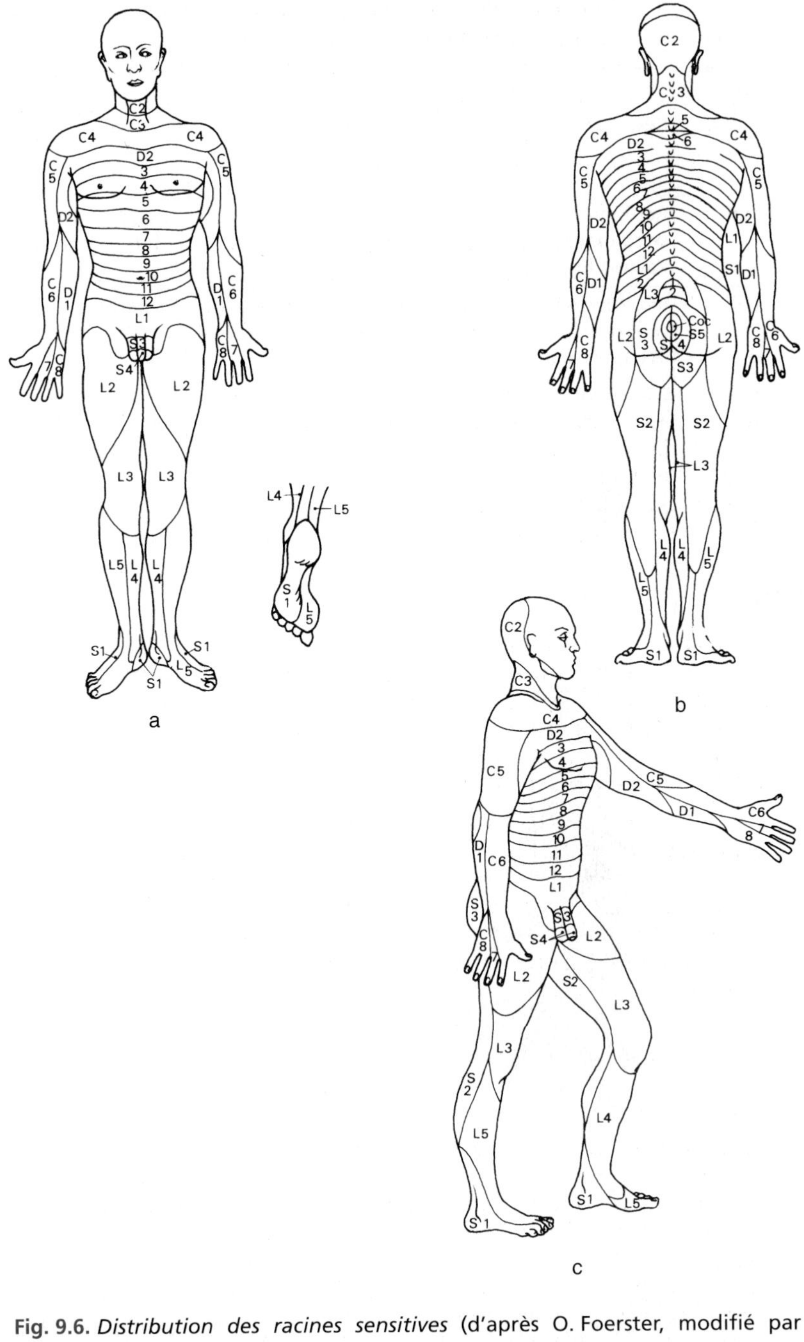

Fig. 9.6. *Distribution des racines sensitives* (d'après O. Foerster, modifié par G. Austin, 1972).

Tableau 9.I *Radiculopathies cervico-brachiales. Sémiologie sensitivo-motrice et réflexe.*

Racine	*Déficit sensitif*	*Déficit musculaire*	*Réflexe diminué*
C5	Région deltoïdiennne	Abduction du bras, rotation externe de l'épaule	Bicipital
C6	Région deltoïdienne bord externe de l'avant-bras, pouce	Flexion du coude, prono-supination de l'avant-bras	Bicipital, stylo-radial, cubito-pronateur
C7	Région postérieure du bras et de l'avant-bras, dos de la main, médius	Extension du coude, du poignet, des doigts	Tricipital
C8	Face interne du bras, face interne de l'avant-bras, les deux derniers doigts	Muscles intrinsèques de la main (territoire du médian)	Fléchisseur des doigts
D1	Face interne du bras	Muscles intrinsèques de la main (territoire du cubital) Claude Bernard-Horner	Fléchisseur des doigts

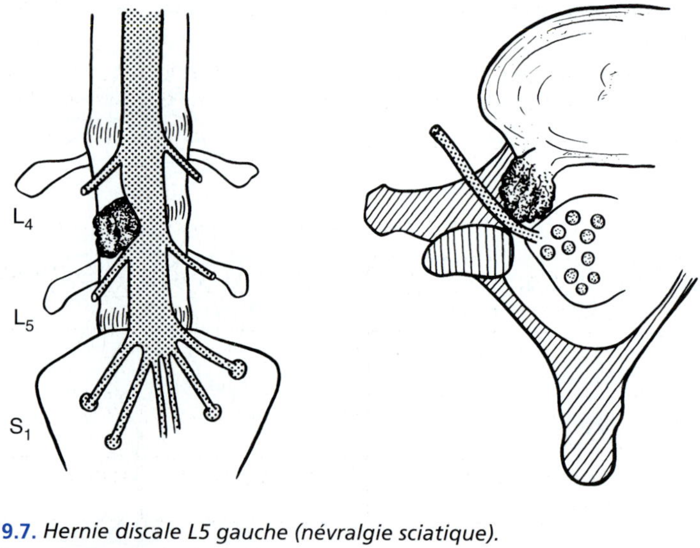

Fig. 9.7. *Hernie discale L5 gauche (névralgie sciatique).*
La racine est comprimée dans le récessus latéral.

La *douleur sciatique* s'accompagne d'une lombalgie et d'un enraidissement douloureux du rachis lombaire. Elle est exacerbée par les mouvements, les efforts et la toux. La flexion sur le bassin du membre inférieur étendu est limitée par la douleur : c'est le *signe de Lasègue*.

– *Dans la sciatique L5*, la douleur est ressentie à la partie postéro-externe de la cuisse et à la face externe de la jambe jusqu'au dos du pied. Le déficit sensitif peut être mis en évidence à la face externe de la jambe et sur le dos du pied. S'il existe un déficit moteur, il intéresse les muscles innervés par le nerf sciatique poplité externe (muscles péroniers, jambier antérieur, extenseur des orteils), mais L5 participe aussi à l'innervation des muscles fessiers et du muscle jambier postérieur. Le réflexe achilléen peut être diminué.

– *Dans la sciatique S1*, la douleur occupe la face postérieure de la fesse, de la cuisse, le mollet jusqu'au talon et la plante du pied. Le déficit sensitif peut être décelé à la plante du pied et au niveau du cinquième orteil; on recherche le déficit moteur au niveau du triceps sural mais S1 participe aussi à l'innervation du grand fessier et des muscles ischio-jambiers. Enfin, le réflexe achilléen est diminué ou aboli.

L'*évolution de la névralgie sciatique* se fait souvent vers la guérison sous l'influence du repos et d'un traitement anti-inflammatoire et antalgique. En cas d'échec du traitement médical, les indications du traitement chirurgical doivent être posées avec beaucoup de prudence.

❒ Autres radiculopathies lombaires

Elles sont plus rares en raison du rôle moins important de la pathologie discale à ces niveaux, devant faire envisager plus particulièrement une autre cause, notamment tumorale. Elles peuvent donner lieu à un signe de Lasègue inverse : exagération de la douleur provoquée par l'hyperextension de la cuisse.

Il faut noter qu'une hernie discale latérale L4-L5 peut comprimer la racine L4 dans le foramen en même temps que la racine L5 dans le récessus latéral.

Les particularités de ces atteintes radiculaires sont indiquées dans le tableau 9.II.

Tableau 9.II *Radiculopathies lombaires supérieures : L1 à L4.*

Racine	*Douleur. paresthésies*	*Déficit moteur*	*Réflexe*
L1	Région inguinale		
L2	Face antéro-externe de la cuisse	Psoas	
L3	Face antérieure de la cuisse	Psoas, quadriceps	Rotulien
L4	Face antéro-interne de la jambe	Quadriceps, jambier antérieur	Rotulien

Plexopathies

Lieux de passage entre les racines et les troncs nerveux, les plexus constituent un système d'anastomoses qui redistribuent les contingents de fibres issus de racines voisines.

Plexus cervical

Les *branches antérieures des nerfs spinaux C1-C4* forment le plexus cervical dont la principale branche motrice est le nerf phrénique. Les branches sensitives qui assurent l'innervation sensitive des téguments de la région antérolatérale du cou peuvent être lésées lors de procédures chirurgicales, notamment le grand nerf auriculaire dont l'atteinte est responsable d'un engourdissement et de paresthésies au niveau de l'oreille et de l'encoche massétérine.

Le *nerf phrénique* (C3, C4) est le nerf moteur du diaphragme. Son atteinte est suivie d'une paralysie de l'hémidiaphragme qui est surélevé et immobile. Dans le cou ou le thorax, il peut être atteint par des lésions de nature traumatique, compressive ou infiltrative. Une neuropathie primitive du nerf phrénique peut être observée, isolément ou en association avec des éléments d'une neuropathie aiguë du plexus brachial.

Plexus brachial

Le plexus brachial est constitué par l'union des branches antérieures des nerfs spinaux C5-C8 et D1 formant trois troncs primaires : supérieur (C5-C6), moyen (C7) et inférieur (C8-D1).

Après division et réassemblage au sein de troncs secondaires (antéro-externe, antéro-interne et postérieur), le plexus brachial donne *quatre terminales longues* destinées au membre supérieur qui sont le *nerf radial*, le *nerf cubital*, le *nerf médian* et le *nerf musculocutané*. Du plexus brachial naissent aussi des *collatérales courtes* destinées à la ceinture scapulaire.

❒ Syndromes du plexus brachial

Ces syndromes résultent de lésions portant sur les troncs primaires et/ou secondaires. Ils se traduisent par des déficits intéressant de façon plus ou moins extensive le territoire des branches terminales et des branches collatérales du plexus. Il est classique de distinguer un type supérieur (Duchenne-Erb) prédominant sur les territoires C5-C6, un type moyen (Remak) prédominant sur le territoire C7, un type inférieur (Klumpke) prédominant sur les territoires C8-D1.

Une atteinte isolée de branches collatérales du plexus brachial peut être observée, pouvant intéresser notamment :

– le nerf circonflexe (C5-C6) qui innerve le muscle deltoïde assurant l'abduction de l'épaule, à laquelle participe aussi le muscle sus-épineux ;

– le nerf sus-scapulaire (C5-C6) qui innerve les muscles sus-épineux (abducteur du bras) et sous-épineux (rotateur externe du bras) ;

– le nerf de l'angulaire et du rhomboïde (C5-C6), dont les actions respectives sont d'élever l'omoplate et de la rapprocher du rachis ;

– les nerfs pectoraux (C5-C8) qui innervent le grand et le petit pectoral qui portent l'épaule en avant et en dedans ;

– les nerfs du grand dorsal et du grand rond (C6-C8) qui sont adducteurs, extenseurs et rotateurs internes de l'épaule (mettre la main dans le dos);

– le nerf du grand dentelé (C5-C7) qui descend derrière le plexus brachial, contre la paroi thoracique. Le muscle grand dentelé applique l'omoplate contre la paroi thoracique. Son déficit se traduit par un décollement de l'omoplate lorsque le sujet pousse en avant le membre supérieur tendu contre une résistance;

– le nerf brachial cutané interne et son accessoire (nerfs cutanés médial du bras et de l'avant-bras) (C8-D1) qui donnent la sensibilité du bord interne du bras et de l'avant-bras.

❐ Principales causes d'atteinte du plexus brachial

Traumatismes. — Le plexus brachial y est particulièrement exposé en raison de son siège superficiel et de ses rapports avec les structures mobiles que sont l'épaule et le cou. Un *mécanisme d'élongation* est souvent en cause, résultant notamment de chutes ou de chocs (sports de contact) qui déplacent violemment la tête et le cou latéralement ou l'épaule et le bras vers le bas, éventuellement les deux dans des directions opposées. Le tableau clinique et l'évolution sont fonction de l'étendue et de la gravité des lésions parmi lesquelles on distingue la *neurapraxia* (conservation de la continuité axonale), l'*axonotmesis* (perte de la continuité axonale avec conservation au moins de l'épinèvre) et la *neurotmesis* avec interruption complète du tronc nerveux. L'arrachement d'une racine est une lésion particulièrement sévère qui peut expliquer une participation médullaire. Un mécanisme d'élongation est aussi en cause lorsqu'une sémiologie du plexus brachial est observée au décours d'une anesthésie ou après le port d'une charge sur l'épaule.

Infiltrations néoplasiques. — Elles sont le plus souvent la conséquence d'un envahissement lymphatique dont le point de départ habituel est le cancer du sein. Lorsque les patients ont été irradiés, le diagnostic différentiel peut être difficile avec une *plexopathie radique.* Le *syndrome de Pancoast-Tobias* est un syndrome plexique inférieur résultant de l'infiltration du plexus par un cancer de l'apex pulmonaire.

Syndrome du défilé costo-scalénique (défilé des scalènes). — Il survient lorsqu'une côte cervicale ou un tractus fibreux joignant l'apophyse transverse de C7 à la première côte comprime le plexus brachial et éventuellement l'artère sous-clavière (fig. 9.8). L'atteinte du plexus brachial dans ce défilé se manifeste par des signes neurologiques d'importance variable : paresthésies du bord cubital de l'avant-bras et de la main disparaissant temporairement quand le bras est levé au-dessus de la tête; hypoesthésie dans le territoire de C8-D1; déficit moteur et amyotrophie difficiles à systématiser car ils atteignent aussi bien l'éminence thénar (médian) que l'éminence hypothénar (cubital). À ces signes neurologiques peuvent être associés des signes vasculaires : syndrome de Raynaud, diminution ou abolition du pouls radial. Le diagnostic, qui doit être solidement argumenté, a pour sanction un geste chirurgical visant à corriger l'anomalie anatomique responsable.

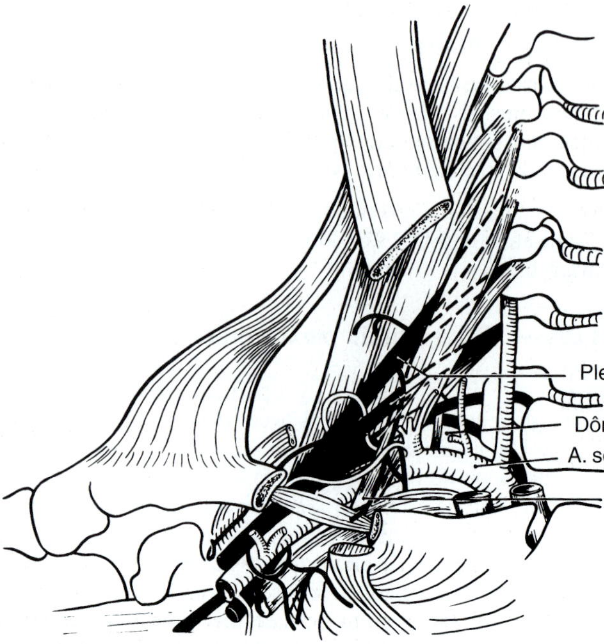

Fig. 9.8. *Le plexus brachial dans le défilé des scalènes.*

Neuropathie aiguë du plexus brachial (névralgie amyotrophique de la ceinture scapulaire, syndrome de Parsonage-Turner). — La neuropathie aiguë du plexus brachial débute par des douleurs très intenses de la région de l'épaule s'étendant au membre supérieur. C'est habituellement lorsque les douleurs s'atténuent qu'apparaissent un déficit moteur, puis une amyotrophie, pouvant intéresser les sus- et les sous-épineux, le grand dentelé, le deltoïde, parfois aussi le biceps, le triceps. L'évolution des troubles moteurs n'est que partiellement régressive. L'affection est unilatérale mais les deux côtés peuvent être atteints successivement. La névralgie amyotrophique survient souvent comme une affection secondaire après une maladie infectieuse, une agression toxique, une vaccination. Elle présente de grandes analogies avec les paralysies sériques. Pour ces raisons, l'intervention d'un mécanisme immuno-allergique est généralement admise. L'affection peut survenir sous une forme héréditaire, autosomique dominante, donnant lieu à des attaques récurrentes.

Plexus lombosacré

Le plexus lombosacré est constitué par les *branches antérieures des nerfs spinaux L1-S4*. Il comprend le *plexus lombaire* (L1-L4) et le *plexus sacré* formé par le tronc lombosacré (L4 + L5) et S1-S4. Ces deux plexus, voisins anatomiquement, partagent les mêmes pathologies.

❐ Syndromes du plexus lombosacré

La sémiologie du plexus lombosacré, habituellement douloureuse, associe de façon plus ou moins extensive des déficits sensitivo-moteurs siégeant dans le territoire des *branches terminales longues* du plexus lombaire (nerf obturateur, nerf crural, nerf fémoro-cutané) et/ou du plexus sacré (nerf sciatique), mais aussi dans le territoire des *branches collatérales courtes* du plexus.

Les *branches collatérales courtes* du plexus lombosacré, parfois atteintes isolément, comprennent notamment :

– les nerfs du psoas et de l'iliaque (L2-L3) assurant la flexion de la cuisse ;

– les nerfs abdomino-génitaux (L1), grand et petit (ilio-hypogastrique et ilio-inguinal) dont l'atteinte se traduit par des douleurs et une hypoesthésie intéressant les organes génitaux externes et la face interne de la cuisse ;

– le nerf génito-crural (L2), ou honteux externe, qui innerve le crémaster (réflexe crémastérien), la peau du scrotum et de la partie antéro-supérieure et interne de la cuisse ;

– le nerf fessier supérieur (L4-S1) qui innerve les petit et moyen fessiers qui sont abducteurs et rotateurs internes de la cuisse ;

– le nerf fessier inférieur (L5-S2) qui innerve le grand fessier et assure l'extension de la cuisse. Il donne un rameau cutané (nerf cutané postérieur de la cuisse) dont l'atteinte, notamment par compression, peut être responsable de paresthésies intéressant la partie inférieure de la fesse et la face postérieure de la cuisse ;

– le nerf honteux interne (pudendal) (S2-S4), nerf du périnée, innerve le sphincter externe de l'anus, le sphincter externe de l'urètre. Il est exposé à la compression lors des longues randonnées cyclistes.

❐ Principales causes d'atteinte du plexus lombosacré

Les principales causes d'atteinte du plexus lombosacré sont :

– les *infiltrations néoplasiques* à partir des viscères pelviens ou des lymphatiques rétropéritonéaux ;

– l'*endométriose* ;

– les *plexopathies radiques* dont la survenue peut être très tardive ;

– les *hémorragies* et les *abcès rétropéritonéaux* ;

– la *neuropathie du plexus lombosacré* qui pourrait avoir, comme la neuropathie du plexus brachial, une cause immunologique. Elle débute par des douleurs intenses irradiant à la face antérieure de la cuisse (atteinte plexique supérieure) ou dans la fesse avec une irradiation sciatique (atteinte plexique inférieure). Rapidement s'installent un déficit moteur et une amyotrophie. L'évolution est habituellement régressive, avec souvent cependant persistance de séquelles motrices.

Les atteintes plexiques supérieures doivent être distinguées des *neuropathies proximales du diabète* dont la présentation clinique peut être très proche.

Mononeuropathies

Étiologie

❐ Causes mécaniques

Il peut s'agir d'un *traumatisme majeur* (plaie pénétrante, fracture, luxation, geste chirurgical, injections médicamenteuses) entraînant une compression ou une interruption partielle ou totale de la continuité du nerf.

Une rupture du nerf interrompant les gaines conjonctives n'est pas compatible, en l'absence de suture, avec une régénération efficace. Une connaissance précise de la nature des lésions serait souhaitable pour les indications thérapeutiques, mais ni la sémiologie, ni les explorations électriques ne permettent de reconnaître avec certitude la rupture d'un nerf nécessitant l'exploration et la suture. La répétition des examens à brefs intervalles peut fournir un argument. Le *signe de Tinel*, sensation de fourmillement provoquée par la percussion légère des fibres en régénération, permet de suivre leur progression en direction de la périphérie. *Une exploration chirurgicale s'impose chaque fois que la section du nerf est vraisemblable.*

Il peut aussi s'agir de *paralysies microtraumatiques* liées aux agressions mécaniques de la vie courante : compression par le maintien anormalement prolongé d'une attitude, microtraumatismes professionnels, syndrome canalaire. Des lésions de démyélinisation segmentaire et un bloc de conduction durable peuvent résulter d'une *compression prolongée* ou de *microtraumatismes répétés.* Le déficit fonctionnel est total ou seulement partiel. La régression débute rapidement lorsque la cause de l'agression est levée (remyélinisation). Néanmoins, des lésions axonales peuvent être associées si la compression a été prolongée et rendre compte d'un allongement de la durée de récupération.

❐ Autres causes

L'atteinte d'un tronc nerveux périphérique peut aussi être la conséquence de lésions de nature ischémique, inflammatoire ou infiltrative. Une palpation méticuleuse du trajet du nerf, complétée au moindre doute par une imagerie doit être systématique pour déceler une *tumeur comprimant le nerf* ou une *tumeur nerveuse primitive*, notamment un schwannome.

Identification du nerf atteint

L'identification du nerf atteint repose sur une connaissance précise du territoire moteur et sensitif (fig. 9.9) du nerf en cause. Sont envisagées ici les branches terminales du plexus brachial et du plexus lombosacré innervant respectivement le membre supérieur et le membre inférieur. Les branches collatérales de ces plexus ont été envisagées plus haut.

❐ Nerf musculocutané (C5-C7)

Ce nerf, qui prolonge le tronc antéro-externe du plexus brachial, assure la flexion de l'avant-bras (biceps et brachial antérieur), accessoirement la supination (biceps) et l'innervation cutanée du bord externe de l'avant-bras. Son

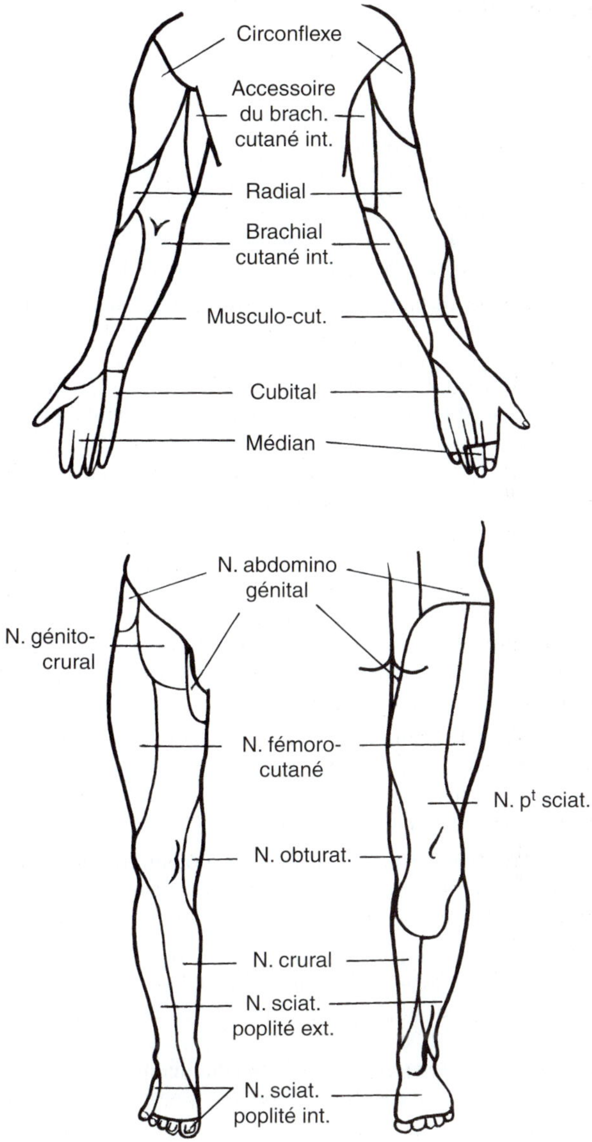

Fig. 9.9. *Territoires cutanés des nerfs périphériques des membres.*

atteinte isolée est rare, pouvant résulter d'une lésion traumatique directe. Une atteinte limitée au territoire cutané (nerf cutané latéral de l'avant-bras) peut être la conséquence d'une compression ou d'une ponction veineuse.

❒ Nerf radial (C5-D1)

Le nerf radial prolonge le tronc secondaire postérieur du plexus brachial. Après avoir contourné la face postérieure de l'humérus, il se place devant l'épicondyle et se divise en une branche antérieure superficielle sensitive (*nerf radial superficiel*) et une branche postérieure profonde motrice (*nerf interosseux postérieur*) qui contourne le col du radius à l'intérieur du court supinateur et descend sur la face postérieure de la membrane interosseuse.

Le nerf radial est le nerf de l'extension. Son territoire sensitif comprend la face postérieure du bras, de l'avant-bras et de la main.

Les *lésions hautes* du nerf radial, dans l'aisselle, sont exceptionnelles. Elles entraînent :

– une paralysie de l'extension du coude (triceps);

– une paralysie de l'extension du poignet (radiaux, cubital postérieur);

– une paralysie de l'extension de la première phalange des doigts (extenseurs des doigts) qui contraste avec le maintien de l'extension des deux autres phalanges quand la première est soutenue (fonction assurée par les muscles interosseux et lombricaux);

– une paralysie de l'extension et de l'abduction du pouce (court et long extenseur du pouce, long abducteur du pouce);

– une diminution de la supination (court supinateur), qui apparaît seulement lorsque l'avant-bras est étendu (suppléance par le biceps dans le mouvement de flexion);

– une diminution de la force de flexion de l'avant-bras sur le bras par atteinte du long supinateur, dont la corde n'apparaît pas lors de la flexion contrariée du coude (à noter qu'une atteinte de la racine C7 touche l'ensemble des muscles extenseurs mais respecte le long supinateur);

– une main qui tombe en fléau (flexion et pronation) quand elle est au repos. La préhension est difficile, la main capotant lors de la mise en jeu des fléchisseurs en raison de l'impossibilité de tenir le poignet étendu;

– un déficit sensitif qui peut intéresser la face postérieure du bras dans sa partie inféro-externe, la face externe du coude, la face postérieure de l'avant-bras dans son tiers moyen, la moitié externe du dos de la main, la face dorsale et bord externe du pouce, la face dorsale de la première phalange de l'index et de la moitié externe de la première phalange du médius. En pratique, on retiendra la prédominance à la face dorsale du premier espace interosseux;

– l'abolition des réflexes tricipital et stylo-radial.

L'atteinte du nerf radial *au tiers moyen* du bras se distingue de la paralysie haute par la *conservation de la force du triceps et parfois du long supinateur.* Le nerf, en contact direct avec la face postérieure de l'humérus, est directement menacé par une fracture. Il est aussi exposé à une compression prolongée par le rebord d'une chaise ou du lit, le poids de la tête au cours du sommeil. De telles paralysies radiales par compression sont favorisées par un sommeil pathologique (alcool).

Une *atteinte du nerf interosseux postérieur* donne lieu à une atteinte purement motrice intéressant à des degrés divers l'extenseur commun de doigts, l'extenseur propre de l'index, les extenseurs et le long abducteur du pouce. Elle peut être une complication précoce ou tardive d'une fracture du coude ou survenir de façon primitive, en relation avec une compression lors du trajet du nerf à l'intérieur du court supinateur.

La *branche terminale sensitive* (nerf radial superficiel) peut être lésée au niveau du poignet par un traumatisme ou une compression (menottes), avec pour conséquence des troubles sensitifs à la face dorsale de la main et des premiers doigts.

❐ Nerf médian (C7-D1)

Le nerf médian est formé par la réunion des troncs secondaires antéro-externe et antéro-interne. Il descend avec l'artère humérale à la face interne du bras, passe entre les deux chefs du rond pronateur puis sous l'arcade du fléchisseur commun superficiel pour cheminer sur la ligne médiane entre les plans des fléchisseurs superficiels et profonds. Il pénètre dans la main en passant dans le canal carpien, sous le ligament transverse du carpe au bord inférieur duquel il donne :

– une branche motrice pour le court abducteur du pouce, l'opposant du pouce, les deux premiers lombricaux et parfois le court fléchisseur du pouce;

– des rameaux sensitifs innervant la peau de la face palmaire du pouce, de la face palmaire et de la face dorsale (deux dernières phalanges) des deuxième et troisième doigts et de la moitié externe du quatrième doigt.

Des *collatérales* naissent au niveau de l'avant-bras pour le rond pronateur, le grand et le petit palmaire, le fléchisseur commun superficiel des doigts. Au-dessus du poignet, le nerf médian donne une collatérale sensitive, le *nerf cutané palmaire*, pour les téguments de l'éminence thénar.

Le *nerf interosseux antérieur* naît à la sortie du rond pronateur et descend sur la membrane interosseuse, sous le fléchisseur commun des doigts. Entièrement moteur, il innerve le long fléchisseur du pouce, la moitié externe du fléchisseur commun profond des doigts et le carré pronateur.

Une *lésion haute* du nerf médian entraîne :

– une réduction de la flexion du poignet (grand et petit palmaire) qui reste néanmoins possible grâce au cubital antérieur;

– une paralysie de la flexion du pouce : paralysie du court fléchisseur qui assure la flexion de la métacarpophalangienne; du long fléchisseur qui assure la flexion de la deuxième phalange;

– une paralysie de la flexion de l'index : paralysie du fléchisseur superficiel, qui fléchit la deuxième phalange, et du fléchisseur profond, qui fléchit la troisième. La première phalange peut être fléchie par l'interosseux, qui dépend du cubital;

– une diminution de la flexion des autres doigts, qui reste assurée en partie par le fléchisseur profond (cubital);

– une paralysie complète de la pronation (rond pronateur, carré pronateur);

– une paralysie des mouvements d'abduction palmaire (court abducteur) et d'opposition (opposant) du pouce. L'abduction palmaire est étudiée en faisant élever le pouce verticalement et en gardant le plan de l'ongle perpendiculaire au plan de la paume. L'opposition est la capacité de former une pince entre la pulpe du pouce et celle des autres doigts, à distinguer de la pseudo-opposition par flexion-adduction du pouce.

Les *troubles sensitifs* occupent la moitié externe de la paume de la main, la face palmaire du pouce, de l'index, du médius et la moitié externe de l'annulaire, la face dorsale des deuxième et troisième phalanges des mêmes doigts.

Les lésions hautes du médian dans la région axillaire ou au niveau du bras, par compression ou traumatisme, sont rarement isolées. Dans la *région du coude*, le nerf peut être lésé par une fracture supracondylienne. Des lésions du nerf médian au pli du coude peuvent aussi survenir à l'occasion de ponctions veineuses.

Deux syndromes canalaires peuvent intéresser le nerf médian.

Souffrance du nerf interosseux antérieur dans la boutonnière des deux chefs du rond pronateur ou sous l'arcade du fléchisseur commun superficiel. — Ce syndrome canalaire, rare, est purement moteur, se limitant à un déficit de la flexion de la dernière phalange du pouce et de l'index (faiblesse de la pince pouce-index) et de la pronation (carré pronateur);

Syndrome du nerf médian au canal carpien. — Il est fréquent. Dans cet espace réduit, le nerf peut être soumis à des microtraumatismes répétés lors d'activités professionnelles ou ménagères, d'où le caractère souvent plus marqué des troubles de côté droit chez le droitier. L'affection est beaucoup plus fréquente chez la femme d'âge moyen. Elle est parfois symptomatique, pouvant relever d'une cause générale (amylose, myxœdème) ou locale (remaniements inflammatoires ou traumatiques). La forme de la femme enceinte doit être connue, car elle régresse après l'accouchement.

La sémiologie se résume initialement à des *acroparesthésies nocturnes* très pénibles, perturbant le sommeil, obligeant la patiente à se lever et à secouer le membre supérieur. Ces phénomènes subjectifs, qui prédominent à la main dans le territoire du médian, peuvent diffuser vers l'avant-bras. Secondairement peuvent apparaître une hypoesthésie du territoire du médian à la main, une amyotrophie de la partie externe de l'éminence thénar, un déficit de l'opposant et du court abducteur du pouce. L'examen doit rechercher le déclenchement des troubles par la pression du canal carpien ou par l'hyperextension soutenue du poignet. Le diagnostic doit être confirmé par un examen électrophysiologique recherchant des signes neurogènes limités au territoire moteur du médian à la main et, surtout, un ralentissement des vitesses de conduction motrice et sensitive en regard de la compression.

En cas d'échec du traitement médical (mise au repos, thérapeutiques anti-inflammatoires générales et locales) ou s'il existe des signes de dénervation, il faut recourir à la section chirurgicale du ligament antérieur du carpe, qui entraîne la disparition immédiate des troubles subjectifs.

❐ Nerf cubital (C8-D1)

Continuant le tronc secondaire antéro-interne du plexus brachial, le nerf cubital descend à la face interne du bras, proche de l'artère humérale. Il passe ensuite dans la loge postérieure du bras puis traverse la gouttière épitrochléo-olécranienne entre : en avant l'épitrochlée, en dehors l'olécrane et le ligament latéral interne, en dedans l'arcade aponévrotique du muscle cubital antérieur. Il descend ensuite au bord interne de l'avant-bras, puis passe au poignet devant le ligament transverse du carpe, dans la loge de Guyon, pour se terminer au bord externe du pisiforme.

Les *branches collatérales* naissent au-dessous du coude pour le muscle cubital antérieur et la partie interne du fléchisseur commun profond. Au-dessus du poignet naissent une *branche cutanée palmaire* pour la partie proximale du côté cubital de la paume, et une *branche cutanée dorsale* pour le côté cubital du dos de la main, la face dorsale du cinquième doigt et de la moitié externe du quatrième.

Le nerf se divise en ses *branches terminales* à la sortie du canal de Guyon. Il donne :

– une *branche superficielle cutanée* pour le côté cubital de la paume, la face palmaire du cinquième doigt et de la moitié interne du quatrième;

– une *branche profonde motrice* pour les muscles hypothénariens (opposant, court abducteur, court fléchisseur du cinquième doigt), interosseux, troisième et quatrième lombricaux, adducteur du pouce et, habituellement, court fléchisseur du pouce.

Le nerf cubital est le nerf de la préhension. Il assure aussi les mouvements de latéralité des doigts. Son territoire cutané répond à la partie interne de la main (face palmaire et face dorsale).

Une *lésion haute* du nerf cubital entraîne un déficit :

– de la flexion et de l'adduction du poignet (cubital antérieur);

– de la flexion de la troisième phalange des doigts IV et V (partie interne du fléchisseur commun profond);

– de l'adduction (cubital antérieur) et la flexion (court fléchisseur) du V;

– de l'écartement et du rapprochement des doigts (interosseux);

– de la flexion de la première phalange et de l'extension des dernières phalanges (interosseux, troisième et quatrième lombricaux). Ce déficit est responsable de la griffe cubitale prédominant sur les doigts IV et V (hyperextension des premières phalanges, flexion des deux autres);

– de l'adduction du pouce : pour tenir une feuille de papier serrée entre le pouce étendu et l'index le sujet compense par une flexion du pouce (signe de Froment). Ce déficit compromet aussi l'opposition du pouce.

Le déficit moteur s'accompagne d'une amyotrophie des espaces interosseux, surtout marquée sur le premier espace.

Les *lésions traumatiques* du nerf cubital peuvent survenir en n'importe quel point de son trajet, mais le nerf est particulièrement exposé dans deux régions : au voisinage du coude et à la paume de la main.

– *Au voisinage du coude*, le nerf cubital, superficiel dans le défilé épitrochléo-olécranien, peut être comprimé sur le plan osseux par un appui prolongé lors d'une anesthésie ou par des appuis répétés sur le bras d'un fauteuil ou tout autre plan dur. En outre, il est soumis à des microtraumatismes lors des mouvements répétés de flexion-extension qui développent plus particulièrement leurs effets lorsqu'il existe un cubitus valgus ou d'autres remaniements anatomiques du coude. Des paresthésies de la main et des doigts dans le territoire du nerf cubital sont souvent la plainte prédominante. Le déficit sensitivo-moteur peut être limité au territoire distal du nerf. C'est alors l'électromyographie et l'étude des vitesses de conduction qui permettent de localiser l'atteinte du nerf. La thérapeutique la plus efficace est la transposition du nerf en avant de l'épitrochlée.

– *La neuropathie du nerf cubital à la main* résulte d'une action mécanique s'exerçant soit sur le nerf lui-même dans la loge de Guyon, soit sur sa branche profonde donnant alors une atteinte purement motrice, respectant parfois les muscles hypothénariens. Le territoire de la branche cutanée dorsale est respecté. La cause est généralement l'usage d'un outil : pelle, truelle, cisaille, la pratique du cyclisme, parfois l'usage intensif de la souris d'un ordinateur.

❒ Nerf crural (nerf fémoral) (L2-L4)

Émergeant au bord externe du psoas, le nerf crural parcourt le bassin dans la gaine du muscle iliaque. Il passe ensuite sous l'arcade crurale et donne des branches sensitives pour la face antérieure de la cuisse et des branches musculaires pour le pectiné (adducteur de la cuisse), le couturier (abducteur et rotateur externe de la cuisse) et le quadriceps. Il se continue par le *nerf saphène interne*, entièrement sensitif, qui parcourt la face antéro-interne de la cuisse dans le canal de Hunter sous le couturier et devient sous-cutané derrière le condyle interne. Il descend dans la jambe le long de la veine saphène jusqu'à la partie moyenne du bord interne du pied.

La *paralysie du quadriceps* est le signe majeur d'une atteinte du nerf crural : le sujet peut marcher le genou en extension, mais la moindre flexion le fait chuter. La montée d'un escalier ou d'une côte est particulièrement gênée. Le réflexe rotulien est aboli. Les troubles sensitifs, douleurs, hypoesthésie, occupent le territoire du nerf : face antérieure de la cuisse, face interne du genou, de la jambe et du pied.

Les lésions du nerf crural doivent être distinguées des syndromes radiculaires L3 et L4. L'atteinte de L3 respecte la sensibilité de la jambe; celle de L4 donne un trouble sensitif dans le territoire du nerf saphène interne, mais s'en distingue par l'existence une paralysie du jambier antérieur.

Outre les agressions traumatiques, le nerf crural est exposé à la compression par une infiltration pelvienne néoplasique. En outre, les abcès du psoas, les hématomes de la gaine du psoas (chez les hémophiles ou au cours des traitements anticoagulants) peuvent entraîner une paralysie associée souvent à une attitude en flexion de la cuisse (psoïtis).

Une atteinte isolée du nerf saphène interne peut survenir dans le canal de Hunter ou à l'émergence de ce canal, se résumant à des troubles sensitifs à la face interne du genou, de la jambe et du pied.

❐ Nerf obturateur (L2-L4)

Le nerf obturateur émerge du bord interne du psoas, descend devant l'articulation sacro-iliaque, puis se dirige en bas et en avant pour quitter le bassin par le canal sous-pubien. C'est le nerf de l'adduction de la cuisse, dont il assure aussi la sensibilité de la face interne.

L'atteinte du nerf obturateur affaiblit l'*adduction de la cuisse*, qui n'est pas totalement impossible en raison d'une participation du nerf crural à l'innervation du moyen adducteur et du nerf sciatique au grand adducteur. Le trouble sensitif intéresse une zone limitée de la face interne de la cuisse. L'hypoesthésie peut être associée à des douleurs réveillées par la pression du nerf dans le canal sous-pubien (*névralgie obturatrice*).

Le nerf peut être lésé au cours de la chirurgie de la hanche, de l'accouchement. Il peut être comprimé par une hernie obturatrice.

❐ Nerf sciatique (L4-S3)

Le nerf sciatique provient des branches ventrales des nerfs spinaux L4-S3. Constitué au niveau de l'échancrure sciatique par laquelle il quitte le bassin, le nerf sciatique descend dans la fesse entre trochanter et ischion, sous le grand fessier, puis dans la cuisse derrière le grand adducteur. Dans ce trajet, il innerve les *muscles ischio-jambiers* (demi-tendineux, demi-membraneux, biceps) qui sont *extenseurs de la cuisse* et *fléchisseurs de la jambe.*

En fait, le nerf est constitué par la réunion de deux troncs : un tronc latéral, formé par les divisions postérieures des branches ventrales des nerfs spinaux L4-S2, et un tronc médian formé par les divisions antérieures des branches ventrales des nerfs spinaux L4-S3. Les deux troncs se séparent à un niveau variable pour donner :

– le *nerf sciatique poplité externe* (SPE), ou nerf péronier commun, qui prolonge le tronc latéral;

– et le *nerf sciatique poplité interne* (SPI), ou nerf tibial, qui prolonge le tronc médian.

Une *lésion proximale* à la fesse ou à la cuisse entraîne une paralysie des muscles ischio-jambiers, mais aussi des troubles sensitivo-moteurs dans le territoire du SPE et du SPI. Cependant, l'atteinte est souvent partielle, prédominant sur le tronc latéral, pouvant évoquer une atteinte du SPE. Les lésions en cause peuvent être d'origine traumatique, iatrogènes (arthroplastie de la hanche, injection dans la fesse), compressive (tumeur, hématome).

• Nerf sciatique poplité externe, ou nerf péronier commun

Le nerf sciatique poplité externe est individualisé à la partie supérieure du creux poplité où il donne le nerf cutané latéral de la cuisse. Il contourne ensuite le col du péroné, où il est superficiel, pour gagner la loge externe de la jambe et se diviser en ses deux branches terminales :

– le *nerf musculocutané*, ou nerf péronier superficiel, reste dans la loge externe où il innerve les muscles péroniers qui assurent l'abduction et la rotation externe du pied. Il donne la sensibilité de la face antéro-externe de la jambe et du dos du pied jusqu'à la base des premier et deuxième orteils;

– le *nerf tibial antérieur*, ou nerf péronier profond, pénètre dans la loge antérieure de la jambe où il descend verticalement sur le ligament interosseux. Il innerve les muscles jambier antérieur, extenseur commun des orteils, extenseur propre du gros orteil. Il passe ensuite à la face antérieure de la cheville et se divise en une branche motrice pour le court extenseur des orteils et une branche sensitive pour le dos des premier et deuxième orteils.

En raison de son trajet superficiel, le nerf péronier commun est particulièrement exposé aux compressions (anesthésie, coma, alitement prolongé, attitude jambes croisées ou accroupie prolongée ou répétée). Son atteinte entraîne un steppage, un déficit de la dorsi-flexion et de l'éversion du pied, de l'extension des orteils. Le déficit sensitif intéresse la face antéro-externe de la jambe, le dos du pied et des orteils. Les atteintes isolées du nerf péronier superficiel ou du nerf péronier profond sont rares; une compression distale, au niveau de la cheville, peut être responsable d'une atteinte purement sensitive.

• **Nerf sciatique poplité interne, ou nerf tibial**

Le nerf sciatique poplité interne descend verticalement dans le creux poplité, passe sous l'arcade du soléaire, puis descend entre les deux plans des muscles postérieurs de la jambe qu'il innerve : jambier postérieur, fléchisseur commun des orteils, fléchisseur propre du gros orteil, triceps sural. Dans le creux poplité se détache le nerf saphène externe (*nerf sural*) qui descend à la face postérieure du mollet, passe derrière la malléole interne et se distribue à la peau de la face interne de la cheville et du bord interne du pied. L'atteinte de ce nerf, qui se traduit par des paresthésies plus ou moins désagréables, peut être la conséquence de traumatismes, de compressions, ou être d'origine iatrogène (intervention pour varices, surtout biopsie).

Au-dessus le la cheville, le nerf tibial devient superficiel, au bord interne du tendon d'Achille. Il passe ensuite dans le tunnel tarsien, en dedans du calcanéum, où il se divise en deux nerfs plantaires qui innervent les muscles plantaires (dont l'abducteur du gros orteil et celui du petit orteil), donnent la sensibilité de la plante du pied et se terminent par les nerfs interdigitaux qui assurent la sensibilité de la face plantaire des orteils.

Dans le creux poplité, où le nerf est superficiel, la palpation peut permettre de percevoir une tumeur (schwannome). Dans sa partie distale, le nerf peut être comprimé dans le tunnel tarsien, ou au-delà après sa division en nerfs plantaires : ces atteintes distales se traduisent par des douleurs, des paresthésies, une hypoesthésie de la plante du pied, parfois un déficit de l'abduction des orteils.

La *métatarsalgie de Morton* résulte de la compression d'un nerf interdigital des orteils en regard de la tête des métatarsiens correspondants, habituellement les troisième et quatrième métatarsiens. Elle se traduit par des douleurs irradiant dans les orteils, survenant lors de la station et de la marche, favorisées par le port de chaussure. L'imagerie montre un nodule fibreux (névrome). Le traitement repose sur la modification de l'appui plantaire, des infiltrations locales et, en cas d'échec, l'exérèse chirurgicale du nodule.

Mononeuropathies multiples

On désigne sous ce nom l'atteinte de plusieurs troncs nerveux. Cette atteinte est habituellement dispersée dans le temps, chaque nerf étant touché isolement, et elle aboutit à une répartition asymétrique des troubles qui ne peuvent être analysés qu'en termes de nerfs périphériques.

Neuropathies hanséniennes

L'*extrême fréquence* des atteintes du système nerveux périphérique *au cours de la lèpre* résulte d'une affinité du bacille de Hansen pour les cellules de Schwann.

Les lésions des terminaisons nerveuses cutanées sont responsables de macules anesthésiques au niveau desquelles le bacille peut être mis en évidence.

Les neuropathies tronculaires, qui peuvent survenir en l'absence de lésions cutanées, revêtent l'aspect de mononévrites ou de multinévrites, exceptionnellement de polyneuropathies dans les formes lépromateuses multibacillaires. Il existe des territoires d'élection correspondant aux défilés anatomiques et/ou à des régions où le nerf en position superficielle est exposé à des températures relativement basses : nerf cubital, tibial postérieur, sciatique poplité externe, branche superficielle du nerf radial, branches du plexus cervical superficiel, facial supérieur. La parésie s'accompagne d'amyotrophie et de fasciculations. Les troubles sensitifs subjectifs sont peu marqués; en revanche, une anesthésie prédominant sur les sensibilités douloureuses et thermiques est habituelle. Les réflexes tendineux sont souvent conservés. Les troubles vasomoteurs et sudoraux, les troubles trophiques, maux perforants, arthropathies sont fréquents et parfois prédominants.

Le *diagnostic* repose sur la constatation de l'hypertrophie des troncs nerveux, sur la notion d'exposition à une contamination en zone d'endémie — en sachant que la période d'incubation peut durer plusieurs années —, sur la mise en évidence du bacille au niveau de la peau, de la muqueuse nasale et par la biopsie nerveuse.

L'évolution est souvent insidieuse, mais elle peut être émaillée de réactions inflammatoires lors de l'*inversion* du pôle lépromateux multibacillaire vers le pôle tuberculoïde paucibacillaire.

Le traitement spécifique (dapsone, clofamizine, rifampicine) permet d'enrayer l'évolution de la maladie. Lors des réactions d'inversion tuberculoïde, il est nécessaire d'associer un traitement corticoïde. Un traitement chirurgical visant à décomprimer le nerf peut être indiqué.

Maladies systémiques

Panartérite noueuse (PAN). — Cette vascularite nécrosante systémique intéresse les artères de moyen et petit calibre. Il s'agit d'une atteinte segmentaire, associant une nécrose fibrinoïde de la média et un granulome inflammatoire. Le virus de l'hépatite B est en cause dans 36 à 50 % des cas.

La PAN est plus fréquente chez l'homme et survient le plus souvent entre quarante et soixante ans. L'atteinte des nerfs périphériques est particulièrement fréquente. Il s'agit de neuropathies ischémiques résultant de l'atteinte des *vasa nervorum*.

L'aspect le plus classique est celui d'une *mononeuropathie multiple*. Elle réalise des atteintes tronculaires successives. Le début est habituellement sensitif, les douleurs parfois intenses étant au premier plan. Les signes moteurs apparaissent ensuite, le déficit se constituant rapidement et parfois même de façon brutale. Tous les intermédiaires existent entre les formes restant localisées à un petit nombre de troncs nerveux et les formes extensives évoluant de façon subaiguë vers une atteinte des quatre membres, avec une distribution qui reste en règle asymétrique. Le diagnostic, orienté par la mise en évidence d'un syndrome inflammatoire et d'autres manifestations systémiques, repose en définitive sur l'examen anatomopathologique d'une biopsie neuromusculaire.

Sous l'influence du traitement (corticoïdes, échanges plasmatiques) prenant en compte la présence éventuelle du virus de l'hépatite B, l'évolution est généralement favorable.

Cryoglobulinémie. — Une cryoglobulinémie peut être associée à une neuropathie résultant d'une microvascularite. La formule clinique peut être celle d'une mononeuropathie multiple ou, plus souvent, d'une polyneuropathie distale à prédominance sensitive. Les cryoglobulinémies peuvent être associées à des affections systémiques diverses (syndromes lymphoprolifératifs, maladies auto-immunes) ou, surtout, au virus de l'hépatite C dont le traitement doit assurer l'éradication.

Rôle des vascularites non systémiques. — Certaines vascularites non systémiques limitées au système nerveux périphérique sont responsables d'une neuropathie sensitivo-motrice douloureuse, multifocale, asymétrique. Un syndrome inflammatoire modéré est fréquent. Le diagnostic repose sur la biopsie nerveuse qui montre une inflammation transmurale ou périvasculaire. Un traitement associant corticoïdes et cyclophosphamide est généralement préconisé.

Granulomatose de Wegener. — Elle associe des lésions granulomateuses des voies aériennes supérieures et inférieures, une glomérulite nécrosante focale et une vascularite systémique intéressant les petits vaisseaux. Des anticorps cytoplasmiques anti-neutrophiles (ANCA) sont présents dans un nombre élevé de cas. Des manifestations neurologiques sont observées dans environ un tiers des cas. L'atteinte des nerfs périphériques est la plus fréquente, sous la forme le plus souvent d'une mononévrite multiple. Vient ensuite par ordre de fréquence une atteinte des nerfs crâniens, notamment de l'oculomotricité, cette dernière pouvant être liée à une *pseudo-tumeur orbitaire*. Une *pachyméningite crânienne* peut aussi être observée. Le pronostic de cette affection a été transformé par le cyclophosphamide.

Polyarthrite rhumatoïde. — La polyarthrite rhumatoïde peut se compliquer d'une atteinte des nerfs périphériques dont l'aspect le plus habituel est celui d'une *multinévrite*. Des formes symétriques, d'allure polynévritique, peuvent aussi être observées. À l'inverse, il existe des formes localisées, mononévritiques, observées essentiellement au niveau du médian (un syndrome du médian au canal carpien peut être la manifestation révélatrice d'une polyarthrite rhumatoïde), du cubital, du sciatique poplité externe, du nerf tibial postérieur (syndrome du canal tarsien). On a souligné la fréquence des formes purement sensitives, réalisant l'aspect de neuropathies sensitives distales (« neuropathies digitales »).

La signification des neuropathies de la polyarthrite rhumatoïde n'est pas univoque. Dans les formes localisées, le facteur mécanique peut être prédominant. La décompression du médian au niveau du canal carpien, du cubital dans la gouttière épitrochléo-olécranienne ou dans la loge de Guyon, du sciatique poplité externe au niveau du col du péroné, peut alors être suivie d'une récupération satisfaisante. En revanche, les formes extensives, multinévritiques, traduisent le caractère systémique de la maladie, en règle générale séropositive, évolutive.

D'autres maladies systémiques peuvent être responsables de mononeuropathies multiples telles que la sarcoïdose, le syndrome de Sjögren, l'infection par le VIH, le diabète.

Neuropathies multifocales avec bloc de conduction

Un bloc de conduction au niveau d'un segment nerveux est caractérisé par une réduction de l'amplitude et de la surface du potentiel moteur obtenu par une stimulation proximale relativement à la réponse obtenue par stimulation distale.

❐ Neuropathies motrices multifocales

Ces neuropathies sont définies par l'existence de blocs de conduction multifocaux persistants. Elles semblent en relation avec des lésions de démyélinisation focales et sont probablement de nature immunologique. Il n'est pas rare de mettre en évidence dans le sérum de ces patients des anticorps anti-GM1. L'atteinte purement motrice prédomine aux membres supérieurs et peut réaliser une sémiologie proche de la sclérose latérale amyotrophique. L'aggravation de ces neuropathies se fait généralement de façon lentement progressive. Les immunoglobulines IV permettent souvent d'obtenir une amélioration.

❐ Neuropathies sensitivo-motrices multifocales (syndrome de Lewis-Sumner)

Une démyélinisation multifocale est aussi en cause dans ce syndrome qui se distingue des polyradiculoneuropathies inflammatoires chroniques habituelles par une présentation asymétrique et un début souvent à la partie distale des membres supérieurs.

Les neuropathies héréditaires avec sensibilité à la pression peuvent aussi réaliser l'aspect d'une mononeuropathie multiple avec blocs de conduction.

POLYNEUROPATHIES ET POLYRADICULONEUROPATHIES

- **Polyneuropathies**

Les polyneuropathies sont caractérisées par la *symétrie des troubles neurologiques* et leur *prédominance distale*, traduisant l'atteinte des fibres en fonction de leur longueur (*dying back neuropathy*, correspondant à une dégénérescence rétrograde des axones les plus longs). Toutefois, cette formule peut aussi être le fait d'une neuropathie démyélinisante. L'atteinte distale des membres inférieurs précède celle des membres supérieurs. L'extension proximale est tardive. Le déficit sensitif peut revêtir une topographie en plastron au niveau du tronc et en calotte au niveau du crâne. L'atteinte peut porter sur les divers types de fibres, sensitives, motrices et végétatives ou prédominer sur un type particulier de fibres. En ce qui concerne l'atteinte sensitive, elle peut prédominer sur les petites ou les grosses fibres :

– L'*atteinte prédominante des petites fibres* faiblement myélinisée (Aδ) et non myélinisées (C) est responsable de neuropathies souvent douloureuses, avec à l'examen un déficit sensitif distal portant sur les sensibilités thermiques et douloureuses. Une composante dysautonomique est fréquente, en relation avec l'atteinte des fibres amyéliniques postganglionnaires du système autonome. La biopsie cutanée permet l'étude des fibres non myélinisées innervant l'épiderme.

– L'*atteinte prédominante des grosses fibres myélinisées* donne lieu à des paresthésies et des troubles ataxiques.

- **Polyradiculoneuropathies**

Elles se distinguent par la *diffusion des troubles neurologiques*, qui atteignent aussi bien la racine que l'extrémité des membres et qui s'étendent aux muscles du tronc et aux nerfs crâniens.

- **Critère évolutif**

Malgré son caractère schématique et l'existence de nombreuses exceptions, le critère évolutif incite à distinguer des polyneuropathies et polyradiculoneuropathies aiguës et subaiguës, avec notamment le syndrome de Guillain et Barré, les porphyries et la neuropathie sensitive de Denny-Brown, et des polyneuropathies et polyradiculoneuropathies chroniques comprenant la plupart des neuropathies métaboliques, toxiques, médicamenteuses, ainsi que les neuropathies héréditaires et les polyradiculoneuropathies démyélinisantes inflammatoires chroniques.

Polyneuropathies aiguës et subaiguës

Polyradiculoneuropathies inflammatoires aiguës

❒ Syndrome de Guillain-Barré

Dans sa forme classique, le syndrome de Guillain-Barré est une polyradiculopathie démyélinisante inflammatoire aiguë idiopathique. Il peut être observé à tout âge avec une égale fréquence dans les deux sexes.

Les *lésions* responsables sont des foyers de démyélinisation segmentaire qui intéressent les nerfs sur toute leur longueur, y compris au niveau des racines. Les axones sont relativement préservés. Les lésions démyélinisantes sont associées à des infiltrats inflammatoires périvasculaires.

Il s'agit d'une affection à *médiation immunologique* dont il existe un modèle animal, la névrite auto-immune expérimentale. Les lymphocytes T, activés dans le compartiment périphérique, quittent le système vasculaire et entrent dans les nerfs périphériques (fig. 9.10). Dans le nerf, les lymphocytes T augmentent l'activité phagocytique, la production de cytokines pro-inflammatoires et de médiateurs toxiques (NO). Ils induisent aussi la production locale d'auto-anticorps par les lymphocytes B. Ces auto-anticorps peuvent intervenir dans la démyélinisation, mais aussi en bloquant les canaux ioniques assurant la conduction nerveuse.

Dans environ la moitié des cas, le syndrome de Guillain et Barré succède à une infection d'allure virale, parfois une vaccination (vaccination antirabique) ou à une injection de sérum. Un délai d'une à trois semaines sépare l'affection causale du début des troubles neurologiques. Même dans les formes en apparence primitives, les études sérologiques peuvent apporter des arguments en faveur d'une infection récente. Les agents le plus souvent trouvés sont le *Campylobacter jejuni*, le cytomégalovirus, le virus Epstein-Barr, le *Mycoplasma pneumoniae* et le virus de l'hépatite B. L'infection virale qui précède l'affection neurologique pourrait être à l'origine d'une immunisation croisée dirigée contre les antigènes myéliniques.

On distingue trois phases dans l'évolution de la maladie.

- **Phase d'extension**

La phase d'extension débute habituellement par des paresthésies des extrémités mais le déficit moteur est parfois le premier signe. L'atteinte des membres inférieurs est généralement la plus précoce et l'extension du déficit moteur est habituellement ascendante, de façon rapidement progressive en une dizaine de jours. Le degré d'intensité de l'atteinte neurologique est imprévisible au début. Ces patients doivent être étroitement surveillés pour détecter l'apparition d'une atteinte des muscles respiratoires ou de troubles de la déglutition qui mettent en jeu le pronostic vital et nécessitent un transfert dans un service de réanimation.

- **Phase de plateau**

La phase de plateau correspond à la période du maximum des signes neurologiques. Le déficit moteur peut être total, réalisant une tétraplégie avec une atteinte des muscles respiratoires et des troubles de la déglutition, ou rester limité aux membres inférieurs. L'aréflexie tendineuse est le plus souvent généralisée. Les troubles sensitifs subjectifs sont pratiquement constants, à type de paresthésies. Les troubles sensitifs objectifs prédominent sur la sensibilité tactile et profonde. Une atteinte des nerfs crâniens est fréquente, le plus souvent sous la forme d'une paralysie faciale périphérique uni- ou bilatérale et/ou de paresthésies trigéminales. Les paralysies oculomotrices sont plus

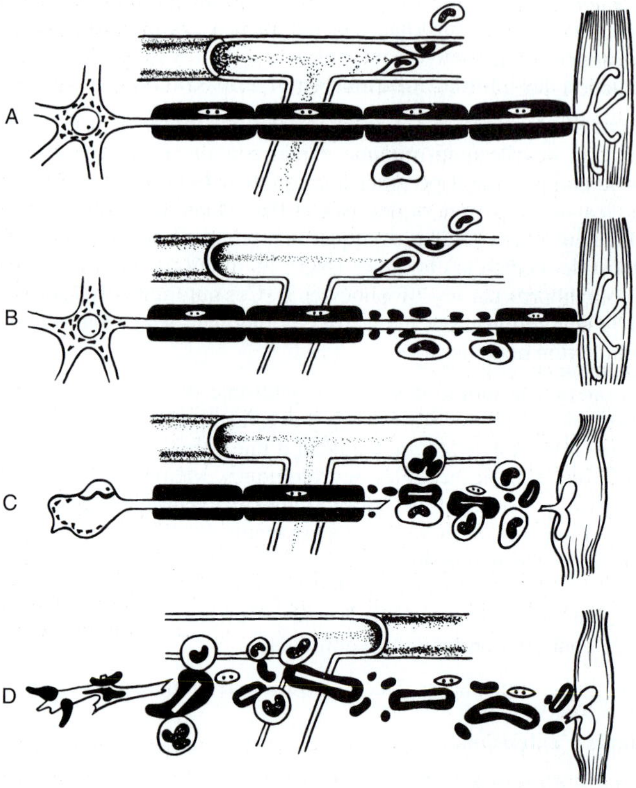

Fig. 9.10. *Représentation schématique des phénomènes cellulaires au cours du syndrome de Guillain et Barré* (d'après A.K. Asbury *et al.*, 1978).

A. Passage des lymphocytes T activés de la lumière vasculaire dans le nerf

B. Démyélinisation segmentaire en présence des lymphocytes T activés.

C et D. La lésion peut aller jusqu'à l'interruption de l'axone

Le syndrome de Guillain et Barré est par définition primitif, mais il est possible d'observer des syndromes en tout point comparables au cours d'affections systémiques tel que le lupus érythémateux disséminé, au cours de l'infection par le VIH, en particulier lors de la séroconversion, ou chez les patients ayant un myélome.

rares. L'atteinte du IX et du X peut être responsable de troubles de la déglutition.

Des troubles végétatifs peuvent être observés surtout dans les formes extensives. Il peut s'agir d'une hypertension artérielle, de troubles de la repolarisation à l'électrocardiogramme, d'une hyponatrémie par sécrétion inappropriée d'ADH ou de bradycardies parfois responsables d'un arrêt cardiaque.

L'*examen électrophysiologique* montre un ralentissement des vitesses de conduction motrices, un allongement des latences motrices distales, un allongement de la latence de la réponse F. Il existe aussi des altérations de la conduction sensitive : amplitude réduite et durée augmentée des potentiels sensitifs, ralentissement des vitesses de conduction.

L'*examen du liquide céphalorachidien* met en évidence une élévation de la protéinorachie qui peut être modérée ou atteindre plusieurs grammes par litre et qui ne s'accompagne pas d'hypercytose (dissociation albumino-cytologique). L'analyse de la formule protéique montre dans 80 % des cas une élévation des gammaglobulines. Ces modifications du LCR peuvent n'apparaître qu'après une certaine durée d'évolution. Une ponction lombaire réalisée précocement peut être normale.

• **Phase de récupération**

La phase de récupération correspond à la période durant laquelle les signes neurologiques régressent. Après une à deux semaines de stabilité, la régression des paralysies est progressive, habituellement en ordre inverse de leur apparition et de façon plus lente. Cette régression se poursuit sur plusieurs semaines, voire plusieurs mois. Elle peut être totale ou laisser subsister des séquelles motrices ou sensitives (20 % des cas). Lorsqu'il existe des lésions axonales ayant entraîné une dégénérescence wallérienne, la récupération se poursuit parfois pendant plusieurs années. De telles lésions axonales peuvent être secondaires à une démyélinisation sévère ou primitives dans les formes axonales.

• **Traitement**

Le traitement symptomatique est essentiel et doit être conduit dans un service de réanimation lorsqu'il existe une atteinte respiratoire ou des troubles de la déglutition. Le traitement spécifique repose sur les immunoglobulines IV ou les échanges plasmatiques dont on a montré que, réalisés précocement, ils peuvent diminuer la gravité et la durée de la maladie.

❒ Neuropathies axonales inflammatoires aiguës

La neuropathie motrice axonale aiguë se différencie cliniquement du syndrome de Guillain et Barré par une atteinte purement motrice. Des formes sensitivo-motrices de neuropathies axonales aiguës ont aussi été décrites. Dans ces formes axonales, l'examen électrophysiologique ne trouve pas les signes de démyélinisation qui caractérise le syndrome de Guillain et Barré. Ces formes axonales sont particulièrement fréquentes en Extrême-Orient et en Amérique du Sud. Considérées initialement comme particulièrement sévères, ces formes axonales peuvent récupérer dans les mêmes délais que les formes démyélinisantes. L'agression immunologique semble dirigée contre des antigènes gangliosidiques de la membrane axonale au niveau des nœuds de Ranvier.

❒ Syndrome de Miller-Fischer

Ce syndrome est caractérisé par la survenue aiguë d'une ophtalmoplégie, d'une ataxie et d'une hypo- ou aréflexie. Présent dans 90 % des cas, l'*anti-*

corps anti-GQ1b est un marqueur de ce syndrome, permettant de lui rattacher des formes incomplètes réduites à l'ophtalmoplégie et des formes atypiques se traduisant par une paralysie oropharyngée associée ou non à une ataxie.

Il existe des chevauchements avec, d'une part, le syndrome de Guillain-Barré et, d'autre part, l'*encéphalite du tronc cérébral de Bickerstaff*. La sémiologie de l'encéphalite de Bickerstaff peut être proche de celle du syndrome de Miller-Fischer, mais elle s'en distingue par l'existence de signes d'une atteinte du système nerveux central qui est aussi objectivée par l'IRM.

L'évolution du syndrome de Miller-Fischer est spontanément régressive. Le traitement repose, comme celui du syndrome de Guillain et Barré, sur les immunoglobulines intraveineuses.

❐ Neuropathies dysautonomiques aiguës

Dans de tels cas, le syndrome dysautonomique est isolé ou tout au moins largement prédominant. L'atteinte végétative peut intéresser les contingents sympathique et parasympathique (pandysautonomie) ou un seul de ces contingents, sous la forme notamment d'une dysautonomie cholinergique.

Porphyries aiguës

La sémiologie est en règle générale celle d'*une neuropathie d'installation aiguë ressemblant au syndrome de Guillain-Barré*. Il s'agit d'une neuropathie à prédominance motrice, pouvant s'accompagner de quelques paresthésies, parfois de douleurs, mais il y a peu de signes sensitifs objectifs. Plus rarement, la sémiologie est celle d'une neuropathie motrice distale ou d'une mononeuropathie multiple. Des troubles psychiques de type confusionnel et des crises convulsives peuvent être associés.

Des douleurs abdominales aiguës, pseudo-chirurgicales, précédant ou accompagnant les troubles neurologiques, doivent orienter le diagnostic. Ces douleurs abdominales, souvent accompagnées de tachycardie, d'hypertension artérielle, parfois d'hyponatrémie par sécrétion inappropriée d'hormone antidiurétique, peuvent être la conséquence d'une neuropathie végétative.

L'émission d'urines rouges, devenant noires à la lumière, est inconstante. Le diagnostic repose sur la mise en évidence de l'augmentation de l'élimination urinaire du porphobilinogène (PBG), de l'acide delta-aminolévulinique (ALA) et, éventuellement, de la coproporphyrine (coproporphyrie héréditaire).

Les différentes variétés de porphyries sont la conséquence de déficits enzymatiques situés en des points différents de la chaîne de réactions conduisant de l'ALA à l'hème. L'action toxique de métabolites accumulés en amont du bloc enzymatique semble être le facteur pathogène responsable. La *porphyrie aiguë intermittente*, due à un déficit dans le gène de l'hydroxybilane synthase est la cause la plus fréquente des accès de porphyrie aiguë, suivie par la *porphyria variegata*, dont l'expression est le plus souvent cutanée et qui est due à un déficit en protoporphyrinogène oxydase. La cause la plus rare est la *coproporphyrie héréditaire*, due à un déficit en coproporphyrinogène oxydase.

Ces déficits enzymatiques entraînent une réduction de la synthèse de l'hème et du feedback négatif assuré par cette substance sur l'activité de l'ALA synthase. Bien que les porphyries aiguës soient en règle générale des affections autosomiques dominantes, les accès surviennent beaucoup plus souvent chez les femmes. Ils débutent en règle générale chez l'adulte jeune.

Lors des accès paralytiques, le risque d'atteinte respiratoire et de troubles de la déglutition nécessite une surveillance en milieu spécialisé. Des médicaments inducteurs stimulant l'activité de l'ALA synthase, comprenant divers anticonvulsivants, doivent être proscrits lors des accès et en dehors des accès. Les crises épileptiques peuvent être contrôlées par le clonazépam et la gabapentine, les douleurs par les opiacés, les vomissements par la métoclopramide, l'agitation par la chlorpromazine. Des perfusions d'hémine humaine permettent de réprimer l'activité de l'ALA synthase.

Neuropathies toxi-infectieuses

❐ Botulisme

Le botulisme est dû à l'ingestion d'aliments dans lesquels la prolifération du bacille botulique a donné lieu à l'accumulation de la toxine botulinique. Il s'agit d'une neuropathie très particulière, résultant d'*un blocage de la sortie de l'acétylcholine au niveau des terminaisons nerveuses.* Ce blocage fait sentir ses effets sur l'ensemble du système cholinergique, à la jonction nerf-muscle strié, mais aussi au niveau du système nerveux autonome.

Précédée ou non de troubles digestifs, l'affection neurologique débute quelques heures ou quelques jours après l'ingestion de la toxine, d'autant plus tôt que l'intoxication est plus sévère. Elle comporte des *troubles oculomoteurs*, prédominant sur la motilité intrinsèque, avec mydriase fixe, aréactive. Il s'y ajoute des *troubles de la phonation et de la déglutition*, un déficit des muscles de la nuque et de la *racine des membres*. La sécheresse intense de la bouche est un élément évocateur. Il peut exister aussi une parésie intestinale et vésicale.

La gravité de l'affection est très variable. Dans les cas sévères, l'atteinte du carrefour aéro-digestif et des muscles respiratoires nécessite une assistance respiratoire. Le traitement comporte en outre l'injection d'antitoxine. La guanidine, en favorisant la sortie de l'acétylcholine hors des terminaisons nerveuses, a une certaine efficacité sur ce type de bloc neuromusculaire.

❐ Autres intoxications alimentaires

La consommation de certains poissons ou coquillages du Pacifique ou des Caraïbes peut être responsable de canalopathies axonales. Il peut s'agir de paralysies extensives résultant d'un blocage des canaux sodium voltage-dépendants en position fermée par la tétradotoxine ou la saxitoxine. La ciguatoxine prolonge la durée d'ouverture des canaux sodium voltage-dépendant : précédée de troubles digestifs, la polyneuropathie se traduit par des paresthésies distales et péri-orales, des dysesthésies, un engourdissement et une inversion de la sensibilité au froid, perçue comme douloureuse et chaude.

❒ Neuropathies diphtériques

Elles sont dues à la toxine diphtérique dont on a montré expérimentalement l'action élective sur les cellules de Schwann. Les neuropathies périphériques ont une apparition retardée, entre la troisième et la cinquième semaine. L'atteinte des membres est précédée d'une paralysie du voile et d'une paralysie de l'accommodation. Les troubles de la sensibilité de position, l'ataxie, l'aréflexie prédominent. Le déficit moteur est modéré. L'évolution est lentement régressive. Il n'y a pas de thérapeutique spécifique autre que la prévention.

Neuropathies paranéoplasiques

Ces neuropathies surviennent dans 1 à 2 % des néoplasies lorsque l'on ne retient que les syndromes ayant une expression clinique franche. Malgré leur rareté relative, il est important de connaître ces faits, car la neuropathie peut être la manifestation révélatrice d'une néoplasie occulte, de toute petite taille, dont la mise en évidence impose des investigations approfondies (tomographie par émission de positron au fluorodéoxyglucose) qu'il est parfois nécessaire de répéter.

Il est généralement admis que ces neuropathies sont la conséquence d'une agression immunologique dirigée contre un antigène exprimé par la tumeur et par certaines populations neuronales. L'existence d'une médiation immunologique explique que des syndromes identiques peuvent être observés en l'absence de toute néoplasie.

❒ Neuronopathie sensitive subaiguë de Denny-Brown

C'est la mieux individualisée des neuropathies paranéoplasiques, mais elle peut aussi survenir en relation avec un syndrome de Sjögren ou de façon idiopathique.

Les lésions siègent dans les ganglions rachidiens et leurs homologues des nerfs crâniens : raréfaction des neurones, réaction microgliale, infiltrats inflammatoires réalisant une *ganglionite*. Il en résulte une dégénérescence systématisée des fibres sensitives des nerfs et des cordons postérieurs de la moelle.

Le plus souvent révélatrice du cancer, cette neuropathie est caractérisée par un syndrome sensitif d'installation subaiguë, s'étendant rapidement aux quatre membres, avec une atteinte précoce des mains, pouvant intéresser aussi le tronc et la face. Les troubles sensitifs subjectifs sont marqués, à type de paresthésies, de dysesthésies. Le déficit sensitif touche de façon variable les diverses modalités de la sensibilité, mais prédomine sur la sensibilité proprioceptive, entraînant une ataxie rapidement invalidante. Les réflexes tendineux sont abolis.

La présence à un taux élevé d'*anticorps anti-Hu* marquant le noyau des neurones est très spécifique de l'origine paranéoplasique de la neuropathie, mais cette présence est inconstante. Le cancer en cause est le plus souvent un cancer bronchique à petites cellules. Cependant, d'autres néoplasies peuvent être en cause, telles qu'un neuroblastome ou un cancer de la prostate. Des neuropathies sensitives paranéoplasiques ont aussi été rapportées associées avec des anticorps anti-CV2 chez des patients ayant un cancer bronchique à petites cellules ou un thymome.

L'évolution se fait de façon subaiguë vers un état grabataire du fait de l'aggravation de la neuropathie et, souvent, de l'apparition d'une encéphalomyélite paranéoplasique. Un traitement précoce et intensif de la tumeur responsable peut permettre une stabilisation de l'état neurologique. Les traitements immunosuppresseurs se sont montrés peu efficaces.

❐ Autres neuropathies paranéoplasiques

Il peut être difficile d'affirmer la nature paranéoplasique de certains syndromes neurologiques dont l'association à un cancer peut être fortuite. La présence d'anticorps antineuronaux est utile pour rattacher à la néoplasie les syndromes suivants :

– neuronopathie motrice subaiguë;

– myélopathie nécrosante;

– neuropathie du plexus brachial;

– syndrome de sclérose latérale amyotrophique ou atteinte isolée du motoneurone central ou périphérique;

– polyradiculoneuropathie démyélinisante inflammatoire chronique (association avec le mélanome);

– polyneuropathies sensitivo-motrices axonales (association avec le cancer du sein);

– polyneuropathie avec microvasculite des nerfs périphériques, devant faire rechercher une maladie systémique, un lymphome ou un cancer;

– syndrome de pandysautonomie aiguë.

Polyneuropathies chroniques

Les causes des polyneuropathies chroniques sont extrêmement nombreuses. Malgré des investigations approfondies, la cause reste indéterminée dans 10 à 15 % des cas, faisant discuter un processus dégénératif.

Neuropathies carentielles

❐ Polyneuropathie alcoolique

Elle complique un alcoolisme sévère et ancien. Son apparition est favorisée par le déséquilibre du régime et l'existence de troubles digestifs. Elle est la conséquence de carences complexes, avec au premier rang la *carence en thiamine*. Les altérations des fibres nerveuses prédominent sur les fibres les plus longues et revêtent la forme d'une dégénérescence distale rétrograde.

Il s'agit habituellement d'une *polyneuropathie sensitivo-motrice* dont le début est insidieux, marqué par une fatigabilité à la marche, des crampes et des douleurs nocturnes. Le *déficit moteur* se limite le plus souvent aux membres inférieurs. Il est distal, bilatéral et symétrique et prédomine sur la loge antéro-externe de la jambe (extension du gros orteil, releveurs du pied), se manifestant par un steppage. L*a participation des fibres sensitives* est responsable de douleurs et d'une hypoesthésie superficielle distale aux diverses stimulations. L'élévation du seuil de la douleur provoquée par la piqûre contraste avec l'hypersensibilité au frôlement des téguments et à la pression des masses musculaires (« anesthésie douloureuse »). Les troubles de la sensibilité de position sont moins marqués mais peuvent prédominer dans certains cas (formes ataxiques). Les *réflexes achilléens sont abolis*. Les réflexes rotuliens peuvent être conservés. Des troubles vasomoteurs et trophiques cutanés sont habituels.

À côté de cette forme progressive, distale, touchant essentiellement les membres inférieurs, il existe des *formes subaiguës* donnant lieu à des paralysies d'installation rapide, extensives, touchant autant la racine que l'extrémité. Le déficit a parfois une prédominance proximale caractérisant les formes pseudo-myopathiques. Mais, devant un déficit moteur surtout proximal, il faut aussi penser à la possibilité d'une *myopathie alcoolique*, dont il existe des formes chroniques et aiguës, ces dernières pouvant s'accompagner de myoglobinurie.

L'association à la polyneuropathie d'*autres manifestations neurologiques alcoolo-carentielles* est fréquente : encéphalopathie de Gayet-Wernicke, syndrome cérébelleux, troubles mnésiques korsakoviens (psycho-polynévrite de Korsakoff), neuropathie optique favorisée par une intoxication tabagique associée.

Le traitement nécessite l'arrêt complet de l'intoxication alcoolique et la correction des désordres nutritionnels. La vitaminothérapie B1 doit être utilisée *sous la forme parentérale*, en raison des troubles de l'absorption. La rééducation motrice contribue à limiter les séquelles en s'opposant au développement de troubles trophiques et de rétractions.

❐ Carence en vitamine B1, en folates

Des polyneuropathies par carence en vitamine B1 peuvent aussi être observées, en l'absence d'alcoolisme, chez des sujets soumis à des régimes restrictifs prolongés ou atteints d'affections digestives entraînant un trouble d'absorption et une malnutrition.

Une carence en folates, observée dans des conditions étiologiques voisines, peut être une cause de neuropathie.

❐ Pellagre

La pellagre est la conséquence d'une carence intéressant divers facteurs du complexe des vitamines B et notamment la vitamine PP. Une neuropathie à prédominance sensitive, des troubles psychiques (confusion, détérioration intellectuelle), des signes cutanés (érythèmes, éruptions bulleuses) sont fréquents. Il faut retenir aussi l'association possible d'une participation de la moelle et du tronc cérébral (hypertonie, syndrome pyramidal, nystagmus).

Neuropathies en relation avec une affection métabolique générale

❐ Neuropathies diabétiques

L'atteinte des nerfs périphériques occupe une place importante parmi les complications dégénératives du diabète. La fréquence est diversement appréciée selon les critères retenus, prenant ou non en compte les *neuropathies latentes* dépistées par le ralentissement des vitesses de conduction, voire par la biopsie cutanée permettant l'étude des petites fibres intra-épidermiques. Il n'y a pas de relation entre l'importance des troubles neurologiques et la gravité du trouble métabolique ou l'ancienneté de sa découverte. La seule relation significative s'établit avec l'âge du malade : 5 % de neuropathies cliniques chez les diabétiques de moins de trente ans, 70 % chez les diabétiques de plus de cinquante ans. Dans 25 % des cas, ce sont les signes neurologiques qui révèlent un diabète jusqu'alors méconnu ou une intolérance au glucose dévoilée par l'épreuve d'hyperglycémie provoquée. Une correction rigoureuse de l'hyperglycémie permet de réduire l'incidence des neuropathies.

- **Polyneuropathie sensitive distale symétrique**

Cette variété, qui est la plus fréquente, peut être asymptomatique ou se traduire par des douleurs siégeant au niveau des pieds ou des mollets, parfois très intenses, paroxystiques ou continues, avec des recrudescences nocturnes intolérables.

Lorsque l'atteinte est limitée aux petites fibres, l'examen peut ne mettre en évidence qu'une hypoesthésie thermo-algique très distale avec conservation des réflexes achilléens. Ultérieurement la participation des grosses fibres se traduit par l'abolition des réflexes et l'atteinte des autres modalités sensitives. L'atteinte des membres supérieurs est tardive mais particulièrement redoutable lorsqu'il existe une rétinopathie nécessitant le recours au Braille. Le rôle éventuel d'une compression du nerf médian au canal carpien ou du nerf cubital au coude ne doit pas être méconnu.

Le *syndrome neurotrophique* est étroitement lié à la neuropathie sensitive. Les *maux perforants*, par leur siège aux points de pression, par leur indolence, par leur évolution torpide, ont les caractères habituels des ulcérations neurotrophiques. Les *arthropathies nerveuses* touchent les articulations métatarsophalangiennes ou médiotarsiennes. Les pieds des diabétiques doivent faire l'objet d'une surveillance et de soins minutieux.

Une neuropathie végétative, souvent associée à la neuropathie sensitive, est parfois au premier plan. Elle peut se manifester par une hypotension orthostatique, des troubles de l'érection et/ou de l'éjaculation, des épisodes de diarrhée, de gastroparésie, des troubles de la sudation et, parfois, une sudation faciale déclenchée par la gustation.

Les lésions responsables de cette polyneuropathie distale sensitive sont mixtes, à la fois démyélinisantes et axonales, avec une atteinte prédominante des petites fibres. Plusieurs mécanismes peuvent être en cause : un trouble circulatoire lié à la microangiopathie diabétique, mais aussi un trouble métabolique en relation avec la fixation non enzymatique de glucose sur les protéines (« glycation ») conduisant à leur agrégation.

Certains auteurs rapprochent de ces neuropathies sensitives du diabète les cas de neuropathies sensitives idiopathiques avec intolérance au glucose.

- **Neuropathies focales et multifocales du diabète**

Ces neuropathies ont un mécanisme différent de la polyneuropathie sensitive distale. Il s'agit de neuropathies ischémiques.

La *neuropathie diabétique proximale du membre inférieur* est l'aspect le plus fréquent. Elle est caractérisée par la survenue de douleurs intenses siégeant à la face antérieure de la cuisse, d'un déficit des muscles quadriceps et psoas-iliaque avec à l'examen un déficit sensitif à la face antérieure de la cuisse et une abolition du réflexe rotulien. Secondairement se constitue une amyotrophie de la cuisse. L'évolution se fait vers l'amélioration en quelques mois, avec cependant la persistance de séquelles.

Un mécanisme ischémique peut être responsable d'autres neuropathies focales ou multifocales pouvant intéresser les nerfs des membres, les nerfs intercostaux et tout particulièrement les nerfs crâniens.

Les *paralysies oculomotrices* atteignent le VI ou le III. Dans ce dernier cas, elles respectent en général la motilité pupillaire. Plusieurs nerfs oculomoteurs peuvent être touchés simultanément ou successivement, du même côté ou des deux côtés. Des douleurs orbitaires ou temporales sont fréquentes lors de l'installation. Une *paralysie faciale périphérique*, notamment une paralysie faciale récidivante ou alternante, peut être l'occasion de découvrir un diabète.

- **Évolution et pronostic**

La correction la plus parfaite possible du trouble métabolique est la mesure essentielle, nécessitant habituellement le recours à l'insulinothérapie. Les neuropathies focales et multifocales ont une tendance marquée à la régression, alors que la polyneuropathie sensitive distale et la neuropathie végétative, une fois constituées, n'ont aucune tendance à l'amélioration. Dans les formes douloureuses, le traitement symptomatique peut recourir aux antidépresseurs tricycliques, aux inhibiteurs de la recapture de la sérotonine, à certains antiépileptiques (gabapentine, prégabaline).

❐ Neuropathies hypoglycémiques

Observées chez les sujets porteurs de tumeurs insulinosécrétantes, elles sont essentiellement motrices, amyotrophiantes, donnant lieu à une fonte musculaire sévère au niveau des extrémités.

❐ Neuropathies de l'insuffisance rénale

La mesure des vitesses de conduction nerveuse montre la fréquence d'une neuropathie latente au cours de l'insuffisance rénale. Cliniquement, la neuropathie peut se manifester par des phénomènes d'impatience des membres inférieurs, par des paresthésies ou des douleurs à type de brûlure au niveau des pieds, ou par une véritable polyneuropathie sensitivo-motrice à prédominance distale. L'apparition des signes neurologiques peut précéder ou suivre le début du programme de dialyse. Dans tous les cas, la correction des troubles métaboliques par la répétition des séances tend à améliorer la neuropathie. Les meilleurs résultats sont obtenus par la transplantation rénale.

Neuropathies toxiques et médicamenteuses

❒ Neuropathies toxiques

Les toxiques capables de provoquer une neuropathie périphérique sont nombreux. Ils agissent en général sur le métabolisme du neurone. Plus rarement, leur action s'exerce sur les cellules de Schwann. L'aspect clinique dépend de la nature du toxique, des modalités de l'intoxication (aiguë, subaiguë, chronique) et de l'action du toxique sur d'autres tissus. Les exemples étudiés ci-après ne constituent pas une liste limitative : en présence de toute polyneuropathie, l'enquête à la recherche d'une cause toxique, notamment professionnelle, doit être conduite méthodiquement.

- **Arsenic, thallium**

Les *médications arsenicales* capables d'entraîner une neuropathie ne sont plus guère utilisées, et les intoxications arsenicales observées actuellement sont accidentelles ou criminelles. La neuropathie est une *polyneuropathie sensitivo-motrice* assez semblable à la polyneuropathie alcoolique, mais qui peut retenir l'attention par l'importance inhabituelle des douleurs. Cette polyneuropathie peut succéder à des troubles digestifs (nausées, vomissements) lorsqu'il s'agit d'une intoxication aiguë. Son installation est insidieuse lorsque l'intoxication est prolongée, à doses relativement faibles. Une hyperkératose palmoplantaire, un aspect strié des ongles suggère le diagnostic qui est affirmé par le dosage de l'arsenic dans les urines (reflétant une intoxication actuelle) et dans les cheveux et les ongles (permettant de dater, dans une certaine mesure, l'intoxication).

L'*intoxication par le thallium* est, elle aussi, une intoxication criminelle. Elle pose les mêmes problèmes que la polyneuropathie arsenicale. Il faut noter l'association fréquente d'une neuropathie optique et d'une alopécie contemporaine de l'intoxication.

- **Triorthocrésyl-phosphate**

Cette intoxication a été observée notamment sous forme d'intoxication collective (bière de gingembre, consommation d'huiles frelatées). La polyneuropathie s'installe de façon subaiguë à la suite de troubles digestifs. Elle donne une sémiologie motrice prédominante. La régression est lente, souvent incomplète, démasquant les signes d'une atteinte médullaire dont l'association à la neuropathie a été constatée anatomiquement dans les cas mortels.

- **Plomb**

L'intoxication par le plomb peut être professionnelle ou domestique, notamment chez l'enfant ingérant des débris de peinture au plomb.

La neuropathie est remarquable par sa *sémiologie motrice presque exclusive* et par la topographie des paralysies : paralysie des extenseurs aux membres supérieurs (paralysie pseudo-radiale respectant le long supinateur), puis paralysie de la loge antéro-externe aux membres inférieurs prédominant sur les péroniers. Une paralysie des cordes vocales est possible.

Il existe aussi une *encéphalopathie saturnine* observée essentiellement chez l'enfant, se manifestant par des convulsions, des troubles de la vigilance, parfois un déficit hémiplégique. Il peut exister un œdème papillaire. L'examen du LCR, dont la pression est élevée, montre une protéinorachie élevée et parfois une hypercytose.

L'association des autres signes de saturnisme tels que coliques de plomb, hypertension, liséré gingival, anémie avec hématies ponctuées, n'est pas toujours évidente. Le plomb peut être dosé dans les urines, les selles, le LCR. Dans les cas douteux, une épreuve de plombémie sous EDTA peut être significative.

• **Intoxications professionnelles**

Parmi celles pouvant entraîner une polyneuropathie, il faut mentionner le *sulfure de carbone* (vulcanisation du caoutchouc), l'*acrylamide* (ciment chimique), certains désherbants et insecticides utilisés par les agriculteurs, des solvants tels que le N-hexane et le toluène qui, outre leur usage industriel, peuvent être utilisés de façon « récréative ».

❒ Neuropathies médicamenteuses

De nombreux médicaments sont susceptibles d'induire une neuropathie. La toxicité d'un médicament pour le nerf périphérique peut être reconnue au stade de l'expérimentation, mais elle ne l'est souvent qu'après sa commercialisation, ce qui souligne l'importance de la pharmacovigilance. La responsabilité d'un médicament dans la survenue d'une neuropathie peut être difficile à affirmer, en particulier lorsqu'il est utilisé pour le traitement d'une affection pouvant elle-même être responsable d'une atteinte du système nerveux périphérique. Les neuropathies médicamenteuses sont le plus souvent de type axonal, mais certains médicaments donnent lieu à une neuropathie démyélinisante.

• **Neuropathies médicamenteuses démyélinisantes**

Un mécanisme immunologique paraît en cause dans les neuropathies aux *sels d'or*, qui revêtent un aspect proche des polyradiculonévrites inflammatoires, ainsi que dans les plexopathies brachiales décrites chez des patients traités par *interleukine 2* ou *interféron* α : la sémiologie et l'évolution de ces cas sont comparables à celles des névralgies amyotrophiantes (syndrome de Parsonage-Turner).

La majorité des neuropathies démyélinisantes est observée lors de la prise de médicaments dit amphophiles, susceptibles d'induire une lipidose médicamenteuse en inhibant l'activité des enzymes lysosomales. Dans de tels cas, la biopsie nerveuse montre des lésions de démyélinisation segmentaire. L'examen du nerf en microscopie électronique révèle la présence d'inclusions cytoplasmiques dans les cellules de Schwann. Ces inclusions correspondent à des lysosomes chargés de lipides complexes. Des inclusions comparables sont présentes dans de nombreux autres tissus tels que le muscle, la peau ou le foie.

Des neuropathies de ce type ont été décrites initialement avec le *maléate de perhexiline*. La sémiologie de ces neuropathies est particulière par l'extension du déficit moteur, qui intéresse aussi bien les racines que les extrémités et qui est parfois associé à une atteinte des nerfs crâniens sous la forme d'une diplégie faciale ou d'une baisse de l'acuité visuelle avec un œdème papillaire. Un amaigrissement important, des altérations biologiques hépatiques ainsi qu'une accélération de la vitesse de sédimentation sont souvent associés. L'étude du LCR montre fréquemment une élévation de la protéinorachie pouvant atteindre plusieurs grammes par litre; les examens électrophysiologiques mettent constamment en évidence un ralentissement des vitesses de conduction. Des neuropathies comparables, bien que souvent moins extensives, ont été décrites chez 10 à 15 % des malades traités par l'*amiodarone*.

La *chloroquine* donne le plus souvent lieu à une atteinte musculaire, mais une neuropathie périphérique peut être au premier plan.

- **Neuropathies médicamenteuses axonales**

Une atteinte primitive du neurone est en cause dans la plupart des neuropathies médicamenteuses, la démyélinisation étant secondaire. Il est classique de distinguer dans ce groupe les *ganglionopathies* et les *axonopathies*.

Ganglionopathies. — Elles sont responsables de neuropathies sensitives volontiers ataxiantes. Des lésions de ce type sont incriminées pour le *clioquinol*, responsable du SMON (*Subacute-Myelo-Optico Neuropathy*), la *pyridoxine* qui peut être responsable de neuropathies chez des patients ne recevant pas plus de 200 mg/jour, le *cisplatine* et l'*oxaliplatine*.

À côté d'une polyneuropathie sensitive dose-dépendant, l'*oxaliplatine* a une toxicité neurologique aiguë se traduisant dans les heures qui suivent l'administration intraveineuse du traitement par des paresthésies et des dysesthésies, notamment déclenchées par le froid, des mains, des pieds, de la région péri-orale et parfois pharyngolaryngée. Cette neurotoxicité aiguë pourrait être liée à une hyperexcitabilité neuronale secondaire à des modifications de la perméabilité des canaux sodium et/ou calcium voltage-dépendants induites par l'oxaliplatine.

Axonopathies. — La plupart des neuropathies médicamenteuses sont des axonopathies. Il s'agit habituellement d'une axonopathie distale rétrograde dans la survenue de laquelle on incrimine un trouble du flux axonal rétrograde rapide. Dans quelques cas, la connaissance du mécanisme biochimique perturbant le flux axonal permet de prévenir la survenue de la neuropathie iatrogène.

Ces neuropathies sont caractérisées, au point de vue électrophysiologique, par des vitesses de conduction nerveuse longtemps conservées. En revanche, un allongement des latences distales sensitives et motrices est habituel, témoignant de la dégénérescence distale de l'axone.

Cliniquement, il s'agit de polyneuropathies symétriques débutant à la partie distale des membres inférieurs. Les premiers symptômes sont habituellement des paresthésies au niveau des pieds, parfois des douleurs ou des crampes. À l'examen, l'abolition des réflexes achilléens est en règle le premier signe. En l'absence d'interruption du médicament ou d'une réduction de la posologie, l'évolution se fait vers l'aggravation avec constitution d'un déficit sensitivo-moteur s'étendant vers la racine et atteignant les membres supérieurs.

L'*isoniazide* est responsable de neuropathies à prédominance sensitive souvent douloureuses. La survenue de la polyneuropathie est partiellement dépendante de la dose et de la durée du traitement. Une prédisposition génétique (capacité inégale de conjuguer l'isoniazide) intervient également. L'adjonction de pyridoxine permet de prévenir la survenue de ces neuropathies dont le mécanisme passerait par un déficit en cette vitamine.

La *nitrofurantoïne* induit des neuropathies essentiellement en cas d'insuffisance rénale. Il peut être difficile de distinguer les neuropathies de la nitrofurantoïne de celles de l'insuffisance rénale.

La *vincristine* donne habituellement une polyneuropathie douloureuse. Parfois la neuropathie se révèle par des douleurs abdominales, une constipation sévère voire un iléus paralytique, une rétention d'urine ou une hypotension orthostatique traduisant une atteinte précoce et sévère du système nerveux autonome. Ces neuropathies de la vincristine peuvent aussi comporter une paralysie laryngée.

Le *Taxol* est aussi à l'origine de polyneuropathies douloureuses avec, dans certains cas, un déficit moteur, une atteinte des nerfs crâniens et une dysautonomie.

La *thalidomide*, qui conserve des indications dermatologiques (lèpre) et oncologique (agent antiangiogénique), est responsable d'une neuropathie distale, longueur-dépendante, à prédominance sensitive, irréversible.

L'*almitrine*, utilisée à posologie élevée dans le traitement de l'insuffisance respiratoire chronique, peut être responsable d'une neuropathie distale sensitive.

Le *métronidazole* peut être responsable de neuropathies périphériques, surtout lorsque ce médicament est utilisé de façon prolongée dans le traitement de la maladie de Crohn. Il agirait en se fixant à l'ARN et en inhibant la synthèse des protéines.

La *cimétidine* et le *carbimazole* induiraient des axonopathies secondaires à une microvascularite par un mécanisme immunologique.

De *nombreux antiviraux* tels que l'adénine arabinoside ou l'interféron alpha, utilisés en particulier dans le traitement de l'hépatite virale, ainsi que les médicaments antirétroviraux utilisés dans le traitement de l'infection par le VIH (didéoxyinosine, didéoxycytosine, d4T), sont responsables de neuropathies axonales.

Neuropathies amyloïdes

Les neuropathies amyloïdes sont liées à la présence de dépôts endoneuraux de substance amyloïde. Le diagnostic repose sur la mise en évidence de la substance amyloïde par la biopsie du nerf ou de la muqueuse rectale.

Amyloïdose systémique acquise (amylose AL). — Elle donne lieu à un syndrome du canal carpien dans 25 % des cas et à une polyneuropathie dans 15 à 20 % des cas. La polyneuropathie, qui peut être révélatrice, est habituellement à prédominance sensitive, avec ensuite une composante motrice et surtout une importante participation du système nerveux autonome. Les manifestations viscérales sont dominées par les atteintes cardiaques, rénales et intestinales. Il est habituel de trouver une protéine monoclonale, le plus souvent de type IgG lambda, ou une chaîne légère isolée, produite par un clone aberrant de cellule B, sans autre maladie associée. Les colorations immuno-histochimiques du matériel de biopsie montrent que la substance amyloïde est constituée par une chaîne légère monoclonale. L'évolution est sévère, rapide, peu influencée par le traitement (melphalan, colchicine).

Neuropathies amyloïdes héréditaires. — De mode de transmission autosomique dominant, elles sont de plusieurs types. La variété portugaise est la plus fréquente. Elle est à l'origine d'une polyneuropathie, initialement à prédominance sensitive, d'évolution sévère comportant un déficit sensitivo-moteur, des troubles neurotrophiques et souvent une dysautonomie. Une atteinte viscérale associée est fréquente, cardiaque mais aussi digestive, rénale et oculaire. Les dépôts amyloïdes sont constitués par la transthyrétine qui est une protéine en majeure partie secrétée par le foie. Les études génétiques ont montré plus de quatre-vingt-dix mutations différentes du gène de cette protéine; la substitution Val30Met est la mutation pathogène la plus fréquente. Ces neuropathies amyloïdes familiales à transthyrétine sont également fréquentes au Japon et en Suède. En France, on les observe dans des familles d'origine portugaise mais aussi dans des familles d'origine française où le diagnostic peut être difficile en raison de formes de début tardif qui peuvent survenir en l'absence d'antécédents familiaux. La mise en évidence de dépôts de substance amyloïde dans le nerf et l'identification par immunomarquage de la transthyrétine sont alors essentielles pour le diagnostic qui doit être confirmé par l'étude génétique qui permet d'identifier la mutation responsable. Le seul traitement efficace permettant d'arrêter la progression de la maladie repose sur la transplantation hépatique. Elle est actuellement recommandée chez les patients porteurs de la mutation Val30Met symptomatiques à un stade relativement précoce.

Dans d'autres neuropathies amyloïdes héréditaires, la protéine déposée dans la substance amyloïde est représentée par l'apolipoprotéine A1 ou la gelsoline.

Neuropathies des dysglobulinémies et des proliférations lymphoplasmocytaires

Myélome multiple. — Il est responsable d'une polyneuropathie dans 3 à 5 % des cas. Dans environ un tiers de ces cas, il s'agit d'une neuropathie amyloïde semblable à celle observée dans l'amyloïdose systémique primitive. Dans les autres cas, il s'agit d'une neuropathie sensitivo-motrice moins sévère, mais non influencée par le traitement du myélome.

POEMS syndrome[1]. — Des œdèmes, un épanchement pleural, une ascite sont souvent notés. Ce syndrome impose la recherche d'un myélome, notamment

1. Polyneuropathie, Organomégalie, Endocrinopathie, M-protéine (avec une chaîne légère, habituellement λ), Skin-manifestations.

de type ostéosclérosant dont il est la manifestation révélatrice dans 50 % des cas. Il est lié à une augmentation du taux du VEGF (*Vascular Endothelial Growth Factor*) inducteur de l'angiogenèse et des métalloprotéases matricielles augmentant la perméabilité vasculaire. L'irradiation d'une lésion plasmocytaire isolée est suivie de la régression du syndrome.

Lymphomes. — Hodgkiniens ou non hodgkiniens, les lymphomes peuvent être responsables de neuropathies de types divers : infiltration des racines, des plexus, des nerfs périphériques ou des nerfs crâniens (neurolymphomatose); polyradiculoneuropathie inflammatoire démyélinisante évoquant un syndrome de Guillain-Barré; maladie du motoneurone du type de la sclérose latérale amyotrophique ou limitée au motoneurone périphérique; ganglionopathie réalisant le tableau d'une neuropathie sensitive paranéoplasique; polyneuropathie sensitive distale (en particulier dans la maladie de Waldenström) du type de celles observées en association avec les gammapathies monoclonales de signification indéterminée.

Gammapathie MGUS. — Une gammapathie monoclonale de signification indéterminée (MGUS) est présente chez 2 % des sujets de plus de cinquante ans et chez 8 à 37 % des patients ayant une polyneuropathie de cause indéterminée. Il s'agit d'une polyneuropathie symétrique progressive, sensitivomotrice ou à prédominance sensitive, ataxiante, avec souvent une élévation de la protéinorachie, dont le tableau est proche de celui des polyradiculonévrites inflammatoires chroniques idiopathiques. Par ordre de fréquence décroissante, la protéine monoclonale est une IgM (60 %), une IgG (30 %), une IgA (10 %). Lorsqu'il s'agit d'une IgM, elle a une activité anti-MAG (*Myelin-Associated Glycoprotein*) dans la moitié des cas, et l'examen en microscopie électronique montre souvent une séparation des lamelles myéliniques. Un type particulier a été décrit sous le nom de syndrome CANOMAD (*Chronic Ataxic Neuropathy with Ophtalmoplegia, M protein, Agglutination and Disialosyl antibodies*) Le traitement dispose des échanges plasmatiques, des immunoglobulines IV et des immunosuppresseurs.

Polyradiculoneuropathies inflammatoires démyélinisantes chroniques

Les plyradiculoneuropathies inflammatoires démyélinisantes chroniques (PDIC) résultent probablement, comme le syndrome de Guillain et Barré, d'une agression immunologique. Elles s'en distinguent par un mode d'installation progressif, supérieur à deux mois, et une évolution chronique, parfois émaillée de rechutes.

La présentation associe un déficit moteur habituellement symétrique, distal et proximal, un déficit sensitif et une aréflexie étendue. L'atteinte sensitive est parfois prédominante, de type ataxiant. La protéinorachie est élevée. Les examens électrophysiologiques établissent le caractère démyélinisant des lésions, dont les critères sont le ralentissement de la vitesse de conduction motrice, l'allongement de la latence distale, de la latence des ondes F, la présence de blocs de conduction. La biopsie nerveuse, lorsqu'elle est pratiquée, peut objectiver une démyélinisation segmentaire, des aspects en « bulbe d'oignon » témoignant d'un processus démyélinisant et remyélinisant, des infiltrats inflammatoires. Elle permet aussi d'éliminer d'autres affections telles qu'une vascularite ou une neuropathie amyloïde. Le traitement repose sur les corticoïdes, les échanges plasmatiques ou les immunoglobulines IV. Les neuropathies motrices multifocales — qui ne sont pas corticosensibles — doivent être distinguées des PIDC.

Les polyradiculoneuropathies démyélinisante inflammatoires chroniques sont le plus souvent idiopathiques, mais elles peuvent aussi être associées à une affection systémique (VIH, hépatite C, processus néoplasique, notamment lymphome ou mélanome) ou à une gammapathie monoclonale de signification inconnue.

Neuropathies héréditaires dégénératives

❒ Classification

Parmi les neuropathies héréditaires, il est possible de distinguer :

– les neuropathies liées à des anomalies métaboliques héréditaires, telles que la maladie de Fabry, la maladie de Refsum, la leucodystrophie métachromatique, la maladie de Krabbe, les adrénoleucodystrophies, la maladie de Tangier (cf. chapitre 21);

– les neuropathies dégénératives héréditaires associées à un processus dégénératif central (ataxies spino-cérébelleuses familiales, paraplégies spasmodiques familiales) dans lesquelles les manifestations centrales sont prédominantes.

À cette seconde catégorie appartient la *neuropathie axonale géante*. Cette affection se traduit par une neuropathie senstivo-motrice progressive débutant le plus souvent au cours de la première décennie, associée à une atteint sévère du système nerveux central et, inconstamment, à une chevelure crépue. Cette affection rare est caractérisée par la présence de gonflements axonaux liés à l'accumulation de neurofilaments. La transmission est autosomique récessive. Il existe une liaison avec 16q24.1 codant la gigaxonine impliquée dans le cytosquelette.

Les neuropathies dégénératives héréditaires intéressant de façon élective ou prédominante le système nerveux périphérique sont étudiées ici.

Ces neuropathies constituent un chapitre complexe puisqu'il faut prendre en compte leur phénotype démyélinisant ou axonal, leur formule clinique (sensitivo-motrice, motrice, sensitive ou sensitive et autonome), la transmission génétique (autosomique dominante ou récessive, ou liée à l'X), et, ce qui est devenu un défi impossible à relever dans cet ouvrage, les très nombreuses mutations pouvant être en cause.

❒ Maladie de Charcot-Marie-Tooth (neuropathies sensitivo-motrices héréditaires)

La maladie de Charcot-Marie-Tooth est caractérisée par une *amyotrophie neurogène distale progressive* très lentement évolutive, débutant habituellement dans l'enfance ou l'adolescence. Un début très tardif est cependant possible. Les muscles de la loge antéro-externe de la jambe sont atteints les premiers (*amyotrophie péronière*), avec un steppage progressif. L'amyotrophie a une évolution ascendante, sans toutefois remonter au-dessus du tiers inférieur de la cuisse. L'amyotrophie des mains est plus tardive, remontant très lentement sur les avant-bras. L'abolition des achilléens est précoce, celle des rotuliens plus tardive. Un déficit sensitif distal peut être mis en évidence par un examen minutieux. Un pied creux est la règle; il précède souvent les autres manifestations et doit être recherché chez les autres membres de famille.

La mesure des vitesses de conduction motrice (VCM) à l'avant-bras permet de distinguer une forme démyélinisante (CMT1, VCM < 30 m/s) et une forme axonale (CMT2, VCM > 40 m/s), avec des cas dont le classement est difficile en raison de valeurs intermédiaires.

• **Type CMT1**

Il est caractérisé histologiquement par de la démyélinisation segmentaire et de la remyélinisation, donnant lieu à des aspects en « bulbe d'oignon ». Il existe une *hétérogénéité génétique* avec des formes dominantes et des formes récessives :

– **Formes dominantes** :

• CMT1A (17p11.2-p22), où l'anomalie est en règle une duplication dans le gène de la PMP-22 (*Peripheral Myelin Protein-22*)[1];

• CMT1B (1q22-q23), en relation avec des mutations siégeant sur le gène *MPZ* (*Myelin Protein Zero*) exprimé exclusivement dans la myéline du système nerveux périphérique;

• CMT1C : gène *LITAF* (chromosome 16), intervenant dans la dégradation protéique;

• CMT1D : gène *EGR2* (chromosome 10), facteur de régulation de la myélinisation du nerf périphérique;

• dans une forme dominante liée à l'X (CMTX), le gène en cause code la connexine 2 (*gap junction protein*).

– **Formes récessives** : elles sont observées surtout dans les régions où la consanguinité est élevée. On retrouve dans ces formes une hétérogénéité génétique. Certains des gènes en cause sont les mêmes que dans les formes dominantes.

La *maladie de Déjerine-Sottas* pourrait être l'expression homozygote de mutations de gènes impliqués dans la maladie de Charcot-Marie-Tooth. Le début est précoce. La sémiologie sensitive est marquée, pouvant donner lieu une ataxie. Les lésions sont remarquables par l'existence d'une hypertrophie franche des troncs nerveux (« névrite hypertrophique ») parfois palpable, notamment au niveau du plexus cervical.

---

1. Une délétion dans la même séquence provoque une *neuropathie héréditaire avec sensibilité à la pression*; cette affection, autosomique dominante, se traduit par des paralysies récidivantes des nerfs exposés aux compressions. Les vitesses de conduction nerveuse sont ralenties. La biopsie montre des épaississements en « chapelet de saucisse » de la myéline (*neuropathie tomaculaire*).

Les vitesses de conduction nerveuse sont extrêmement ralenties. La biopsie nerveuse met en évidence des aspects de démyélinisation segmentaire, une prolifération schwannienne avec de nombreux aspects de « bulbe d'oignon », mais aussi des images évoquant parfois une véritable *hypomyélinisation* avec des gaines de myéline anormalement fines.

• Type CMT2

Moins fréquent que le type 1, le type 2 est habituellement dominant. Il correspond histologiquement à la perte de neurones myélinisés, sans l'aspect de la démyélinisation segmentaire. Les gènes en cause codent des protéines exprimées par l'axone.

❒ Neuropathies sensitives et autonomes héréditaires

Les neuropathies sensitives et autonomes héréditaires (NSAH) associent une atteinte des fibres sensitives et autonomes, sans atteinte motrice.

• NSAH type I

Le phénotype de cette neuropathie, dont la transmission est *autosomique dominante*, correspond à la maladie décrite par Thévenard sous le nom d'*acropathie ulcéromutilante*. Elle est caractérisée par un syndrome neurotrophique distal d'évolution progressive. Les lésions initiales portent sur les petites fibres myélinisées et les fibres amyéliniques. Le gène en cause code la sérine palmitoyltransférase (*SPTLC1*, 9q22-3).

La maladie survient chez l'adolescent ou chez l'adulte jeune. Le syndrome trophique débute aux membres inférieurs par un mal perforant plantaire, indolent, associé à des troubles de la vasomotricité et de la sudation et, plus ou moins précocement, à des arthropathies nerveuses du pied. Le syndrome neurologique se caractérise par une hypoesthésie douloureuse et thermique à topographie distale, une atteinte plus inconstante de la sensibilité discriminative. L'aréflexie achilléenne est fréquente mais non constante. L'atteinte des membres supérieurs, toujours plus tardive, est inconstante.

• Autres types de NSAH

Ils ont en commun une hérédité *autosomique récessive*, un début précoce, voire congénital, des troubles sensitifs prédominant sur les sensibilités thermique et douloureuses, l'existence de troubles neurotrophiques et une composante dysautonomique souvent marquée :

– la NSAH type II (*maladie de Morvan*) atteint les membres supérieurs et les membres inférieurs. Une liaison a été trouvée en 12p13.33;

– la NSAH type III (*dysautonomie familiale de Riley-Day*) est observée essentiellement chez les Juifs ashkénazes. Les troubles dysautonomiques sont particulièrement marqués. Une mutation du gène *IkBKAP* (*IkB kinase-associated protein*) en 9q31 est généralement présente;

– la NSAH type IV (*insensibilité congénitale à la douleur avec anhydrose*) est associée à un retard mental avec tendance aux automutilations. Une liaison a été trouvée en 1q21-22 avec le gène *NTRKI* (*Neurotrophic Tyrosine Kinase Receptor type I*).

❐ Neuropathies motrices héréditaires

Les neuropathies motrices héréditaires (NMH) sont des neuropathies axonales, longueur-dépendantes, donnant lieu à un déficit moteur distal isolé. Sur les caractères cliniques et génétiques, ces NMH ont été classées en sept types. La transmission peut être autosomique dominante ou récessive. Certaines variétés sont particulières par l'atteinte prédominante des membres supérieurs ou par l'existence d'une atteint laryngée.

BIBLIOGRAPHIE

ASBURY AK, JOHNSON PC. *Pathology of peripheral nerve.* W.B. Saunders, Philadelphie, 1978.

AUSTIN G. *The spinal cord.* Ch. C. Thomas, Springfield, 1972.

BOUCHE P, VALLAT JM. *Neuropathies périphériques : polyneuropathies et mononeuropathies multiples.* Doin, Paris, 1992.

COHEN P *et al.* Vascularites associées aux infections virales. *Presse Med* 2004; *33* : 1371-1384.

DARNELL R *et al.* Paraneoplastic syndromes involving the nervous system. *New Engl J Med* 2003; *349* : 1543-1554.

DELMONT E *et al.* Multifocal motor neuropathy with and without conduction block. A single entity? *Neurology* 2006; *67* : 592-596.

DONAGHY M. Gene for peripheral neuropathy and their relevance to clinical practice. *J Neurol Neurosurg and Psychiatry* 2004; *75* : 1371-1372.

DYCK PJ, THOMAS PK. *Peripheral neuropathy.* 2 vol. W.B. Saunders, Philadelphia, 1993.

ENGLAND JD *et al.* Peripheral neuropathy. *Lancet* 2004; *363* : 2151-2161.

FREEMAN R *et al.* Autonomic peripheral neuropathy. *Lancet* 2005; *365* : 1259-1270.

HUGHES RAC *et al.* Guillain-Barré syndrome. *Lancet* 2005; *366* : 1653-1666.

KENNEDY WR. Painful sensory neuropathy from abnormal glucose metabolism? *Neurology* 2003; *60* : 61.

KÖLLER H *et al.* Chronic inflammatory demyelinating polyneuropathy. *New Engl J Med* 2005; *352* : 1343-1356.

KUNTZER T. Ganglionopathies. *Rev Neurol (Paris)* 2006; *162* : 1268-1272.

LATOV N. Advances in the diagnosis and treatment of chronic inflammatory demyelinating polyneuropathy and related immune-mediated neuropathies. *Neurology* 2002; *59* : 1.

LAURIA G. Small fibres neuropathies. *Curr Opin Neurol* 2005; *18* : 591-597.

LE FORESTIER N *et al.* Neuropathies motrices multifocales avec bloc de conduction. *Rev Neurol (Paris)* 1997; *153* : 579-586.

OVERELL JR *et al.* Recent developments in Miller Fisher syndrome and related disorders. *Curr Opin Neurol* 2005; 562-566.

POIRIER J. *Propédeutique neurologique*. Masson, Paris, 1982.

POUGET J. Diagnostic moléculaire des neuropathies héréditaires de type Charcot-Marie-Tooth. *Rev Neurol (Paris)* 2004; *160* : 181-187.

RUDNICKI SA. Paraneoplastic syndromes of the peripheral nerves. *Curr Opin Neurol* 2005; *18* : 598-603.

SAID G *et al.* Painful proximal diabetic neuropathy : inflammatory nerve lesions and spontaneous favorable outcome. *Ann Neurol* 1997; *41* : 762-770.

SCHERER SS. Finding the cause of inherited neuropathies. *Arch Neurol* 2006; *63* : 812-816.

SOLIS C *et al.* Acute intermittent porphyria. *Arch Neurol* 2004; *61* : 1764-1770.

SULLIVAN KA *et al.* New developments in diabetic neuropathy. *Curr Opin Neurol* 2005; *18* : 586-590.

VIALA K. Neuropathies associées aux lymphomes. *Rev Neurol (Paris)* 2006; *162* : 1273-1278.

10 PATHOLOGIE DE LA MOELLE

LA MOELLE DANS LE CANAL RACHIDIEN

À l'intérieur du canal rachidien, la moelle est contenue dans un étui dure-mérien qui s'étend du pourtour du trou occipital jusqu'au niveau de la deuxième vertèbre sacrée (fig. 10.1). La dure-mère spinale, contrairement à la dure-mère crânienne, n'adhère pas au squelette; il existe un *espace épidural*, contenant du tissu graisseux et des veines, dans lequel peuvent se développer des lésions expansives.

En raison du développement inégal de la moelle et de ses enveloppes, la moelle n'occupe qu'une partie du canal rachidien et même de l'étui dural. L'extrémité inférieure de la moelle (cône terminal) ne dépasse pas le bord inférieur de la vertèbre L1. Au-dessous de ce niveau, le cul-de-sac dural contient les racines formant la *queue-de-cheval* et le *filum terminal*. La moelle est amarrée de chaque côté à l'étui dural par les racines rachidiennes et par les digitations du ligament dentelé. Les relations entre la moelle, les racines et le rachis sont représentées sur la figure 10.2.

COMPRESSIONS NON TRAUMATIQUES DE LA MOELLE

Enfermée dans un canal inextensible, la moelle est éminemment sensible aux processus pathologiques qui en réduisent la lumière. Par action mécanique directe, mais aussi par l'intermédiaire d'une ischémie, les compressions médullaires lentes déterminent des altérations de nature d'abord fonctionnelle, puis lésionnelle, devenant de moins en moins réversibles. Il en résulte un syndrome médullaire évoluant de façon progressive. Dans certains cas, cette évolution progressive fait place à une aggravation brutale sous la forme d'un syndrome de section médullaire plus ou moins complet : cette modalité évolutive correspond à un infarctus médullaire lié à la compression d'une afférence artérielle. Le diagnostic et le traitement des compressions médullaires apparaissent ainsi comme de véritables urgences auxquelles une solution doit être apportée avant la survenue de lésions médullaires irréversibles.

Syndrome clinique de compression médullaire

Le diagnostic de compression médullaire est relativement aisé dans les formes associant schématiquement trois syndromes : lésionnel, sous-lésionnel et parfois rachidien.

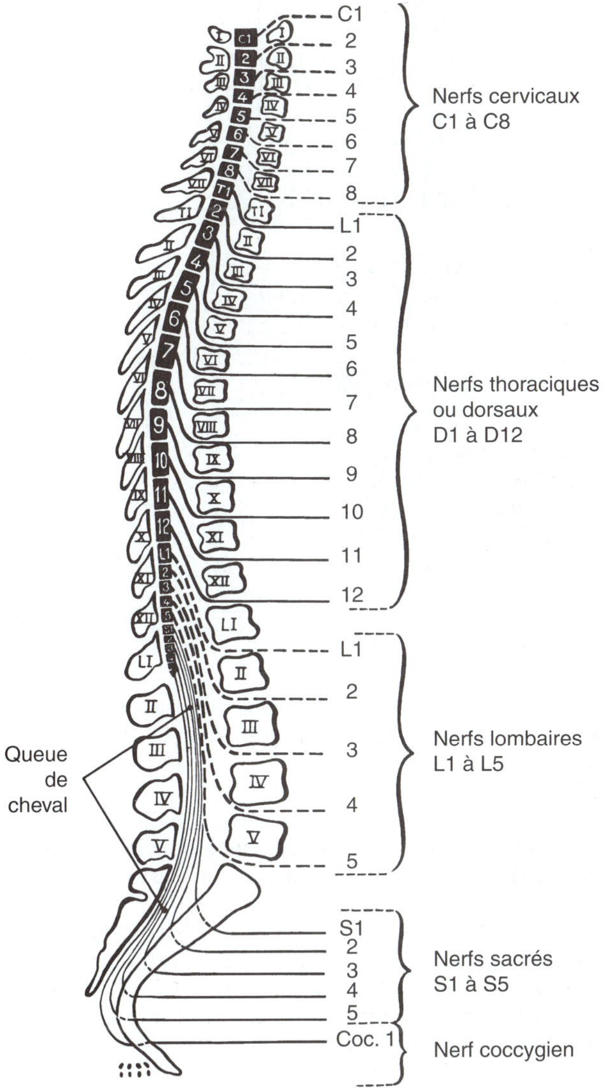

Fig. 10.1. *Schéma d'une coupe sagittale médiane de la moelle et du rachis.*

Syndrome lésionnel

Il traduit l'atteinte d'une ou plusieurs racines et/ou de la substance grise au niveau de la compression. Sa valeur localisatrice est considérable. Il est marqué par des *douleurs radiculaires*, uni- ou bilatérales, exagérées par les efforts. Signe majeur du syndrome lésionnel, la douleur radiculaire en est

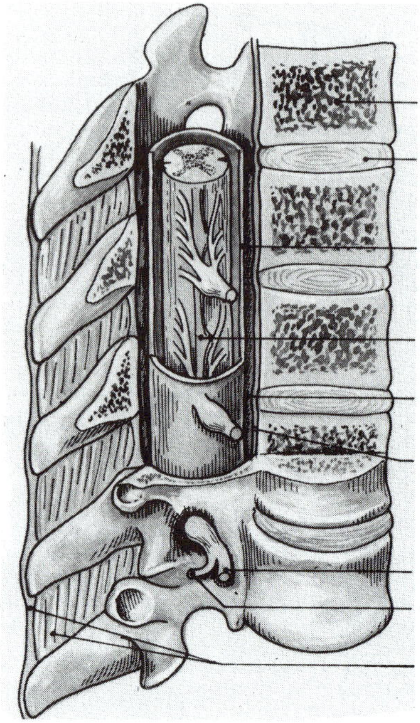

Fig. 10.2. *Vue latérale de la moelle sur une coupe vertico-sagittale de la colonne vertébrale* (d'après G. Lazorthes, 1973).

souvent le symptôme isolé. Néanmoins, une sémiologie objective peut lui être associée, sous la forme d'une hypoesthésie en bande, d'une paralysie avec amyotrophie de topographie radiculaire et, surtout, de l'abolition ou de l'inversion du réflexe tendineux correspondant.

Syndrome sous-lésionnel

Il traduit l'interruption fonctionnelle des faisceaux médullaires descendants ou ascendants.

❐ Troubles moteurs

Suivant le niveau de la compression, ils réalisent une paraparésie ou une tétraparésie spasmodique souvent asymétrique. Au début, la marche peut n'être perturbée que de façon intermittente : par une fatigabilité survenant au bout d'un certain temps, obligeant le malade à s'arrêter quelques instants : cette *claudication intermittente médullaire* n'est pas douloureuse. L'examen objective un déficit moteur, une hypertonie spastique, une exagération des réflexes tendineux qui sont vifs, diffusés, polycinétiques avec clonus du pied et de la rotule, et une libération des réflexes de défense médullaire : le signe de

Babinski, la flexion dorsale du pied, la réaction de triple retrait sont obtenus avec une extension progressive de la zone réflexogène, qui finit par remonter jusqu'à la limite inférieure de la compression.

❐ Signes sensitifs

Des douleurs et/ou des paresthésies peuvent être ressenties au-dessous du niveau de la lésion, résultant de l'atteinte des cordons postérieurs ou des voies spino-thalamiques. Le déficit sensitif, qui siège dans le territoire sous-lésionnel, touche précocement les sensibilités thermique et douloureuse. Il est essentiel d'en préciser le niveau supérieur.

❐ Troubles sphinctériens

Ils sont initialement discrets, se limitant à un retard de la miction, à des envies impérieuses et fréquentes d'uriner.

Syndrome rachidien

Une *raideur segmentaire du rachis*, une *douleur provoquée* par la pression des apophyses épineuses et des muscles paravertébraux constituent le syndrome rachidien, qui est plus fréquent lors des lésions du rachis mais qui peut aussi accompagner une tumeur juxta- ou même intramédullaire.

Variantes sémiologiques

À un stade précoce, la sémiologie peut se résumer au syndrome sous-lésionnel (paraplégie progressive) ou au syndrome lésionnel (névralgie radiculaire). Par ailleurs, le siège de la compression par rapport à la moelle, aussi bien en largeur qu'en hauteur, peut intervenir dans la formule neurologique.

❐ « En largeur »

Compressions antérieures. — Les compressions antérieures, prémédullaires, se manifestent d'abord par des troubles moteurs : la compression directe des cornes antérieures de la moelle ou des racines motrices entraîne une paralysie localisée avec amyotrophie. En dessous de la lésion, un syndrome pyramidal peut apparaître précocement. Les signes sensitifs sont plus tardifs.

Compressions postérieures. — Elles touchent électivement les cordons postérieurs de la moelle. Elles donnent précocement des troubles de la sensibilité profonde, réalisant un syndrome ataxique pseudo-tabétique et ultérieurement un syndrome ataxo-spasmodique.

Compressions latéromédullaires. — Dans les compressions latéromédullaires, l'atteinte prédominante d'une moitié de la moelle peut se traduire par un syndrome de Brown-Séquard ébauché.

❐ « En hauteur »

Compressions de la moelle cervicale haute (C1-C4). — Elles entraînent une *quadriplégie spastique.* Parmi les manifestations du syndrome lésionnel, il faut insister sur la compression du phrénique (hoquet, paralysie d'un hémidiaphragme) et du spinal médullaire (paralysie du sternocléidomastoïdien, du trapèze). Parfois existe un syndrome «sus-lésionnel» en rapport avec un prolongement endocrânien de la tumeur, ou une souffrance de la racine descendante, spinale, du trijumeau.

Une compression de la moelle cervicale haute peut aussi se révéler par un syndrome suspendu, décalé par rapport au niveau de la compression, avec des troubles sensitivo-moteurs siégeant au niveau des mains sous la forme de paresthésies, d'engourdissement, d'astéréognosie, d'amyotrophie.

Compressions de la moelle cervicale basse. — Elles se traduisent par une paraplégie et un syndrome radiculaire des membres supérieurs.

Compressions de la moelle dorsale. — Ce sont les plus fréquentes; elles provoquent des douleurs thoraco-abdominales en ceinture et une paraplégie; l'abolition d'un réflexe cutané abdominal peut être un élément de localisation.

Compressions de la moelle lombosacrée. — Étant donné le tassement des segments médullaires et le trajet vertical des racines qui entourent la partie terminale de la moelle, les compressions de la moelle lombosacrée intéressent plusieurs segments médullaires et plusieurs racines (fig. 10.1). De plus, la symptomatologie radiculaire risque, à mesure qu'on se rapproche de l'extrémité de la moelle, de masquer la symptomatologie proprement médullaire. Des troubles sphinctériens et génitaux sont constants et précoces.

– Une *compression de la moelle lombaire* est suspectée devant une paralysie flasque du quadriceps et une aréflexie rotulienne associée à une hyperréflectivité achilléenne et à un signe de Babinski bilatéral.

– Les *compressions de la moelle sacrée* (cône terminal) entraînent des paralysies flasques, aréflexiques, des membres inférieurs, associées à des troubles sphinctériens sévères; le tableau est très proche de celui des compressions de la queue-de-cheval.

Compressions de la queue-de-cheval. — Au complet, le syndrome de la queue-de-cheval associe :

– une paralysie des membres inférieurs, de type périphérique, flasque avec amyotrophie;

– une abolition du réflexe anal, des réflexes achilléens (et parfois rotuliens);

– des troubles sensitifs : douleur irradiant de la région lombaire vers les fesses, les membres inférieurs et le périnée; déficit sensitif objectif atteignant la région périnéale (anesthésie en selle), les organes génitaux externes, et s'étendant plus ou moins à la face postérieure des cuisses et aux jambes;

– des troubles génitaux et urinaires, constants et souvent précoces : impuissance, perte du besoin d'uriner, incontinence d'urine ou rétention avec mictions par regorgement.

La sémiologie est d'autant plus riche que la compression est plus haut située :

– les compressions basses (dernières paires sacrées constituant les plexus honteux) ne se traduisent que par des douleurs, une anesthésie en selle et des troubles sphinctériens;

– les compressions moyennes (jusqu'au niveau de L4) ajoutent aux troubles précédents une atteinte dans le territoire sciatique. Le réflexe achilléen peut être aboli ;

– les compressions hautes atteignent le territoire du plexus lombaire (nerf crural et nerf obturateur). Le réflexe rotulien est diminué ou aboli.

Très souvent, les syndromes de la queue-de-cheval ont un *début unilatéral* ; les douleurs sont celles d'une névralgie sciatique, mais plus ou moins précocement des troubles sphinctériens, des signes déficitaires pluriradiculaires et une anesthésie en selle viennent s'y associer.

Examens complémentaires

L'*imagerie par résonance magnétique* (IRM) est l'examen de première intention lorsque l'on soupçonne une compression médullaire. Elle permet de visualiser les vertèbres, les disques et le contenu du canal rachidien. L'examen doit comporter des séquences en T1 et en T2. Les images en T1 donnent une bonne vision anatomique de la moelle entourée par le LCR, qui est hypo-intense. En T2, l'intensité des signaux est inversée, la moelle apparaissant hypo-intense par rapport au LCR. Les lésions intrarachidiennes sont le plus souvent hyperintenses en T2. L'injection intraveineuse de gadolinium augmente souvent l'intensité du signal lésionnel en T1.

Causes et traitement

Les causes des compressions médullaires peuvent être classées en deux groupes : extra- et intradural (fig. 10.3). Dans le premier, les métastases vertébrales dominent ; dans le second, l'étiologie est au contraire dominée par des tumeurs bénignes extramédullaires, neurinomes et méningiomes, dont le pronostic est excellent si l'intervention n'est pas trop tardive. En l'absence d'un traitement efficace, l'évolution se fait vers un tableau de section médullaire avec paraplégie ou quadriplégie flasque et anesthésie totale dans le territoire sous-lésionnel.

Causes extradurales

❒ Métastases vertébrales et épidurales

Elles sont très fréquentes, survenant chez 5 % des patients qui meurent d'un cancer. Dans la grande majorité des cas, la métastase intéresse d'abord la vertèbre, envahissant ensuite l'espace épidural. La localisation épidurale peut aussi se faire à partir d'une lésion paravertébrale, voire être primitive. La compression médullaire métastatique complique en règle générale une affection maligne déjà connue, mais il arrive qu'elle soit révélatrice. Les cancers du sein, du poumon, de la prostate rendent compte de 50 % des cas. Ensuite viennent les cancers du rein, du tube digestif, de la thyroïde et les mélanomes.

Dans le déterminisme de la compression médullaire interviennent de façon variable un facteur osseux lorsqu'il existe un tassement vertébral, l'envahissement de l'espace épidural, le retentissement sur les veines de drainage de la

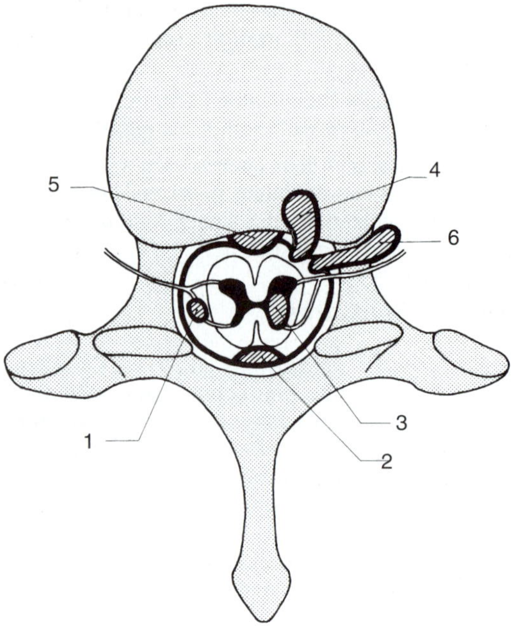

Fig. 10.3. *Schématisation des différents types de compression médullaire.*
1. Neurinome latéromédullaire. 2. Méningiome rétromédullaire. 3. Tumeur intramédullaire. 4. Mal de Pott avec abcès fusant vers le canal rachidien. 5. Tumeur épidurale. 6. Tumeur « en bissac ».

moelle. La localisation de la compression est dorsale dans 70 % des cas, lombaire dans 20 %, cervicale dans 10 %. Dans plus de 90 % des cas, la manifestation initiale est une douleur vertébrale ou radiculaire non soulagée, voire aggravée, par le décubitus. La douleur reste parfois assez longtemps isolée avant que n'apparaissent les signes de compression médullaire qui peuvent évoluer rapidement. Un traitement par corticoïdes et radiothérapie, institué avant la constitution de lésions médullaires irréversibles, donne souvent de bons résultats, permettant d'éviter la laminectomie. Cependant, certains cas nécessitent une décompression chirurgicale par voie antérieure avec résection d'un corps vertébral suivie de stabilisation.

La compression médullaire est la complication neurologique la plus fréquente de la *maladie de Hodgkin*. Elle est la conséquence de coulées lymphomateuses nées d'adénopathies de voisinage qui gagnent l'espace épidural par les trous de conjugaison, envahissant ou non la vertèbre. Chez les malades qui ont été irradiés, l'apparition d'un syndrome médullaire doit aussi faire évoquer la possibilité d'une myélopathie postradiothérapique.

La compression médullaire est aussi la complication neurologique la plus fréquente du *myélome*. Il n'est pas exceptionnel qu'elle soit révélatrice. Le mécanisme le plus habituel est une infiltration de l'espace épidural à partir d'une lésion osseuse. Plus rarement, la compression médullaire est le résultat d'un tassement vertébral.

❒ Causes infectieuses et parasitaires

La *tuberculose vertébrale* est surtout observée chez les transplantés et dans les pays en voie de développement. L'imagerie précise la nature des lésions et les facteurs intervenant dans la compression médullaire : destruction osseuse, abcès, cyphose. Le diagnostic est confirmé par la biopsie. Lorsqu'il existe des signes de souffrance médullaire, le traitement doit associer un abord chirurgical à la chimiothérapie antituberculeuse.

Les *spondylodiscites bactériennes* sont dues surtout au *Staphylococcus aureus*, mais d'autres germes sont souvent en cause : *Escherichia coli*, *Pseudomonas*, *Proteus*. Les portes d'entrée sont très diverses. L'atteinte vertébrale diffuse rapidement aux disques adjacents, et la formation d'abcès périvertébraux est habituelle. Le tableau est dominé par une raideur douloureuse du rachis et des signes de compression médullaire n'apparaissent que dans une minorité des cas. Un traitement antibiotique intensif ne doit être entrepris qu'après un diagnostic bactériologique précis, ce qui nécessite souvent une biopsie. Des signes de compression médullaire sont une indication à un abord chirurgical par voie antérieure.

Une épidurite bactérienne ou un abcès épidural se constituent parfois de façon primitive en l'absence de spondylodiscite. L'IRM permet d'en faire le diagnostic précocement, devant un syndrome douloureux rachidien aigu, avant la constitution de lésions médullaires irréversibles. Les lésions sont habituellement localisées dans l'espace épidural postérieur, nécessitant une laminectomie.

L'*hydatidose vertébrale*, faite de multiples vésicules qui envahissent l'espace épidural, est une cause de compression médullaire à laquelle il faut penser chez un sujet venant d'une zone d'endémie (sud de l'Europe, Moyen-Orient).

Dans la schistosomiase, une atteinte médullaire peut résulter d'une compression par un processus granulomateux mais aussi de lésions de myélite. Un bref séjour dans une zone d'endémie peut être suffisant pour contracter l'affection, notamment à l'occasion d'une baignade. Le diagnostic repose sur la mise en évidence des œufs dans les selles (*S. mansoni*) ou dans les urines (*S. haematobium*). Un traitement médical par le praziquantel peut permettre une évolution favorable.

❒ Compression par une hernie discale

Il s'agit presque toujours d'une hernie discale *cervicale*. Dans la majorité des cas, la hernie, très latérale, exerce une compression monoradiculaire dans le canal de conjugaison et ne se traduit que par une névralgie cervico-brachiale. Dans quelques cas, cependant, la hernie discale comprime la moelle, que la hernie soit volumineuse ou qu'elle progresse en direction de la ligne médiane.

La saillie discale se produit à l'occasion d'un traumatisme (plongeon, accident de voiture); mais, parfois, sa survenue est en apparence spontanée. Les cas les plus typiques associent névralgie cervico-brachiale et syndrome de Brown-Séquard (compression antérolatérale). L'IRM montre la saillie discale refoulant la moelle au niveau d'un espace intervertébral. Le traitement est chirurgical, l'abord de la hernie se faisant par voie antérieure.

❐ Autres causes extradurales

Le *sarcome vertébral* est une tumeur rare, observée surtout chez l'enfant. Chez l'adulte, un antécédent de radiothérapie ou une maladie de Paget sont des facteurs favorisants.

Le *chordome* est une tumeur développée à partir des reliquats de la notochorde primitive. Le sacrum et le clivus sont les sièges d'élection. Les localisations vertébrales intéressent surtout la région cervicale.

Les *tumeurs vertébrales bénignes* telles que l'hémangiome vertébral, le kyste anévrysmal des os, les tumeurs à cellules géantes sont des causes rares de compression médullaire.

La *maladie de Paget* retentit parfois sur la moelle du fait du rétrécissement du canal rachidien dont les parois sont épaissies, et d'une ischémie relative secondaire à l'hypervascularisation osseuse. Le traitement par la calcitonine peut entraîner la régression des signes de compression.

La *spondylarthrite ankylosante* et surtout la *polyarthrite rhumatoïde* dans ses localisations atlo-axoïdiennes se compliquent parfois de compression médullaire.

Une *hématopoïèse ectopique* compliquant certaines anémies chroniques et se développant dans l'espace épidural est une cause possible de compression médullaire. Il en est de même pour la *lipomatose épidurale*, qui est habituellement cortico-induite, compliquant une maladie de Cushing ou un traitement corticoïde au long cours.

Causes intradurales

Il convient de distinguer les tumeurs intramédullaires et les tumeurs extramédullaires, ces dernières étant de beaucoup les plus fréquentes.

❐ Tumeurs extramédullaires

Les plus fréquents sont les méningiomes et les neurinomes, qui sont des tumeurs bénignes d'évolution très lente, dont le pronostic est excellent si l'exérèse est précoce.

À l'IRM, ces lésions apparaissent sous la forme d'images arrondies ou ovalaires, à peu près iso-intenses par rapport à la moelle en T1 et en T2, rehaussées par le gadolinium en T1.

• Méningiome

C'est une tumeur implantée sur la dure-mère, de forme globuleuse habituellement bien encapsulée. L'insertion se fait souvent en position latérale près des digitations du ligament dentelé, mais elle peut aussi être antérieure ou rarement postérieure. La localisation dorsale est la plus fréquente, suivie par la localisation cervicale. Le méningiome du trou occipital peut associer des signes d'atteinte intracrânienne à une compression de la moelle cervicale haute, dont les premières manifestations siègent souvent aux membres supérieurs. On n'observe pratiquement jamais de localisation lombaire.

Le méningiome est quatre fois plus fréquent chez la femme que chez l'homme, ce qui est à rapprocher de l'existence de récepteurs hormonaux au niveau de ces tumeurs.

• Neurinome

Dans la plupart des cas, le neurinome (ou schwannome) se développe dans l'espace intradural à partir d'une racine, habituellement d'une racine sensitive (fig. 10.4). Le neurinome est en règle une tumeur unique. Des neurinomes multiples peuvent être observés dans les neurofibromatoses.

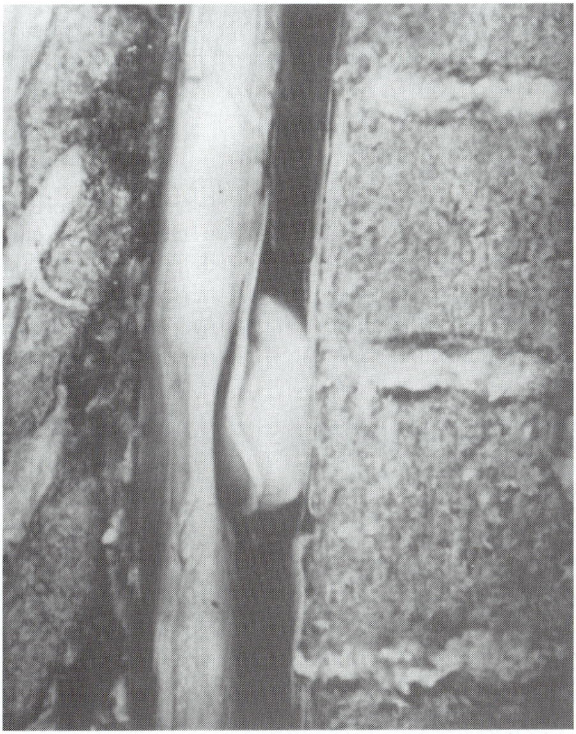

Fig. 10.4. *Neurinome dorsal* (d'après R. Escourolle et J. Poirier).
Noter les connexions avec une racine dorsale et l'écrasement latéral de la moelle.

❒ Tumeurs intramédullaires

Les tumeurs intramédullaires les plus fréquentes sont des astrocytomes ou des épendymomes, parfois des hémangioblastomes dans le cadre de la maladie de von Hippel-Lindau. Les métastases intramédullaires sont exceptionnelles.

La symptomatologie de ces tumeurs intramédullaire est particulière en raison de l'absence habituelle d'un syndrome radiculaire bien caractérisé. En revanche, elles peuvent donner lieu à un syndrome lésionnel suspendu de type syringomyélique.

L'IRM permet le diagnostic de ces tumeurs, d'apprécier leur extension et de reconnaître la composante kystique d'un astrocytome ou d'un hémangioblastome.

Les progrès neurochirurgicaux (microchirurgie, aspirateur ultrasonique, laser) permettent de préconiser un abord direct dans les formes relativement localisées.

COMPRESSIONS DE LA QUEUE-DE-CHEVAL

La plupart des causes de compression médullaire peuvent aussi donner lieu à une compression de la queue-de-cheval, mais certaines causes sont plus fréquentes.

Hernie discale lombaire

Certaines hernies discales très volumineuses s'extériorisent sur la ligne médiane et sont susceptibles d'entraîner un retentissement pluriradiculaire.

L'évolution est souvent aiguë. Chez un ancien lombalgique, le début est marqué par des douleurs sciatiques très violentes, un déficit moteur, une anesthésie en selle et des troubles sphinctériens. Étant donné le point de départ latéral de la hernie, il n'est pas rare d'observer un hémisyndrome de la queue-de-cheval.

La laminectomie doit être faite d'urgence, car la compression peut donner très rapidement des lésions irréversibles des racines.

Tumeurs de la queue-de-cheval

Épendymomes ou épendymogliomes. — Développés à partir du filum terminal, ils peuvent atteindre dans cette région un développement considérable. L'évolution clinique s'échelonne sur de nombreuses années, avec des épisodes de lombalgie ou de lombosciatique, une raideur rachidienne importante et la constitution progressive d'un syndrome de la queue-de-cheval. Signalons la possibilité d'une stase papillaire habituellement en relation avec une élévation importante de la protéinorachie.

Neurinome. — Le neurinome est la plus fréquente des tumeurs de la queue-de-cheval. Lorsqu'il se développe latéralement, près du foramen, le début est marqué par une longue phase de douleurs monoradiculaires qui risquent d'être attribuées à tort à une hernie discale. Situé à distance du foramen, le neurinome peut atteindre un volume plus important avant d'entraîner un tableau de souffrance pluriradiculaire progressive.

Kystes épidermoïdes intrarachidiens. — Ils ont pour siège d'élection la queue-de-cheval. L'origine non congénitale mais iatrogène d'un certain nombre de ces kystes est discutée : rôle possible de ponctions lombaires pratiquées dans l'enfance avec introduction d'un fragment de la couche basale de l'épiderme.

« Moelle basse ». — Fixée au cul-de-sac dural en S2, souvent associée à un *lipome* partiellement intramédullaire, la moelle basse est une anomalie qui se révèle généralement lors de la croissance du fait des tractions résultant de l'allongement rapide du rachis. Il existe habituellement en regard un spina-bifida et souvent un lipome sous-cutané. Le tableau neurologique associe à des troubles sphinctériens une atteinte des membres inférieurs : déformation du pied, déficit sensitivomoteur, amyotrophie. La tendance actuelle est d'opérer ces anomalies très précocement, avant l'apparition des signes neurologiques.

Chordomes vertébraux. — La région sacro-coccygienne est un siège d'élection pour les chordomes vertébraux, qui se développent à partir des vestiges de la notochorde primitive.

Sténose du canal lombaire. — Aggravée secondairement par des remaniements arthrosiques, l'étroitesse congénitale du rachis lombaire peut se révéler plus ou moins tardivement dans l'existence par un syndrome de claudication intermittente sensitivo-motrice de la queue-de-cheval. Une laminectomie suffisamment large permet d'obtenir la guérison de ce syndrome.

MYÉLOPATHIE CERVICALE

Étiologie

Les myélopathies cervicales résultent d'une étroitesse anormale du canal rachidien, qui peut être congénitale ou acquise, liée à des remaniements arthrosiques et/ou à des épaississements ligamentaires. L'existence d'une anomalie de Chiari ou d'une anomalie de la jonction cranio-rachidienne favorise la survenue d'une souffrance de la moelle cervicale haute.

Le retentissement sur la moelle ne relève pas d'une compression directe. La moelle est perturbée dans son fonctionnement puis altérée dans sa structure par les microtraumatismes qu'elle subit lors des mouvements du cou. La participation d'un trouble circulatoire au déterminisme des lésions est généralement admise.

Étude clinique

Les troubles surviennent habituellement chez un sujet de plus de cinquante ans, ayant souvent des antécédents de névralgie cervico-brachiale.

Les troubles prédominent souvent aux membres supérieurs, en relation avec le syndrome lésionnel suspendu se traduisant par un déficit moteur, une amyotrophie plus ou moins étendue et un déficit sensitif. Les réflexes tendineux correspondant au niveau lésionnel peuvent être abolis ou exagérés du fait de la coexistence d'un syndrome pyramidal, qui peut aussi rendre compte d'une inversion de réflexe. Dans le cas d'une atteinte de la moelle cervicale haute, des troubles sensitifs prédominant peuvent être responsables du syndrome « mains malhabiles-astéréognosie ».

Aux membres inférieurs, le syndrome sous-lésionnel se traduit par un syndrome pyramidal responsable d'une paraparésie spastique. Les troubles sphinctériens sont inconstants et en général peu marqués. Le déficit sensitif sous-lésionnel reste souvent discret. En revanche, il existe souvent un signe de Lhermitte.

L'*IRM* permet de voir la moelle, de connaître les dimensions du canal rachidien, d'objectiver les rapports entre le cordon médullaire et les saillies discales, ostéophytiques et ligamentaires. Un hypersignal intramédullaire en T2 fait craindre l'existence de lésions médullaires irréversibles.

Indications thérapeutiques

La mise au repos du rachis cervical, favorisée par le port d'une minerve, peut apporter une nette amélioration. Si le résultat est insuffisant et que l'état neurologique tend à s'aggraver, une indication chirurgicale doit être discutée. Le but de l'intervention est de rétablir un espace suffisant de part et d'autre de la moelle pour la mettre à l'abri des agressions lors des mouvements du cou. Suivant les cas, ce but est atteint soit par une intervention sur les disques et les corps vertébraux par voie antérieure, soit par une laminectomie, qui doit être étendue en hauteur, intéressant plusieurs arcs postérieurs.

SYRINGOMYÉLIE

Le terme « syringomyélie » (de *syrinx* : « flûte » ou « tube ») indique la présence dans la moelle d'une cavité remplie de liquide, siégeant dans la substance grise, étendue sur plusieurs segments.

La syringomyélie est la conséquence de perturbations de l'hydrodynamique du liquide céphalorachidien. Elle doit être distinguée des syndromes syringomyéliques symptomatiques de lésions centromédullaires de nature tumorale, vasculaire ou traumatique.

Anatomie pathologique

La *cavité syringomyélique* occupe la région centrale de la moelle (fig. 10.5). Elle atteint son développement maximal à la *partie moyenne de la moelle cervicale*. En haut, elle s'arrête souvent au deuxième segment cervical. En bas, elle se prolonge dans la moelle dorsale, pouvant atteindre parfois la moelle lombaire. Dans la substance grise, la cavité s'étend de façon souvent

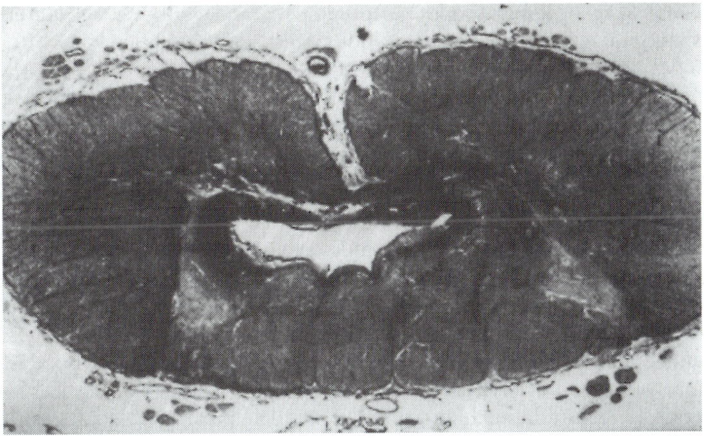

Fig. 10.5. *La cavité syringomyélique.*

asymétrique au sein des *cornes postérieures* et *antérieures*. Elle retentit au voisinage sur les voies de conduction motrices et sensitives.

La cavité syringomyélique peut se prolonger dans le tronc cérébral (*syringobulbie*) sous forme de fentes pouvant intéresser le noyau ou les fibres du XII, la racine descendante du V, le noyau ambigu, les connexions des noyaux vestibulaires avec la bandelette longitudinale postérieure.

Étude clinique

Syndrome suspendu

Dissociation de la sensibilité. — La dissociation syringomyélique de la sensibilité est caractérisée par la perte de la sensibilité au chaud, au froid et à la douleur contrastant avec une perception normale du tact et de la position. Ce trouble est constaté dans une zone suspendue qui intéresse presque toujours les membres supérieurs, totalement ou en partie, débordant souvent sur la région cervicale et le thorax. L'anesthésie dissociée peut être révélatrice, l'attention étant attirée par le caractère indolore d'une brûlure ou d'un traumatisme. Elle peut n'occuper qu'un territoire très limité.

La dissociation syringomyélique est généralement attribuée à la destruction des fibres spino-thalamiques au niveau de leur décussation dans la substance grise de la moelle. Cette dissociation, lorsque l'atteinte est très asymétrique, voire unilatérale, est expliquée de façon plus satisfaisante par la destruction des neurones d'origine de la voie spino-thalamique à la base des cornes postérieures de la moelle. La cavité s'étend parfois jusque dans la racine postérieure, produisant une anesthésie non dissociée dans une partie du territoire suspendu. Des douleurs peuvent être observées dans le territoire où siège l'anesthésie thermoalgique.

Aréflexie. — Siégeant aux membres supérieurs, elle est un autre signe du syndrome suspendu. Elle s'explique par l'interruption des voies afférentes du réflexe monosynaptique. Une dissociation des réponses lors de la recherche du réflexe stylo-radial est évocatrice : l'absence de la réponse du biceps et du long supinateur, intégrée au niveau C5-C6, contrastant avec la persistance, voire l'exagération de la réponse en flexion des doigts intégrée au niveau C8.

Parésie et amyotrophie. — Elles relèvent de la destruction des neurones de la corne antérieure. Leur distribution est souvent asymétrique. Elles peuvent atteindre les muscles de la ceinture scapulaire, mais c'est à la main que l'amyotrophie revêt l'aspect le plus caractéristique : la fonte progressive des petits muscles de la main tend à produire une atrophie d'Aran-Duchenne, associée à des déformations qui sont liées à l'atteinte inégale des muscles antagonistes et à une *hypertonie*, ayant les caractères d'une véritable contracture spasmodique. L'hypertonie se marque avant tout sur les fléchisseurs des doigts, donnant la main en griffe, à laquelle est parfois associée une hyperextension du poignet : main de prédicateur.

La situation dans la corne antérieure de la moelle des neurones assurant l'innervation des muscles axiaux rend compte de l'atteinte précoce et sévère des muscles rachidiens. Il en résulte une *cyphoscoliose* dorsale supérieure, signe très précoce et particulièrement marqué dans les syringomyélies débutant dans l'enfance ou l'adolescence.

Troubles trophiques de la syringomyélie. — Les troubles trophiques réalisent un syndrome neurotrophique suspendu. La peau peut être atrophique, hyperkératosique ou, au contraire, œdémateuse, avec un aspect succulent voire hypertrophique de la main (chéiromégalie). Des panaris analgésiques, plus rarement des maux performants de la paume ou du coude peuvent être révélateurs. On peut aussi observer des fractures spontanées, des arthropathies du coude ou de l'épaule.

Syringobulbie

Les fentes développées au-dessus de la moelle ont une expression variable.

Nystagmus. — Il est un des signes les plus fréquents, volontiers de type rotatoire.

Atteinte du trijumeau. — Elle se manifeste par une anesthésie, éventuellement dissociée. Fait important, une telle anesthésie de la face, qui peut dépendre d'une atteinte de la racine descendante dans les premiers segments cervicaux, n'est pas un signe certain de lésion bulbaire. La sémiologie trigéminale peut comporter des douleurs permanentes ou parfois fulgurantes.

Paralysies vélo-palato-pharyngo-laryngées. — Elles correspondent à l'atteinte du noyau ambigu ou des fibres qui en naissent. Elles se manifestent par une paralysie de l'hémivoile, de l'hémipharynx (signe du rideau), d'une corde vocale. La syringobulbie est une des causes possibles de la paralysie des dilatateurs du larynx.

Hémiatrophie linguale. — C'est une autre manifestation de la syringobulbie.

Syndrome sous-lésionnel

Il manifeste le retentissement de la cavité syringomyélique sur la substance blanche de la moelle. Il est habituellement modéré, ne revêtant que rarement l'aspect d'une paraplégie spasmodique sévère.

Imagerie de la syringomyélie

L'IRM est l'examen de choix pour l'étude des cavités syringomyéliques (fig. 10.6). Les coupes sagittales précisent l'extension en hauteur, souvent cliniquement imprévue, de la cavité. Les coupes axiales étudient les modalités d'extension dans la substance grise aux différents niveaux.

L'IRM permet le diagnostic des formes atypiques : formes motrices pures donnant lieu à une amyotrophie aréflexique d'un membre, formes douloureuses manifestées par une névralgie cervico-brachiale pluriradiculaire, formes spastiques évoluant comme une paraplégie spasmodique. En même temps, l'IRM montre les

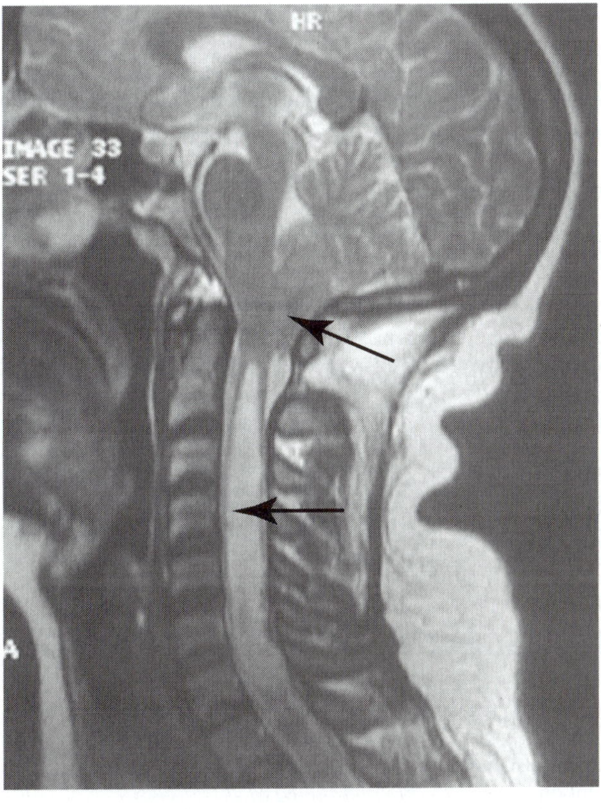

Fig. 10.6. *La cavité syringomyélique. IRM pondérée en T2.*
Descente des amygdales cérébelleuses comblant la grande citerne associée à une syringomyélie cervicale.

anomalies associées : anomalie de Chiari, malformations de la charnière cervico-occipitale, parfois hydrocéphalie. Par ailleurs, elle permet de reconnaître les syndromes syringomyéliques dus à une tumeur intramédullaire.

Pathogénie

Il est généralement admis que la syringomyélie est la conséquence d'un trouble de la circulation du LCR dont la cause siège le plus souvent dans la région du trou occipital.

Une malformation de Chiari de type 1 (cf. chapitre 21) est trouvée dans deux tiers à trois quarts des cas de syringomyélie. En l'absence même de malformation de Chiari, les études morphométriques dans les syringomyélies idiopathiques ont mis en évidence une taille anormalement petite de la fosse postérieure, pouvant être responsable d'anomalies de la circulation du LCR : le terme de *malformation de Chiari zéro* a été proposé pour rendre compte de cette situation. En raison du trouble de la circulation existant au niveau de la grande citerne, les à-coups de pression survenant dans les espaces arachnoïdiens périmédullaires ne pourraient pas être normalement amortis. De ce fait, le LCR pénétrerait dans la moelle par effraction à partir des espaces périvasculaires de Virchow-Robin, et la syringomyélie se développerait de bas en haut.

Ce mécanisme hydrodynamique rend compte aussi des cavités syringoméliques ascendantes pouvant compliquer un blocage intrarachidien du LCR au décours d'une méningite ou d'un traumatisme rachidien.

Traitement

Le traitement médical est purement symptomatique. Le traitement chirurgical doit être envisagé en tenant le plus grand compte du caractère évolutif ou non de la syringomyélie. L'existence d'une malformation d'Arnold-Chiari ou d'une anomalie de la grande citerne peut conduire à une intervention visant à rétablir la circulation du LCR à ce niveau : laminectomie cervicale, ouverture du trou occipital et de la partie inférieure de la fosse cérébelleuse. Une simple incision verticale de la moelle entre les cordons postérieurs a été utilisée avec succès dans certaines syringomyélies rapidement évolutives. Une dérivation ventriculaire est indiquée lorsqu'il existe une hydrocéphalie. Dans certains cas, une dérivation syringo-péritonéale peut être envisagée.

DÉGÉNÉRESCENCE COMBINÉE DE LA MOELLE

Carence en vitamine B12

La dégénérescence combinée de la moelle est l'aspect neurologique le plus fréquent de la *carence en vitamine B12*.

Les *lésions* ont leur maximum d'intensité dans les régions dorsale supérieure et cervicale inférieure. L'atteinte des cordons postérieurs est constante, parfois presque exclusive mais, habituellement, il s'agit d'une atteinte combinée des cordons postérieurs et latéraux. La lésion histologique est un gonflement de la gaine de myéline entourant un espace clair où il est difficile de reconnaître l'axone. La multiplication de cette lésion élémentaire de type vacuolaire rend compte de l'aspect spongieux des lésions médullaires.

Les *signes neurologiques*, d'installation insidieuse ou subaiguë, sont dominés par un syndrome cordonal postérieur auquel s'associe un syndrome pyramidal. Les *paresthésies* sont au premier plan, avec parfois un signe de Lhermitte. Les troubles objectifs de la sensibilité touchent de façon prédominante la *sensibilité vibratoire* et le *sens de position*. Un élément *ataxique* est habituel, aggravé par l'occlusion des yeux.

L'*aréflexie tendineuse*, limitée aux achilléens ou portant également sur les rotuliens, est un signe inconstant mais fréquent, indiquant la participation des fibres périphériques au processus pathologique.

Le *syndrome pyramidal* se manifeste par un déficit moteur des membres inférieurs, un signe de Babinski et la libération des réflexes de défense. En revanche, l'atteinte des afférences des réflexes monosynaptiques limite la composante spastique du syndrome pyramidal.

La *forme pseudo-tabétique ataxique* se distingue par l'absence de tout élément pyramidal. Les formes restant longtemps *purement paresthésiques* doivent être bien connues. La forme *pyramidale pure* paraît très rare.

Le LCR est en règle générale normal. L'*IRM* élimine une compression médullaire et montre les lésions sous la forme d'un hypersignal en T2. Sur les coupes axiales, l'hypersignal intéresse l'aire des cordons postérieurs et la partie adjacente des cordons latéraux. Sur les coupes sagittales, il peut être limité à quelques segments médullaires ou être très étendu.

Une *forme périphérique*, réalisant un tableau de polyneuropathie à prédominance sensitive peut être observée. Un ralentissement des vitesses de conduction nerveuse est fréquent.

Des *troubles visuels* peuvent être liés à une neuropathie optique ou à des hémorragies rétiniennes en relation avec une anémie sévère.

Des *troubles psychiques*, le plus souvent discrets (modification du caractère, de l'humeur, ralentissement intellectuel) sont fréquents. Il peut aussi s'agir d'un état confusionnel ou de troubles psychotiques d'allure paranoïde.

L'*association d'une anémie macrocytaire hyperchrome et d'une mégaloblastose* suggère l'existence d'une carence en vitamine B12. Cependant le syndrome hématologique, semblable à celui de la carence en acide folique, n'est pas spécifique et peut faire défaut chez des sujets ayant reçu un traitement par la vitamine B12 suffisant pour décapiter les signes hématologiques, mais insuffisant pour prévenir les complications neurologiques.

Le *dosage de la vitamine B12 sérique* pratiqué avant tout traitement est le moyen le plus sûr d'affirmer la carence. L'augmentation de l'élimination urinaire de l'acide méthyl-malonique en constitue un témoignage indirect. L'étude de l'absorption intestinale de la vitamine B12 marquée, seule, puis associée au facteur intrinsèque, permet de déterminer s'il existe un défaut d'absorption, et si ce défaut est en rapport ou non avec l'absence de facteur intrinsèque.

Les carences d'apport sont *rares*, pouvant cependant survenir chez des sujets soumis de façon prolongée à un régime végétarien. La carence résulte presque toujours d'une absorption défectueuse : *maladie de Biermer* le plus souvent, mais aussi *gastrectomie*, *lésions de l'intestin grêle*, *stéatorrhées*, *infestation botriocéphalique*.

L'exposition au protoxyde d'azote. — Elle est une cause de neuropathies et de myéloneuropathies impliquant un trouble du métabolisme de la vitamine B12. Le syndrome neurologique peut apparaître au décours d'une intervention ayant comporté une anesthésie au protoxyde d'azote («*anesthesia paresthetica*») qui ne fait généralement que décompenser une carence préexistante infraclinique en vitamine B12. La myéloneuropathie peut aussi survenir après un usage répété du protoxyde d'azote dans un but «récréatif». Le protoxyde d'azote est un agent oxydant qui inactive la méthylcobalamine, cofacteur de la méthionine synthase, avec pour conséquence un déficit de la production de méthionine à partir de l'homocystéine. D'une façon générale, le déficit de cette réaction est le mécanisme biochimique probable des complications neurologiques de la carence en vitamine B12. La méthionine est en effet métabolisée en S-adénosylméthionine nécessaire à la méthylation des phospholipides de la gaine de myéline.

Traitement. — Il repose sur l'*administration parentérale de vitamine B12*. On s'accorde généralement, lorsque des signes neurologiques sont présents, à utiliser des doses bien supérieures à celles qui sont nécessaires pour corriger les troubles hématologiques. Il est habituel d'administrer 1 000 γ de vitamine B12 chaque jour pendant plusieurs semaines, puis chaque semaine pendant un mois, puis une dose d'entretien de 1 000 γ chaque mois.

Lorsque la carence en vitamine B12 est causée par une anomalie persistante, le traitement d'entretien doit être poursuivi indéfiniment. Son arrêt conduit inéluctablement à une rechute, après épuisement des réserves vitaminiques, ce qui demande parfois plusieurs années. De telles rechutes peuvent avoir une expression neurologique prédominante et donner lieu à la constitution de lésions médullaires irréversibles.

Carence en cuivre

Elle peut être responsable d'une dégénérescence subaiguë combinée de la moelle semblable à celle provoquée par la carence en vitamine B12. Les anomalies biologiques associées à l'hypocuprémie sont un taux bas de la céruloplasmine, secondaire à la carence en cuivre, souvent une anémie et parfois un taux élevé du zinc dans le sérum. La cause de la carence en cuivre reste souvent indéterminée. Une supplémentation en cuivre permet d'enrayer la détérioration neurologique et d'obtenir une amélioration.

MYÉLOPATHIES AIGUËS TRANSVERSES NON TRAUMATIQUES

L'apparition rapide d'une paraparésie ou d'une tétraparésie associée à un déficit sensitif bilatéral ayant un niveau supérieur précis et à des troubles sphinctériens définit cliniquement les myélopathies aiguës transverses (MAT). Elles peuvent être totales ou partielles. Dans les MAT partielles, beaucoup plus fréquentes, l'atteinte médullaire est asymétrique, parfois unilatérale, et le déficit sensitif peut être au premier plan. Une présentation particulière est représentée par les atteintes limitées au cône dont l'expression est dominée par les troubles sphinctériens.

L'IRM médullaire, qui doit être effectuée en urgence, permet de ne pas méconnaître une myélopathie aiguë d'origine compressive pouvant résulter d'une hernie discale aiguë, d'un hématome intrarachidien, de la localisation épidurale d'un processus infectieux, inflammatoire ou tumoral.

Myélopathies aiguës transverses d'origine vasculaire

Infarctus artériels

L'*artère spinale antérieure* naît au niveau du trou occipital de l'union de deux branches descendantes spinales antérieures issues des artères vertébrales (fig. 10.7). Elle chemine ensuite dans la scissure médiane antérieure de la moelle jusqu'à la partie inférieure du cône. Elle est alimentée par seulement quatre à huit artères radiculomédullaires antérieures, parvenant à la moelle soit du côté droit, soit du côté gauche, inégalement réparties. Dans la région thoracolombaire, la moelle est vascularisée par une artère radiculomédullaire dominante, l'artère d'Adamkiewicz, qui suit habituellement une racine antérieure située entre D9 et D11, le plus souvent la racine D10 gauche. L'artère d'Adamkiewicz assure habituellement à elle seule la vascularisation de la moelle lombosacrée.

Les *deux artères spinales postérieures* naissent soit directement des artères vertébrales, soit des artères cérébelleuses postéro-inférieures, et cheminent de part et d'autre de la ligne médiane à la partie postéro-latérale de la moelle. Elles reçoivent dix à vingt artères radiculomédullaires assez régulièrement réparties sur toute la hauteur de la moelle. Au niveau du cône, l'artère spinale antérieure et les artères spinales postérieures forment une anse anastomotique qui reçoit des artères radiculaires sacrées pouvant parfois assurer une certaine suppléance.

Le *territoire artériel central* (fig. 10.8), le plus étendu, est vascularisé par les artères sulco-commissurales qui naissent de la face postérieure de l'artère spinale antérieure. Les artères sulco-commissurales, au nombre d'environ deux cents, peuvent avoir une distribution unilatérale ou naître par un tronc commun et se distribuer aux deux côtés de la moelle. Ce territoire central comprend la quasi-totalité de la substance grise de la moelle, à l'exception de la tête des cornes postérieures, et la partie adjacente des cordons antéro-latéraux et des cordons postérieurs. *Il est le siège le plus habituel des infarctus médullaires.*

Le *territoire artériel périphérique* est irrigué à partir du réseau artériel pie-mérien, Il comprend la partie superficielle des cordons antéro-latéraux, les cordons postérieurs à l'exception de leur partie la plus profonde, ainsi que la tête des cornes postérieures. Il est alimenté par des branches provenant de

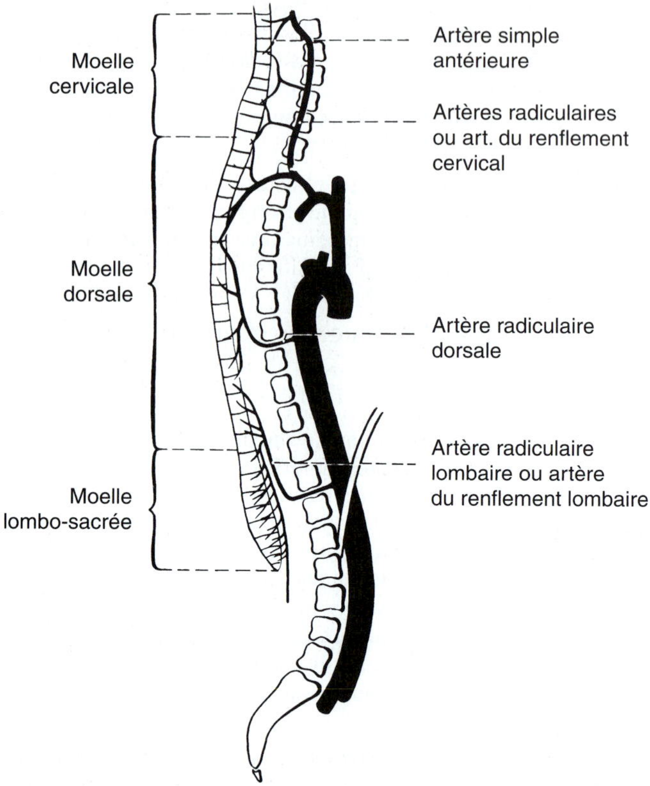

Fig. 10.7. *Vascularisation des différents segments de la moelle* (d'après G. Lazorthes, 1973).

l'artère spinale antérieure et des artères spinales postérieures. Il reçoit aussi des afférences radiculo-pie-mériennes.

❒ Infarctus du territoire de l'artère spinale antérieure

Ils sont les plus fréquents. La moelle dorsolombaire et la moelle cervicale sont les régions le plus souvent intéressées.

Ces infarctus, en général bilatéraux, intéressent les deux tiers antérieurs de la moelle. Le début est souvent marqué par des douleurs rachidiennes et/ou radiculaires aiguës, qui précèdent l'installation du déficit neurologique. Le déficit s'aggrave rapidement, avec constitution en quelques heures d'une paraplégie ou d'une quadriplégie initialement flasque, associée à des troubles sphinctériens de type rétentionnel et à des troubles sensitifs. Les troubles sensitifs sont dissociés avec, dans le territoire sous-lésionnel, une anesthésie à la douleur et

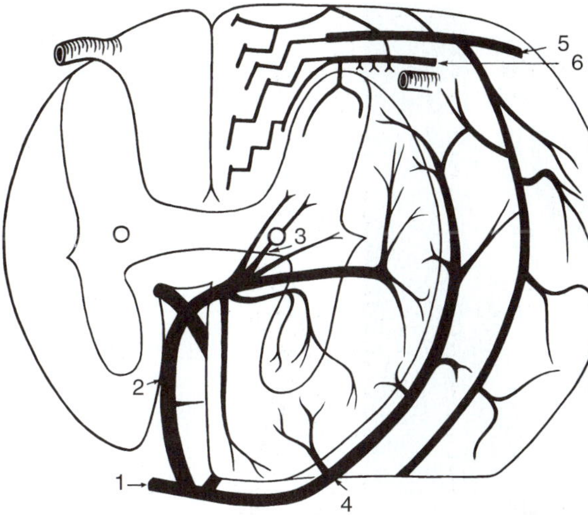

Fig. 10.8. *Distribution des artères à l'intérieur de la moelle* (d'après J.-L. Corbin, 1973).

1. Tronc de l'artère spinale antérieure. 2. Tronc de l'artère centrale (sulco-commissurale). 3. Artère commissurale. 4. Artères de la racine antérieure. 5. Tronc de l'artère spinale postérieure. 6. Artères de la racine postérieure.

à la température, les autres modalités sensitives restant normales. Néanmoins, un infarctus dans le territoire spinal antérieur peut entraîner un discret trouble du sens de position et de la sensibilité vibratoire, car l'artère spinale antérieure vascularise la partie profonde des cordons postérieurs. Les infarctus du territoire de l'*artère d'Adamkiewicz* intéressent le plus souvent la moelle lombosacrée sur toute sa hauteur (fig. 10.9). Cependant, la moelle sacrée peut être épargnée lorsqu'il existe une artère radiculomédullaire supplémentaire (artère du cône) au-dessous de l'artère d'Adamkiewicz. Inversement, il est possible d'observer des infarctus isolés du cône terminal pouvant résulter d'une occlusion d'une artère du cône ou d'une hypoperfusion dans le territoire le plus distal de l'artère d'Adamkiewicz lorsqu'elle vascularise toute la moelle dorsolombaire.

Les *infarctus de siège cervical* sont responsables d'une tétraplégie. Le syndrome lésionnel contribue au déficit moteur des membres supérieurs. Le syndrome sensitif sous-lésionnel est de type spino-thalamique. En cas d'atteinte cervicale haute, le pronostic vital peut être rapidement mis en jeu en raison de troubles respiratoires.

La mortalité est de l'ordre de 20 % pendant l'hospitalisation. Des séquelles motrices et sphinctériennes sont fréquentes. La persistance de l'anesthésie thermoalgique sous-lésionnelle est la règle. L'apparition de douleurs est fréquente, pouvant devenir la plainte principale des patients.

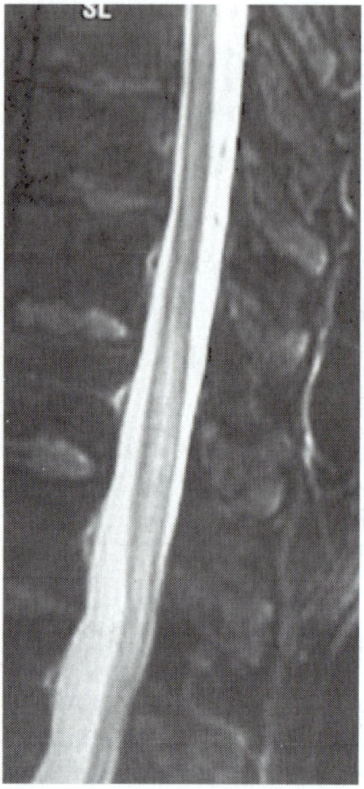

Fig. 10.9. *IRM pondérée en T2, coupe sagittale. Infarctus de la moelle dorso-lombaire dans le territoire de l'artère d'Adamkievicz.*

Les *infarctus partiels du territoire central de l'artère spinale antérieure* sont rares. Il peut s'agir d'infarctus unilatéraux donnant un syndrome de Brown-Séquard ou d'infarctus limités à la substance grise des cornes antérieures se traduisant par des troubles moteurs purs.

❒ Infarctus du territoire de l'artère spinale postérieure et du territoire artériel périphérique

Ces infarctus sont rares, ce qui est expliqué par le fait que les afférences radiculomédullaires parvenant à ce système sont nombreuses et distribuées assez régulièrement. Ils peuvent être uni- ou bilatéraux. L'atteinte des cordons postérieurs se traduit par des paresthésies et des troubles sensitifs proprioceptifs responsables d'une ataxie dans le territoire sous-lésionnel. Les variations existant dans la ligne de partage entre les territoires artériels antérieur et postérieur rendent compte de la possibilité de signes traduisant l'atteinte associée du faisceau pyramidal, voire des voies spino-thalamiques.

❒ IRM médullaire : examen de première intention

À la phase aiguë, l'infarctus est le plus souvent visible sous la forme d'un hypersignal en T2. Les coupes sagittales précisent le niveau et l'étendue en hauteur de la lésion. Les coupes axiales permettent de reconnaître le territoire artériel concerné : territoire spinal antérieur donnant lieu à l'aspect des « yeux de hiboux » traduisant l'atteinte prédominante de la substance grise, territoire spinal postérieur dans lequel l'hypersignal intéresse les cordons postérieurs et la partie adjacente des cordons latéraux. Les artères segmentaires destinées aux racines et à la moelle assurent aussi la vascularisation des vertèbres, d'où l'association possible d'un infarctus médullaire et d'un infarctus vertébral.

En dehors des rares cas où l'infarctus médullaire complique une maladie inflammatoire ou infectieuse, le *liquide céphalorachidien* est normal ou ne montre qu'une élévation modérée de la protéinorachie et parfois une discrète hypercytose.

Les examens non invasifs permettent une exploration de la plupart des axes artériels contribuant à la vascularisation de la moelle, dispensant de la réalisation d'une angiographie conventionnelle. L'angiographie médullaire sélective n'est indiquée que dans les cas où il existe des raisons de suspecter une malformation vasculaire de la moelle.

❒ Étiologie

Les causes sont en partie les mêmes que celles des infarctus cérébraux. Cependant, une différence notable tient à la place importante occupée par les causes iatrogènes, notamment chirurgicales.

Chirurgie. — La chirurgie aortique vient au premier rang des causes chirurgicales. Ce risque existe dans la chirurgie des anévrysmes aortiques, des dissections aortiques, de la coarctation de l'aorte. Deux facteurs interviennent :

– l'hypoperfusion liée au clampage de l'aorte;

– le sacrifice d'artères segmentaires importantes pour la vascularisation de la moelle.

Le traitement endovasculaire des anévrysmes aortiques par la mise en place d'une endogreffe laisse persister le risque de complication médullaire ischémique, en particulier lorsque l'exclusion d'un long segment thoracique est nécessaire.

Des infarctus médullaires peuvent aussi survenir après des interventions comportant le sacrifice d'artères intercostales ou lombaires contribuant à la vascularisation de la moelle : pneumonectomie, sympathectomie, œsophagectomie et certaines interventions orthopédiques extensives portant sur le rachis.

Autres causes iatrogènes. — Il faut citer les angiographies diagnostiques et thérapeutiques, les cas survenus après embolisation d'une artère bronchique ou d'une artère rénale, après sclérose de varices œsophagiennes ou au décours d'une anesthésie péridurale.

Athérome aortique. — Il représente la cause la plus fréquente des infarctus spontanés de la moelle dorsolombaire. Les lésions athéromateuses responsables ne siègent pas sur le réseau artériel périmédullaire mais sur l'aorte ou sur les troncs artériels qui en naissent et qui sont à l'origine des artères radiculo-médullaires. L'examen de l'aorte peut être effectué par une imagerie non invasive (échographie, scanner ou IRM), complétée éventuellement par une échographie transœsophagienne. L'imagerie peut objectiver des plaques d'athérome, un *anévrysme aortique*, une thrombose occlusive.

À côté du mécanisme occlusif, l'athérome peut aussi provoquer des infarctus médullaires par l'intermédiaire d'embolies d'origine artérielle. Dans ces cas, l'occlusion peut porter sur les artères péri- et intramédullaires. Il en est ainsi en particulier pour les *embolies de cholestérol*. Ce diagnostic peut être évoqué quand il existe d'importantes lésions d'athérome aortique et lorsque la biopsie musculaire montre des cristaux de cholestérol dans la lumière des petites artères. L'aspect est parfois celui d'une myélopathie progressive. Un traitement anticoagulant peut favoriser la survenue de ces embolies.

Dissections aortiques. — Les dissections aortiques se compliquent de paraplégie dans 2 à 5,4 % des cas. La paraplégie est parfois la manifestation révélatrice de la dissection qu'il est essentiel de ne pas méconnaître, en particulier dans les cas rares où la dissection survient en l'absence de douleur. Le mécanisme est une exclusion par l'hématome intrapariétal des artères segmentaires vascularisant la moelle ou une hypoperfusion en aval d'une dissection de l'aorte ascendante n'interférant pas avec les artères segmentaires. On peut rapprocher de ces cas les paraplégies survenant après une *rupture traumatique de l'aorte*.

Occlusions des artères vertébrales. — Cause habituelle des infarctus de la moelle cervicale, il peut s'agir d'une occlusion athéromateuse ou d'une *dissection de l'artère vertébrale*, qui peut être uni- ou bilatérale. Dans le cas d'une dissection unilatérale, l'infarctus médullaire peut être localisé du côté de la dissection ou être bilatéral.

Cardiopathies emboligènes. — Ce sont des causes rares d'infarctus médullaire, ce qui pourrait être lié au fait que les artères donnant naissance aux artères radiculomédullaires naissent pratiquement à angle droit des gros troncs artériels.

Embolies fibro-cartilagineuses. — Liées à la migration de matériel discal dans les vaisseaux périmédullaires, elles sont observées à tout âge, y compris chez l'enfant, et sont plus fréquentes chez la femme. Un facteur traumatique est souvent trouvé, mais il peut être minime. L'infarctus siège le plus souvent au niveau de la moelle cervicale, mais il peut aussi être localisé dans la moelle dorsolombaire.

Accidents de décompression. — Ils sont une cause d'infarctus médullaire beaucoup plus souvent que d'infarctus cérébral. Le mécanisme en cause est la formation de bulles à partir de gaz dissous dans les veines médullaires, notamment dans les veines épidurales.

Vascularites. — Diverses vascularites, portant sur des artères de moyen ou de petit calibre, peuvent être responsables d'accidents ischémiques médullaires : méningovascularites syphilitique, tuberculeuses, fongiques, bilharziennes; panartérite noueuse; angéite zostérienne.

Infarctus veineux

Les infarctus veineux de la moelle sont rares. Les thromboses veineuses responsables peuvent siéger dans les veines intra- et périmédullaires ou dans les veines épidurales. Ces infarctus veineux ont souvent un caractère hémorragique, une évolution aiguë, une extension en largeur et en hauteur plus importante que ce que l'on observe habituellement dans les infarctus d'origine artérielle. Cependant, il existe des cas d'infarctus veineux non hémorragique dont l'évolution plus progressive et l'aspect en IRM peuvent évoquer une lésion tumorale.

Hématomes intrarachidiens

L'*hématome épidural spinal*, ainsi que l'*hématome sous-dural spinal*, beaucoup moins fréquent, se manifestent par des douleurs rachidiennes intenses à irradiation radiculaire suivies d'un syndrome de compression de la moelle ou de la queue-de-cheval. Ces lésions, dont le traitement chirurgical est urgent, peuvent survenir après un traumatisme souvent peu important, après une ponction lombaire ou spontanément, notamment chez des patients ayant des troubles de l'hémostase ou traités par les anticoagulants.

L'*hématomyélie*, définie par le développement d'une collection hématique au sein de la moelle, peut se révéler par un syndrome de section transverse de la moelle ou par un tableau moins sévère de lésion centro-médullaire. L'hématomyélie est le plus souvent d'origine traumatique, exceptionnellement spontanée. Dans ce dernier cas, elle impose la recherche d'un angiome.

Myélopathies aiguës transverses inflammatoires (myélites aiguës transverses)

Sclérose en plaques

La sclérose en plaques est une cause fréquente de *myélite aiguë transverse partielle*. En IRM, la lésion est habituellement de petite taille, localisée dans la partie latérale ou postérieure de la moelle, de niveau cervical dans la majorité des cas. Les arguments du diagnostic sont la mise en évidence de lésions de démyélinisation multifocale sur l'IRM encéphalique, la présence de bandes oligoclonales dans le LCR, l'absence d'éléments cliniques et biologiques en faveur d'une maladie systémique.

Neuromyélite optique aiguë de Devic

La neuromyélite optique aiguë de Devic (NMOA) est définie par l'association d'une neuropathie optique aiguë uni- ou bilatérale et d'une myélite aiguë transverse sévère, en l'absence d'autres atteintes neurologiques. Cependant, la myélite peut précéder l'atteinte visuelle. Cette affection est étudiée dans le chapitre 11.

Myélites aiguës transverses infectieuses et para-infectieuses

Les myélites aiguës transverses infectieuses sont habituellement d'origine virale. Le mécanisme peut être une agression virale directe ou une agression indirecte à médiation immunologique.

Les *myélites liées à une agression virale directe*, telles que les myélites liées à un *herpes simplex virus* ou au CMV, sont une indication à l'institution précoce d'un traitement antiviral spécifique. Leur survenue est favorisée par l'existence d'une immunodépression. Le tableau est souvent celui d'une myélite nécrosante ascendante. La mise en évidence dans le LCR de l'ADN viral traduit la présence de l'agent responsable au sein du système nerveux central.

Les *myélites aiguës para-infectieuses*, dont il faut rapprocher les *myélites post-vaccinales* sont plus fréquentes. Elles peuvent être considérées comme étant l'expression médullaire exclusive de l'*encéphalomyélite aiguë disséminée* (EMAD), qui est étudiée dans le chapitre 11. En IRM, l'atteinte médullaire, souvent étendue, peut être focale ou mutifocale.

Le diagnostic différentiel avec une première poussée de sclérose en plaques peut être difficile dans les cas survenant chez l'adulte. En faveur du diagnostic d'ADEM, on peut retenir des éléments inconstants : relation chronologique étroite avec un épisode infectieux bien caractérisé ou une vaccination, présence de fièvre, de signes méningés cliniques ou biologiques. Une hypercytose supérieure à 30 cellules/mm^3 et l'absence de bandes oligoclonales ont une bonne valeur d'orientation. Il est généralement admis que ces cas relèvent d'un traitement par la méthylprednisone.

Affections systémiques pouvant causer une myélite aiguë transverse

❐ Lupus érythémateux disséminé

Une myélite aiguë transverse est observée dans 1 à 2 % des cas de lupus érythémateux disséminé (LED). Dans environ 40 % des cas, elle est la manifestation initiale. Il s'agit neuf fois sur dix de femmes. L'âge moyen est de trente et un ans. La myélite est associée à une névrite optique dans près de la moitié des cas. En IRM, la lésion médullaire est le plus souvent dorsale moyenne. Elle est souvent étendue et centromédullaire. Le LCR peut être normal ou montrer une pléiocytose et/ou une élévation de la protéinorachie; la présence de bandes oligoclonales est possible mais rare. La nature des lésions médullaires est discutée. Un mécanisme ischémique est probable, lié à des lésions de vascularite. Un traitement par des bolus de méthylprednisone IV puis de cyclophosphamide IV semble être plus efficace que la méthylprednisone IV seule.

❐ Syndrome de Sjögren

Les manifestations neurologiques du syndrome de Sjögren primitif intéressent surtout le système nerveux périphérique. L'atteinte du système nerveux central, observée dans 6 à 20 % des cas, peut concerner la moelle. Les myélopathies du syndrome de Sjögren, parfois révélatrices, peuvent avoir une évolution aiguë ou chronique, voire rémittente-récidivante simulant la SEP. Une atteinte du nerf optique est parfois associée, réalisant un syndrome de neuromyélite optique. Dans les formes aiguës, l'atteinte médullaire est généralement sévère, à type de myélite aiguë transverse. L'IRM médullaire montre une lésion qui est souvent cervicodorsale, étendue en hauteur en regard de plusieurs corps vertébraux, à prédominance centromédullaire sur les coupes axiales. Le LCR est inflammatoire avec une hypercytose souvent supérieure à 30 cellules/mm^3 et une protéinorachie parfois supérieure à 1 g/l mais habituellement sans profil oligoclonal. Lorsque la myélite est révélatrice, le diagnostic d'une SEP à début médullaire risque d'être porté. Les critères cliniques (syndrome sec), biologiques (anticorps anti-SSA et SSB) et histologiques (biopsie des glandes salivaires accessoires) du syndrome de Sjögren doivent donc être cherchés de façon systématique. La distinction est importante pour le pronostic et le traitement. À court terme, la perspective d'une régression spontanée ou sous le seul traitement corticoïde est moindre dans le cas d'une myélite aiguë liée au syndrome de Sjögren que dans le cas d'une myélite aiguë inaugurant une sclérose en plaques. Cette gravité potentielle, jointe au fait qu'une vascularite semble responsable des lésions centrales du Sjögren, incite à un traitement plus agressif tel qu'une association chlorambucil-prednisone, voire le recours à des échanges plasmatiques. À long terme, le diagnostic de myélite liée au syndrome de Sjögren dispense de l'institution du traitement immunomodulateur de la sclérose en plaques.

❒ Autres affections systémiques

Une méningoencéphalite est la complication neurologique la plus fréquente de la *maladie de Behçet*. Cependant des atteintes médullaires, parfois isolées et révélatrices, sont possibles. Les lésions sont probablement la conséquence d'une vascularite prédominant sur les petites veines.

Les *vascularites systémiques* (PAN) peuvent être responsables exceptionnellement d'une atteinte médullaire. La présentation est celle d'un infarctus médullaire lorsque la vascularite intéresse les artères de gros ou moyen calibre, celle d'une myélite lorsque l'atteinte porte sur les vaisseaux de petit calibre.

ISCHÉMIE MÉDULLAIRE CHRONIQUE

Sémiologie

Une ischémie médullaire chronique peut se traduire par une claudication intermittente ou un tableau de myéloradiculopathie progressive.

Claudication médullaire intermittente. — Elle apparaît lors de l'exercice physique et disparaît à son arrêt. Elle est observée dans des affections très diverses qui interfèrent avec la vascularisation de la moelle, comme les malformations artérioveineuses ou les compressions médullaires. Elle survient lorsque la perfusion médullaire, limite à l'état basal, devient insuffisante au cours de l'exercice en raison d'un hémo-détournement ou de l'augmentation des besoins métaboliques de la moelle.

Myéloradiculopathie progressive. — Elle se traduit par des douleurs de type radiculaires et des troubles de la marche. En l'absence de traitement, l'évolution se fait vers une aggravation, qui peut être tout à fait insidieuse ou émaillée d'à-coups, avec pour terme évolutif une paraplégie spasmodique ou flasque, associée à des troubles sensitifs et sphinctériens. À ce stade les lésions médullaires sont souvent irréversibles.

Causes

Coarctation de l'aorte. — L'ischémie médullaire peut résulter d'une diminution de la pression de perfusion en aval de la sténose ou d'un hémo-détournement lié au fait que les artères spinales participent à la revascularisation de l'aorte en aval de la sténose.

Malformations artérioveineuses médullaires. — Sont en cause le plus souvent : malformations artérioveineuses intramédullaires ou, surtout, fistules artérioveineuses extramédullaires à drainage veineux médullaire (fistules durales). Les mécanismes responsables de l'ischémie médullaire peuvent être un hémo-détournement ou une hyperpression veineuse. L'hyperpression veineuse, dont la survenue peut être favorisée par la thrombose de la veine de drainage « artérialisée », est responsable d'un œdème visible en T2 sur l'IRM sous la forme d'un hypersignal centromédullaire parfois étendu. L'IRM permet de déceler des vaisseaux anormaux dilatés, mais l'angiographie médullaire sélective reste l'examen indispensable pour le choix du traitement (embolisation ou chirurgie) qui donne souvent d'excellents résultats.

MYÉLOPATHIE POSTRADIOTHÉRAPIQUE

Une radiothérapie entreprise pour le traitement d'une affection maligne (maladie de Hodgkin, cancer cervico-thoracique) comporte un risque de lésions médullaires. Le tableau peut être celui d'une myélopathie fruste, souvent réduite à un signe de Lhermitte, régressive en quelques mois : la période de latence dans cette forme est généralement assez courte, de l'ordre de deux à trois mois. Mais il existe aussi des formes durables, graves, dans lesquelles la *phase de latence* est habituellement plus longue, atteignant en moyenne un à deux ans. Le tableau est celui d'un *syndrome médullaire s'aggravant progressivement.* Il est habituel que les troubles débutent aux membres inférieurs avec ensuite une évolution ascendante pour atteindre finalement un niveau qui dépend de la zone irradiée. L'atteinte médullaire est souvent asymétrique, ébauchant plus ou moins nettement un syndrome de Brown-Séquard. Il arrive que l'évolution se stabilise, mais bien souvent elle se poursuit inexorablement vers un syndrome de section médullaire plus ou moins complète.

L'IRM permet parfois de saisir un gonflement médullaire avant la constitution de l'aspect atrophique habituel. En regard de la zone irradiée, les vertèbres ont un aspect anormalement hyperintense en T1.

BIBLIOGRAPHIE

ABOULKER J. *La syringomyélie et les liquides intrarachidiens*. Masson, Paris, 1979.

AMOUR T *et al. MRI of the spine*. Raven Press, New York, 1994.

BARNETT H, FOSTER J, HUGSON P. *Syringomyelia*. Sanders, Baltimore, 1973.

BOGDANOV EI *et al.* Clinical and neuroimaging features of "idiopathic" syringomyelia. *Neurology* 2004; *62* : 791-794.

BYRNE TN. Spinal Cord Compression from epidural metastases. *New Engl J Med* 1992; *327* : 9,614-619.

CORBIN JL. *Recherches anatomiques sur la vascularisation artérielle de la moelle. Leur contribution à l'étude de l'ischémie médullaire d'origine artérielle* (Thèse). Masson, Paris, 1973.

ESCOUROLLE R., POIRIER J. *Manuel élémentaire de neuropathologie*. Masson, Paris, 1977.

GILBERT HA, KAGAN AR. *Radiation damage to the nervous system*. Raven Press, New York, 1981.

HUGUES JT. *Pathology of the spinal cord*. Lloyd, Luke, Londres, 1978.

LAZORTHES G, GOUAZÉ A, DJINDJIAN R. *Vascularisation et circulation de la moelle épinière. Anatomie, physiologie, angiographie*. Masson, Paris, 1973.

MANELFE C. *Imaging of the spine and spinal cord*. Raven Press, New York, 1992.

MASSON C. Les accidents ischémiques médullaires. *Presse Méd* 1994; *23* : 1723-1728.

MASSON C. Spinal cord infarction : prospective study of 28 case. *J Neurol Neurosurg Psychiatry* 2004; *75* : 1431-1435.

MASSON C. Myélopathies aiguës transverses : myélopathie inflammatoire ou ischémique ? *Press Med* 2005; *34* : 869-877.

SALVADOR DE LA BARRERA S, *et al.* Spinal cord infarction : prognosis and recovery in a series of 36 patients. *Spinal Cord* 2001; *39* : 520-5.

STROM RG *et al.* Frequency of spinal arteriovenous malformations in patients with unexplained myelopathy. *Neurology* 2006; *66* : 928-931.

11 SCLÉROSE EN PLAQUES

La sclérose en plaques (SEP) est une maladie du système nerveux central caractérisée par la survenue de lésions disséminées dans le temps et dans l'espace. Les lésions, qui comportent une composante inflammatoire, sont essentiellement démyélinisantes, sans pour autant respecter les axones.

La SEP est un peu plus fréquente chez la femme que chez l'homme (trois femmes pour deux hommes). Elle débute dans environ 70 % des cas entre vingt et quarante ans, plus tôt dans 10 % des cas, plus tard dans 20 % des cas, très rarement avant quinze ans ou après cinquante ans (fig. 11.1). Dans sa forme habituelle, elle évolue par poussées au moins partiellement résolutives.

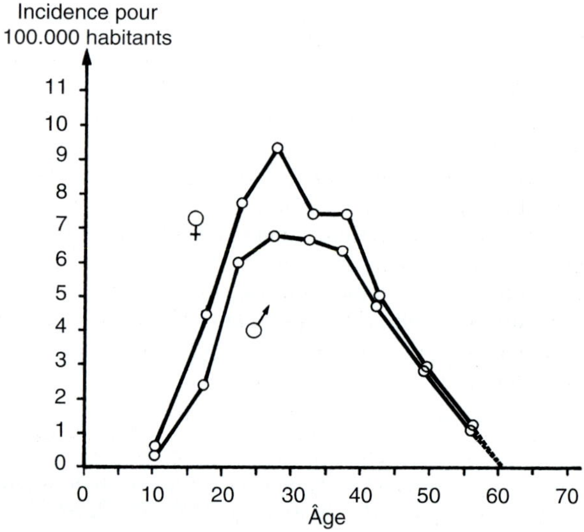

Fig. 11.1. *Âge de début de la sclérose en plaques dans une population de 100 000 habitants* (d'après Vinken et Bruyn, 1970).

NEUROPATHOLOGIE

La lésion élémentaire est un foyer de démyélinisation bien mis en évidence par les colorations de la myéline (coloration de Loyez). Apparaissant sur les coupes comme des plaques, ces lésions occupent en réalité un certain volume dans l'espace. Elles sont toujours plus nombreuses que ne l'aurait fait soupçonner la clinique. Dans la moelle, elles siègent dans les cordons postérieurs ou les faisceaux antéro-latéraux. Dans l'encéphale, elles ont une prédilection pour les régions périventriculaires, mais elles occupent également le centre ovale, le corps calleux, le pied et la calotte du tronc cérébral, l'axe des circonvolutions cérébelleuses. Les lésions sont cantonnées à la myéline du système nerveux central, respectant la myéline des nerfs périphériques. La fréquence des plaques au sein des voies optiques ne contrevient pas à cette règle, puisque ces structures ont une myélinisation de type central.

Les plaques sont de dimension inégale : certaines ont la taille d'une tête d'épingle, d'autres réalisent de vastes plages de démyélinisation. Leurs contours sont nettement limités. Elles respectent le plus souvent le cortex, la substance grise du tronc cérébral et de la moelle. Même lorsqu'un foyer de démyélinisation mord sur ces structures, les neurones sont relativement préservés.

Les gaines de myéline sont constituées par des cellules gliales spécialisées, les oligodendrocytes, dont le cytoplasme s'enroule autour du cylindraxe. La SEP se caractérise classiquement par une destruction élective des gaines de myéline (dissociation myélino-axonale). La démyélinisation de la SEP a les caractères d'un phénomène primitif; elle s'oppose aux démyélinisations secondaires à une nécrose tissulaire ou à une altération initiale des axones. Cependant, cette dissociation myélino-axonale n'est que relative : l'axone peut être altéré, même à un stade précoce de la maladie.

Chaque foyer de démyélinisation évolue de façon indépendante. À la phase aiguë de démyélinisation, la plaque, parfois centrée par une veinule, est le siège d'une activité inflammatoire. La dégradation de la myéline a pour corollaire une prolifération de la microglie, qui prend en charge les débris myéliniques. L'évolution peut se faire vers une remyélinisation partielle de la plaque : c'est ainsi qu'on interprète certaines plaques d'aspect ombré (*shadow* plaques). Les plaques plus anciennes sont caractérisées par le développement d'une gliose astrocytaire et l'extinction de l'inflammation, qui peut cependant être encore visible en périphérie de la lésion, témoignant d'une activité persistante. Ces données concernant l'évolution des lésions résultent de l'interprétation des documents neuropathologiques. La répétition des examens IRM chez un même patient permet d'observer le processus *in vivo*. La prise du gadolinium, qui caractérise les lésions nouvelles, est le principal indice d'évolutivité. Elle montre qu'une rupture de la barrière hémocérébrale est présente dès le stade initial avant même que le processus démyélinisant ne se manifeste. Cette prise de contraste est éphémère et elle n'est pas suivie nécessairement d'une image de démyélinisation permanente.

CORRÉLATIONS ANATOMO-FONCTIONNELLES

L'apparition de nouveaux symptômes définissant une poussée évolutive de la maladie est le corollaire de l'apparition de nouvelles lésions. Les symptômes peuvent être contemporains du processus inflammatoire initial (rupture de la barrière hémocérébrale, œdème), avant même que ne se constitue la démyélinisation.

Plusieurs facteurs peuvent contribuer à la récupération au moins partielle qui succède à la poussée : régression du processus inflammatoire, remyélinisation, récupération d'une capacité de conduction par les axones démyélinisés. En effet, après un épisode de démyélinisation, le rétablissement d'un certain degré de conduction est possible du fait de l'insertion, dans la membrane du segment axonal démyélinisé, d'un nombre anormalement élevé de canaux sodium voltage-dépendants. La précarité de la conduction au sein de ces axones pourrait rendre compte du contraste observé chez certains malades entre une riche symptomatologie fonctionnelle (fatigue, paresthésies…) et la discrétion des signes neurologiques permanents. De même les manifestations transitoires (amaurose, parésie, voire troubles de la conscience) qui se constituent à la faveur d'une *hyperthermie* pourraient traduire la labilité de la conduction au sein des foyers de démyélinisation (phénomène d'Utoff).

L'aggravation du handicap au cours de l'évolution est extrêmement variable d'un malade à l'autre, rendant difficile l'établissement d'un pronostic. Deux éléments interviennent dans cette évolution : la multiplication des poussées déterminant le nombre et l'étendue des foyers de démyélinisation, mais aussi le développement des lésions axonales en relation avec un processus inflammatoire chronique plus diffus, qui jouent probablement le rôle principal à la phase d'aggravation progressive (fig. 11.2).

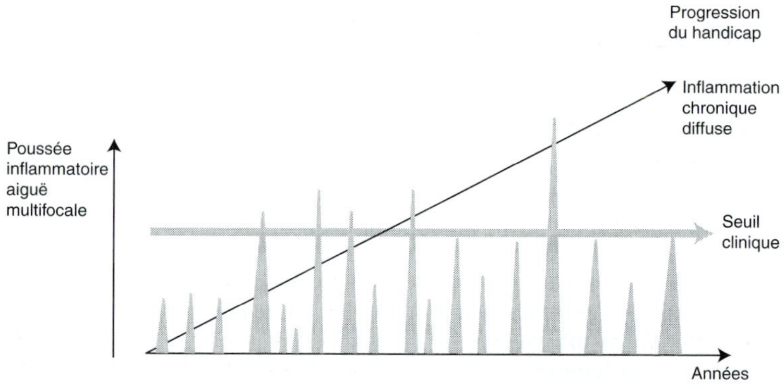

Fig. 11.2. *Part respective des poussées et de l'aggravation progressive dans l'évolution de la sclérose en plaques* (d'après C. Confavreux, 2006).

ÉTUDE CLINIQUE

Modes de révélation

Dans la forme habituelle, rémittente-récidivante, la première poussée revêt des aspects très divers. Le ou les symptômes initiaux, qui peuvent être compatibles avec une lésion unifocale (« syndrome clinique isolé ») ou d'emblée traduire le caractère multifocal de la maladie, s'installent de façon rapidement progressive, en quelques jours. La fréquence des diverses manifestations cliniques est indiquée dans le tableau 11.I.

Tableau 11.I *Fréquence des manifestations cliniques au cours de la SEP.*

	Manifestations initiales	*Manifestations présentes à un moment quelconque chez au moins 50 % des patients*
Fatigabilité	20 %	80 %
Déficit sensitif (cordonal postérieur)	30-50 %	90 %
Névrite optique	16 %	65 %
Troubles de la marche	18 %	50-80 %
Déficit moteur des membres inférieurs	10 %	90 %
Spasticité	10 %	90 %
Ophtalmoplégie internucléaire	17 %	
Nystagmus	20 %	85 %
Vertiges	4-14 %	5-50 %
Ataxie des membres		50 %
Dysarthrie		50 %
Atrophie optique		77 %
Troubles vésicaux	3-10 %	80 %
Troubles génitaux		50-75 %
Troubles cognitifs		70 %

Troubles sensitivo-moteurs

Très fréquents, les troubles sensitifs et/ou moteurs peuvent être en relation avec des lésions siégeant dans la moelle, le tronc cérébral ou les hémisphères cérébraux.

Troubles sensitifs

L'atteinte de la voie lemniscale (cordons postérieurs, lemnisque médian) se traduit par une sensation d'engourdissement, des paresthésies à type de picotement, de fourmillement, de striction, de peau cartonnée. Le *signe de Lhermitte*, sensation de décharge électrique parcourant le rachis et les membres en réponse à une flexion de la nuque, est évocateur d'une atteinte de la moelle cervicale.

Des douleurs, des paresthésies thermiques traduisent des lésions des voies spino-thalamiques. Lorsqu'une plaque intéresse la zone d'entrée d'une racine, des douleurs et des troubles sensitifs ayant une topographie radiculaire peuvent être observés. De même une plaque intéressant la racine sensitive du trijumeau dans son trajet intra-axial peut être responsable d'une *névralgie du trijumeau*.

La discrétion des signes sensitifs objectifs contraste avec cette riche sémiologie fonctionnelle. Certes, les paresthésies des mains s'accompagnent souvent d'une maladresse, d'une difficulté à identifier les objets ; les dysesthésies des membres inférieurs d'une tendance au talonnement. Mais il faut un examen clinique minutieux pour mettre en évidence le dysfonctionnement lemniscal par une diminution de la sensibilité vibratoire, du sens de position, une perte de la discrimination de deux stimulations rapprochées. Néanmoins, il arrive qu'une atteinte sensitive plus sévère donne lieu à des troubles majeurs : la marche peut être franchement ataxique, le membre supérieur échapper au contrôle sous la forme d'une main instable ataxique et astéréognosique. De même, une hypoesthésie thermoalgique peut manifester l'atteinte des voies spino-thalamiques, s'intégrant ou non dans un syndrome de Brown-Séquard.

Troubles moteurs

L'*atteinte de la voie pyramidale* est responsable d'un déficit moteur, uni- ou bilatéral, dont la distribution est parfois hémiparétique, plus souvent paraparétique. Le déficit moteur est associé à un syndrome pyramidal réflexe : signe de Babinski uni- ou bilatéral, abolition des réflexes cutanés abdominaux, hyperréflectivité tendineuse.

L'association à une paraparésie de troubles sensitifs ayant un niveau supérieur et de troubles sphinctériens indique une localisation initiale médullaire. Les troubles sphinctériens peuvent être au premier plan lorsque l'atteinte porte sur la moelle sacrée. Exceptionnellement, la présentation initiale est une paraplégie flasque en relation avec des lésions de myélite aiguë transverse.

Troubles cérébelleux

L'*atteinte du cervelet ou des voies cérébelleuses* donne lieu à des troubles de l'équilibre, de la coordination des mouvements pouvant réaliser au maximum un tremblement intentionnel, une dysarthrie avec une parole scandée.

Troubles résultant d'une atteinte du tronc cérébral

L'*atteinte des voies vestibulaires* peut se traduire par des vertiges, du déséquilibre et un nystagmus.

L'atteinte de fibres du VIII cochléaire à leur entrée dans le tronc cérébral peut, de façon exceptionnelle, être responsable d'une surdité.

L'*atteinte des nerfs oculomoteurs* se manifeste par de la diplopie. L'atteinte du VI est plus fréquente que celle du III. Cette dernière est souvent dissociée, la mydriase paralytique étant exceptionnelle. Plus fréquente et plus durable que les paralysies oculomotrices, l'*ophtalmoplégie internucléaire* se manifeste par une paralysie du droit interne dans les mouvements de latéralité et non dans les mouvements de convergence. Ce phénomène correspond à une lésion de la bandelette longitudinale postérieure. Il est souvent associé à un nystagmus ne battant que sur l'œil en abduction. On peut aussi observer une limitation de la latéralité ou de la verticalité correspondant à une atteinte des voies supranucléaires, se traduisant dans les formes frustes par un nystagmus parétique.

Parmi les autres atteintes des nerfs crâniens, il faut rappeler les troubles sensitifs dans le territoire du *trijumeau*. Le trajet relativement long des fibres du *nerf facial* dans le tronc cérébral explique la possibilité d'observer des *myokimies* faciales, une *paralysie faciale de type périphérique*, plus rarement un hémispasme facial.

Il est possible aussi d'observer des troubles de la phonation, de la déglutition, des troubles respiratoires, parfois des troubles de la vigilance, voire un coma, notamment à l'occasion d'un épisode hyperthermique.

Névrite optique rétrobulbaire

La névrite optique rétrobulbaire (NORB) résulte de la constitution d'une plaque de démyélinisation au sein du nerf optique. Elle se manifeste par la baisse rapide, en quelques heures ou quelques jours, de l'acuité visuelle d'un œil en relation avec un scotome central. Assez souvent, le sujet se plaint de douleurs orbitaires accentuées par la mobilisation du globe oculaire.

L'évolution est habituellement favorable. L'acuité visuelle redevient sensiblement normale en quelques semaines en dépit de l'apparition au fond d'œil d'une *décoloration durable du champ temporal de la papille.* Néanmoins, il arrive que la régression soit incomplète, laissant persister un déficit visuel. Lors de poussées ultérieures une névrite optique peut récidiver du même côté ou intéresser l'autre œil.

En l'absence d'un épisode bruyant de NORB, l'examen du fond d'œil au cours de la SEP peut découvrir une décoloration papillaire témoignant d'une atteinte infraclinique du nerf optique. Une amaurose transitoire survenant à l'occasion d'un état fébrile, voire d'un bain chaud prolongé, démasque une atteinte infraclinique de ce type et n'a pas la signification d'une poussée.

Souvent révélatrice, la NORB peut rester longtemps isolée. Cependant, dans un groupe de névrites optiques en apparence primitives du sujet jeune, la fréquence de la SEP confirmée s'accroît régulièrement pour atteindre trois quarts des cas après dix ou quinze ans.

L'atteinte par la SEP du chiasma et des voies optiques rétrochiasmatiques est plus rare, donnant lieu à des scotomes bilatéraux dont l'analyse peut permettre de localiser la lésion responsable. Toutefois, il faut souligner la rareté de l'hémianopsie latérale homonyme dans la SEP.

Troubles cognitifs et troubles de l'humeur

Un certain degré de détérioration des fonctions cognitives se développe deux fois sur trois au cours de l'évolution. Les évaluations neuropsychologiques ont montré que cette atteinte cognitive est parfois précoce. La dégradation de la mémoire et de l'attention est prédominante. Exceptionnellement sont réalisées des formes démentielles de la maladie. Des troubles spécifiques des fonctions symboliques, telle qu'une aphasie, sont très rares.

Des épisodes dépressifs surviennent fréquemment au cours de l'évolution. Un trouble affectif paradoxal se manifeste chez certains malades par une tonalité euphorique de l'humeur et une tendance à méconnaître la gravité des troubles, semblant en relation avec une atteinte cognitive.

Manifestations paroxystiques

L'*épilepsie*, sous des formes diverses, atteindrait près de 5 % des malades. Cette incidence, plus élevée que dans l'ensemble de la population, semble indiquer que certaines plaques juxtacorticales peuvent être épileptogènes.

L'épilepsie doit être distinguée de *phénomènes paroxystiques brefs* qui peuvent se produire en grand nombre pendant un temps limité. Il s'agit le plus souvent d'accès de contracture tonique d'un hémicorps électivement déclenchés par un effort volontaire. Une dysarthrie paroxystique leur est parfois associée. D'une façon générale, l'EEG n'est pas modifié. Ces phénomènes sont remarquablement sensibles à l'action de la carbamazépine.

ÉVOLUTION

Deux éléments doivent être pris en compte dans l'évolution : les poussées et la progression du handicap.

Les poussées évolutives

Une *poussée* est caractérisée par l'apparition rapide de symptômes ou signes neurologiques nouveaux ou par l'aggravation rapide de manifestations préexistantes. La poussée atteint son maximum en quelques heures ou quelques jours, puis les signes se stabilisent. Dans la majorité des cas, la poussée est suivie d'une régression débutant après quelques jours ou quelques semaines. Cette régression peut être totale, mais elle est souvent incomplète, laissant persister un handicap résiduel. La poussée ainsi définie doit être distinguée des aggravations transitoires en relation avec un facteur intercurrent tel que l'hyperthermie ou la fatigue.

La *fréquence des poussées* est variable. Le risque de poussée est plus grand dans les cinq années qui suivent la découverte de la maladie : un malade sur deux rechute dans les deux ans qui suivent la première poussée; trois sur quatre dans les cinq premières années. Les poussées sont souvent en apparence spontanées, mais leur survenue est parfois favorisée par un événement tel qu'un traumatisme, une vaccination ou surtout une *infection intercurrente.* La question du rôle des vaccinations a donné lieu à de nombreuses discussions. Dans l'état actuel des connaissances :

– le risque d'une poussée semble augmenté après un épisode infectieux dont la survenue aurait pu être prévenue par une vaccination;

– certaines vaccinations ne semblent pas augmenter le risque de poussée : BCG, varicelle, grippe, tétanos. En ce qui concerne la vaccination contre l'hépatite B, le principe de précaution incite certains à ne pas vacciner systématiquement les patients ayant une SEP ou des antécédents familiaux de SEP;

– la question du risque présenté par certaines vaccinations n'est pas résolue : rougeole, poliomyélite, variole, typhoïde.

La *grossesse* est marquée par une diminution du nombre des poussées en fin de grossesse et par leur augmentation dans les trois premiers mois du *post-partum*. Il n'y a pas d'influence de la grossesse sur la progression de la maladie.

Progression du handicap

La progression du handicap est le plus souvent évaluée par l'EDSS (*Expanded Disability Status Scale*). En sachant qu'il existe de très grandes variations d'un patient à un autre, les études ont montré qu'une perturbation de la marche apparaît *en moyenne* après dix ans d'évolution, qu'une aide unilatérale est nécessaire après quinze à vingt ans d'évolution. La progression du handicap, relativement indépendante des poussées, témoigne d'une évolution insidieuse des lésions, qui peut survenir secondairement dans les formes progressives secondaires ou d'emblée dans les formes progressives primaires. En IRM, elle est mieux corrélée à l'atrophie cérébrale qu'à la charge lésionnelle évaluée en T2.

Modes évolutifs de la maladie (fig. 11.3)

Forme rémittente. — Elle se caractérise par une régression totale ou presque totale des premières poussées. Celles-ci se répètent, séparées par des rémissions de durée variable au cours desquelles la maladie est cliniquement stable. À mesure de la répétition des poussées, la régression devient moins complète et un handicap croissant persiste lors des rémissions.

Formes secondairement progressives. — À cette phase rémittente-récidivante succède en général une phase d'aggravation progressive : formes secondairement progressives, au cours desquelles peuvent encore survenir ou non des poussées. Cette phase progressive survient dans un délai moyen de dix ans.

Formes progressives primaires. — Dans environ 15 % des cas, la maladie évolue d'emblée sur un mode progressif. Ces formes progressives primaires (avec ou sans poussées surajoutées) ont quelques particularités : tendance à un début plus tardif, fréquence égale chez l'homme et chez la femme, expression clinique revêtant par ordre décroissant la forme d'une quadriparésie spasmodique, d'un syndrome cérébelleux ou d'une hémiparésie, charge lésionnelle moindre en séquence IRM T2 contrastant avec la mise en évidence par certaines techniques IRM (transfert de magnétisation) d'anomalies étendues au sein de la substance blanche apparemment normale.

Formes « bénignes ». — Ce sont un sous-type des formes rémittentes-récidivantes dans lesquelles le handicap reste minime après une longue évolution (EDSS ≤ 3 après une évolution de dix ans). Ces formes bénignes pourraient représenter jusqu'à 30 % des cas. Elles peuvent correspondre à l'installation d'une rémission très prolongée après un petit nombre de poussées n'ayant laissé qu'un minimum de troubles permanents : la maladie paraît éteinte, mais des réveils très tardifs, éventuellement sévères, restent possibles. D'un autre côté, certaines SEP donnent lieu à un grand nombre de poussées dont la

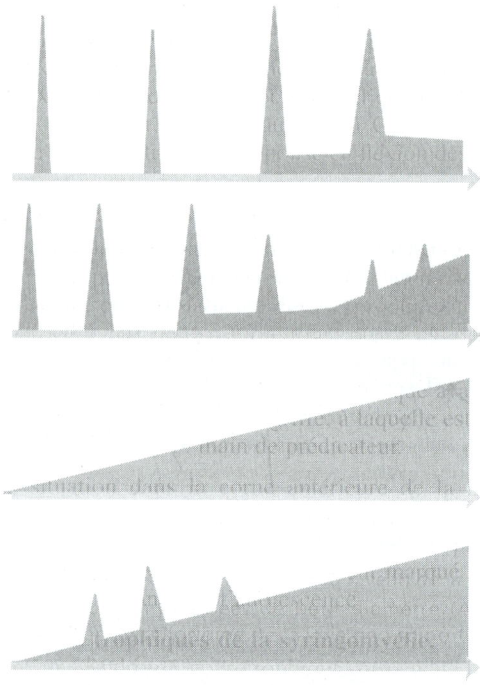
Forme récurrente - rémittente
Forme secondairement progressive
Forme progressive primaire
Forme progressive - récurrente

Fig. 11.3. *Types évolutifs de la SEP : classification internationale de Lublin et Reingold.*

sémiologie est bénigne et remarquablement résolutive : il en est ainsi de certaines formes sensitives longtemps compatibles avec une activité normale.

Formes agressives. — Elles sont caractérisées par une progression rapide de la maladie conduisant à un handicap sévère en quelques mois.

Décès. — Le décès est rarement la conséquence directe d'une poussée évolutive de la maladie. Même les atteintes du tronc cérébral, dont la sémiologie peut être impressionnante, sont suivies le plus souvent de rémissions surprenantes. En revanche, le handicap neurologique permanent expose le malade à des complications : infections urinaires, escarres, sensibilité aux infections intercurrentes. Il existe une diminution de l'espérance de vie qui est de sept à quatorze ans selon les études.

EXPLORATIONS COMPLÉMENTAIRES, DIAGNOSTIC

Un critère essentiel pour le diagnostic de SEP est la dissémination des lésions dans l'espace et dans le temps. Cette notion peut faire défaut cliniquement au début de la maladie et dans les formes progressives. En présence d'un *syndrome cliniquement isolé*, l'IRM peut prouver d'emblée la dissémination spatiale des lésions. Avant la survenue éventuelle d'une nouvelle poussée, l'IRM peut établir la dissémination dans le temps en montrant l'apparition de nouvelles lésions.

Imagerie

Les lésions des hémisphères cérébraux peuvent apparaître au scanner X sous forme de plages hypodenses disséminées dans les régions périventriculaires et/ou au voisinage du cortex. L'*IRM* a une sensibilité très supérieure à celle du scanner X et elle s'impose désormais *en première intention* (fig. 11.4).

Les foyers de démyélinisation sont visibles en T2 et en séquence FLAIR, plus sensible pour la détection des petites lésions, sous forme d'hypersignaux arrondis ou ovoïdes siégeant de façon préférentielle dans la substance blanche périventriculaire, le plancher du quatrième ventricule, les pédoncules cérébelleux, la protubérance. Les lésions médullaires, le plus souvent cervicales, ont une hauteur qui dépasse rarement deux corps vertébraux. Nombre de ces lésions n'ont pas de traduction clinique. Leur intérêt pour le diagnostic est de prouver la dissémination. C'est ainsi que des images significatives au sein de la substance blanche hémisphérique sont constatées chez 60 % des patients atteints d'une névrite optique rétrobulbaire cliniquement isolée, chez 75 % des patients dont la

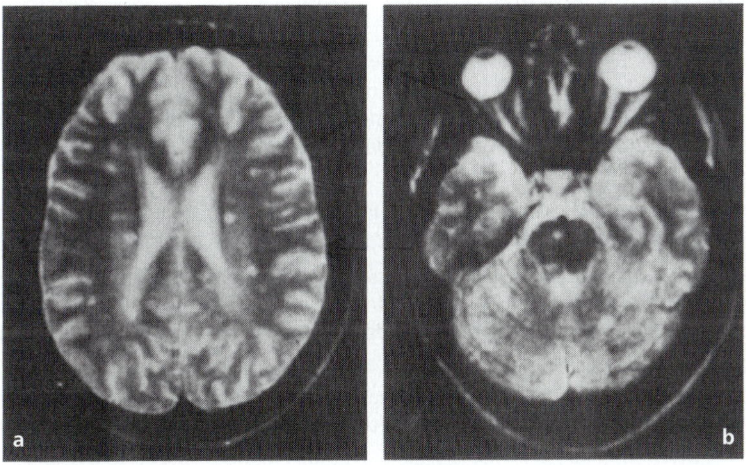

Fig. 11.4. *Imagerie en résonance magnétique (IRM) au cours d'une première poussée de sclérose en plaques.*

Présence de multiples zones hyperintenses arrondies à limites nettes, notamment au niveau de la substance blanche périventriculaire (a) et des hémisphères cérébelleux (b).

sémiologie évoque une atteinte limitée au tronc cérébral, chez 80 % des patients manifestant une pathologie non compressive de la moelle épinière.

En T1, certaines lésions apparaissent en hyposignal, réalisant l'aspect d'un trou noir. Après injection de gadolinium, les lésions récentes et/ou évolutives sont rehaussées, indiquant une rupture de la barrière hémocérébrale : ces images sont plus souvent en relation avec la sémiologie de la poussée actuelle.

La contribution de l'IRM au diagnostic et au suivi est donc très importante. Cependant, il faut noter l'absence de spécificité de ces images qui peuvent être observées dans diverses affections inflammatoires, infectieuses, vasculaires ou métaboliques.

Par ailleurs, il faut souligner l'intérêt pour la compréhension de la maladie de techniques permettant d'objectiver des altérations de la microstructure des tissus : *imagerie de transfert de magnétisation* qui étudie le rapport entre les molécules d'eau libre et les molécules d'eau liées aux macromolécules, au sein des lésions, mais aussi à distance, dans la substance blanche apparaissant normale en IRM conventionnelle; imagerie de diffusion qui montre habituellement une augmentation du coefficient apparent de diffusion; imagerie de tenseur de diffusion montrant une réduction de l'anisotropie.

Potentiels évoqués

En présence d'une symptomatologie monofocale, ils peuvent apporter la preuve du caractère multifocal du processus pathologique. En dehors des potentiels évoqués visuels, la généralisation de l'IRM a réduit leur intérêt pour le diagnostic de la SEP :

– les *potentiels évoqués visuels* (PEV) objectivent une atteinte du nerf optique sous la forme d'un allongement de la latence et d'une diminution de l'amplitude de l'onde P100. Les PEV sont anormaux dans 80 % des cas s'il y a un antécédent de NORB. En l'absence d'un tel antécédent, ils permettent de déceler une atteinte infraclinique du nerf optique dans environ 60 % des cas de SEP;

– les *potentiels évoqués auditifs* (PEA) ne seraient anormaux que dans 20 % des cas lorsqu'il n'y a pas de signes cliniques d'atteinte du tronc cérébral;

– les *potentiels évoqués somesthésiques* (PES) permettent de mesurer le temps de conduction central : ils sont allongés dans 60 % des cas de SEP après stimulation du nerf médian et dans 75 % des cas après stimulation du nerf tibial postérieur.

À ces méthodes de stimulation sensorielle s'ajoute l'exploration de la voie pyramidale par stimulation magnétique transcrânienne du cortex rolandique.

Liquide céphalorachidien

Il existe dans un tiers des cas une hypercytose de l'ordre de 5 à 30 lymphocytes/mm^3, en règle générale inférieure à 50 lymphocytes/mm^3. La protéinorachie est augmentée dans environ 40 % des cas, mais elle dépasse rarement 0,70 g/l. Une synthèse intrathécale d'immunoglobulines ayant une distribution oligoclonale, présente dans les trois quarts des cas, est évocatrice mais non spécifique, pouvant être observée notamment dans les affections suivantes : panencéphalite sclérosante subaiguë, neurosyphilis, neuro-sida, neuro-Lyme, neuro-Behçet, neuro-lupus, neuro-sarcoïdose, adrénoleucodystrophie.

FRONTIÈRES NOSOLOGIQUES DE LA SCLÉROSE EN PLAQUES

Neuromyélite optique aiguë de Devic

La neuromyélite optique aiguë de Devic (NMOA) est définie par l'association d'une névrite optique uni- ou bilatérale et d'une myélite aiguë, en l'absence d'autres atteintes neurologiques. Les atteintes visuelles et médullaires peuvent survenir au cours d'un même épisode ou à distance l'un de l'autre et l'évolution peut être mono- ou multiphasique.

L'association d'une névrite optique et d'une myélite peut être observée dans des affections systémiques telles que le lupus érythémateux disséminé ou le syndrome de Sjögren. Cette association peut aussi être l'expression d'une encéphalomyélite aiguë disséminée dont l'évolution est en règle monophasique. En dehors de ces cas particuliers, la NMOA a souvent été considérée comme une variante de la sclérose en plaques. Il existe toutefois des arguments en faveur de l'autonomie de la NMOA : sévérité et évolution peu régressive de la névrite optique et de la myélite, absence de dissémination des lésions dans les hémisphères cérébraux, le tronc cérébral, le cervelet, extension en hauteur de l'anomalie du signal IRM (≥ 3 segments rachidiens), absence de bandes oligoclonales et présence d'une pléiocytose souvent à neutrophiles dans le LCR, caractère nécrotique des lésions, mise en évidence d'un auto-anticorps spécifique IgG marquant les capillaires de la pie-mère. Cette NMO-IgG est trouvée aussi dans la forme « optico-spinale » de la SEP, fréquente chez les Japonais. Elle se fixe électivement sur l'aquaporine qui est un « canal à eau » du système nerveux central.

Le pronostic de la NMOA est plus sévère que celui de la sclérose en plaques, en particulier dans les formes multiphasiques qui conduisent rapidement à des déficits visuels et moteurs sévères. La distinction entre sclérose en plaques et NMOA est donc importante, incitant dans le second cas à recourir à un traitement plus agressif associant méthylprednisone IV et immunosuppresseurs ou échanges plasmatiques.

Sclérose en plaques aiguë (type Marburg)

Elle est caractérisée par une évolution rapide, monophasique, avec constitution de lésions étendues de la substance blanche des hémisphères cérébraux, réalisant parfois un tableau pseudo-tumoral. L'aspect neuropathologique est volontiers un peu particulier, revêtant la formule de la *sclérose concentrique de Balo* : dans cette forme parfois individualisable en IRM, les lésions de la substance blanche, souvent volumineuses, sont faites d'anneaux concentriques alternant démyélinisation et conservation de la myéline.

Maladie de Schilder

Individualisée sur l'existence de lésions démyélinisantes diffuses des hémisphères cérébraux (*sclérose diffuse*), la maladie de Schilder correspond en fait à des affections diverses. Certains cas peuvent être rapprochés de la sclérose en plaques, mais le plus grand nombre appartient à l'adrénoleucodystrophie.

DIAGNOSTIC DIFFÉRENTIEL

En l'absence d'un marqueur spécifique, le diagnostic de SEP implique que d'autres affections inflammatoires pouvant donner lieu à des atteintes du système nerveux central parfois dispersées dans l'espace et/ou dans le temps aient été envisagées.

Encéphalomyélite aiguë disséminée

Surtout fréquente chez l'enfant, l'encéphalomyélite aiguë disséminée (EMAD) est caractérisée par la survenue aiguë au sein du système nerveux central de lésions inflammatoires multiples prédominant dans la substance blanche, développées autour de petites veines (« leucoencéphalite périveineuse »). Il est généralement admis qu'elle est l'équivalent en pathologie humaine de l'encéphalomyélite allergique expérimentale provoquée chez l'animal par immunisation contre des antigènes myéliniques.

Dans deux tiers des cas, l'affection est secondaire à un épisode infectieux (encéphalite post-infectieuse). Des maladies infectieuses très diverses peuvent être en cause : fièvre éruptive telle que rougeole, varicelle ou rubéole, virus ourlien, grippal, herpétique, HIV… Plus souvent il s'agit d'un épisode infectieux de nature indéterminée. L'EMAD peut aussi survenir au décours d'une vaccination notamment contre la rage ou la rougeole : il s'agit cependant d'une éventualité rare (un cas pour un million de vaccinations contre la rougeole *versus* un pour mille cas de rougeole). Dans un tiers des cas (la moitié des cas chez l'adulte), elle est primitive.

Dans les cas typiques, le tableau clinique est celui d'une encéphalite associant, dans un contexte fébrile, des céphalées, des troubles de la conscience et des signes focaux très variables : hémiplégie, hémianopsie, ataxie cérébelleuse, paralysie des nerfs crâniens, névrite optique. Des signes d'atteinte médullaire peuvent être associés, réalisant un tableau de myélite aiguë transverse. Cette atteinte médullaire est parfois prédominante, voire isolée. Une participation du système nerveux périphérique peut aussi être notée. L'IRM montre des lésions multifocales. Le LCR est inflammatoire, avec une hypercytose qui peut être importante, élévation de la protéinorachie et présence chez l'adulte de bandes oligoclonales dans la moitié des cas.

Mais le tableau est souvent moins caractéristique, en particulier dans les formes primitives de l'adulte lorsque manquent la fièvre, les céphalées, les troubles de la conscience et les anomalies du LCR qui est normal dans un quart des cas. Le diagnostic peut alors être difficile avec une première poussée de sclérose en plaques. Ce diagnostic est important car l'EMAD est une affection habituellement monophasique, n'ayant pas l'évolution rémittente-récidivante de la SEP.

En IRM, la présence de lésions multifocales d'emblée, apparemment de même âge, plutôt sous-corticales que périventriculaires, pouvant intéresser le thalamus et la moelle de façon étendue, est un argument en faveur de l'EMAD.

L'évolution est habituellement favorable sous l'influence d'un traitement par perfusions IV de méthylprednisolone à une posologie élevée. Dans les cas résistant à ce traitement, le recours aux IgG-IV ou au cyclophosphamide doit être envisagé.

Leucoencéphalite aiguë hémorragique de Hurst. — La leucoencéphalite aiguë hémorragique de Hurst, dans laquelle les lésions de la substance blanche ont un caractère franchement hémorragique, est considérée comme une forme suraiguë particulièrement sévère d'encéphalomyélite aiguë disséminée.

Lupus érythémateux disséminé

Les manifestations neurologiques du LED (« neurolupus ») sont fréquentes, en relation avec une vasculopathie intéressant de façon prédominante les petits vaisseaux. Des signes déficitaires peuvent être observés sous la forme d'une hémiplégie, d'un hémisyndrome sensitif, d'un syndrome cérébelleux, de signes d'atteinte du tronc cérébral ou de la moelle, pouvant réaliser un tableau de myélite (cf. chapitre 10) parfois associé à une névrite optique. Le tableau peut aussi comporter des crises généralisées ou partielles, des mouvements anormaux, notamment choréiques. Une détérioration cognitive et/ou des manifestations psychotiques peuvent être observées.

Des anomalies du liquide céphalorachidien sont fréquentes, en règle modérées, avec une protéinorachie entre 0,50 et 1 g/l, et une hypercytose inférieure à 50 éléments, de formule lymphocytaire. Le diagnostic se fonde sur l'existence d'autres localisations systémiques, notamment cutanée, articulaire, rénale, et sur le syndrome biologique.

Syndrome de Sjögren

Un syndrome de Sjögren a été trouvé chez 15 % des sujets ayant une forme progressive primaire de SEP. La formule des troubles neurologiques est souvent celle d'une myélite (cf. chapitre 10).

En l'absence de manifestations systémiques, la mise en évidence d'anticorps évoquant l'existence d'une maladie auto-immune telle qu'un LED ou un syndrome de Sjögren doit être interprétée avec prudence. En effet, la présence d'auto-anticorps n'est pas rare chez les sujets atteints de SEP.

Neurosarcoïdose

Les localisations dans la moelle, le tronc cérébral ou le nerf optique peuvent être trompeuses. L'élévation du taux de l'enzyme de conversion dans le sang ou le LCR est un argument d'orientation. Toutefois, le diagnostic doit être confirmé par la mise en évidence — par la biopsie de préférence — d'une localisation périphérique de lésions granulomateuses faites de cellules épithélioïdes, d'éléments lymphoplasmocytaires et de cellules géantes.

Neuro-Behçet

La maladie de Behçet est une vascularite qui peut donner lieu à des atteintes multifocales du système nerveux central, notamment du tronc cérébral ou de la moelle, évoluant par poussées. Le liquide céphalorachidien est inflammatoire. Il convient de rechercher d'autres signes de la maladie : aphtose buccale ou génitale, uvéite, manifestations articulaires, cutanées, syndrome inflammatoire. Le groupe HLA B5 est trouvé dans la majorité des cas. L'évolution spontanée tend à se faire par poussées successives aggravant le tableau neurologique. Le pronostic est amélioré par la corticothérapie à une posologie élevée, associée aux immunosuppresseurs et aux anticoagulants dans les formes avec thrombose veineuse cérébrale.

ÉPIDÉMIOLOGIE, ÉTIOPATHOGÉNIE

Il est généralement admis qu'un *processus inflammatoire à médiation immunologique* intervient dans le déterminisme des lésions. L'agression immunitaire est dirigée contre le complexe oligodendrocyte-myéline-axone, mais la cible immunitaire, protéine basique de la myéline ou autre constituant myélinique ou axonal, n'est pas précisément identifiée. Des lymphocytes périphériques sont activés sous l'influence d'un facteur environnemental, viral ou autre. À ce stade, des molécules d'adhésion (intégrines, métalloprotéinases de la matrice extracellulaire) jouent un rôle important, et une rupture de la barrière hémato-encéphalique survient précocement. Après pénétration dans le système nerveux central, les lymphocytes activés déclenchent la cascade inflammatoire responsable des lésions. Un rôle important est attribué à un déséquilibre entre les cytokines pro-inflammatoires (interféron gamma, interleukine 2) produites par les lymphocytes T1 et les cytokines anti-inflammatoires (interféron bêta, interleukines 4, 5, 10 et 13) produites par les lymphocytes T2.

Facteurs favorisants

Des facteurs divers, génétiques et environnementaux, intervenant au niveau de la cellule cible ou de l'immunorégulation, peuvent être à l'origine du déclenchement de l'agression immunologique.

Facteurs génétiques

Le risque de développer une SEP est accru pour les proches parents d'un sujet atteint de la maladie : il est de vingt à quarante fois plus élevé chez un apparenté au premier degré que dans la population générale. Cependant, ces *formes familiales* ne sont pas la conséquence d'une transmission de la maladie sur le mode mendélien. Elles reflètent l'existence de gènes de susceptibilité qui semblent multiples : certains sont des allèles du groupe HLA de classe II. Une association a été observée notamment avec l'haplotype HLA-Dw2.

Facteurs environnementaux

La tendance au groupement de cas « en foyers » au sein d'une même région pourrait être l'indice d'une exposition à un même agent pathogène. Il faut insister surtout sur la *répartition géographique inégale* de la maladie. La SEP est rare dans les régions tropicales et subtropicales, elle est fréquente dans les régions tempérées, où son incidence varie en fonction de la latitude. Ainsi, en Europe, la SEP a une prévalence de douze pour 100 000 dans les régions méditerranéennes, de quarante-cinq pour 100 000 en Europe centrale et dans les pays scandinaves. Dans l'interprétation de ces données, il faut faire la part de l'interdépendance entre facteurs ethniques et géographiques.

Plusieurs études de déplacement de populations ont montré que les immigrants développent un taux de prévalence comparable à celui de la population indigène. Selon certaines études, la modification du risque dépendrait de l'âge de la migration, suggérant qu'un facteur environnemental pourrait intervenir tôt dans l'existence.

TRAITEMENT

Le neurologue dispose aujourd'hui de médicaments ayant fait la preuve, lors d'études contrôlées, d'une *efficacité relative* jugée sur l'évolution des poussées, leur fréquence, l'évolution du handicap et les données de l'IRM.

Traitement des poussées

Il existe un consensus pour considérer que le traitement d'une poussée repose sur les corticoïdes, sous la forme de *méthylprednisolone* en perfusion IV à la posologie de 1 g par jour pendant trois à cinq jours. On peut espérer de ce traitement qu'il raccourcisse la durée de la poussée, qu'il réduise la formation de lésions nouvelles et qu'il diminue le handicap résiduel. Une poussée sévère ne répondant pas à ce traitement peut faire envisager le recours aux échanges plasmatiques.

Traitements modifiant l'évolution de la maladie

Traitements immunomodulateurs

Les *interférons β* (IFNβ_{1b} : *Betaferon*; IFNβ_{1a} : *Avonex*, *Rebif*) réduisent l'entrée des lymphocytes dans le système nerveux central et diminuent la production des cytokines pro-inflammatoires. Les interférons b réduisent de 30 % la fréquence des poussées et l'évolutivité de la maladie jugée en IRM. Ils semblent avoir aussi un effet modeste sur l'évolution du handicap. Le traitement a été initialement recommandé après une deuxième poussée survenant dans un délai de deux à trois ans. Actuellement, il peut être envisagé dès la première poussée même lorsqu'il s'agit d'un syndrome cliniquement isolé lorsque l'IRM apporte des arguments en faveur de la dissémination dans l'espace et dans le temps du processus démyélinisant. Cependant, l'existence de formes bénignes pouvant rester silencieuses pendant plusieurs années après une ou plusieurs poussées régressives fait que la décision d'un traitement précoce peut être difficile à prendre. Une perte secondaire d'efficacité du traitement peut être liée à l'apparition d'anticorps neutralisants anti-IFNβ et doit faire considérer une modification du traitement.

L'acétate de glatiramer (*Copaxone*), composé d'une association de polypeptides de synthèse, diminue la réponse immunitaire vis-à-vis de la protéine basique de la myéline. Initialement réservé aux échecs de l'interféron, il peut maintenant être utilisé en première intention (tableau 11.II).

Tableau 11.II *Traitements immunomodulateurs.*

DCI	Spécialité	Mode d'administration
Interféron β_{1b}	*Betaferon* 250 µg	Sous-cutané, 1 jour sur 2
Interféron β_{1a}	*Avonex* 30 µg	Intramusculaire, 1 fois par semaine
	Rebif 22 µg	Sous-cutané, 3 fois par semaine
	Rebif 44 µg	Sous-cutané, 3 fois par semaine
Acétate de glatiramer	*Copaxone* 20 mg	Sous-cutané, tous les jours

Traitements immunosuppresseurs

Le *méthotrexate* et l'*azathioprine* sont parfois utilisés dans le traitement notamment des formes progressives primaires. Dans de tels cas, certains ont aussi recours à des cures régulières de méthylprednisolone ou d'immunoglobuline IV.

La *mitoxantrone* doit être réservée aux formes agressives de la maladie, définies par des poussées fréquentes laissant des séquelles ou par une aggravation rapide du handicap. Son utilisation est limitée par sa cardiotoxicité et le risque de leucémie.

Le *natalizumab* est un anticorps monoclonal qui, en se fixant sur l'intégrine α_4, limite l'entrée des lymphocytes activés dans le système nerveux central. Les études initiales ont montré une efficacité importante (réduction de 60 % de la fréquence des poussées, de 24 % de la progression du handicap). Mais la survenue de complications graves (leucoencéphalopathie multifocale progressive) a conduit a en réserver l'indication a des formes agressives de SEP.

Traitements symptomatiques

La *spasticité* peut être améliorée par le baclofène ou le dantrolène. Le traitement des *troubles mictionnels* doit être guidé par un bilan urodynamique.

L'*impériosité mictionnelle*, avec souvent incontinence, est liée à une hyperactivité du détrusor. Elle peut être améliorée par des anticholinergiques tels que l'oxybutynine, avec surveillance du résidu post-mictionnel. Le baclofène prescrit pour une spasticité, les antidépresseurs tricycliques prescrits pour un état dépressif ou des douleurs, peuvent aussi avoir une influence favorable. La *rétention*, plus rare, peut être la conséquence d'une hypoactivité du détrusor, mais elle relève plus habituellement d'une dyssynergie vésico-sphinctérienne en relation avec une hypertonie sphinctérienne qui peut être améliorée par un alphabloquant tel que l'alfuzosine ou nécessiter des auto-sondages intermittents. Les *manifestations paroxystiques* de la sclérose en plaques, du type des crises toniques ou dyskinétiques, du signe de Lhermitte, de la névralgie du trijumeau sont généralement sensibles à la carbamazépine. Les *états dépressifs* relèvent des tricycliques ou des inhibiteurs de la recapture de la sérotonine. La *médecine physique et de réadaptation* permet sinon de réduire les déficits, du moins d'améliorer la qualité de vie.

BIBLIOGRAPHIE

C. CONFAVREUX. *Revue du Praticien* 2006; *56* : 1290-1292.

CONFAVREUX C *et al.* Sclérose en plaques et vaccination contre l'hépatite B chez l'adulte : le point en 2004. *Rev Neurol* 2004; *161* : 644-647.

FREEDMAN M *et al.* Recommended standard of cerebrospinal fluid analysis in the diagnosis of multiple sclerosis. *Arch Neurol* 2005; *62* : 865-870.

FROHMAN EM *et al.* Therapeuric considerations for disease progression in multiple sclerosis. *Arch Neurol* 2005; *62* : 1519-1530.

FROHMAN *et al.* Multiple sclerosis. The plaque and its pathogenesis. *NEJM* 2006; *354* : 942-955.

FROHMAN EM *et al.* Most patients with sclerosis or a clinically isolated demyelinating syndrome should be treated at the time of diagnosis. *Arch Neurol* 2006; *63* : 614-619.

GIOVANNONI G. Neuromyelitis optica and anti-aquaporin-4 antibodies. *JNNP* 2006; *77* : 1001-1002.

HERNAN M *et al.* Recombinant hepatitis B vaccine and the risk of multiple sclerosis. *Neurology* 2004; *63* : 838-842.

KIESEIER B *et al.* Multiple sclerosis-novel insights and new therapeutic strategies. *Current Opinion in Neurology* 2005; *18* : 211-220.

La sclérose en plaques. Conférence de consensus. *Rev Neurol (Paris)* 2001; *157* : 1184-92.

MENGE T *et al.* Acute Disseminated encephalomyelitis. *Arch Neurol* 2005; *62* : 1673-1680.

MONTALBAN X. Primary progressive multiple sclerosis. *Current Opinion in Neurology* 2005; *18* : 261-266.

OPTIC NEURITIS STUDY GROUP. The 5 year risk of MS after optic neuritis. Experience of the optic neuritis treatment trial. *Neurology* 1997; *49* : 1404-13.

PRAT A *et al.* Pathogenesis of multiple sclerosis. *Current Opinion in Neurology* 2005; *18* : 225-2230.

ROVARIS M *et al.* Diffusion MRI in multiple sclerosis. *Neurology* 2005; *65* : 1526-1532.

SADOVNICK AD *et al.* Pregnancy and multiple sclerosis. A prospective study. *Arch of Neurology* 1994; *51* : 1120-4.

VINKEN, BRUYN. *Handbook of clinical neurology.* Amsterdam, New York, 1970.

12 MALADIES DÉGÉNÉRATIVES DU MOTONEURONE

Les maladies dégénératives du *neurone moteur périphérique* sont responsables des amyotrophies spinales progressives caractérisées par un déficit moteur et une amyotrophie. L'association à ces éléments d'un syndrome pyramidal traduisant l'atteinte associée du *neurone moteur central* caractérise la sclérose latérale amyotrophique. Une atteinte limitée au neurone moteur central se traduit par un syndrome purement pyramidal (sclérose latérale primaire) : un processus dégénératif de ce type est en cause dans les paraplégies spasmodiques héréditaires.

SCLÉROSE LATÉRALE AMYOTROPHIQUE (MALADIE DE CHARCOT)

La sclérose latérale amyotrophique (SLA), ou maladie de Charcot, est une maladie neurodégénérative associant une atteinte du neurone moteur central et du neurone moteur périphérique. C'est une maladie relativement fréquente dont l'incidence annuelle est de deux à quatre pour 100 000. L'âge de début moyen est la cinquième décennie, mais l'affection peut débuter à tout âge chez l'adulte.

Neuropathologie

Les lésions consistent en :

– *une disparition progressive des motoneurones de la corne antérieure de la moelle et du bulbe rachidien.* Le maximum des lésions se situe au niveau de la moelle cervicale. Au niveau du tronc cérébral, les lésions intéressent les motoneurones des nerfs crâniens, en respectant les noyaux des muscles oculomoteurs ;

– *une dégénérescence des voies pyramidales*, bien visible au niveau des pyramides bulbaires et des cordons latéraux de la moelle. Il est fréquent de noter anatomiquement des altérations des voies spino-cérébelleuses et des cordons postérieurs de la moelle qui n'ont pas de traduction clinique.

Étude clinique

Les présentations de la sclérose latérale amyotrophique sont diverses en fonction de la localisation initiale du déficit et de l'importance respective de l'atteinte du motoneurone périphérique et du motoneurone central.

Atteinte du neurone moteur périphérique

Elle se traduit par la survenue très progressive d'un déficit moteur et d'une amyotrophie, associés à des fasciculations et parfois à des crampes.

Les fasciculations sont très précoces, souvent constatées à distance dans des territoires apparemment sains. Leur valeur sémiologique pour le diagnostic de SLA tient à leur association au déficit moteur et à l'amyotrophie. Des fasciculations diffuses, isolées cliniquement et à l'examen électrophysiologique correspondent au *syndrome crampes-fasciculations* qui n'évolue pas vers la SLA.

Atteinte du neurone moteur central

Elle se traduit par la présence d'un syndrome pyramidal qui confère une singularité clinique à l'amyotrophie. En effet, au niveau des territoires atteints, les réflexes tendineux sont non seulement conservés mais, plus encore, ils sont vifs, exagérés, parfois polycinétiques. À cette exagération des réflexes s'associe, dans les cas les plus typiques, une *hypertonie spastique*. À l'hyperréflexie au niveau des membres est souvent associée une exagération du réflexe massétérin.

Le syndrome pyramidal de la sclérose latérale amyotrophique possède des caractères particuliers : dans la moitié des cas, il ne s'accompagne pas d'un signe de Babinski, et les réflexes cutanés abdominaux sont souvent conservés.

Une exagération des réflexes palmo-mentonnier et pollico-mentonnier, souvent présente, est un autre argument en faveur d'une atteinte centrale.

La proportion dans laquelle s'associent le syndrome pyramidal et le syndrome amyotrophique est très variable. Aux deux extrémités, on peut distinguer une forme presque uniquement amyotrophique et, à l'inverse, une forme pyramidale pure, débutant le plus souvent par les membres inférieurs avec secondairement atteinte des membres supérieurs et syndrome pseudo-bulbaire (*sclérose latérale primaire*).

L'absence de troubles sensitifs objectifs

Des douleurs liées à des crampes peuvent être notées, souvent même avant l'apparition de l'amyotrophie et du déficit. En revanche, il n'y a pas de troubles sensitifs objectifs : cette constatation est essentielle pour le diagnostic.

Atteinte initiale

Elle est localisée, débutant le plus souvent à la partie distale d'un membre. À partir de la localisation initiale, l'évolution se fait de façon insidieuse vers l'extension et la bilatéralisation.

❐ Début spinal

Le début spinal, par un membre, est le plus fréquent (deux tiers des cas).

L'atteinte du membre supérieur débute habituellement par une faiblesse de la main et une amyotrophie des interosseux évoluant vers un aspect en griffe. Un début proximal, par les muscles de la ceinture scapulaire est rare.

L'atteinte du membre inférieur débute habituellement par la loge antéro-externe, avec tendance au steppage.

Dans la forme pseudo-polynévritique, l'atteinte des membres inférieurs est bilatérale et s'accompagne initialement d'une abolition des réflexes achilléens. Les éléments distinctifs sont l'asymétrie de l'atteinte, l'absence de troubles sensitifs objectifs et l'existence de fasciculations.

❒ Début bulbaire

Le début bulbaire est observé dans près d'un tiers des cas. Il traduit l'atteinte des noyaux moteurs des nerfs crâniens, respectant la moitié supérieure de la face et la motilité oculaire.

La paralysie progressive de la langue, qui est atrophique et le siège de fasciculations, du voile, du larynx, du pharynx, des muscles péribuccaux et masticateurs constitue la paralysie *labio-glossopharyngée*. Les premières manifestations sont des troubles de la phonation, la voix devenant mal articulée, puis nasonnée, plus rarement des troubles de la déglutition. Parfois, il existe un certain degré de gêne respiratoire dû à une parésie des dilatateurs de la glotte ou à une paralysie du diaphragme qui peut être précoce.

Au syndrome bulbaire est associé habituellement un *syndrome pseudo-bulbaire* traduisant l'atteinte du neurone moteur central. Ce syndrome contribue aux troubles fonctionnels, notamment à la dysarthrie. Il peut se traduire aussi par un rire et pleurer spasmodique, une exagération du réflexe massétérin.

Association à des troubles cognitifs

L'association à une démence fronto-temporale d'une SLA n'est pas rare : environ 15 % des patients atteints de démence fronto-temporale développent une SLA, et chez un nombre plus élevé de patients la démence fronto-temporale s'accompagne de signes plus discrets suggérant l'association possible à une SLA. Dans de tels cas, les lésions corticales associent une disparition neuronale, une gliose astrocytaire, une spongiose avec présence dans le cytoplasme d'inclusion ubiquitine-positives, tau-négatives et synucléine-négatives. Ces cas peuvent être sporadiques ou familiaux, avec une localisation génique en 9q21-q22.

D'un autre coté, des troubles cognitifs ou comportementaux, même s'ils ne répondent pas aux critères de la démence fronto-temporale, peuvent souvent être mis en évidence au cours de la SLA. Par ailleurs, les études utilisant l'imagerie structurelle et/ou fonctionnelle montrent que des anomalies du cortex fronto-temporal sont trouvées chez pratiquement tous les patients atteints de SLA.

Examens complémentaires

L'*examen électrophysiologique* est un temps essentiel du diagnostic. Il confirme le caractère neurogène périphérique de l'amyotrophie en montrant des fasciculations, un tracé pauvre accéléré, des potentiels de grande amplitude traduisant l'adoption par les unités motrices saines de fibres musculaires appartenant à des unités motrices voisines dénervées. Il a aussi le grand intérêt de montrer la diffusion du processus neurogène dans des territoires apparemment sains.

Les vitesses de conduction nerveuse motrices et sensitives sont normales ou peu diminuées. Une atteinte du neurone moteur central peut être objectivée par stimulation magnétique transcrânienne étudiant les potentiels évoqués moteurs.

Le *liquide céphalorachidien* est habituellement normal, avec tout au plus une discrète élévation de la protéinorachie.

Évolution

Quel que soit son aspect clinique, la sclérose latérale amyotrophique est une maladie d'évolution progressive aboutissant à la mort par troubles bulbaires en un délai moyen de deux à trois ans (m = 2,5). En fait, rien ne permet de prévoir la vitesse de l'évolution, car celle-ci n'est que très rarement régulièrement progressive. Il est fréquent au contraire de constater des arrêts évolutifs, sortes de paliers pendant lesquels la maladie paraît stabilisée.

À la raréfaction neuronale progressive s'oppose un processus de réinnervation, qui accroît le nombre de fibres musculaires dépendant des neurones demeurés indemnes. Ce processus permet de comprendre que la maladie puisse se décompenser rapidement lorsque la disparition neuronale atteint un seuil critique.

Globalement, ce sont les formes bulbaires qui ont l'évolution la plus rapide, la forme pseudo-polynévritique la plus prolongée. Le taux de survie a été évalué à 18,7 % à cinq ans et à 7,6 % à dix ans.

Diagnostic différentiel

Tout écart dans la formule clinique, électrophysiologique ou biologique doit inciter à rechercher activement une maladie pouvant s'accompagner d'un syndrome ressemblant à une forme inhabituelle de sclérose latérale amyotrophique :

– neuropathie motrice paranéoplasique associée notamment à un lymphome ou un myélome;

– dans le cas d'un début au membre supérieur : myosite à inclusions, neuropathie motrice multifocale avec bloc de conduction persistant, myélopathie cervicale, syringomyélie;

– dans le cas d'un début bulbaire : myasthénie, polymyosite;

– d'autres diagnostics doivent parfois être évoqués : intoxication par le plomb ou le mercure, maladies infectieuses (syphilis, VIH), syndrome post-poliomyélitique, neuropathie radique, déficit partiel en hexosaminidase A.

Les *amyotrophies spinales et bulbo-spinales progressives* de l'adulte, affections neurodégénératives héréditaires, qui ne s'accompagnent jamais de signes pyramidaux, doivent être formellement distinguées de la SLA.

Étiologie

Formes sporadiques

Dans la très grande majorité des cas, la SLA est une affectation sporadique dont la cause reste inconnue. Il existe des arguments en faveur de l'intervention d'un virus (entérovirus) ou d'un facteur toxique environnemental, mais il s'agit là d'hypothèses non démontrées.

Formes familiales

La SLA survient sous une forme familiale dans 5 à 10 % des cas.

L'hérédité est le plus souvent autosomique dominante. Environ 20 % de ces formes autosomiques dominantes sont liées à des mutations sur le chromosome 21 du gène de la *Cu-Zn superoxyde dismutase de type 1* (SOD1).

Dans certaines régions nordiques, une mutation du gène *SOD1*, fréquente dans la population générale, est responsable à l'état homozygote d'une forme autosomique récessive de SLA.

Des *gènes de susceptibilité* pourraient jouer un rôle dans les formes sporadiques : association avec un haplotype du gène du VEGF (*Vascular Endothelial Growth Factor*) ou avec un nombre anormal de copies du gène *SMN1* codant la protéine majeure de survie du motoneurone.

Physiopathogénie

Le mécanisme de la mort neuronale dans la SLA n'est pas élucidé. La théorie excitotoxique fait intervenir l'accumulation intracellulaire de calcium sous l'influence du glutamate et des récepteurs NMDA. Dans certains cas, l'association à un cancer ou la présence d'une protéine monoclonale, d'anticorps anti-GM1 ou d'anticorps dirigés contre les canaux calciques voltage-dépendants suggèrent l'intervention d'un facteur auto-immun. Cependant, la maladie n'est pas influencée par les thérapeutiques immunosuppressives.

Syndrome SLA-Parkinson-démence. — Il faut mettre à part le syndrome SLA-Parkinson-démence observé avec une fréquence élevée dans plusieurs régions du Pacifique, notamment dans l'*île de Guam*. Dans ce syndrome, la responsabilité d'un facteur exogène, alimentaire, a été privilégiée, probablement en association avec un facteur génétique. En fait les lésions sont différentes du fait de la présence de dégénérescences neurofibrillaires.

Traitement

Fondée sur l'hypothèse excitotoxique, l'utilisation du *riluzole* qui inhibe la libération présynaptique du glutamate, permet d'obtenir un allongement modeste de la survie. D'autres médicaments, essayés sur des hypothèses pathogéniques diverses, ont donné des résultats décevants.

L'essentiel du traitement repose donc sur la prise en charge symptomatique des patients visant à préserver le plus longtemps possible l'autonomie et à améliorer la qualité de vie. Il doit prendre en compte des manifestations aussi variées que les troubles anxiodépressifs, les douleurs, les crampes, l'hypersalivation, la spasticité, les troubles nutritionnels. Une kinésithérapie adaptée, une prise en charge orthophonique, l'aide au désencombrement bronchique permettent d'améliorer la qualité de vie. La gastrostomie est indispensable lorsque l'alimentation orale devient dangereuse. Le traitement d'une détresse respiratoire doit recourir à une ventilation non invasive pour éviter de poser l'indication d'une intubation ou d'une trachéotomie dans le contexte de l'urgence.

AMYOTROPHIES SPINALES PROGRESSIVES

Les amyotrophies spinales progressives sont des affections héréditaires caractérisées par une disparition progressive des neurones moteurs de la corne antérieure de la moelle. Dans la mesure où les neurones moteurs du tronc cérébral sont parfois intéressés, certains préfèrent la dénomination de « *neuronopathies motrices héréditaires* ». La sémiologie, outre le déficit moteur et l'amyotrophie, comporte une hypo- ou une aréflexie, parfois des fasciculations. Il n'existe en revanche jamais de signes pyramidaux ni de troubles sensitifs objectifs. Le diagnostic différentiel de ces amyotrophies spinales avec certaines dystrophies musculaires progressives peut être difficile, même avec l'aide des examens complémentaires : enzymes musculaires, examens électrophysiologiques neuromusculaires, biopsie musculaire. Le dernier mot revient de plus en plus souvent à la génétique moléculaire.

Amyotrophies spinales progressives de l'enfant

Les amyotrophies spinales progressives (ASP) de l'enfant sont un groupe d'affections héréditaires dont la transmission est autosomique récessive, liée au gène *SMN1* (*Survival Motor Neuron Gene*) localisé sur le chromosome 5. Dans 90 % des cas, il s'agit d'une délétion homozygote du gène télomérique *SMN1*. Dans certains cas le sujet est hétérozygote, associant une délétion d'un gène *SMN1* et une mutation sur l'autre gène. Il existe un gène centromérique *SMN2*, ayant une forte homologie avec le gène *SMN1*. Il semble exister une corrélation inverse entre l'expression de ce gène *SMN2* et la sévérité de l'amyotrophie spinale progressive.

Le déficit, pseudo-myopathique, touche successivement les muscles de la ceinture pelvienne, de la ceinture scapulaire, de la nuque et les muscles respiratoires. La classification internationale en distingue quatre types selon l'âge de début, les acquisitions motrices et la durée de la survie.

ASP type I (maladie de Werdnig-Hoffmann)

C'est la variété la plus grave, caractérisée par un déficit musculaire et une hypotonie sévères constatés à la naissance ou dans les six premiers mois. Ces enfants n'acquièrent jamais la position assise, et le décès survient avant l'âge de deux ans par défaillance respiratoire.

ASP type II

C'est une forme intermédiaire débutant avant dix-huit mois. Les enfants acquièrent la position assise, mais pas la marche ni la station debout. Le décès survient après deux ans.

ASP type III (maladie de Kugelberg-Welander)

C'est la forme « bénigne » de la maladie. Ces enfants peuvent avoir un développement normal jusqu'à l'apparition du déficit proximal après dix-huit mois, parfois seulement à l'adolescence.

ASP type IV

Débutant chez l'adulte jeune, elle est compatible avec une survie normale.

Amyotrophies spinales progressives de l'adulte

Amyotrophie bulbo-spinale progressive (maladie de Kennedy)

L'amyotrophie bulbo-spinale progressive est une affection héréditaire liée au chromosome X, survenant chez l'homme, même si des signes neurologiques ou électromyographiques discrets sont parfois présents chez la femme. Le début apparent de la maladie se situe entre vingt et quarante ans, se manifestant par des crampes musculaires et un déficit moteur proximal. Il s'y associe une atteinte faciale avec notamment des fasciculations péribuccales, un tremblement des mains. Des symptômes endocriniens (gynécomastie, diabète, atrophie testiculaire) sont souvent associés. L'évolution est très lente et l'autonomie longtemps conservée. L'anomalie génétique est une amplification d'un triplet CAG sur le gène du récepteur aux androgènes. Cette maladie doit être bien connue pour ne pas être confondue avec la SLA dont elle ne partage pas le pronostic.

Amyotrophies spinales scapulo-péronières progressives

La forme de *type I* se transmet suivant un mode autosomique dominant (*maladie de Stark-Kaeser*). Elle débute entre trente et cinquante ans par une amyotrophie des mollets et des muscles de la dorsiflexion du pied. Lors de l'évolution, lente, l'atrophie touche les muscles de la ceinture scapulaire. L'extension aux muscles faciaux et aux muscles assurant la déglutition est possible. Une liaison avec le chromosome 12 a été mise en évidence.

La forme de *type II*, de transmission autosomique récessive, survient chez le jeune enfant (avant cinq ans). Son évolution est habituellement sévère.

Des formes avec *cardiomyopathie*, liées au chromosome X, ont été décrites : elles doivent faire discuter tout particulièrement une dystrophie musculaire progressive du type Emery-Dreifuss.

Amyotrophies spinales progressives facio-scapulo-humérales et scapulo-humérales

De transmission autosomique dominante, elles doivent être distinguées de la dystrophie musculaire progressive facio-scapulo-humérale de type Landouzy-Déjerine.

Amyotrophies spinales progressives distales

Elles appartiennent au groupe des amyotrophies péronières; elles doivent être distinguées des maladies de Charcot-Marie-Tooth de types I et II.

Certaines *amyotrophies monoméliques* peuvent être rattachées aux amyotrophies spinales progressives. L'atteinte, qui reste limitée à un membre, se stabilise après quelques années d'évolution. Dans la *maladie de Hirayama*, l'amyotrophie « oblique » s'étend du bord cubital de l'avant-bras aux muscles interosseux et hypothénariens.

PARAPLÉGIES SPASMODIQUES HÉRÉDITAIRES

Dans les *formes pures*, la sémiologie se résume à une paraplégie spastique progressive d'évolution très lente dans laquelle la spasticité est au premier plan, le déficit moteur restant discret. Au sein d'une même famille, des différences considérables peuvent exister concernant l'âge de début et l'importance du retentissement fonctionnel. Dans les formes « compliquées », d'autres manifestations neurologiques sont associées telles que : atrophie optique, retard mental, épilepsie, neuropathie périphérique…

L'*hétérogénéité génétique* est considérable, avec des formes autosomiques dominantes, autosomiques récessives et des formes liées à l'X.

BIBLIOGRAPHIE

CORSIA P *et al.* SMN1 gene, but not SMN2, is a risk factor for sporadic ALS. *Neurology* 2006; *67* : 1147-1150.

COURATIER P *et al.* Intérêt d'une base de données informatisée dans le diagnostic et le suivi de patients atteints de sclérose latérale amyotrophique. *Rev Neurol (Paris)* 2000; *156* : 357-363.

FIGLEWICZ DA, BIRD TD. Pure hereditary spastic paraplegias. *Neurology* 1999; *53* : 5-7.

FINK JK *et al.* Autosomal dominant, familial spastic paraplegia, type I : clinical and genetic analysis of a large North American family. *Neurology* 1995; *45* : 325-31.

GIRAUD P *et al.* La sclérose latérale amyotrophique : implications des entérovirus ? *Rev Neurol (Paris)* 2000; *156* : 352-356.

GUTMANN L, MITSUMOTO H. Advances in amyotrophic lateral sclerosis. *Neurology* 1996; *47* (suppl. 2).

KIMURA S, KASI R. *Physiology of ALS and related diseases*. Elsevier, Paris, 1997.

LOMEN-HOERTH C *et al.* Are amyotrophic lateral sclerosis patients cognitively normal ? *Neurology* 2003; *60* : 1094-1097.

MURPHY J *et al.* Establishing subtypes of the continuum of frontal lobe impairment in amyotrophic lateral sclerosis. *Arch Neurol* 2007; *64* : 330-334.

RINGHOLZ GM *et al.* Prevalence and patterns of cognitive impairment in sporadic ALS. *Neurology* 2005; *65* : 586-590.

VAN DEN BERG-VOS RM *et al.* The spectrum of lower motor neuron syndrom. *J Neurol* 2003; *250* : 1279-1292.

VELDINK JH *et al.* Homozygous deletion of the survival motor neuron 2 gene is a pronostic factor in sporadic ALS. *Neurology* 2001; *56* : 753-757.

13 MALADIES DES NOYAUX DE LA BASE

Les maladies étudiées dans ce chapitre sont causées par des lésions ou un dysfonctionnement prédominant sur les noyaux de la base.

MALADIE DE PARKINSON

La maladie de Parkinson doit être distinguée des syndromes parkinsoniens liés à des maladies neurodégénératives plus diffuses et des syndromes parkinsoniens symptomatiques ayant une cause toxique, infectieuse, traumatique ou tumorale. Elle peut être idiopathique ou familiale.

La *maladie de Parkinson idiopathique*, affection dégénérative dont la cause est inconnue, représente 60 à 75 % des syndromes parkinsoniens. Sa prévalence est évaluée à 150 pour 100 000, ce qui en fait la maladie neurodégénérative la plus fréquente après la maladie d'Alzheimer.

Neuropathologie

Lésions de la pars compacta du locus niger

Contenant le corps cellulaire de neurones dopaminergiques dont les projections se font vers le striatum, les lésions de la *pars compacta* du locus niger sont constantes. La dépigmentation du locus niger est visible macroscopiquement (fig. 13.1). L'examen microscopique révèle une perte neuronale associée à une gliose modérée. On trouve aussi des lésions dans les autres formations

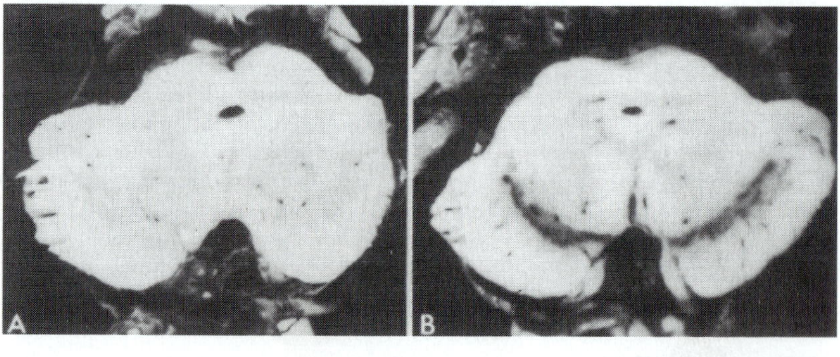

Fig. 13.1. *Dépigmentation du locus niger dans un cas de maladie de Parkinson (a) et comparaison avec un locus niger normal (b)* (d'après R. Escourolle et J. Poirier, 1977).

pigmentées du tronc cérébral (locus coeruleus, noyau dorsal du vague), ainsi que dans le noyau pédonculo-pontin et dans le noyau basal de Meynert.

Corps de Lewy

Les corps de Lewy sont un marqueur de la maladie de Parkinson idiopathique. Il s'agit d'inclusions neuronales cytoplasmiques éosinophiles dont le constituant principal est l'*alpha-synucléine*. Les corps de Lewy sont présents aussi dans certaines formes familiales.

Étiologie

Forme sporadique

La plupart des cas sont sporadiques, correspondant à la *maladie de Parkinson idiopathique*. La prévalence de la maladie augmente avec l'âge, touchant 1 à 2 % de la population après soixante-cinq ans. Le vieillissement est responsable d'une diminution progressive du nombre des neurones du locus niger. Cependant, cette décroissance physiologique ne suffit pas à rendre compte de la maladie, qui ne se déclare que pour un nombre de neurones dopaminergiques inférieur à 20 % de leur nombre initial. La maladie résulte probablement de la sommation de facteurs de risque, génétiques et environnementaux.

Même en l'absence de transmission mendélienne bien déterminée, il est plus fréquent de trouver un cas de maladie de Parkinson dans la famille d'un sujet atteint que dans une population contrôle. Ces faits suggèrent l'existence de facteurs génétiques de susceptibilité.

Parmi les facteurs environnementaux, le rôle des pesticides, des herbicides ou de substances utilisées dans l'industrie a été soupçonné, sans que les études épidémiologiques aient démontré leur responsabilité. Une corrélation négative a été trouvée avec la consommation de tabac. Un regain d'intérêt pour la théorie toxique a été apporté par la connaissance des syndromes parkinsoniens induits par le *MPTP* (méthyl-phényl-tétrahydropyridine). Le MPTP est un produit obtenu lors de la synthèse de drogues illicites. Chez l'homme, il peut induire un syndrome parkinsonien sévère sensible à la L-dopa. L'examen du cerveau dans de tels cas montre une perte des neurones dopaminergiques de la substance noire. Les études pharmacologiques réalisées chez le singe ont montré que l'effet du MPTP est bloqué par les inhibiteurs de la MAO B, qui est nécessaire pour la transformation du MPTP en MPP +, qui est en fait le principe toxique. Dans les neurones dopaminergiques, le MPP + se lie avec la neuromélanine qui le libère progressivement. Il est ensuite capté par les mitochondries, où il inhibe le complexe I de la chaîne respiratoire et les mécanismes de réduction des radicaux libres, dont l'accumulation serait responsable des lésions neuronales. Des substances environnementales, telles que la roténone, pourraient avoir des propriétés comparables au MPTP.

Formes familiales

Plusieurs gènes peuvent être en cause dans les formes familiales de la maladie de Parkinson, dont il existe des formes autosomiques dominantes et récessives.

❐ Formes autosomiques dominantes

Les principaux gènes sont *Park1* et *Park8*. Les mutations du gène *Park 1*, codant l'alpha-synucléine (4q21-q23), sont responsables d'une maladie de Parkinson typique, à l'exception d'un âge de début moyen autour de quarante-cinq ans. La dégradation de l'alpha-synucléine est assurée par la voie de l'ubiquitine-protéasome; le processus de dégradation est ralenti dans les formes mutées de l'alpha-synucléine conduisant à l'accumulation de la protéine sous une forme bêta-plissée et à la formation de corps de Lewy. La mutation de *Park 1* n'est trouvée que dans une minorité de formes familiales autosomiques dominantes.

Le gène *Park8* codant LRRK2/dardarine est le déterminant génétique le plus souvent en cause. Des mutations (G2019S étant la plus fréquente) sont trouvées dans environ 6 % des formes familiales, mais aussi dans environ 3 % des cas apparemment sporadiques de syndromes parkinsoniens typiques à début tardif.

❐ Formes autosomiques récessives

Les principaux gènes sont *Park2* (*parkine*), *Park6* (*PINK1*) et *Park7* (*DJ-1*).

Des mutations du gène *Park 2* codant la *parkine* sont en cause dans des maladies de Parkinson familiales *autosomiques récessives juvéniles*, remarquables par le début en règle avant quarante ans, l'association à de la dystonie, à des fluctuations diurnes (amélioration par le repos) et par la survenue précoce de dyskinésies sévères induites par la lévodopa. La parkine intervient dans le processus d'ubiquitination permettant la dégradation de diverses protéines, dont l'alpha-synucléine.

Des mutations du gène *PINK1* (*Park 6*) codant une protéine kinase mitochondriale et du gène *DJ-1* (*Park 7*) sont responsables aussi de syndromes parkinsoniens à début précoce.

Il faut noter que des mutations présentes à l'état hétérozygote dans *parkine* ou *PINK-1* semblent constituer un facteur de risque pour la survenue d'une maladie de Parkinson à début tardif, apparemment sporadique.

Physiopathologie

La maladie de Parkinson résulte principalement de la dégénérescence des neurones dopaminergiques de la *pars compacta* du locus niger dont les projections se font sur le striatum.

Chez le primate, le *MPTP* fournit un modèle expérimental de la maladie. Chez les singes ainsi traités, les enregistrements neuronaux montrent une augmentation de l'activité gabaergique inhibitrice exercée sur le thalamus par le segment interne du pallidum et la *pars reticulata* du locus niger. Les modalités de la régulation de cette activité « de sortie » des noyaux gris, et les conséquences de l'atteinte du système nigro-strié sont indiquées dans la figure 13.2. On voit sur ce schéma que la conséquence d'un déficit de la voie dopaminergique nigro-striée est une forte inhibition thalamique. Le déséquilibre au sein de ce système peut être corrigé par l'administration de L-dopa ou d'agonistes

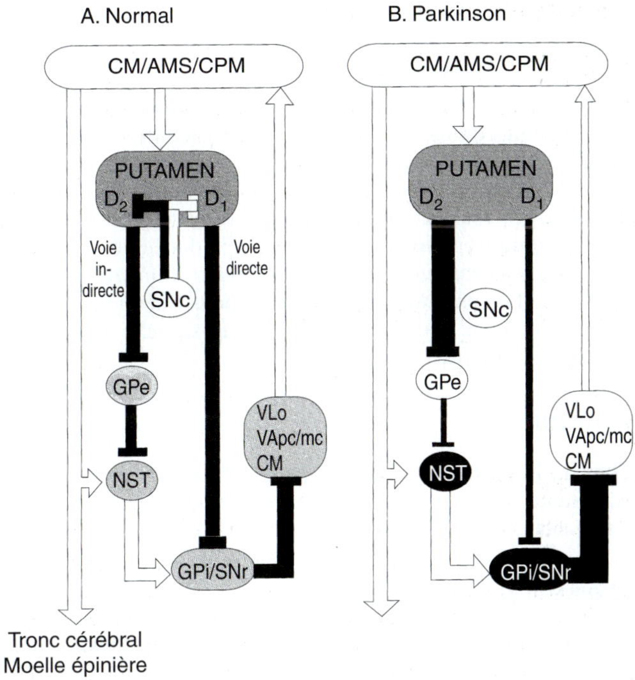

Fig. 13.2. *Physiopathologie de la maladie de Parkinson.*

Les connexions représentées en noir sont des voies inhibitrices. Les connexions représentées par un double trait sont excitatrices. La largeur des flèches traduit le degré relatif de leur activité.

Au cours de la maladie de Parkinson, la défaillance des neurones dopaminergiques du locus niger *pars compacta* (SNc) a une double conséquence sur les neurones effecteurs du putamen.

A. Les récepteurs D2 ne sont plus inhibés. L'inhibition gabaergique sur les neurones du globus pallidus externe (GPe) est augmentée. De ce fait, l'inhibition gabaergique du noyau sous-thalamique (NST) par les neurones du GPe est diminuée. L'excitation glutamatergique exercée par le NST sur le globus pallidus interne (GPI) et sur la substantia nigra, pars reticulata (SNr) est augmentée. Les neurones du GPI et de la SNr exercent une puissante inhibition gabaergique sur les noyaux thalamiques ventrolatéral oral (VLo), ventral antérieur (VA) et centre médian qui adressent normalement une excitation tonique au cortex frontal moteur (CM), prémoteur (PM) et à l'aire motrice supplémentaire (AMS).

B. Les récepteurs D1 ne sont plus excités. L'inhibition gabaergique qu'ils exercent sur le GPI et sur la SNr est réduite. Ceci contribue à renforcer l'action inhibitrice de ces dernières structures sur les noyaux thalamiques.

Au total, le complexe Gpi/SNr, dont l'excitation est augmentée et l'inhibition diminuée, renforce son action inhibitrice sur les noyaux thalamiques.

dopaminergiques, ou par des interventions portant sur le noyau sous-thalamique ou sur le pallidum interne, visant à réduire l'activité inhibitrice exercée par ce dernier sur le thalamus.

Dans ce schéma, la sémiologie parkinsonienne, en particulier l'akinésie et la rigidité, apparaît comme la conséquence de l'inhibition du thalamus et, par son intermédiaire, du cortex, notamment de l'aire motrice supplémentaire. Le tremblement est relativement indépendant des autres éléments du syndrome parkinsonien. Au cours des interventions stéréotaxiques, une activité rythmée à la fréquence du tremblement est enregistrée dans le noyau ventral intermédiaire (VIM) du thalamus et la destruction ou la stimulation à haute fréquence de ce noyau fait disparaître le tremblement dans l'hémicorps controlatéral. Le VIM appartient à une boucle dont l'activité, lorsqu'elle est libérée, est responsable de divers types de tremblements.

Étude clinique

Le début de la maladie est insidieux. Il est habituellement unilatéral, et les signes restent longtemps asymétriques, pouvant réaliser le tableau d'un hémiparkinson.

Le tremblement parkinsonien

Le diagnostic est facilement évoqué lorsque le tremblement est la manifestation neurologique initiale, soit dans environ 80 % des cas. Il s'agit d'un tremblement de repos, régulier (4 à 5 cycles par seconde), qui diminue ou disparaît lors des mouvements volontaires. Il est exagéré par la fatigue, les émotions, les efforts de concentration intellectuelle (calcul mental) et disparaît pendant le sommeil. Il intéresse le plus souvent les membres supérieurs : mouvement de prono-supination de l'avant-bras, de flexion-extension des doigts et d'adduction-abduction du pouce réalisant un mouvement d'émiettement au niveau des doigts. Il peut aussi intéresser les membres inférieurs, la mâchoire et les lèvres.

Ces caractères distinguent le tremblement parkinsonien du tremblement essentiel, qui est un tremblement d'attitude. Cependant, une composante de tremblement d'attitude peut être présente dans la maladie de Parkinson.

Le syndrome akinéto-hypertonique

Le diagnostic risque d'être moins facilement évoqué lorsque le patient consulte pour des troubles mal définis en relation avec le syndrome akinéto-hypertonique. Dans de tels cas, les plaintes peuvent être des douleurs, de la fatigue, une réduction de l'activité, une difficulté dans l'exécution de certains mouvements, notamment les mouvements alternatifs rapides, une modification de l'écriture. L'attention doit alors être attirée par la présentation du malade et notamment par des éléments tels qu'amimie, rareté du clignement, attitude en légère flexion d'un membre supérieur, diminution du ballant d'un membre supérieur lors de la marche. L'examen recherche alors systématiquement l'akinésie et l'hypertonie.

❐ Akinésie

L'akinésie est responsable d'une rareté et d'une lenteur des mouvements. Le parkinsonien est un sujet immobile dont l'expression gestuelle est réduite; il est économe de ses gestes qu'il doit vouloir et penser. L'akinésie se traduit au niveau du visage par une amimie, une rareté du clignement. L'appauvrissement de la mimique, lorsqu'il est à forte prédominance unilatérale, peut donner l'impression d'une parésie faciale, mais la mimique volontaire est conservée. La parole est souvent assourdie, monotone, entrecoupée d'accélérations au cours desquelles elle devient difficilement compréhensible. L'exploration du champ visuel est assurée par les seuls mouvements des globes oculaires sans déplacements de la tête. Lors de la marche, l'akinésie est responsable d'une perte du ballant des bras. Le patient a des difficultés à effectuer les mouvements alternatifs rapides. Il peut avoir constaté ces faits dans la vie courante (par exemple, difficultés pour se brosser les dents) et cela peut être mis en évidence lors de l'examen par diverses épreuves : pianotement, marionnettes, tapotement de l'index sur le pli de flexion du pouce, tapotement du pied, montrant que l'amplitude des mouvements diminue rapidement pour parfois aboutir à un blocage complet. L'écriture est souvent perturbée, avec une tendance à la micrographie. L'akinésie, lorsqu'elle est importante et à très forte prédominance unilatérale, peut être parfois prise à tort pour une hémiparésie, mais la force musculaire n'est pas diminuée et il n'y a pas de syndrome pyramidal.

Sous l'influence d'une émotion, l'akinésie peut laisser place de façon transitoire à des *kinésies paradoxales.* L'*akathisie* est un trouble observé chez certains malades qui, malgré leur akinésie, sont incapables de rester immobiles et présentent une sorte de piétinement sur place.

❐ Hypertonie

L'hypertonie est responsable d'une diminution de la passivité, étudiée par le ballant de la main ou du membre supérieur, et d'une *rigidité* mise en évidence par la mobilisation passive des segments de membres, notamment au niveau du poignet et du coude. Cette rigidité plastique, en « tuyau de plomb », est bien différente de la spasticité du syndrome pyramidal. Elle est augmentée par la mobilisation active du membre controlatéral (signe de Froment). Elle cède parfois par à-coups successifs donnant lieu au phénomène de la roue dentée lié à la surimpression d'un tremblement. L'hypertonie parkinsonienne prédomine sur les fléchisseurs et elle a la particularité de s'accompagner d'une *exagération des réflexes de posture*, se traduisant par la contraction des muscles fléchisseurs (biceps, fléchisseurs de la main, jambier antérieur) lorsqu'ils sont soumis à un raccourcissement passif. Des phénomènes dystoniques distaux peuvent être observés, notamment au niveau du pied avec dystonie en griffe des orteils survenant en station debout et gênant la marche.

❐ Signes cardinaux

La combinaison des trois signes cardinaux, *tremblement*, *akinésie* et *rigidité*, associés au début asymétrique et à l'absence de signes atypiques ont une valeur prédictive de 90 % pour le diagnostic de maladie de Parkinson idiopathique. Une bonne réponse à la L-dopa constitue un argument supplémentaire. Cependant, ce critère pharmacologique, au tout début de la maladie, n'a pas de valeur diagnostique absolue. Il peut en effet exister une petite réponse à la L-dopa au début de l'évolution dans des syndromes parkinsoniens liés à d'autres maladies dégénératives.

Troubles posturaux, troubles de la marche

À un stade plus évolué de la maladie, la prédominance de l'hypertonie parkinsonienne sur les fléchisseurs entraîne une attitude particulière liée à une légère flexion du cou, du tronc et des membres qui peut être responsable d'une posture inclinée vers l'avant (fig. 13.3). Dans les cas extrêmes, la flexion en avant du tronc est très marquée (*camptocormie*), s'accentuant lors de la marche, s'atténuant en décubitus dorsal. Une dystonie du type de la camptocormie peut être observée indépendamment de l'existence d'une maladie de Parkinson.

Parallèlement à l'aggravation des anomalies posturales, la marche se détériore, se faisant d'un seul bloc, à petits pas, avec parfois des accélérations (festination) ou des blocages, en particulier lors des demi-tours. Ces blocages, ou enrayages cinétiques (*freezing*), sont à l'origine de chutes fréquentes. L'atteinte du *noyau pédonculo-pontin* semble jouer un rôle important dans la survenue de ces troubles de la posture et de la locomotion, peu sensibles aux médicaments dopaminergiques.

En fonction du handicap moteur, les parkinsoniens peuvent être classés dans l'un des cinq stades de Hoehn et Yahr (tableau 13.I).

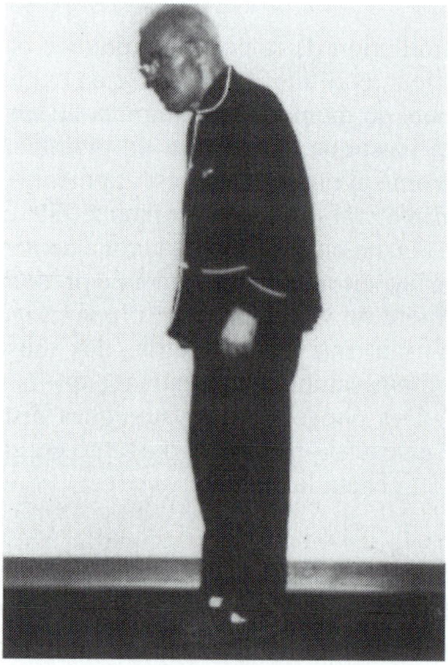

Fig. 13.3. *Maladie de Parkinson : attitude générale en flexion.*
À côté de cette dystonie axiale en flexion, qui est un élément fondamental du syndrome parkinsonien, on observe aussi des *phénomènes dystoniques distaux :* au niveau de la main, avec tendance à la flexion de la métacarpophalangienne, à l'hyperextension de l'interphalangienne, à l'adduction du pouce; au niveau du pied, avec parfois une dystonie en griffe des orteils survenant dans la station debout et pouvant gêner notablement la marche.

Tableau 13.I *Stades de Hoehn et Yahr.*

Stade	*Handicap*
Stade 0	Pas de signes parkinsoniens
Stade 1	Signes unilatéraux n'entraînant pas de handicap dans la vie quotidienne
Stade 2	Signes à prédominance unilatérale entraînant un certain handicap
Stade 3	Atteinte bilatérale avec une certaine instabilité posturale, malade autonome
Stade 4	Handicap sévère mais possibilité de marche, perte partielle de l'autonomie
Stade 5	Malade en chaise roulante ou alité, n'est plus autonome

Le reste de l'examen neurologique

Il est pour l'essentiel normal, mis à part un réflexe naso-palpébral inépuisable et la possibilité d'une hypersialorrhée et d'une hypersécrétion sébacée. La présence, à un stade précoce de l'évolution, d'une détérioration intellectuelle, de troubles sévères de la posture et de la marche entraînant des chutes, de troubles des mouvements oculaires, de troubles végétatifs sévères sont autant d'éléments qui doivent faire douter du diagnostic.

En dehors d'une association éventuelle à une maladie d'Alzheimer, et à la différence de la maladie des corps de Lewy diffus, la démence n'est pas une manifestation précoce de la maladie de Parkinson. Cependant, l'apparition de troubles cognitifs, essentiellement de troubles de l'attention, et d'un ralentissement idéique n'est pas exceptionnelle au cours de l'évolution. Une démence de type sous-cortical peut se développer à un stade tardif.

Traitement

Médicaments

Le traitement de la maladie de Parkinson dispose de médicaments qui sont efficaces sur les symptômes de la maladie, mais qui n'ont pas d'action neuroprotectrice : malgré l'amélioration fonctionnelle apportée par ces médicaments, le processus dégénératif responsable de la maladie continue à évoluer. On peut distinguer des médicaments mineurs et des médicaments majeurs.

❒ Médicaments mineurs

Les *anticholinergiques de synthèse*, tels que le trihexyphénidyle (*Artane*, 3 à 6 mg par jour), ont été les premiers médicaments utilisés dans la maladie de Parkinson. Ils pourraient agir en corrigeant un déséquilibre striatal entre système dopaminergique et cholinergique. Ce traitement, dont l'efficacité est limitée, est parfois encore utilisé au début de la maladie, dans les formes tremblantes. Les anticholinergiques sont à utiliser avec une grande prudence chez les sujets âgés car ils favorisent la survenue des états confusionnels.

La *sélégiline* est un inhibiteur de la monoamine oxydase B. Ce médicament, qui réduit la dégradation de la L-dopa, a un effet antiparkinsonien faible. Il peut être utilisé à la phase initiale de la maladie, en l'absence de gêne fonctionnelle notable.

❐ Médicaments majeurs

Ils comprennent la L-dopa et les agonistes dopaminergiques. Le recours à ces médicaments s'impose dès que la gêne fonctionnelle devient notable.

• L-dopa

Le traitement de la maladie de Parkinson a été transformé par l'introduction de la L-dopa (tableau 13.II) qui, à la différence de la dopamine, passe la barrière sang-cerveau. Dans le cerveau, la L-dopa est convertie en dopamine par la dopa décarboxylase. Cette conversion augmente les concentrations de dopamine dans le système nerveux central, mais aussi à la périphérie, ce qui est responsable d'effets secondaires. Pour éviter cette conversion périphérique, on associe la L-dopa à un inhibiteur de la décarboxylase qui ne pénètre pas dans le cerveau. Cet inhibiteur est le bensérazide dans le *Modopar* et la carbidopa dans le *Sinemet*. L'effet thérapeutique du *Modopar* et du *Sinemet* est comparable. Les effets secondaires les plus fréquemment rencontrés sont l'hypotension orthostatique et, en début de traitement, les troubles digestifs à type de nausées et de vomissements. Dans de tels cas, on peut associer de la dompéridone (*Motilium*), qui est un inhibiteur dopaminergique périphérique. Le choix initial entre *Modopar* et *Sinemet* dépend essentiellement des habitudes du médecin. En cas d'intolérance, on peut être amené à remplacer l'un par l'autre, certains patients se plaignant moins d'effet secondaire avec l'un ou l'autre de ces médicaments. Le traitement doit être instauré progressivement en s'en tenant à la plus petite dose efficace.

Tableau 13.II *Les différentes formes de L-dopa.*

DCI	*Spécialité*	*Teneur en L-dopa*
Lévodopa + bensérazide	*Modopar* 62,5	50 mg
	Modopar 125	100 mg
	Modopar LP 125	100 mg
	Modopar 125 dispersible	100 mg
	Modopar 250	200 mg
Lévodopa + carbidopa	*Sinemet* 100	100 mg
	Sinemet LP 100	100 mg
	Sinemet LP 200	200 mg
	Sinemet 250	250 mg

La L-dopa est dans l'immédiat le traitement le plus efficace de la maladie de Parkinson, mais en initiant ce traitement, il faut savoir que tôt ou tard apparaîtront des « complications motrices » sous la forme de fluctuations motrices ou de dyskinésies.

- **Agonistes dopaminergiques**

Ces médicaments (tableau 13.III) comprennent la bromocriptine, le lisuride et le pergolide qui sont des dérivés de l'ergot de seigle, le ropinirole, le pramipexole et le piribédil qui ne sont pas des dérivés de l'ergot de seigle.

Tableau 13.III *Agonistes dopaminergiques.*

DCI	*Présentation*	*Posologie moyenne*
Bromocriptine (*Parlodel*)	Comprimés 2,5 mg Gélules 5 et 10 mg	10 à 40 mg/24 heures
Lisuride (*Dopergine*)	Comprimés 0,2 et 0,5 mg	0,8 à 1,5 mg/24 heures
Pergolide *(Célance)**	Comprimés à 0,05; 0,25 et 1 mg	1,50 à 3 mg/24 heures
Ropinirole (*Requip*)	Comprimés à 0,25; 0,50; 1; 2,5 mg	3 à 24 mg/24 heures
Pramipexole (*Sifrol*)	Comprimés à 0,18 mg; 0,7 mg (forme base)	1 à 3 mg (forme base)
Piribédil (*Trivastal*)	Comprimés à 20 et 50 mg et LP 50 mg	50 à 250 mg
Apomorphine (*Akinéton*)	Voie sous-cutanée Auto-injection par stylo lors des phases « off »	

* Surveillance échographique cardiaque nécessaire.

La demi-vie des agonistes dopaminergiques est plus longue que celle de la L-dopa. Certains effets secondaires périphériques (nausées, vomissements) peuvent être prévenus par l'association à la dompéridone. L'efficacité des agonistes dopaminergiques est moindre que celle de la L-dopa mais l'apparition des complications motrices serait plus tardive. L'effet secondaire le plus gênant est représenté par les troubles psychiques. Les agonistes dopaminergiques dérivés de l'ergot comportent un risque faible de fibrose (rétropéritonéale, pleuro-pulmonaire, valvulopathie) qui doit être connu. Les agonistes non dérivés de l'ergot de seigle, mieux tolérés, sont actuellement les plus utilisés.

Institution du traitement

L'institution du traitement peut être schématisée de la façon suivante :

– en l'absence de gêne fonctionnelle notable, il n'est pas nécessaire d'instituer un traitement médicamenteux. En effet, le traitement de la maladie de Parkinson, purement symptomatique, n'empêche pas la progression de la maladie;

– lorsqu'il existe un retentissement fonctionnel, l'attitude thérapeutique dépend de l'âge du patient :

- si le sujet est âgé de moins de soixante-dix ans, il est recommandé de recourir en première intention à un agoniste dopaminergique de façon à retarder l'apparition des complications motrices qui semblent survenir plus souvent et plus précocement avec la L-dopa. En cas de gêne minime, on peut avoir recours à la sélégiline ou à un anticholinergique si le tremblement prédomine. Le recours à la L-dopa se justifie en cas d'intolérance ou lorsque la réponse thérapeutique est insuffisante;

• chez les sujets plus âgés, la L-dopa peut être utilisée en première intention;

• chez tous les patients, lorsque le handicap devient plus important, le recours à la L-dopa, traitement le plus efficace, reste indispensable.

Évolution sous traitement

❒ La « lune de miel »

Habituellement, le traitement est remarquablement efficace au début. L'amélioration fonctionnelle est nette. Avec la prise du traitement trois fois par jour, l'amélioration est continue au cours du nycthémère : le sujet est « on » 24 heures sur 24.

Cependant, généralement après plusieurs années d'évolution, des complications motrices apparaissent.

❒ Complications motrices

Leur survenue traduit l'évolutivité des lésions : les études en TEP de la voie dopaminergique nigro-striatale montrent que la dégénération de cette voie survient huit à dix fois plus vite chez les parkinsoniens que chez les sujets normaux de même âge.

Un âge de début avancé, un déficit cognitif précoce, l'absence de tremblement au début de la maladie font redouter l'apparition plus rapide de complications motrices.

Elles comprennent :

– *les akinésies de fin de dose* : réapparition des signes parkinsoniens de plus en plus précocement après chaque prise médicamenteuse. Les akinésies du réveil sont une forme d'akinésie de fin de dose;

– *les akinésies postprandiales* ou du début d'après-midi : elles pourraient être liées à un défaut d'absorption de la L-dopa par compétition avec les protéines alimentaires;

– *les akinésies ou périodes off imprévisibles*, qui ne sont pas liées à l'horaire des prises;

– *les dyskinésies* qui peuvent survenir à des moments variés, lors du pic de dose, mais aussi en début ou en fin de dose, pouvant alors être très intenses, balliques, et s'accompagner de dystonies douloureuses;

– *l'effet on/off* dans lequel se succèdent akinésies imprévisibles et dyskinésies. Ces patients passent de façon brusque, sans horaire prévisible, sans lien précis avec les prises médicamenteuses, d'un état « *on* », où ils sont mobiles mais au prix de mouvements anormaux très importants, à un état « *off* », où ils sont totalement bloqués;

– *les dystonies* qui peuvent survenir en phase *on* ou en phase *off*. Les dystonies, qui intéressent surtout les membres inférieurs, sont parfois très douloureuses. Elles sont améliorées par la toxine botulique.

Ces fluctuations motrices sont probablement liées à l'évolution de la maladie. Elles surviennent lorsque la perte des neurones dopaminergiques est de l'ordre de 90 %. Elles résultent d'une diminution des capacités de stockage de la dopamine dans les terminaisons nerveuses restantes et d'une dysrégulation des récepteurs dopaminergiques soumis à une stimulation non physiologique.

Des ajustements thérapeutiques sous la forme de fractionnement des prises de L-dopa, de l'utilisation de formes retard, permettent habituellement de contrôler les akinésies de fin de dose. La forme dispersible peut être utilisée pour les akinésies du réveil.

Un *inhibiteur de la catéchol-O-méthyl-transférase* (COMT), l'*entacapone*, peut être prescrit en association avec la L-dopa, dont il prolonge l'action (une préparation associant entacapone 200 mg, carbidopa et L-dopa à la posologie de 50 mg, 100 mg et 150 mg est disponible sous le nom de *Stalevo*).

Les effets *on-off* imprévisibles, responsables de blocages, d'enrayages cinétiques, de chutes, sont beaucoup plus difficiles à contrôler malgré la multiplication des prises, l'utilisation des formes retard ou dispersibles, l'utilisation d'associations thérapeutiques : L-dopa et agoniste, L-dopa et inhibiteur de la COMT. Les périodes *off*, lorsqu'elles sont très invalidantes, en particulier lorsqu'elles s'accompagnent de dystonies douloureuses, peuvent être améliorées par l'*apomorphine* (*Apokinon*) administrée à l'aide d'un stylo injecteur, dont l'action est rapide mais brève. L'amantadine, par une action antagoniste sur les récepteurs NMDA de la voie glutamatergique thalamo-corticale, peut avoir un effet favorable sur les dyskinésies induites par la lévodopa.

❐ Complications psychiques

Le traitement peut aussi être compliqué par l'apparition de troubles psychiatriques, essentiellement à type de confusion ou d'hallucinations, dont la survenue est favorisée par l'âge et l'existence d'une détérioration intellectuelle. Les hallucinations, avant tout visuelles, peuvent être très riches. Elles sont pour le patient davantage une source de perplexité que d'anxiété, mais elles impressionnent beaucoup l'entourage. Une amélioration de ces troubles psychiatriques est obtenue grâce à l'arrêt des anticholinergiques ou des agonistes dopaminergiques, lorsque le traitement en comporte, ou grâce à la réduction des posologies de L-dopa, au prix d'une aggravation des signes parkinsoniens. Les neuroleptiques — en dehors de la clozapine (*Leponex*) prescrit à une posologie faible et sous surveillance hématologique rigoureuse — sont contre-indiqués car ils aggravent le syndrome parkinsonien. Un effet favorable de la clozapine sur les dyskinésies a aussi été rapporté.

Le *syndrome de dysrégulation dopaminergique* est caractérisé par la survenue au cours du traitement d'une tendance à la prise compulsive de médicaments dopaminergiques à l'origine de modification de l'humeur et du comportement : jeu pathologique, achats compulsifs, comportements stéréotypés.

Traitement chirurgical

Le traitement chirurgical repose sur des interventions stéréotaxiques visant à établir un nouvel équilibre fonctionnel au sein des noyaux gris centraux. D'une façon générale, ces interventions ne peuvent être envisagées que dans des formes sévères, invalidantes, résistant au traitement médical. Les cibles principales sont le pallidum interne (GPI) et le noyau sous-thalamique (NST). En effet, la réduction de l'innervation dopaminergique du striatum résultant de la déperdition neuronale dans la substantia nigra *pars compacta* (SNc) a pour conséquence une hyperactivité du GPI et de la substantia nigra *pars reticulata* (SNr). L'hyperactivité du GPi et de la SNr est elle-même entretenue par l'hyperactivité du NST. L'hyperactivité de ces structures peut être réduite par la création d'une lésion (pallidotomie) ou par une stimulation chronique à haute fréquence. La méthode de choix paraît être la stimulation du noyau sous-thalamique, qui est efficace sur l'akinésie, la rigidité, le tremblement ainsi que sur les dyskinésies. La greffe de neurones mésencéphaliques embryonnaires humains dans le striatum reste une méthode en cours d'évaluation.

AUTRES SYNDROMES PARKINSONIENS DÉGÉNÉRATIFS

Maladie des corps de Lewy diffus

De nombreux corps de Lewy sont trouvés non seulement dans des structures sous-corticales comme dans la maladie de Parkinson, mais aussi dans des neurones du cortex cérébral. L'affection peut se présenter initialement comme un syndrome parkinsonien plus ou moins sensible à la L-dopa. L'apparition précoce d'une détérioration cognitive, d'épisodes confusionnels, d'hallucinations visuelles fait suspecter une maladie des corps de Lewy diffus. Plus souvent, l'affection débute comme une démence primitive (« démence à corps de Lewy ») (cf. chapitre 19).

Paralysie supranucléaire progressive (maladie de Steele-Richardson-Olszewski)

Il s'agit d'une affection sporadique dans la grande majorité des cas. L'âge moyen de début est de soixante-cinq ans. La prévalence est faible : 1,4 pour 100 000 *versus* 100 à 170 pour 100 000 pour la maladie de Parkinson.

Le syndrome parkinsonien, le plus souvent symétrique, est dominé par l'akinésie, la rigidité à prédominance axiale avec tendance à l'extension du cou et à l'instabilité posturale avec des chutes précoces. Le tremblement est absent ou discret. La dopa-résistance du syndrome parkinsonien est remarquable. La survie moyenne est de 5,6 ans. Les signes associés, plus ou moins précoces, comportent un syndrome neuropsychologique de type frontal et un syndrome pseudo-bulbaire se traduisant par de la dysarthrie et de la dysphagie.

Des troubles oculomoteurs sous la forme d'un ralentissement des saccades peuvent être décelés précocement par un enregistrement des mouvements oculaires. Plus tard, les troubles sont apparents cliniquement : paralysie des saccades verticales, notamment vers le bas, atteinte parallèle des mouvements de poursuite, mais préservation des réflexes oculo-céphaliques attestant du caractère supranucléaire de l'atteinte.

Les anomalies IRM peuvent être évocatrices : atrophie du mésencéphale, dilatation du troisième et du quatrième ventricule, hypersignal en T2 du pallidum interne.

Les lésions prédominent sur les noyaux gris centraux et le tronc cérébral, mais il existe aussi des lésions du cortex cérébral. Elles comportent des dégénérescences neurofibrillaires, une perte neuronale et une gliose. Les dégénérescences neurofibrillaires sont marquées par l'anticorps *anti-tau.* Elles se distinguent de celles de la maladie d'Alzheimer par un faible marquage par les anticorps anti-ubiquitine et parce qu'il s'agit de filaments droits et non de paires de filaments à disposition hélicoïdale.

Dégénérescence cortico-basale

Cette affection, en règle générale sporadique, débute le plus souvent autour de la soixantaine. Elle associe des lésions corticales à prédominance fronto-pariétale et des lésions sous-corticales prédominant sur la *pars compacta* du locus niger. Les lésions sont à prédominance unilatérale. Il existe une déperdition neuronale et une gliose, avec présence de neurones ballonisés achromatiques et d'inclusions tau-positives neuronales et gliales.

Les troubles, longtemps très asymétriques, voire unilatéraux, débutent habituellement au niveau d'un membre supérieur sous la forme d'hypertonie, de dystonie, de tremblement, de myoclonies. Une apraxie est habituelle, associée parfois à un signe de la « main capricieuse » et à des troubles de la sensibilité de type épicritique. Les troubles neuropsychologiques peuvent réaliser une démence de type frontal et/ou une aphasie progressive non fluente. Des troubles oculomoteurs, de type supranucléaire, et des troubles de la marche surviennent de façon habituellement tardive. La dopa-thérapie est constamment inefficace. La durée moyenne de l'évolution est de six à huit ans.

Atrophie multisystématisée

L'atrophie multisystématisée est une affection dégénérative sporadique, débutant habituellement dans la sixième décennie, d'évolution progressive, avec une survie moyenne de neuf ans. La prévalence est d'environ 4 pour 100 000.

Les lésions, associant pertes neuronales et gliose, intéressent tout ou partie des structures suivantes : locus niger, striatum, olives bulbaires, noyaux du pont, locus coeruleus et, dans la moelle, les colonnes intermédiolatérales et le noyau d'Onuf. Des inclusions intracytoplasmiques et intranucléaires présentes dans les oligodendrocytes et les neurones sont un marqueur non absolument spécifique de cette affection. L'ubiquitine, la protéine tau et l'α-synucléine sont présentes dans ces inclusions.

Sur le plan clinique, l'association de signes de dysautonomie et de signes neurologiques divers caractérise l'affection, initialement décrite sous le nom de *syndrome de Shy-Drager*. Un syndrome parkinsonien dominé par la rigidité et l'akinésie, relativement résistant à la L-dopa, est au premier plan lorsque les lésions prédominantes sont celles de l'*atrophie striato-nigrique* (80 % des cas). En IRM, l'accumulation de fer peut donner un hyposignal en T2 au niveau du putamen et de la pars compacta du locus niger. Un syndrome cérébelleux peut être la manifestation initiale lorsque les lésions sont celles d'une *atrophie olivo-ponto-cérébelleuse* (20 % des cas), avec en IRM un hypersignal cruciforme en T2 au niveau du pont lié à l'atrophie des fibres ponto-cérébelleuses transverses contrastant avec la conservation des fibres cortico-spinales.

Plus ou moins précoce dans son apparition, le *syndrome dysautonomique* est dominé par une hypotension orthostatique en relation avec l'atteinte des neurones sympathiques du *tractus intermediolateralis* de la moelle. D'autres signes de dysautonomie sont habituellement associés : anomalies pupillaires, anhidrose et, en relation avec l'atteinte du noyau d'Onuf, impuissance et troubles sphinctériens. Un dysfonctionnement des cordes vocales (paralysie des abducteurs ou dystonie) peut être responsable d'un stridor.

Maladie d'Hallervorden-Spatz

Cette affection, autosomique récessive, débute habituellement chez l'enfant. Elle se traduit par un syndrome extrapyramidal progressif de type parkinsonien, associé à des manifestations dystoniques, à des signes pyramidaux, à une dégénérescence rétinienne pigmentaire. Une accumulation de fer donne au pallidum et à la substantia nigra une coloration rouille. Histologiquement, il existe des gonflements sur les axones réalisant les corps sphéroïdes. En IRM, l'image en T2 des « yeux de tigre » est due à la présence dans le pallidum d'un hypersignal au sein d'une région en hyposignal secondaire au dépôt de fer. Le gène en cause est dans la majorité des cas *PANK2* (panthoténate kinase 2).

Les relations avec la *dystrophie neuro-axonale infantile de Seitelberger*, dont le début est plus précoce et qui comporte des gonflements axonaux diffus, sont discutées.

SYNDROMES PARKINSONIENS SYMPTOMATIQUES

Syndromes parkinsoniens post-encéphalitiques

L'encéphalite léthargique de von Economo (1918-1924) a été responsable d'un grand nombre de syndromes parkinsoniens d'évolution chronique. Le syndrome parkinsonien était particulier par son association à d'autres manifestations neurologiques : troubles oculomoteurs, notamment crises oculogyres, dysphagie, dysarthrie, manifestations dystoniques. La nature virale de cette affection a été présumée, mais le virus en cause n'a jamais été isolé. Actuellement un syndrome parkinsonien, d'évolution habituellement favorable, peut être observé au décours d'encéphalites virales de nature variée.

Causes vasculaires

De rares cas de syndromes akinéto-hypertoniques unilatéraux en relation avec des lésions ischémiques striato-pallidales controlatérales ont été rapportés. Le plus souvent, les syndromes parkinsoniens d'origine vasculaires sont atypiques, dominés par des troubles de la marche (*lower body parkinsonism*). L'imagerie met en évidence des lésions plus ou moins diffuses de la substance blanche, souvent associées à des lésions lacunaires. Dans de tels, cas la L-dopa est inefficace.

Causes tumorales

Les syndromes parkinsoniens de cause tumorale sont rares. Dans une observation de Charcot, un tuberculome du locus niger était responsable du syndrome parkinsonien. Il faut mentionner la possibilité d'observer une sémiologie parkinsonienne en relation avec une tumeur sus-tentorielle intéressant les noyaux de la base, mais parfois située à distance : tumeur frontale, méningiome parasagittal.

Causes traumatiques

Un syndrome parkinsonien peut faire partie des séquelles neurologiques observées au décours d'un traumatisme crânien sévère. En dehors de ces cas et de l'akinésie de la démence pugilistique, le traumatisme n'a en règle qu'un rôle révélateur.

Causes toxiques

Au décours d'une intoxication oxycarbonée, un syndrome extrapyramidal à dominante akinétique peut révéler l'existence de lésions nécrotiques bilatérales du pallidum.

L'intoxication par le manganèse est responsable d'un syndrome parkinsonien symétrique, à prédominance axiale, avec un hypersignal pallidal sur les séquences IRM pondérées en T1.

Les syndromes parkinsoniens observés chez les patients ayant une cirrhose ou une communication porto-cave et, en IRM, un *hypersignal T1* dans les ganglions de la base, semblent être aussi en relation avec une accumulation de manganèse (dégénérescence hépato-lenticulaire acquise).

Causes iatrogènes

Les neuroleptiques, qui bloquent les récepteurs de la dopamine, sont une cause fréquente de syndrome parkinsonien. Cet effet secondaire n'est pas modifié par les médications dopaminergiques mais est corrigé par les anticholinergiques. La preuve de l'origine iatrogène est établie lorsque le syndrome parkinsonien régresse après arrêt des neuroleptiques. Cette preuve ne peut être administrée lorsque le traitement ne peut être interrompu. Il arrive, notamment chez les sujets âgés, que le syndrome parkinsonien ne régresse pas à l'arrêt des neuroleptiques qui, dans ce cas, ont précipité la décompensation d'une maladie de Parkinson qui était encore asymptomatique.

D'autres médicaments peuvent être en cause, tels que la flunarizine, les inhibiteurs de la recapture de la sérotonine, le valproate de sodium.

LE CUIVRE, LE FER ET LES NOYAUX DE LA BASE

Maladie de Wilson

La maladie de Wilson associe des lésions cérébrales et hépatiques (dégénérescence hépato-lenticulaire). Elle est provoquée par un trouble du métabolisme du cuivre déterminé génétiquement, la transmission héréditaire se faisant sur le mode autosomique récessif. Le gène responsable, *ATP7B*, localisé sur le chromosome 13, code une ATPase qui intervient dans le transfert du cuivre, dans son incorporation dans la céruloplasmine et dans son excrétion par la bile.

Anatomie pathologique

Les lésions hépatiques seraient les plus précoces, réalisant une cirrhose habituellement du type macronodulaire. Le cerveau peut être le siège de lésions visibles au niveau des noyaux lenticulaires : aspect atrophique ou processus de nécrose et de cavitation. À l'examen histologique, les lésions cérébrales sont plus diffuses, intéressant, outre le putamen et le pallidum, le noyau caudé, le noyau dentelé du cervelet, le thalamus, le noyau rouge, le locus niger, le cortex cérébral et cérébelleux. Leur formule est assez particulière, associant à des altérations dégénératives des neurones une prolifération gliale abondante faite d'astrocytes protoplasmiques du type II d'Alzheimer. On peut aussi observer de grandes cellules rondes décrites par Opalski, dont la nature exacte est discutée, et des cellules gliales géantes du type I d'Alzheimer.

Le syndrome neurologique

La maladie de Wilson se présente souvent comme une affection neurologique, l'atteinte hépatique demeurant latente. Le début se situe entre quinze et trente ans, associant de façon variable des phénomènes dystoniques et dyskinétiques, l'un ou l'autre de ces éléments sémiologiques pouvant être largement prédominant.

❒ Syndrome dyskinétique

Le syndrome dyskinétique est dominé par le *tremblement.* Il s'agit au début d'un tremblement discret, localisé au poignet, survenant surtout dans le maintien d'une attitude. Par la suite, tout en restant prédominant aux membres supérieurs, le tremblement s'étend et devient plus intense, perturbant l'exécution des mouvements. Néanmoins, il reste plus marqué dans le maintien de l'attitude que dans l'exécution d'un mouvement volontaire : ce phénomène apparaît bien dans l'épreuve de l'opposition des index (signe du bretteur). D'autres variétés de phénomènes dyskinétiques peuvent être observées chez ces malades : myoclonies d'action, mouvements choréiques ou athétosiques, mouvements stéréotypés, notamment au niveau de la langue.

❒ Syndrome dystonique

Le syndrome dystonique est assez variable. Il peut être du type parkinsonien, associant une rigidité plastique et une dystonie en flexion. Plus caractéristique est une hypertonie d'action survenant lors de la marche et des mouvements volontaires, qui sont comme bloqués par des spasmes oppositionnistes, et surtout au cours de la parole et de la mimique, pouvant conférer au visage un aspect grimaçant. On peut également observer chez ces malades des attitudes dystoniques diverses, fixant le tronc ou les extrémités dans des postures anormales, de façon permanente ou intermittente.

❒ Akinésie

La survenue préférentielle dans l'action des phénomènes dyskinétiques et dystoniques rend compte dans une large mesure des difficultés motrices de ces sujets : perturbations de la marche, dysarthrie, désordres majeurs dans l'exécution des mouvements fins, notamment dans l'écriture. Mais les perturbations motrices résultent aussi pour une part d'un élément déficitaire, l'akinésie, qui se manifeste par la pauvreté de la mimique, par la rareté, la lenteur, le caractère inachevé des mouvements, ainsi que par l'assourdissement de la voix, qui peut être à peine audible.

❒ Autres manifestations neurologiques

Il faut mentionner la possibilité de crises d'épilepsie, partielles ou généralisées. Des troubles psychiques sont fréquents, modifications de l'humeur, troubles du caractère, baisse du rendement scolaire, voire épisodes psychotiques pouvant conduire à la prescription de neuroleptiques aggravant de façon dramatique la symptomatologie motrice.

En IRM, les anomalies sont constantes, pouvant même précéder les manifestations neurologiques. Les lésions, qui apparaissent le plus souvent en hyposignal T1 et hypersignal T2 intéressent notamment les noyaux de la base, les noyaux dentelés du cervelet et la substance grise péri-aqueducale.

Dans ces formes neurologiques de la maladie, l'évolution non traitée après un début habituellement progressif, mais parfois subaigu ou même aigu, se fait vers la mort dans un délai moyen de quatre à cinq ans. L'évolution peut être écourtée dans les formes précoces, beaucoup plus longue dans les formes à début tardif, avec un éventail évolutif allant de quelques mois à plusieurs décennies.

Atteinte hépatique

La *cirrhose wilsonienne* peut rester cliniquement latente, dépistée seulement par la ponction-biopsie du foie. Parfois, cependant, l'interrogatoire retrouve des antécédents d'ictère ou de troubles digestifs qui ont précédé les signes neurologiques. D'un autre côté, il existe des *formes hépatiques* de la maladie de Wilson, au cours desquelles la symptomatologie neurologique peut faire totalement défaut. Ces formes ont la particularité de survenir tout spécialement chez l'*enfant*. Sur ce terrain, le diagnostic de maladie de Wilson doit être toujours envisagé en présence d'une cirrhose. Ces formes hépatiques de l'enfant peuvent avoir une évolution fulminante, rapidement mortelle, avant que les signes neurologiques n'aient le temps d'apparaître. Ailleurs, en l'absence de traitement, l'évolution se prolonge, les signes neurologiques apparaissent, le pronostic restant d'autant plus grave que la maladie a débuté chez un sujet plus jeune.

Anneau cornéen de Kayser-Fleischer

Pathognomonique de la maladie de Wilson, l'anneau de Kayser-Fleischer apparaît comme une bande de coloration brun verdâtre située à la périphérie de la cornée. Il correspond à un dépôt de fins granules de cuivre dans la membrane de Descemet. Visible à l'œil nu lorsqu'il est bien développé, cet anneau ne peut être décelé à la phase initiale de son développement que par l'examen biomicroscopique à la lampe à fente. La valeur sémiologique de ce signe est considérable, d'autant plus qu'il est précoce, pouvant exister à la phase préneurologique, permettant ainsi le dépistage préclinique de la maladie.

Autres manifestations cliniques

Les autres manifestations cliniques de la maladie sont plus rares. Parmi les signes inconstants, il faut mentionner : la pigmentation cutanée; les altérations osseuses (ostéoporose, ostéolyse, fractures spontanées) qui paraissent être la conséquence d'une tubulopathie rénale se manifestant par ailleurs par une hyperaminoacidurie; quelques cas de diabète et d'anémie hémolytique. Une cardiomyopathie peut être responsable de troubles du rythme.

Syndrome biochimique

Il existe une *surcharge des tissus en cuivre* responsable des lésions parenchymateuses, notamment hépatiques et cérébrales. Le cuivre hépatique est supérieur à 250 mg/g de tissu sec; l'excrétion urinaire du cuivre est augmentée, supérieure à 30 mg par 24 heures; le taux du cuivre plasmatique total est diminué, inférieur à 80 mg/100 ml, alors que la fraction albuminique labile est augmentée, supérieure à 12 mg/100 ml. Un *taux bas de céruloplasmine* est constaté dans la grande majorité des cas, inférieur à 15 mg/100 ml, mais il est normal dans 10 % des cas de maladie de Wilson. La diminution du taux de la céruloplasmine dans la maladie de Wilson est secondaire au défaut d'incorporation du cuivre dans cette protéine.

Traitement

Le traitement repose sur l'administration de *chélateurs* (pénicillamine, trientine) qui provoquent l'excrétion du cuivre, et/ou sur l'administration de zinc qui réduit l'absorption du cuivre.

La *D-pénicillamine* doit être instituée très progressivement pour éviter la survenue possible d'une aggravation transitoire des signes neurologiques. La surveillance doit être rigoureuse pour déceler des effets secondaires nécessitant l'interruption du traitement.

La *trientine*, qui semble avoir moins d'effets secondaires que la D-pénicillamine, peut être utilisée en première intention ou dans les cas où l'on doit renoncer à la D-pénicillamine.

Le *zinc* est généralement utilisé en relais du traitement chélateur ou en première intention chez les sujets asymptomatiques.

Ces médicaments ont modifié profondément le pronostic de la maladie de Wilson, permettant d'obtenir une amélioration spectaculaire et durable des signes neurologiques. La qualité du résultat dépend de la précocité du diagnostic et du suivi du traitement. L'état neurologique et la fonction hépatique doivent être évalués régulièrement, de même que l'élimination urinaire du cuivre.

Lorsqu'un cas de maladie de Wilson a été diagnostiqué, il est nécessaire d'identifier dans la fratrie les sujets homozygotes pour la mutation en vue d'instituer un traitement à la phase présymptomatique. La découverte de la moindre anomalie clinique, neurologique, hépatosplénique ou cornéenne, prend évidemment une énorme valeur. Quant à la détection véritablement préclinique, elle repose sur le dosage de la cuprémie, de la cuprurie, de la céruloplasmine, sur le diagnostic moléculaire et sur la ponction-biopsie du foie avec un dosage du cuivre hépatique.

Céruloplasmine

La céruloplasmine, dont le gène est sur le chromosome 3q23-25, n'intervient pas dans le métabolisme du cuivre, mais dans le métabolisme du fer. L'*acéruloplasminémie* est une affection autosomique récessive liée à une mutation du gène de la céruloplasmine, associant un diabète, une rétinopathie pigmentaire et des manifestations neurologiques : blépharospasme, dyskinésies buccales, dystonie, ataxie, syndrome akinéto-hypertonique. Les dépôts ferriques se traduisent en IRM par un hyposignal en T2 intéressant le striatum, le thalamus, les noyaux dentelés et le locus niger.

Maladie de Menkes

La maladie de Menkes résulte d'un trouble portant sur le transport du cuivre, avec en particulier un déficit de l'absorption intestinale. La transmission est liée au chromosome X. Le gène responsable code une ATPase (*ATP7A*). Le début est précoce, marqué par des crises d'épilepsie et une arriération psychomotrice.

L'aspect des cheveux est évocateur : pâles, fragiles, spiralés (*kinky hair disease*). Ce fait, joint à la prédominance des lésions sur le cortex cérébral et cérébelleux, rend compte du terme de trichopoliodystrophie.

MALADIE DE HUNTINGTON

La maladie de Huntington est une affection héréditaire autosomique dominante qui doit sa dénomination classique (chorée de Huntington) à la survenue au cours de l'évolution de mouvements choréiques. Toutefois, ces mouvements ne sont ni précoces ni constants. La prévalence est de l'ordre de quatre à dix pour 100 000.

Neuropathologie

Les lésions, qui intéressent le cortex cérébral, les noyaux de la base et le cervelet, rendent compte des troubles cognitivo-comportementaux et moteurs qui caractérisent la maladie. Les lésions principales portent sur les neurones de projection gabaergiques du striatum, tout particulièrement sur les neurones gabaergiques de la voie indirecte projetant sur le pallidum externe (cf. fig. 2.6). Il en résulte une réduction des projections excitatrices du noyau sous-thalamique sur le pallidum interne et, en définitive, une désinhibition excessive du thalamus rendant compte des mouvements anormaux.

Hérédité

L'hérédité est autosomique dominante avec une pénétrance complète. Le gène en cause, localisé sur le bras court du chromosome 4, code la huntingtine. Il existe chez les patients une augmentation du nombre de répétitions d'un triplet CAG codant la glutamine : normalement entre 9 et 35 répétitions, supérieure à 42 chez les malades. Des agrégats de huntingtine mutée, caractérisée par une expansion des chaînes polyglutamines, sont présents dans des inclusions intranucléaires et intracytoplasmiques. Un nombre élevé de répétitions est corrélé avec un début précoce et une évolution rapide.

Le phénotype de la maladie de Huntington peut aussi être observé en relation avec une augmentation du nombre de répétitions CTG/CAG dans le gène de la junctophiline 3 (16q24.3) (HDL2, *Huntington Disease-Like* 2).

Étude clinique

Dans la majorité des cas, le début se situe entre trente et cinquante ans, mais il existe des formes juvéniles (10 % des cas débutant avant vingt ans) et des formes à début tardif après soixante-dix ans.

Des modifications insidieuses de l'humeur, du caractère, du comportement, une diminution des performances deviennent une source de difficultés dans le milieu professionnel et familial. Ces troubles sont présents longtemps avant l'apparition des troubles moteurs.

La symptomatologie motrice ne se résume pas aux mouvements choréiques, décrits dans le chapitre 2. On peut observer précocement une impersistance motrice caractérisée par une incapacité à maintenir une contraction soutenue, par exemple la langue tirée ou les doigts écartés, ainsi que des troubles de la coordination perturbant les habiletés motrices. Plus tard, mouvements choréiques et troubles de la coordination s'additionnent pour perturber la marche, la parole et l'alimentation. Un ralentissement des saccades oculaires est habituellement présent.

Le tonus musculaire est peu modifié au début mais, à un stade avancé, l'évolution peut se faire vers un état rigide akinétique. Une sémiologie rigide et akinétique peut être d'emblée prédominante dans les formes juvéniles de la maladie dont la transmission est habituellement paternelle avec, dans ce cas, une expansion particulièrement importante de la répétition du triplet. La rigidité est expliquée par l'atteinte des neurones gabaergiques de la voie directe projetant sur le pallidum interne, atteinte habituellement tardive, mais parfois précoce.

L'*évolution* des troubles neurologiques et des troubles psychiques est parallèle, l'un ou l'autre de ces deux aspects de la maladie pouvant néanmoins être prédominant durant une période plus ou moins prolongée de la maladie. La mort survient dans un état de cachexie en moyenne quinze à vingt ans après les premiers signes cliniques. L'évolution peut être beaucoup plus longue dans certaines formes atténuées. Le traitement symptomatique repose sur les neuroleptiques et la tétrabénazine qui permettent de contrôler les mouvements choréiques. Il n'y a pas de thérapeutique spécifique.

Les *anomalies IRM* (atrophie de la tête des noyaux caudés et atrophie cortico-sous-corticale) surviennent à un stade avancé de la maladie.

Diagnostic génétique

La génétique moléculaire permet le diagnostic à la phase préclinique de la maladie, ce qui est important pour le conseil génétique qui doit respecter des impératifs éthiques rigoureux en raison de l'absence d'un traitement spécifique. Le diagnostic prénatal peut être effectué sur une biopsie du chorion ou, lorsque la maladie est transmise par le père, par l'étude de l'ADN fœtal présent dans le plasma de la mère. Il est possible aussi après fécondation *in vitro* de réaliser un diagnostic pré-implantatoire.

AUTRES SYNDROMES CHORÉIQUES

Chorées chroniques

La chorée de Huntington doit être distinguée des chorées héréditaires bénignes débutant dans l'enfance, non progressives, de bon pronostic, et des neuro-acanthocytoses caractérisées par la présence d'hématies spiculées.

Chorée-acanthocytose. — Affection autosomique récessive liée au gène *VPS13A* (9q21), la chorée-acanthocytose est caractérisée par la prédominance bucco-faciale des mouvements anormaux pouvant entraîner des morsures de la langue ou des lèvres. Les manifestations souvent associées comportent l'épilepsie, des troubles cognitifs et comportementaux, une neuropathie et/ou une myopathie.

Syndrome de MacLeod. — Lié à l'X, ce syndrome a un phénotype ressemblant à celui de la chorée de Huntington, avec parfois une composante dystonique ou parkinsonienne. Une anémie, une hépatosplénomégalie et une cardiopathie peuvent témoigner du caractère multisystémique de la maladie. L'absence de la protéine Kx a pour conséquence une expression très faible des antigènes érythrocytaires du groupe Kell.

Autres origines. — Une acanthocytose peut aussi être observée dans le syndrome de Bassen-Kornzweig, la maladie de Hallervorden-Spatz et la maladie de Huntington-*like* 2.

Chorées aiguës

Chorée de Sydenham (chorée rhumatismale). — Elle donne lieu à un syndrome choréique sévère et généralisé, associé à une hypotonie et parfois des troubles psychiques. Elle apparaît dans l'enfance (80 % des cas entre cinq et quinze ans), typiquement au décours d'un épisode de rhumatisme articulaire aigu. Elle semble due à une réactivité croisée avec certains neurones des noyaux gris centraux d'anticorps développés contre des streptocoques hémolytiques Aβ. Les filles sont atteintes deux à trois fois plus souvent que les garçons. L'évolution spontanée se fait vers la guérison en quelques semaines ou quelques mois, mais il n'est pas rare que quelques mouvements anormaux persistent longtemps et qu'un réveil transitoire se produise à l'occasion d'une affection intercurrente.

Chorée gravidique. — Elle peut apparaître comme la récidive d'une chorée aiguë antérieure, mais elle peut aussi survenir pour la première fois au cours de la grossesse.

Autres origines. — Une chorée aiguë peut aussi être la manifestation d'un *neuro-lupus* ou être d'origine iatrogène (encéphalopathie liée à l'interféron α_{2b} recombinant).

DYSTONIES

Les caractères généraux du phénomène dystonique ont été envisagés dans le chapitre 2. En ce qui concerne l'étiologie, il convient de distinguer les dystonies primitives et les dystonies symptomatiques.

Dystonies primitives

Dans ces affections, la dystonie est le seul symptôme, en dehors parfois d'un tremblement de type essentiel et du cas particulier des dystonies « plus ». Elles peuvent être généralisées ou focales, survenir sous une forme sporadique ou familiale. Leur cause est génétique mais, dans les formes focales, le facteur génétique risque d'être sous-estimé en raison de l'âge de survenue parfois tardif.

Dystonie primitive généralisée (dystonia musculorum deformans, maladie de Schwalbe-Ziehen-Oppenheim)

Il s'agit au début d'une dystonie focale dont l'évolution vers la généralisation et une incapacité sévère est d'autant plus à craindre que le début est précoce, avant quinze ans, et se fait aux membres inférieurs. L'aspect le plus caractéristique est celui de la dysbasie lordotique, avec des redressements intermittents lors de la marche (« marche de dromadaire »). La dystonie primitive généralisée est le plus souvent liée au locus *DYT 1* (9q 34), codant la torsine A. Cette mutation (délétion de trois paires de bases GAG) est en cause dans 80 % des cas chez les Ashkénases chez qui l'affection est trois à cinq fois plus fréquente que dans la population générale. Il s'agit d'une hérédité autosomique dominante, avec une pénétrance de l'ordre de 30 %.

Dystonies focales

Il en existe des formes familiales liées habituellement à des loci différents de ceux en cause dans la forme généralisée (notamment *DYT 6*, *DYT 7* et *DYT 13*). Cependant, elles apparaissent le plus souvent sous une forme sporadique. Elles débutent habituellement à l'âge moyen de la vie, parfois tardivement. D'une façon générale, elles sont plus fréquentes chez la femme, à l'exception de la crampe des écrivains.

Blépharospasme. — Il consiste en une contraction soutenue de l'orbiculaire des paupières, souvent précédée de clignements répétés. Il est souvent déclenché par une lumière vive, un courant d'air, un stress émotionnel. Il peut perturber de façon considérable les activités quotidiennes. Dans l'apraxie d'ouverture des yeux, la nature du trouble est différente car il s'agit d'une inhibition du releveur de la paupière supérieure.

Dystonie oromandibulaire. — Elle intéresse les muscles de la face, des lèvres, de la langue et les muscles masticateurs. Son association au blépharospasme réalise le masque aux grimaces incessantes du syndrome de Meige, ou spasme médian de la face.

Dysphonie spasmodique (dystonie laryngée). — Elle résulte le plus souvent d'une contraction spasmodique des adducteurs des cordes vocales, bloquant de façon répétée la phonation, en dépit d'efforts pénibles et infructueux. Elle est parfois précédée d'un tremblement de la voix. La forme portant sur les abducteurs, donnant une voix chuchotée, est plus rare, et éventuellement d'origine psychogène.

Torticolis spasmodique. — C'est une dystonie des muscles du cou entraînant le plus souvent une rotation latérale de la tête, plus rarement une inclinaison latérale (latérocolis), une extension (rétrocolis) ou une flexion (antécolis). La déviation tonique est émaillée de secousses donnant parfois au phénomène un aspect clonique. Le phénomène devient subintrant et détermine une hypertrophie du muscle sternocléidomastoïdien. Généralement, un « geste conjurateur » permet au patient de faire céder temporairement le spasme : le fait qu'un simple contact du doigt sur le menton soit suffisant montre la part qui revient aux afférences dans cette désorganisation réflexe que constitue la dystonie.

Crampe des écrivains. — Elle résulte d'une contraction dystonique des doigts autour de l'instrument. Le spasme débute dès l'exécution des premières lettres, il s'étend aussitôt à la main puis à la racine du membre supérieur. De façon caractéristique, l'écriture au tableau est préservée. Le patient est contraint d'apprendre à écrire de la main gauche. Le plus souvent, le trouble demeure électivement provoqué par une seule activité, les autres gestes étant remarquablement préservés. Dans d'autres cas, la crampe des écrivains s'inscrit dans une perturbation dystonique plus générale qui compromet les autres activités déliées de la main.

Les crampes des violonistes, des pianistes sont d'autres types de dystonies perturbant des mouvements hautement spécialisés.

Dystonies « plus »

Les dystonies « plus » comprennent plusieurs entités.

Dystonie sensible à la dopa (locus *DYT 5*). — Elle survient chez l'enfant ou l'adolescent. La dystonie, débutant aux membres inférieurs, fluctuante dans la journée, est d'abord au premier plan, perturbant la marche de façon importante. Ultérieurement s'associe un syndrome parkinsonien juvénile. Il existe une sensibilité remarquable à de faibles doses de L-dopa qui se maintient tout au long de l'existence. L'hérédité est autosomique dominante, liée à un point de mutation dans le gène de la guanosine triphosphate cyclohydrolase 1, nécessaire à la synthèse de la tétrahydrobioptérine, cofacteur de la synthèse de la dopamine. Dans de rares cas, un phénotype semblable est lié à des mutations autosomiques récessives du gène de la tyrosine hydroxylase également nécessaire à la synthèse de la dopamine.

Dystonie myoclonique héréditaire. — Elle associe des myoclonies et des phénomènes dystoniques. Les myoclonies sont atténuées par la prise d'alcool. Des mutations ont été identifiées dans le gène codant l'ε-sarcoglycane (*DYT 11*).

Syndrome dystonie-parkinsonisme à début rapide. — Les symptômes peuvent se constituer en quelques heures. La mutation (*DYT 12*) siège dans le gène codant la Na^+/K^+-ATPase alpha 3.

La *DYT 3* (dystonie de Lubag). — Liée à l'X, elle comporte souvent un blépharospasme et peut associer des mouvements anormaux de type varié. Un syndrome parkinsonien se développe ultérieurement dans environ 50 % des cas.

Traitement

La relaxation, les benzodiazépines, les anticholinergiques sont utilisés avec des résultats souvent décevants. Dans les dystonies localisées, les *injections de toxine botulique* donnent généralement des résultats satisfaisants. Les résultats des traitements chirurgicaux (dénervation, thalamotomie, pallidotomie) ont été décevants. Les premières évaluations des stimulations cérébrales profondes bipallidales pour le traitement des dystonies primaires généralisées ont montré une amélioration de 50 % des symptômes à un an.

Dystonies symptomatiques

Des dystonies symptomatiques peuvent être observées au cours de nombreuses affections neurologiques, telles que la maladie de Wilson, la maladie de Parkinson, la paralysie supranucléaire progressive, la dégénérescence cortico-basale ou la neuroacanthocytose.

Certaines dystonies lésionnelles apparaissent de façon parfois très retardée par rapport à l'événement causal : dystonies secondaires à l'anoxie néonatale, dystonies post-traumatiques, dystonies secondaires à des accidents vasculaires cérébraux. Les accidents vasculaires en cause, ischémiques ou hémorragiques, responsables en règle d'hémidystonies, intéressent le complexe strio-pallidal, notamment le striatum, plus rarement le thalamus ou le mésencéphale.

DYSTONIES/DYSKINÉSIES DES NEUROLEPTIQUES

Des dyskinésies aiguës peuvent survenir chez certains sujets prédisposés lors de l'absorption d'une première dose d'un neuroleptique. Il s'agit volontiers de grands accès de dystonie des membres et du rachis.

Les *dyskinésies postneuroleptiques* se produisent lors de l'arrêt ou de la réduction d'un traitement neuroleptique. Elles intéressent la face (dyskinésies bucco-faciales ou oro-mandibulaires), les membres, mais aussi le larynx ou le diaphragme. Très semblables aux dyskinésies qui compliquent la dopathérapie de la maladie de Parkinson, les dyskinésies postneuroleptiques manifestent une hypersensibilité des récepteurs à la dopamine endogène. Elles persistent plusieurs mois voire plusieurs années après l'arrêt des neuroleptiques (*dyskinésies tardives*). Des dyskinésies semblables sont parfois observées chez des sujets âgés sans que la prise de neuroleptiques puisse être affirmée avec certitude.

DYSTONIES ET DYSKINÉSIES PAROXYSTIQUES

Ces phénomènes paroxystiques revêtent des aspects divers en fonction du caractère du mouvement anormal, dystonique ou choréo-athétosique, de son déclenchement ou non par le mouvement, de la durée de l'épisode qui peut être bref, de quelques secondes à deux minutes, ou plus prolongé, de plusieurs minutes à plusieurs heures. Il en existe des formes symptomatiques, par exemple au cours de la sclérose en plaques, et des formes idiopathiques qui peuvent être sporadiques ou familiales, avec une hérédité autosomique dominante.

Les *dyskinésies paroxystiques kinésigéniques* sont caractérisées par des accès généralement brefs et fréquents, et par une grande sensibilité à la carbamazépine.

Dans les dyskinésies paroxystiques non kinésigéniques, les accès sont en règle générale plus longs, plus rares et moins accessibles aux traitements. Des dyskinésies paroxystiques survenant après un exercice physique ou en relation avec le sommeil ont aussi été décrites.

MALADIE DE GILLES DE LA TOURETTE

Caractérisée par l'association de tics moteurs et vocaux, cette affection, dont l'incidence est de l'ordre d'un à quatre pour 10 000, survient dans l'enfance avec une forte prédominance masculine. Il existe des arguments en faveur d'une origine génétique et/ou auto-immune.

Les tics moteurs, simples ou complexes, précèdent habituellement les tics vocaux : bruits glottiques, grognements (tics d'aboiements) ou émission d'interjections souvent à caractère ordurier (coprolalie).

Le handicap social résultant des tics peut être aggravé par des troubles psychiatriques, notamment sous la forme d'un trouble obsessionnel compulsif ou d'un trouble hyperactif avec déficit de l'attention. Une tendance à l'automutilation peut être observée.

Divers médicaments, dont l'utilisation est justifiée lorsque les tics sont invalidants, permettent d'obtenir des améliorations : neuroleptiques, mais aussi paradoxalement agonistes dopaminergiques, clonazépam, agonistes α_2-adrénergiques. Une amélioration est souvent observée après l'âge de vingt ans.

Un dysfonctionnement des noyaux de la base, intéressant plus particulièrement le circuit limbique, paraît impliqué dans la physiopathologie de la maladie. Dans les formes sévères, la stimulation cérébrale profonde portant sur le relais pallidal ou thalamique de ce circuit a été proposée.

CALCIFICATIONS DES NOYAUX DE LA BASE

Des calcifications asymptomatiques, habituellement limitées au pallidum, sont découvertes de façon non exceptionnelle dans la population générale.

Des calcifications plus volumineuses et plus étendues, pouvant intéresser le striatum, le pallidum, le thalamus, les noyaux dentelés du cervelet et parfois la substance blanche, sont habituellement symptomatiques. Elles peuvent s'exprimer par des troubles cognitifs, comportementaux, un syndrome parkinsonien, dystonique ou ataxique.

Parmi les causes très diverses, il faut mentionner les troubles du métabolisme phosphocalcique (hypoparathyroïdie, pseudo-hypoparathyroïdie et pseudo-pseudo-hypoparathyroïdie), les mitochondriopathies et une forme idiopathique familiale (maladie de Fahr).

BIBLIOGRAPHIE

ALA A *et al.* Wilson's disease. *Lancet* 2007; *369* : 397-408.

BONUCCELLI U *et al.* New pharmacologic horizons in the treatment of Parkinson disease. *Neurology* 2006; *67* (suppl 2) : S30-S38.

DANIEL SE *et al.* The clinical and pathological spectrum of Steele-Richardson-Olszewski syndrome (progressive supranuclear palsy) : a reappraisal. *Brain* 1995; *118* : 759-770.

ERIKSEN *et al.* Molecular pathogenesis of Parkinson disease. *Arch Neurol* 2005; *62* : 353-357.

ESCOUROLLE R., POIRIER J. *Manuel élémentaire de neuropathologie*. Masson, Paris, 1977.

GILMAN S, QUINN N. The relationship of multiple system atrophy to sporadic olivopontocerebellar atrophy and other forms of idiopathic late-onset cerebellar atrophy. *Neurology* 1996; *47* : 1197-1199.

HAYFLICK SJ *et al.* Genetic, clinical, and radiographic delineation of Hallervorden-Spatz syndrome. *N Eng J Med* 2003; *348* : 33-49.

KLEIN C *et al.* Implications of genetics on the diagnosis and care of patients with Parkinson disease. *Ach Neurol* 2006; *63* : 328-334.

KLOS KJ *et al.* L Neurologic spectrum of chronic liver failure and basal ganglia T1 hyperintensity on magnetic resonance imaging. *Arch Neurol* 2005; *62* : 1385-1390.

LE BER I *et al.* Calcifications striato-pallido-dentelées idiopathiques familiales. *Rev Neurol (Paris)* 2003; *159* : 43-49.

MACIA *et al.* Paralysie supra-nucléaire progressive. *Rev Neurol* 2003; *159* : 31-42.

ÖZSANCAK C *et al.* La dégénérescence corticobasale. *Rev Neurol (Paris)* 1999; *155* : 1007-1020.

POLLAK P *et al.* Effets de la stimulation du noyau sous-thalamique dans la maladie de Parkinson. *Rev Neurol* 1993; *149* : 175-176.

TARSY D *et al.* Dystonia. *NEJM* 2006; *355* : 818-829.

THOBOIS S *et al.* Traitement initial de la maladie de Parkinson. *Presse Med* 2007; *36* : 86-91.

WALKER F O. Huntington's disease. *Lancet* 2007; *369* : 218-228.

WALKER RH *et al.* Neurologic phenotype associated with acanthocytosis. *Neurology* 2007; *68* : 92-98.

WENNING G *et al.* Multiple system atrophy. *Rev Neurol (Paris)* 2003; *159*, 5 pt 2 : 3S31-3S38.

14 ATAXIES CÉRÉBELLEUSES HÉRÉDITAIRES ET SPORADIQUES

Les affections étudiées dans ce chapitre ont pour expression clinique une ataxie cérébelleuse prédominante ou exclusive. Elles comprennent des ataxies cérébelleuses familiales dont la classification a été profondément remaniée par les données de la génétique moléculaire et des ataxies cérébelleuses sporadiques dont les causes sont diverses.

ATAXIES CÉRÉBELLEUSES FAMILIALES

Ataxies cérébelleuses autosomiques récessives

Maladie de Friedreich

Le gène en cause code une protéine mitochondriale, la *frataxine* (9q13q21). L'anomalie est une expansion d'un trinucléotide GAA qui a pour conséquence une perte de fonction de la protéine codée. Il s'agit du premier exemple d'une affection autosomique récessive liée à l'expansion d'un trinucléotide. Les patients sont en règle générale homozygotes pour l'expansion, le nombre de répétition pouvant être différent sur les deux allèles. Dans quelques cas, l'expansion du trinucléotide ne porte que sur un allèle, l'autre étant le siège d'une mutation ponctuelle. L'âge de début est corrélé avec la taille de l'expansion la plus courte. Il est à noter que le diagnostic génétique conduit à remettre en cause certains des critères diagnostiques qui avaient été établis : âge du début avant vingt-cinq ans et aréflexie.

Le *processus dégénératif* atteint principalement les faisceaux spino-cérébelleux, les afférences radiculo-cordonales postérieures et la voie pyramidale. Il peut aussi intéresser le cervelet et le tronc cérébral.

Le *syndrome cérébelleux* est au premier plan, perturbant la marche, les mouvements des membres, entraînant une dysarthrie. Une aréflexie, un signe de Babinski bilatéral, un déficit sensitif proprioceptif sont habituels, de même que des pieds creux et une scoliose.

L'*association à une cardiopathie* est fréquente, aggravant considérablement le pronostic vital. On peut aussi observer l'association à un diabète.

La littérature mentionne aussi des formes associées à une amyotrophie de type Charcot-Marie, à une atrophie optique (maladie de Behr), à une dégénérescence tapéto-rétinienne, à une cataracte (maladie de Marinesco-Sjögren). Il est probable que d'autres gènes sont en cause dans ces affections.

Autres ataxies cérébelleuses autosomiques récessives

❒ Déficit en vitamine E

Le phénotype de la maladie de Friedreich peut être réalisé par des affections génétiques entraînant un déficit en vitamine E. L'abêtalipoprotéinémie associe une dégénérescence spinocérébelleuse, une rétinopathie pigmentaire et une acanthocytose. L'AVED (*Ataxia with isolated Vitamin E Deficiency*) est due à un déficit en protéine de transfert de l'α-tocophérol (α-TTP), dont le gène est localisé sur le chromosome 8q.

❒ Ataxie-télangiectasie

Il s'agit d'une affection débutant chez l'enfant, caractérisée par l'association d'une ataxie cérébelleuse et de télangiectasies cutanéo-muqueuses.

Les *lésions du système nerveux* sont dominées par une atrophie du cortex cérébelleux. La couche des cellules de Purkinje est le siège d'une raréfaction cellulaire importante, de même que la couche des grains.

En dehors des lésions nerveuses, on constate souvent une aplasie du thymus et une réduction du nombre des follicules lymphoïdes des ganglions lymphatiques et de la rate.

Les *signes cérébelleux* sont en règle générale les plus précoces : le tableau est celui d'une *ataxie progressive*.

D'autres manifestations neurologiques peuvent être observées : des *mouvements athétosiques* parfois au premier plan; des *troubles de la motilité oculaire* (« apraxie oculomotrice ») avec lenteur des mouvements de latéralité et de verticalité; phénomène de contraversion oculaire, les yeux paraissant se déplacer en sens inverse de la tête lorsque le sujet regarde latéralement.

Les *télangiectasies* apparaissent secondairement, parfois seulement après plusieurs années. Elles siègent avant tout au niveau des conjonctives, mais peuvent aussi intéresser les téguments des oreilles, du thorax, des membres, la muqueuse du palais.

Chez un grand nombre de ces malades, des *manifestations systémiques* sont observées, notamment des infections respiratoires récidivantes, sous la dépendance de perturbations immunologiques : déficit de l'immunité cellulaire et de l'immunité humorale, habituellement sous la forme d'une diminution isolée de l'IgA.

Le *pronostic* de l'ataxie-télangiectasie est grave. Outre l'impotence fonctionnelle résultant de la progression du syndrome neurologique, la vie de ces malades est menacée par les complications infectieuses. Un autre élément de gravité est représenté par la fréquence des complications malignes : lymphomes, leucémies, maladie de Hodgkin, cancers.

La transmission est *autosomique récessive*, liée au chromosome 11 en q23. Le gène en cause est impliqué dans la réparation de l'ADN.

❒ Ataxies cérébelleuses avec apraxie oculomotrice

Ces affections associent une ataxie cérébelleuse progressive, une apraxie oculomotrice et une neuropathie périphérique, en l'absence de télangiectasies.

On distingue un type 1 (9p13) et un type 2 (9q34) dont les gènes semblent intervenir, comme dans l'ataxie-télangiectasie, dans les processus de réparation de l'ADN.

Ataxies cérébelleuses autosomiques dominantes

Les ataxies cérébelleuses autosomiques dominantes (ADCA, *Autosomal Dominant Cerebellar Ataxia*) ont été classées en trois types (Harding). Leur survenue est généralement tardive, l'âge moyen du début se situant entre trente et quarante ans, mais avec des cas débutant avant vingt ans et après cinquante ans.

Type I

L'ADCA de type I associe de façon variable une ataxie cérébelleuse, des troubles supranucléaires de l'oculomotricité, des signes pyramidaux et extrapyramidaux, une amyotrophie, des fasciculations linguales et péribuccales, une atrophie optique. Les lésions sont souvent celles d'une atrophie olivo-ponto-cérébelleuse, mais elles dépassent plus ou moins largement ces structures.

Le type I est hétérogène sur le plan génétique, avec notamment les variétés suivantes de SCA (*Spinocerebellar Ataxia*) : SCA1 (6p22-23), SCA2 (12q23-24.1), SCA3 (maladie de Machado Joseph : 14q24.3q32.1) et ADRPL (*atrophie dentato-rubro-pallido-luysienne*, 12p12) sont liées à l'*expansion d'un trinucléotide CAG* dans la région codante du gène, entraînant l'expression d'une protéine enrichie en glutamine. Il s'agit de mutations instables, et il existe une corrélation entre le nombre de répétition du triplet et l'âge de début, avec une tendance au phénomène de l'anticipation dans les générations successives.

La *maladie de Machado-Joseph* (SCA3), décrite initialement dans des familles originaires des Açores, apparaît actuellement comme l'une des plus fréquentes des dégénérescences spino-cérébelleuses. Dans sa forme la plus habituelle, elle est dominée par l'ataxie cérébelleuse et la spasticité, mais elle peut aussi comporter des signes extrapyramidaux et une polyneuropathie motrice.

Dans l'*atrophie dentato-rubro-pallido-luysienne*, l'amplification CAG porte sur le chromosome 12p12. La sémiologie associe de façon variable myoclonies, épilepsie, ataxie cérébelleuse, choréo-athétose et détérioration intellectuelle : certains cas réalisent un syndrome d'épilepsie myoclonique progressive, alors que, dans d'autres cas, le diagnostic différentiel peut être difficile avec une chorée de Huntington.

Type II

Elle se distingue du type I par l'association à l'ataxie d'une dystrophie maculaire pigmentaire. Elle correspond à SCA7 (3p14); l'anomalie génétique est une amplification d'un triplet CAG. Le phénomène de l'anticipation est très marqué.

Type III

L'atrophie cérébelleuse y est relativement pure, non associée à des signes oculaires ou extrapyramidaux. Les caractères anatomo-cliniques de cette affection sont superposables à ceux de l'atrophie cerébello-olivaire de Holmes et de l'atrophie corticale tardive de Pierre Marie-Foix et Alajouanine. Elle semble correspondre à SCA6, dont le début est volontiers tardif. Le gène en cause (19q13) code la *sous-unité* a*1A du canal calcique voltage-dépendant*. L'atrophie cérébelleuse, notamment vermienne, est au premier plan, avec peu de participation du tronc cérébral, en dehors d'une atrophie des olives bulbaires. Des mutations différentes du même gène, de type ponctuel, sont responsables d'autres affections : *migraine hémiplégique familiale* et *ataxie épisodique de type 2*.

Ataxies cérébelleuses épisodiques

Les ataxies épisodiques sont des affections héréditaires autosomiques dominantes.

Le type 1 (EA-1, ou ataxie épisodique avec myokimies) donne lieu à des myokimies faciales et à des épisodes brefs d'ataxie et de dysarthrie. Il est dû à une mutation ponctuelle du gène du canal potassium voltage-dépendant.

Le type 2 (EA-2, allélique à SCA6) débute dans la seconde enfance ou à l'adolescence, caractérisé par des épisodes comportant une ataxie, une dysarthrie, des vertiges, un nystagmus. Les épisodes déclenchés par le stress ou la fatigue durent de quelques heures à quelques jours. Entre les accès, il peut exister un nystagmus, et l'IRM montre parfois une atrophie vermienne. Des migraines sont associées dans 50 % des cas. L'affection est sensible à l'acétazolamide. Elle est liée à une mutation du gène codant le même canal calcium voltage-dépendant que la migraine hémiplégique familiale.

Syndrome tremblement-ataxie associé à l'X-fragile

Ce syndrome survient chez des sujets de plus de cinquante ans, le plus souvent des hommes. Il associe une ataxie progressive de la marche et un tremblement intentionnel auxquels peuvent s'ajouter une neuropathie périphérique et des troubles cognitifs. L'imagerie montre des anomalies de la substance blanche intéressant notamment le pédoncule cérébelleux moyen. Ces patients ont une prémutation du gène *FMR1* impliqué dans le retard mental lié à l'X fragile. La mutation complète est caractérisée par une répétition CGG au-delà de 200. Dans la prémutation, la répétition est comprise entre 55 et 200.

ATROPHIES CÉRÉBELLEUSES SPORADIQUES

Atrophie olivo-ponto-cérébelleuse (Déjerine et André Thomas)

Dans l'atrophie olivo-ponto-cérébelleuse (AOPC), il existe une *atrophie très intense du pont* avec disparition des neurones des noyaux du pont et dégénérescence des fibres transverses qui en partent et qui vont former les pédoncules cérébelleux moyens. Au niveau des *olives bulbaires*, l'atrophie est également très marquée avec dégénérescence des fibres olivo-cérébelleuses. L'atrophie du cervelet apparaît comme étant essentiellement en rapport avec la dégénérescence des fibres cérébellipètes. L'atteinte du cortex cérébelleux est le plus souvent modérée, limitée à une raréfaction de répartition irrégulière des cellules de Purkinje. En IRM, l'image caractéristique est l'atrophie du pont, souvent très intense, associé à la dilatation du quatrième ventricule.

Les lésions de l'AOPC ne sont qu'exceptionnellement pures. Le processus dégénératif peut intéresser aussi la moelle, le tronc cérébral et notamment le *locus niger*, les noyaux gris centraux, le cortex cérébral. Les relations entre AOPC sporadique et atrophie multisystématisée (cf. chapitre 13) sont discutées. La tendance actuelle est de considérer qu'il s'agit d'affections distinctes.

Le *syndrome cérébelleux* domine le tableau clinique pendant la première partie de l'évolution. Il évolue de façon progressive vers l'aggravation, intéressant successivement les membres inférieurs, les membres supérieurs et la parole. Dans plus de la moitié des cas, le tableau clinique se modifie du fait de l'apparition secondaire de *signes extrapyramidaux*, le plus souvent de type akinéto-hypertonique, effaçant plus ou moins la sémiologie cérébelleuse. La sémiologie parkinsonienne est parfois précoce, pouvant même exceptionnellement être inaugurale.

D'autres manifestations neurologiques peuvent être observées, ce qui n'a rien d'étonnant compte tenu de la diffusion fréquente des lésions dégénératives. Il faut noter en particulier les troubles supranucléaires de la motilité oculaire, notamment la lenteur des saccades (« viscosité oculaire »).

Atrophie cérébelleuse corticale tardive (Pierre Marie-Foix et Alajouanine)

L'atrophie touche surtout le *vermis antérieur* et la *partie adjacente des lobes latéraux*. Les lésions sont à peu près exclusivement corticales avec, dans les régions les plus touchées, une disparition à peu près complète des cellules de Purkinje. La seule lésion habituellement associée porte sur l'*olive bulbaire*, prédominant sur la partie postéro-interne de l'olive, qui projette sur la partie antéro-supérieure du cervelet.

De façon lentement progressive se constitue un *syndrome cérébelleux à prédominance statique*, perturbant l'équilibre et la marche. Les troubles de la coordination des membres supérieurs et la dysarthrie cérébelleuse apparaissent plus tardivement.

Bien définie sur le plan anatomoclinique, cette affection a pour autres caractères de survenir de façon sporadique et de débuter tardivement, après quarante ans. Ses ressemblances avec l'atrophie cérébello-olivaire familiale de Holmes, en particulier en ce qui concerne la topographie très spéciale des lésions, amènent à évoquer le rôle d'un facteur génétique alors même que toute histoire familiale fait défaut.

Atrophie cérébelleuse alcoolique

L'atrophie cérébelleuse alcoolique est très proche par ses caractères anatomo-cliniques de l'atrophie corticale tardive de Pierre Marie-Foix et Alajouanine. Il s'agit en effet d'une atrophie corticale localisée aux régions antéro-supérieures du vermis et des hémisphères cérébelleux. L'expression clinique est dominée par les troubles de la statique et de la marche. Les troubles de la coordination segmentaire, relativement moins marqués, sont surtout nets aux membres inférieurs. L'atteinte des membres supérieurs est généralement discrète, de même que la dysarthrie. Cette sémiologie cérébelleuse s'installe habituellement de façon assez rapide, en quelques semaines à quelques mois, puis tend à se stabiliser.

Le rôle respectif de l'action toxique directe de l'alcool et des troubles nutritionnels est discuté. Il semble cependant que les facteurs carentiels jouent un rôle très important. En effet il s'agit de malades présentant habituellement de graves troubles nutritionnels et il n'est pas rare de noter l'association à d'autres manifestations neurologiques, telles que polyneuropathie ou encéphalopathie de Gayet-Wernicke.

Ataxies cérébelleuses auto-immunes

Ataxies cérébelleuses paranéoplasiques

L'ataxie cérébelleuse, qui est souvent la manifestation révélatrice de la tumeur, se constitue de façon subaiguë, en quelques semaines, parfois même quelques jours. L'IRM est initialement normale, mais une atrophie cérébelleuse apparaît secondairement. Le LCR est souvent inflammatoire.

Les lésions prédominent sur les cellules de Purkinje dont la disparition peut être presque complète. Comme dans la plupart des syndromes neurologiques paranéoplasiques, un mécanisme auto-immun est généralement admis. Plusieurs anticorps antineuronaux ont été identifiés.

Lorsque l'ataxie cérébelleuse est isolée, l'*anticorps anti-Yo* est le plus souvent trouvé. Il s'agit habituellement de femmes et de cancers de l'ovaire ou du sein. Dans les ataxies cérébelleuses compliquant la maladie de Hodgkin, des *anticorps anti-Tr* et *anti-Glu-R1* ont été trouvés.

Lorsque l'ataxie cérébelleuse est un élément d'un syndrome neurologique paranéoplasique plus diffus, comportant en particulier des signes de rhombencéphalite, d'encéphalite limbique ou de neuropathie sensitive, d'autres anticorps peuvent être trouvés : *anticorps anti-Hu* (cancer du poumon à petites cellules); *anticorps anti-CV2* (cancer du poumon à petites cellules, thymome); *anti-Ma2* (cancer du testicule).

Des *anticorps anti-canaux calciques* peuvent être présents dans des ataxies cérébelleuses paranéoplasiques associées ou non à un syndrome de Lambert-Eaton.

L'association d'une ataxie cérébelleuse et d'un opsoclonus est observée chez des enfants atteints d'un neuroblastome, rarement chez des adultes (cancer du poumon, cancer du sein). Divers anticorps peuvent être trouvés : anti-Ri, anti-Hu, anti-Yo.

Ataxie cérébelleuse associée à des anticorps anti-glutamate décarboxylase

Des anticorps anti-GAD sont détectés chez certains patients, presque toujours des femmes, développant très progressivement une ataxie cérébelleuse. L'ataxie peut être associée à une autre maladie auto-immune, notamment un diabète insulinodépendant, ou à un syndrome de l'homme raide dans lequel les anticorps anti-GAD sont aussi impliqués.

Ataxie cérébelleuse liée au gluten

Des troubles neurologiques très divers, intéressant le système nerveux périphérique ou central, ont été décrits en relation avec la maladie cœliaque.

Parmi les manifestations centrales, il faut mentionner l'*ataxie cérébelleuse au gluten* et un *syndrome épilepsie-calcifications occipitales bilatérales*. Dans certains cas, les manifestations neurologiques apparaissent comme la complication d'une maladie cœliaque connue, mais ils peuvent être révélateurs, alors que la maladie cœliaque est occulte, ne donnant lieu à aucun trouble de malabsorption.

La présence d'anticorps anti-gliadine et anti-transglutaminase tissulaire à un taux élevé permet d'envisager le diagnostic d'ataxie cérébelleuse liée au gluten devant une ataxie cérébelleuse progressive, souvent associée à une neuropathie périphérique. Un processus immunologique dirigé contre la transglutaminase tissulaire pourrait être en cause.

BIBLIOGRAPHIE

BURK K *et al.* Autosomal dominant cerebellar ataxia type I. Clinical features and RMI in families with SCA1, SCA2 and SCA3. *Brain* 1996; *119* : 1497-505.

CRIGGS R, NUTT J. Episodic ataxias as channelopathies. *Ann Neurol* 1995; *37* : 285-7.

DE MICHELE G *et al.* A pathogenic classification of hereditary ataxias. *J Neurol* 2004; *251* : 913-922.

DÜRR A *et al.* Clinical and genetic abnormalities in patients with Friedreich'ataxia. *NEJM* 1996; *335* : 1169-75.

ENEVOLDSON T, SANDERS M, HARDING A. Autosomal dominant cerebellar ataxia with pigmentary macular dystrophy. *Brain* 1994; *117* : 445-60.

GILMAN S, QUINN N. The relationship of multiple system atrophy to sporadic olivopontocerebellar atrophy and other forms of idiopathic late-onset cerebellar atrophy. *Neurology* 1996; *46* : 1197-9.

HADJIVASSILIOU M *et al.* Autoantibody targeting of brain an intestinal transglutaminase in gluten ataxia. *Neurology* 2006; *66* : 373-377.

HIRANO M *et al.* DNA single-strand break repair is impaired in apraxin-related ataxia. *Ann Neurol* 2007; *61* : 162-174.

HONORAT J *et al.* Présentations cliniques et mécanismes des ataxies cérébelleuses auto-immunes. *Rev Neurol (Paris)* 2003; *159* : 11-22.

JACQUEMONT S *et al.* Size bias of fragile X premutation alleles in late-onset movement disorder. *J Med Genet* 2006; *43* : 804-809.

RAKOCEVIC G *et al.* Stiff person syndrome with cerebellar disease and high-titer anti-GAD antibodies. *Neurology* 2006; *67* : 1068-1070.

SHARMA R *et al.* Friedreich ataxia in carriers of unstable borderline GAA triplet-repeat alleles. *Ann Neurol* 2004; *56* : 598-901.

TOURNIER-LASSERVE E. CACNA1A mutations. Hemiplegic migraine, episodic ataxia type 2, and the others. *Neurology* 1999; *53* : 3-4.

ZOGKBI H. CAG repeats in SCA 6. Anticipating new clues. *Neurology* 1997; *49* : 1196-9.

15 PATHOLOGIE VASCULAIRE CÉRÉBRALE

Les accidents vasculaires cérébraux constituent en France, comme dans les autres pays industrialisés, la troisième cause de mortalité après les cancers et les affections cardiovasculaires. Ils sont par ailleurs la première cause de handicap chez l'adulte.

Leur incidence est de l'ordre d'un à deux pour mille par an, et leur prévalence de cinq pour mille environ.

ANATOMIE ET PHYSIOLOGIE DE LA CIRCULATION CÉRÉBRALE

Le dispositif artériel cérébral

L'encéphale est irrigué par deux systèmes artériels : le système carotidien en avant, le système vertébro-basilaire en arrière (fig. 15.1).

Système carotidien

L'artère carotide interne naît de la bifurcation de la carotide primitive dans la région latérale du cou, un peu en dessous de l'angle de la mâchoire. Elle gagne la base du crâne, traverse le rocher et gagne le sinus caverneux. Après avoir perforé le toit de celui-ci, elle pénètre dans l'espace sous-arachnoïdien, où elle donne l'artère ophtalmique, et se termine en quatre branches divergentes : cérébrale antérieure, sylvienne ou cérébrale moyenne, choroïdienne antérieure et communicante postérieure (fig. 15.2).

❐ Artère cérébrale antérieure

Le segment A1 se dirige en avant et en dedans à la face inférieure du lobe frontal. Au niveau de la scissure interhémisphérique, les deux artères cérébrales antérieures sont unies par l'artère communicante antérieure. L'artère cérébrale antérieure chemine ensuite sur la face interne de l'hémisphère en décrivant une courbe moulée sur le corps calleux (segment A2), et donne ses deux branches terminales, les artères péricalleuse et calloso-marginale.

Territoire cortico-sous-cortical. — Il comprend la partie interne de la face inférieure du lobe frontal, la face interne des lobes frontaux et pariétaux, le bord supérieur et la partie adjacente de la convexité hémisphérique, les quatre cinquièmes antérieurs du corps calleux.

Artères perforantes. — Elles proviennent du segment A1, directement et par l'intermédiaire de l'artère récurrente de Heubner, qui naît à la partie distale du segment A1. Ces perforantes vascularisent la partie interne de la tête du noyau

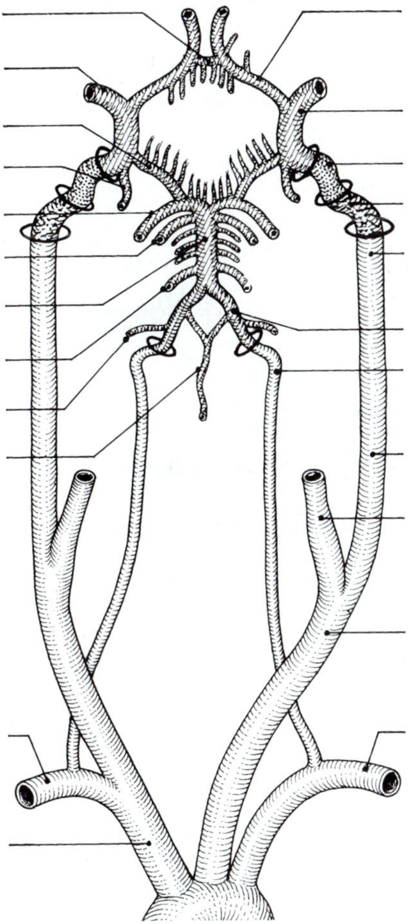

Fig. 15.1. *Diagramme des artères du cerveau : les quatre grands axes.*

caudé, la partie antérieure du putamen, la moitié inférieure du bras antérieur de la capsule interne, l'hypothalamus antérieur. L'artère communicante antérieure donne aussi des perforantes pour l'hypothalamus antérieur, la commissure antérieure, le fornix.

❒ Artère cérébrale moyenne ou sylvienne

Le segment M1 se porte transversalement en dehors jusqu'au pli de passage fronto-temporal, au pôle de l'insula. L'artère cérébrale moyenne se dirige ensuite en arrière et en haut dans la scissure de Sylvius (segment M2), jusqu'au pli courbe où elle se termine (artère du pli courbe).

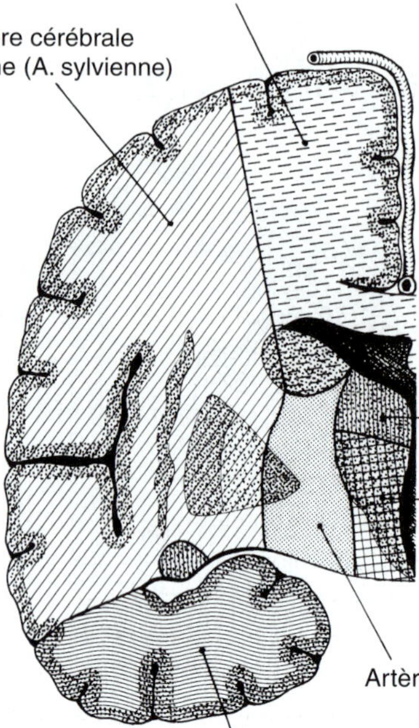

Fig. 15.2. *Représentation schématique des territoires artériels de cerveau.*

Territoire cortico-sous-cortical. — Il comprend la partie externe de la face inférieure du lobe frontal, l'insula, la plus grande partie de la face externe de l'hémisphère à l'exception du pôle antérieur et du bord supérieur (artère cérébrale antérieure), du pôle postérieur, de la troisième circonvolution temporale et des suivantes (artère cérébrale postérieure).

Artères perforantes. — Elles proviennent du segment M1, vascularisent le putamen, la partie externe du pallidum, la partie externe de la tête et le corps du noyau caudé, la capsule interne (partie supérieure des bras antérieur et postérieur).

❐ Artère choroïdienne antérieure

Longue et de petit calibre, l'artère choroïdienne antérieure se dirige en arrière et contourne le pédoncule cérébral en suivant la bandelette optique jusqu'au corps genouillé externe.

Elle irrigue la bandelette optique, le corps genouillé externe, la partie interne du pallidum, la queue du noyau caudé et le noyau amygdalien; la partie antérieure du cortex hippocampique, le bras postérieur de la capsule interne (dans sa partie inférieure) et le segment rétrolenticulaire de celle-ci.

❒ Artère communicante postérieure

Cette artère unit l'artère carotide interne et l'artère cérébrale postérieure. Elle donne des branches au thalamus (pédicule rétromamillaire), à l'hypothalamus (région infundibulotubérienne), au noyau sous-thalamique et au pédoncule cérébral.

Système vertébro-basilaire

❒ Artères vertébrales

Chaque artère vertébrale naît à la base du cou de l'artère sous-clavière. Après un court trajet dans la région sous- et rétropleurale, elle s'enfonce dans un canal osseux, creusé dans les apophyses transverses des vertèbres cervicales. L'artère vertébrale pénètre dans le crâne par le trou occipital et chemine sur la face antérieure du bulbe jusqu'au sillon bulbo-protubérantiel, où elle fusionne avec son homologue pour former le tronc basilaire.

Au cours de son trajet intracrânien elle donne :

– une artère spinale antérieure, qui rejoint celle du côté opposé pour former l'axe artériel spinal antérieur médian; une artère spinale postérieure, qui peut aussi provenir de l'artère cérébelleuse postérieure et inférieure;

– des rameaux perforants qui se distribuent au bulbe rachidien;

– l'artère cérébelleuse postérieure et inférieure (PICA), qui contourne le bulbe pour se terminer à la face inférieure du cervelet où elle se divise en une branche médiane pour la partie inférieure du vermis et une branche latérale pour la face inférieure et la face postérieure du cervelet. Il arrive qu'une artère vertébrale se termine par l'artère cérébelleuse postérieure et inférieure.

❒ Tronc basilaire

Né de la fusion des deux artères vertébrales, le tronc basilaire monte sur la face antérieure de la protubérance et se termine au niveau du sillon pontopédonculaire en se divisant en deux artères cérébrales postérieures.

Il donne des artères destinées au bulbe et à la protubérance, dont l'artère de la fossette latérale du bulbe, l'artère cérébelleuse moyenne ou cérébelleuse antéro-inférieure et, juste avant sa terminaison, les artères cérébelleuses supérieures :

– L'*artère cérébelleuse antéro-inférieure*, qui donne le plus souvent l'artère auditive interne, vascularise la face antérieure du cervelet, le flocculus et le pédoncule cérébelleux moyen.

– L'*artère cérébelleuse supérieure*, qui naît du tronc basilaire juste avant sa bifurcation, vascularise la partie supérieure du cervelet et le noyau dentelé.

❒ Artères cérébrales postérieures

Chaque artère cérébrale postérieure contourne le pédoncule cérébral, atteint la face inférieure du lobe temporo-occipital, et se porte en arrière jusqu'à la scissure calcarine où elle se termine (artère calcarine).

La partie initiale de l'artère cérébrale postérieure (P1), située entre la bifurcation du tronc basilaire et la jonction avec la communicante postérieure est aussi dénommée *artère communicante basilaire.* Cette partie initiale peut manquer, la cérébrale postérieure (P2) dépendant alors de la carotide interne.

L'artère cérébrale postérieure donne :

– des *artères perforantes*, provenant de P1 et de la partie initiale de P2, destinées au mésencéphale, à l'hypothalamus postérieur et au thalamus (pédicules thalamo-perforé et thalamo-genouillé, pédicule des artères choroïdiennes postérieures);

– des *branches terminales*, qui irriguent la face inféro-interne du lobe temporal et du lobe occipital et le splenium du corps calleux.

❒ Territoires artériels du tronc cérébral

On distingue :

– un *territoire paramédian* (antéromédian et antérolatéral) vascularisé à partir des artères vertébrale, spinale antérieure et cérébelleuse postéro-inférieure (PICA) pour le bulbe, du tronc basilaire pour le pont, de la bifurcation du tronc basilaire et des artères choroïdiennes postéromédiane et choroïdienne antérieure pour le mésencéphale;

– un *territoire latéral* vascularisé à partir des artères cérébelleuse postérieure et inférieure et vertébrale pour le bulbe, du tronc basilaire et des artères cérébelleuses antéro-inférieure et supérieure pour le pont, de l'artère communicante basilaire pour le mésencéphale;

– un *territoire postérieur*, vascularisé par l'artère spinale postérieure et la PICA pour le bulbe, par l'artère cérébelleuse supérieure pour le pont, les artères cérébelleuse supérieure, colliculaire et choroïdienne postéromédiane pour le mésencéphale.

Voies de suppléance

Le dispositif artériel est tel qu'une adaptation circulatoire est possible grâce à des voies de suppléance. Il en existe trois principales.

❒ Polygone de Willis

Le polygone de Willis (fig. 15.3) est composé de la partie initiale des deux cérébrales antérieures unies par la communicante antérieure, des deux artères communicantes postérieures et de la partie initiale des deux artères cérébrales postérieures (communicantes basilaires). Le polygone de Willis offre ainsi un passage à la circulation d'un côté à l'autre, et permet aux systèmes carotidien et vertébro-basilaire de se suppléer lorsqu'il est normalement constitué et indemne de lésion occlusive. Cependant, ce dispositif est souvent le siège de remaniements athéroscléreux ou de variations anatomiques qui en réduisent l'efficacité : communicante antérieure grêle, les deux cérébrales antérieures naissant de la même carotide, communicante postérieure filiforme, une ou deux artères cérébrales postérieures naissant du système carotidien.

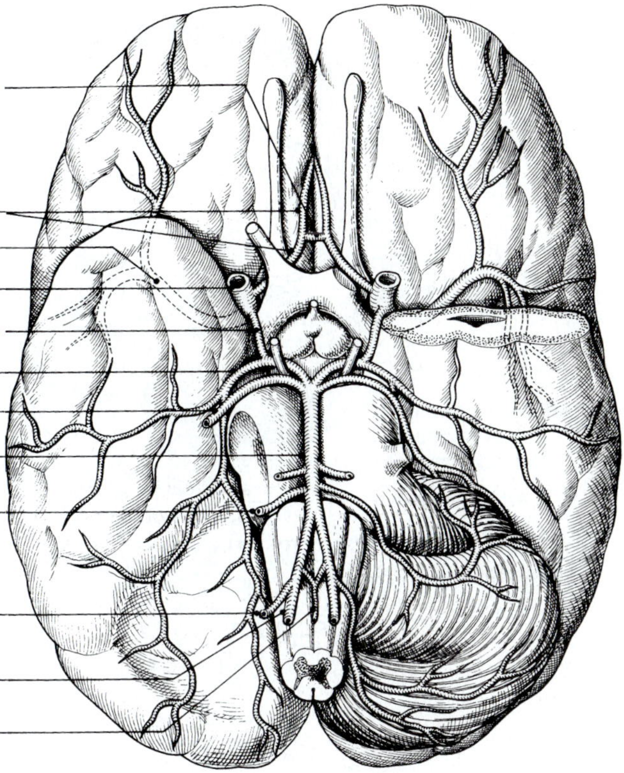

Fig. 15.3. *Le polygone de Willis et les vaisseaux de la base.*

❐ Anastomoses entre les artères carotide interne et carotide externe dans l'orbite

Dans l'orbite, un système d'anastomoses unit l'artère ophtalmique, née de l'artère carotide interne, à des branches des artères maxillaire interne et surtout faciale, nées de l'artère carotide externe. Lorsqu'il existe une occlusion de l'artère carotide interne, en amont de l'origine de l'artère ophtalmique, le sens de la circulation dans l'artère ophtalmique peut être inversé, assurant une revascularisation du territoire carotidien (fig. 15.4).

❐ Réseau anastomotique superficiel

À la surface du cerveau, les différents territoires artériels sont reliés par des anastomoses dont l'importance est très variable d'un individu à l'autre. Ces anastomoses pie-mériennes peuvent assurer une revascularisation à contre-courant dans le territoire d'une artère occluse.

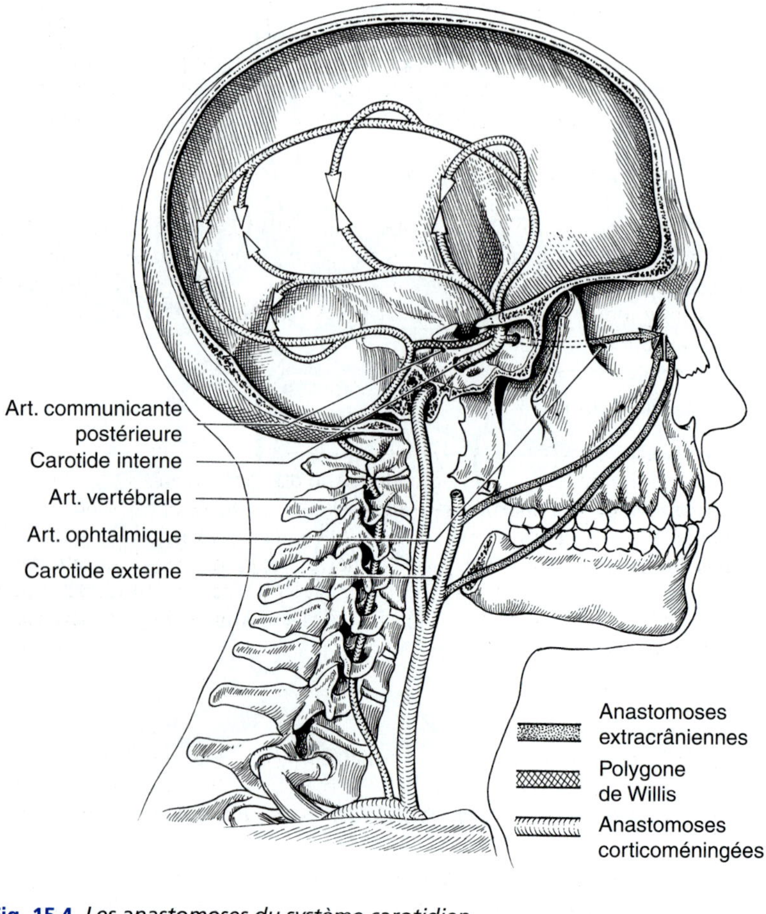

Fig. 15.4. *Les anastomoses du système carotidien.*

Chaque artère carotide interne est anastomosée :

– avec son homologue par l'artère communicante antérieure, dont la valeur fonctionnelle est variable mais rarement nulle;

– avec l'artère carotide externe : l'artère nasale, branche de l'artère ophtalmique, est anastomosée bout à bout avec l'artère angulaire, terminaison de l'artère faciale. En outre, d'autres branches de l'artère ophtalmique sont anastomosées avec des branches de l'artère maxillaire interne;

– avec le système vertébro-basilaire par l'artère communicante postérieure et par des anastomoses méningées unissant des branches de l'artère cérébrale postérieure avec des branches de l'artère cérébrale antérieure et de l'artère cérébrale moyenne.

Au total, la circulation cérébrale, tout en se faisant sur un mode relativement fixe dans les conditions normales, est douée, grâce aux réseaux anastomotiques, d'une remarquable souplesse d'adaptation.

Le dispositif veineux cérébral

Les veines du cerveau sont avalvulaires, ne comportent pas de tunique musculaire et ne sont pas satellites des artères. Elles se jettent dans différents sinus veineux, canaux à parois rigides creusés dans l'épaisseur de la dure-mère.

Système superficiel, ou cortical

Il comprend les veines superficielles issues du réseau pial et collecte le sang veineux des circonvolutions cérébrales. La convexité se draine surtout en haut vers le sinus longitudinal supérieur, la face interhémisphérique vers les deux sinus longitudinaux (supérieur et inférieur), la face inférieure vers les sinus caverneux, pétreux et latéraux.

Système central, ou ventriculaire

Il collecte le sang veineux des corps optostriés, de la capsule interne, des parois ventriculaires et d'une grande partie du centre ovale, ainsi que le sang veineux des plexus choroïdes. Toutes ces veines aboutissent à un gros tronc veineux médian et très court, la *grande veine de Galien.* Celle-ci s'unit au sinus longitudinal inférieur pour former le sinus droit qui se jette dans le torcular, ou pressoir d'Hérophile (confluent des sinus longitudinal supérieur, droit, latéraux et occipitaux postérieurs, situé en avant de la protubérance occipitale interne).

Système basal

Il collecte le sang veineux de la base du cerveau. Il est représenté de chaque côté par une veine volumineuse, née au niveau de l'espace perforé antérieur : cette *veine basilaire*, ou *veine de Rosenthal*, se jette dans la grande veine de Galien.

Finalement, le sang veineux intracrânien est conduit par les deux sinus latéraux, qui donnent naissance aux *veines jugulaires internes droite et gauche* (fig. 15.5).

Débit sanguin cérébral

Le débit sanguin cérébral représente 15 % du débit cardiaque, soit 750 ml/min. Les résultats sont souvent donnés pour 100 g de tissu nerveux, soit 52 ml/min.

Mesure du débit sanguin cérébral

Le débit sanguin cérébral régional peut être apprécié de façon non invasive par diverses méthodes :

– la TEP (tomographie par émission de positons) permet une étude tridimensionnelle du débit sanguin régional, ainsi que du métabolisme de l'oxygène et du glucose ;

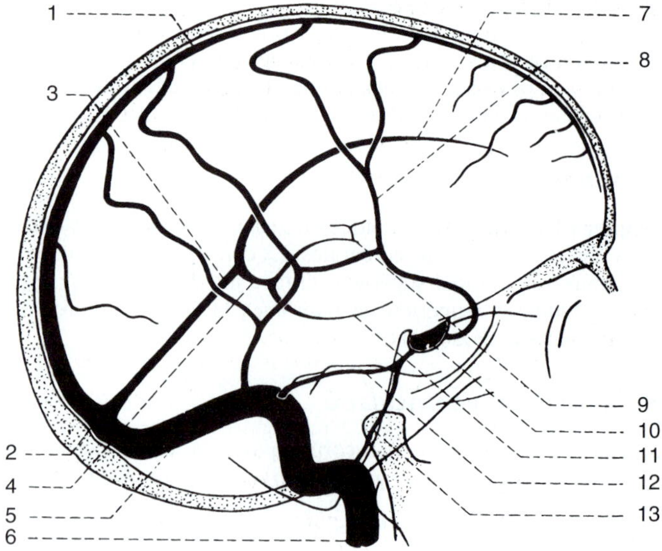

Fig. 15.5. *Les veines superficielles et profondes du cerveau.*
1. Sinus longitudinal supérieur. 2. Pressoir d'Hérophile. 3. Sinus droit. 4. Grande veine de Galien. 5. Sinus latéral droit. 6. Veine jugulaire droite. 7. Sinus longitudinal inférieur. 8. Veine de Trolard. 9. Veine strio-thalamique (abouchée dans une veine de Galien). 10. Sinus caverneux. 11. Veine basilaire. 12. Sinus pétreux supérieur. 13. Sinus pétreux inférieur.

– le SPECT (*Single Photon Emission Computed Tomography*) utilise des isotopes dont la diffusion est proportionnelle au débit sanguin et dont la rétention cérébrale est suffisante pour permettre une imagerie tomographique. L'existence ou non d'une « réserve circulatoire cérébrale » dans une région déterminée peut être appréciée en évaluant le débit sanguin régional avant et après administration de *Diamox*, qui entraîne normalement une vasodilatation cérébrale.

Régulation du débit sanguin cérébral

❒ Autorégulation

La circulation cérébrale est remarquable par son indépendance relative à l'égard du système nerveux autonome et par sa capacité à maintenir un débit constant malgré les variations de la pression artérielle systémique. Tant que la pression artérielle reste supérieure à 60 mm Hg, le débit sanguin cérébral varie peu du fait d'une vasodilatation avec diminution de la résistance vasculaire cérébrale. Au-dessous de ce chiffre, qui marque la limite inférieure de l'autorégulation, le débit sanguin cérébral s'effondre rapidement. Un mécanisme inverse de vasoconstriction et d'augmentation de la résistance vasculaire assure la constance du débit sanguin cérébral en présence d'une élévation de la pression artérielle. Il existe aussi une limite supérieure pour cette autorégulation, au-delà de laquelle le débit augmente en relation avec la pression artérielle systémique. Il faut noter que, chez le sujet hypertendu, la limite inférieure et la limite supérieure de l'autorégulation sont déplacées vers le haut. Dans diverses conditions pathologiques (traumatisme crânien, pathologie vasculaire cérébrale), on peut observer une perte de l'autorégulation qui fait que la perfusion cérébrale dépend passivement de la pression artérielle systémique.

❒ Influences humorales et métaboliques

Les vaisseaux cérébraux sont très sensibles à la composition chimique du sang :

– une augmentation de la $PaCO_2$ entraîne une augmentation du débit sanguin cérébral par dilatation du lit vasculaire cérébral. La présence de 5 à 7 % de CO_2 dans l'air inspiré fait monter le débit cérébral à 93 ml/100 g/min, c'est-à-dire presque le double de la normale;

– inversement, une hypocapnie par hyperventilation prolongée fait tomber le débit sanguin cérébral à 34 ml/100 g/min (vasoconstriction);

– l'hypoxie augmente le débit sanguin cérébral comme le fait l'hypercapnie, mais à un degré moindre. L'inhalation d'air ne contenant que 10 % d'oxygène fait monter le débit sanguin cérébral à 73 ml/100 g/min;

– l'hyperoxie a un effet inverse. L'inhalation d'air contenant 85 % d'oxygène fait tomber le débit à 34 ml/100 g/min;

– l'acidose augmente le débit sanguin cérébral par vasodilatation cérébrale tandis que l'alcalose a un effet inverse, mais le pH semble avoir un rôle moins important à l'état physiologique que celui joué par les variations des taux de CO_2 et d'O_2.

Il existe aussi un contrôle régional du débit sanguin :

– rôle du chimisme local : variations *in situ* du CO_2, de l'O_2, du pH et de nombreux métabolites;

– contrôle par des neurones dont les axones projettent à la fois sur d'autres neurones et sur l'environnement microcirculatoire de ces neurones, ce qui permettrait un couplage particulièrement précis entre l'activité métabolique et la circulation.

ACCIDENTS ISCHÉMIQUES CÉRÉBRAUX

La survenue d'un accident ischémique cérébral est la conséquence d'une réduction critique du débit sanguin en aval de l'occlusion partielle ou totale d'une artère cérébrale.

On distingue schématiquement deux variétés d'accidents ischémiques cérébraux :

– les *accidents ischémiques transitoires,* qui correspondent à un dysfonctionnement neurologique en relation avec une ischémie focale cérébrale ou rétinienne de durée brève;

– les *accidents ischémiques constitués*, qui correspondent à la constitution d'un *infarctus cérébral.*

Accidents ischémiques transitoires

Définition

Un accident ischémique transitoire (AIT) a été défini comme un épisode neurologique entièrement résolutif en moins de 24 heures.

Ce type d'accident correspond classiquement à une ischémie passagère n'aboutissant pas à la constitution d'une lésion. En fait, la plupart des AIT sont résolutifs en moins d'une heure, et lorsque les symptômes durent plus longtemps, la probabilité d'une résolution complète est inférieure à 15 % des cas. Le scanner X a montré qu'un AIT défini par la durée de 24 heures, est lié à la constitution d'un infarctus de petite taille dans 25 % des cas, plus souvent si l'AIT est long, de l'ordre de six heures, que s'il est court, de l'ordre de vingt minutes. En IRM de diffusion, une anomalie est décelée dans 50 % des cas et la probabilité d'un examen positif augmente avec la durée des symptômes. De tels cas ne devraient pas être considérés comme des AIT, mais comme des infarctus cérébraux ayant donné lieu à une symptomatologie transitoire.

Ces faits ont conduit à proposer une nouvelle définition de l'AIT : « *Épisode bref de dysfonctionnement neurologique lié à une ischémie focale cérébrale ou rétinienne, dont les symptômes cliniques durent typiquement moins d'une heure, sans preuve d'infarctus aigu.* »

Manifestations cliniques

Un *caractère évolutif* important est la constitution rapide, en quelques secondes, de la sémiologie d'un AIT, qu'elle soit simple ou complexe.

Dans le territoire carotidien, il peut s'agir d'un déficit moteur ou d'un trouble sensitif intéressant un hémicorps ou un membre, d'un trouble du langage, d'une cécité monoculaire transitoire.

Dans le territoire vertébro-basilaire, on peut retenir comme évocateurs un déficit moteur ou sensitif bilatéral, une ataxie de type cérébelleux. En raison du caractère peu spécifique de certaines manifestations, le diagnostic d'AIT dans le territoire vertébro-basilaire ne peut être retenu que si deux ou plus de ces manifestations surviennent simultanément : vertige, diplopie, dysphagie, *drop attack*. De même, un ictus amnésique ne peut être attribué à une ischémie dans le territoire vertébro-basilaire que s'il est associé à d'autres manifestations évocatrices. Certains symptômes, lorsqu'ils sont isolés, tels qu'une hémianopsie ou une dysarthrie, ne peuvent être attribués avec certitude au territoire carotidien ou vertébro-basilaire.

Diagnostic, évaluation du risque

Le diagnostic d'accident ischémique transitoire repose en règle générale sur le seul interrogatoire. Il ne doit pas être porté de façon abusive devant une syncope ou devant des manifestations fonctionnelles telles qu'on en observe chez les anxieux, en relation notamment avec un syndrome d'hyperventilation : malaises de type lipothymique, troubles visuels mal définis, sensations vertigineuses, paresthésies parfois limitées à un hémicorps. La distinction doit être faite aussi avec l'aura neurologique d'une migraine, dont les symptômes se constituent et s'étendent progressivement en quelques minutes, ainsi qu'avec l'hypoglycémie, qui comporte parfois des manifestations focales. Un déficit postcritique n'est pas toujours facile à éliminer, d'autant plus que des manifestations cloniques au niveau d'un membre ont été décrites au cours de certains AIT (« *shaking stroke* »). Enfin, un épisode ressemblant étroitement à un AIT peut être la manifestation révélatrice d'une tumeur cérébrale, d'un hématome sous-dural ou d'une hémorragie intracérébrale limitée.

- **Si le patient est vu au cours de l'AIT**

Rien ne permet de prévoir si l'évolution se fera vers la résolution ou la constitution d'un infarctus. Un traitement antiagrégant plaquettaire (Aspirine, 160 à 300 mg par jour) doit être débuté après la réalisation en urgence d'une imagerie cérébrale.

- **Si le patient est vu au décours de l'AIT**

Le problème est celui de la prévention secondaire. La survenue d'un AIT constitue un facteur de risque très important qui doit être pris en considération pour tenter de prévenir un accident plus sévère :

– 30 % environ des patients ayant un infarctus cérébral ont eu auparavant un AIT ;

– 25 % environ des patients ayant eu un AIT auront dans les cinq ans un infarctus cérébral, avec un risque plus grand pendant la première année. Pendant les trois premiers mois, un infarctus cérébral survient dans environ 10 % des cas et, dans la moitié de ces cas, l'infarctus survient dans les 48 premières heures.

Le risque de survenue précoce d'un infarctus est d'autant plus grand qu'il existe des facteurs de risques identifiés. Pour quantifier ce risque le *score ABCD* a été proposé : âge > 60 ans (1 point) ; PA systolique > 140 mm Hg et/ou PA diastolique ≥ 90 mm Hg (1 point) ; caractéristiques de l'AIT : hémiparésie (2 points), trouble du langage (1 point), autres signes (0 point) ; durée de l'AIT : ≥ 60 min (2 points), 10 à 59 min (1 point), < 10 min (0 point). Selon ce score, le risque de constitution d'un infarctus cérébral à sept jours est de 0 % si le score est ≤ 3, de 2,2 % pour un score à 4, de 16,3 % pour un score à 5 et de 35,5 % en cas de score ≥ 6. Il est à noter que ce score n'intègre pas la présence ou l'absence d'une sténose serrée de la carotide ou des artères intracrâniennes, ou d'une fibrillation auriculaire qui sont des facteurs de risque indépendants.

Il existe aussi un risque artériel général dans la mesure où la plupart des AIT sont liés à l'athérome. Le risque d'*infarctus du myocarde* et de mort subite à cinq ans est de l'ordre de 20 %. Il atteint 30 % lorsque l'on a mis en évidence des lésions athéromateuses importantes dans le territoire carotidien. D'un autre côté, l'existence d'une cardiopathie ischémique augmente de façon importante la probabilité de survenue d'un accident ischémique constitué.

Au décours d'un AIT, il est donc impératif d'entreprendre rapidement les investigations permettant d'en reconnaître la cause et d'instituer les mesures de *prévention secondaire*, qui seront envisagées à propos des infarctus cérébraux.

Infarctus cérébraux

Neuropathologie

La suppression de l'apport circulatoire d'un tronc artériel aboutit, lorsque les suppléances ne sont pas parfaitement efficaces, à la constitution d'un *infarctus* dans le territoire correspondant (fig. 15.6).

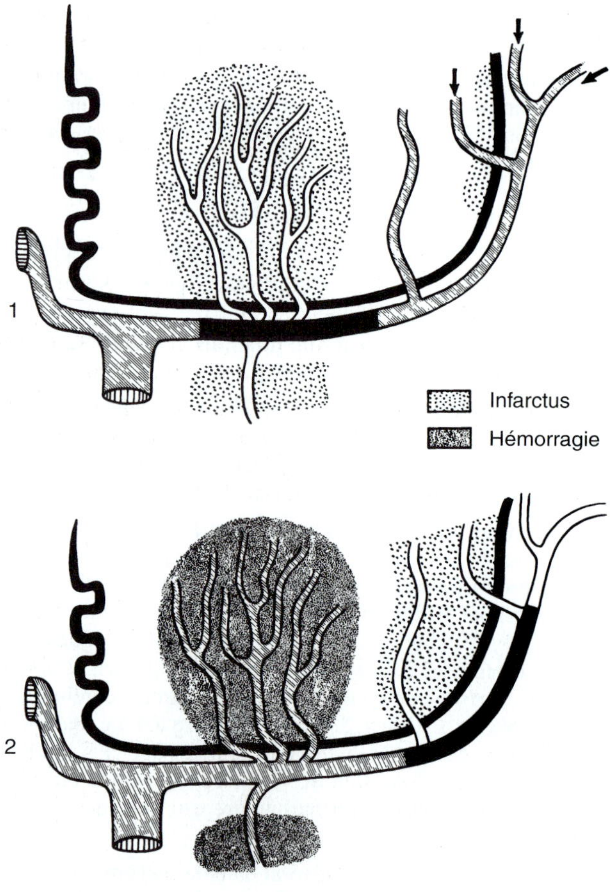

Fig. 15.6. *Infarctus hémorragique d'origine embolique.*

1. Occlusion embolique entraînant un infarctus superficiel et profond.

2. Lyse du caillot; hémorragies lors de l'irruption secondaire du sang dans le territoire profond initialement ischémié.

Macroscopiquement, aucune lésion n'est visible pendant les six premières heures. De la sixième à la trente-sixième heure, la zone lésée se ramollit, devient plus pâle, et la limite entre la substance grise et la substance blanche s'estompe. Au cours des jours suivants, les limites de l'infarctus se précisent. Un œdème est constant, dont l'importance est liée à l'étendue de l'infarctus. Dans les infarctus massifs, l'œdème peut mettre en jeu le pronostic vital par un mécanisme d'engagement : engagement trans-tentoriel, avec parfois hémorragie secondaire du tronc cérébral dans les infarctus hémisphériques, engagement dans le trou occipital dans le cas d'un infarctus cérébelleux.

L'examen microscopique montre des lésions ischémiques des neurones (noyaux foncés, cytoplasme très basophile et rétracté), un aspect congestif des vaisseaux. La zone ramollie est envahie par des infiltrats cellulaires formés d'abord de leucocytes pouvant simuler un processus inflammatoire, puis de macrophages qui se chargent de débris myéliniques et forment les corps granulo-graisseux. Ce processus de résorption par les macrophages se poursuit pendant plusieurs mois pour aboutir finalement à une cavité kystique résiduelle.

L'*infarctus hémorragique* est un aspect particulier qui résulte d'une extravasation sanguine au sein du foyer de ramollissement. Il s'agit le plus souvent de simples foyers de pétéchies plus ou moins confluents, mais parfois d'un véritable hématome.

Le mécanisme de la transformation hémorragique fait intervenir le rétablissement de la perfusion dans un territoire dont les vaisseaux ont été altérés par l'ischémie. Le rétablissement de la circulation peut être le fait des voies de suppléance, mais aussi de la dissolution ou de la mobilisation d'un caillot, ce mécanisme étant surtout en cause dans les infarctus d'origine embolique.

La transformation hémorragique d'un infarctus peut survenir spontanément, mais il existe des facteurs favorisants : traitement anticoagulant, fibrinolyse, désobstruction carotidienne ou anastomose temporo-sylvienne effectuées à la phase aiguë du ramollissement.

Pénombre ischémique

La tomographie par émission de positons (TEP) permet d'évaluer au sein du foyer ischémique la perfusion cérébrale, la consommation et le taux d'extraction de l'O_2. Il est ainsi possible de reconnaître une zone centrale sévèrement ischémique évoluant inexorablement vers la constitution d'un infarctus, et une zone périphérique où persiste une « perfusion de misère », insuffisante pour maintenir une activité fonctionnelle, mais dont l'évolution vers l'infarctus n'est pas inéluctable. Cette zone, qui correspond à la pénombre ischémique, est la cible des traitements visant à assurer la revascularisation et la neuroprotection.

Diagnostic

❒ Diagnostic clinique

Le diagnostic clinique d'infarctus cérébral est évoqué devant la constitution brutale d'un déficit neurologique focal dont la systématisation correspond à un territoire artériel.

Le déficit peut être maximum d'emblée ou se compléter par à-coups, en marches d'escalier, ou de façon rapidement progressive. Des céphalées, parfois d'allure migraineuse, peuvent accompagner, voire précéder, la constitution de l'infarctus.

Des crises généralisées ou partielles, isolées ou répétées, réalisant parfois un état de mal, sont notées dans environ 5 % des cas à la phase inaugurale de l'infarctus.

La certitude diagnostique ne peut être apportée que par l'imagerie, car il existe des risques d'erreurs, avant tout avec une hémorragie cérébrale, mais aussi avec des épisodes d'allure vasculaire que l'on peut observer au cours de l'évolution de processus expansifs.

❐ Scanner X

Le scanner X montre dans la majorité des cas l'infarctus, en précise le siège, l'étendue et le retentissement sur les structures voisines :

– À la phase initiale (premières heures), l'examen, qui doit être fait sans injection de produit de contraste, peut être normal, ce qui a l'intérêt d'éliminer une hémorragie en l'absence d'hyperdensité spontanée. Il peut aussi montrer des signes précoces d'ischémie : effacement des sillons, perte de la différenciation entre substance blanche et substance grise, responsable d'une disparition du ruban cortical et d'un effacement du noyau lenticulaire. Parfois le thrombus intra-artériel est visible sous la forme d'une hyperdensité spontanée de l'artère occluse. Ensuite, l'infarctus devient visible sous la forme d'une *hypodensité.* La transformation hémorragique de l'infarctus peut se traduire par un aspect inhomogène avec des zones d'hyperdensité. L'importance de l'œdème peut être appréciée par l'effet de masse plus ou moins marqué sur le système ventriculaire.

– Au cours de l'évolution, le plus souvent entre la deuxième et la troisième semaine, l'injection de produit de contraste entraîne un « rehaussement » de la lésion, qui devient hyperdense, ce qui traduit une altération de la barrière sang-cerveau.

❐ IRM

L'IRM est devenu l'examen de première intention. L'infarctus donne lieu à un signal hyperintense en T2, visible d'abord au niveau des gyri corticaux, qui apparaissent gonflés, avec effacement des sillons, s'étendant ensuite à la substance blanche. Une augmentation de l'intensité du signal en T1, notée dans environ 20 % des cas, indique la présence d'une composante hémorragique.

– L'*IRM de diffusion* est sensible aux mouvements aléatoires des molécules d'eau. Lors de la constitution d'un accident ischémique, l'œdème cytotoxique se traduit par une diminution de la diffusion des molécules d'eau avec une augmentation de l'intensité du signal et une *diminution du coefficient apparent de diffusion.* Ces anomalies apparaissent précocement, avant les modifications de l'IRM standard. Elles témoignent d'une ischémie sévère qui évoluera vers l'infarctus.

– L'*IRM de perfusion* permet d'apprécier le flux sanguin au niveau capillaire. Un déficit de perfusion peut évoluer ou non vers la constitution d'un infarctus. Un déficit en perfusion plus étendu que l'image en diffusion semble traduire une zone de « pénombre ischémique », dont l'évolution est susceptible d'être influencée par le traitement, notamment par la thrombolyse.

– L'*angiographie par résonance magnétique* (ARM) peut mettre en évidence une sténose ou une occlusion des artères extra- ou intracrâniennes.

Formes anatomocliniques des infarctus cérébraux

❒ Infarctus du territoire carotidien

• Infarctus du territoire de l'artère cérébrale moyenne (infarctus sylvien)

C'est le plus fréquent (80 %) des infarctus hémisphériques.

Infarctus sylvien total. — Il intéresse le territoire profond et le territoire superficiel de l'artère cérébrale moyenne (fig. 15.7). Il résulte d'une occlusion proximale de l'artère cérébrale moyenne, en amont de l'origine des artères perforantes (fig. 15.8) Le tableau associe une hémiplégie complète, une hémianesthésie, une hémianopsie latérale homonyme, une déviation de la tête

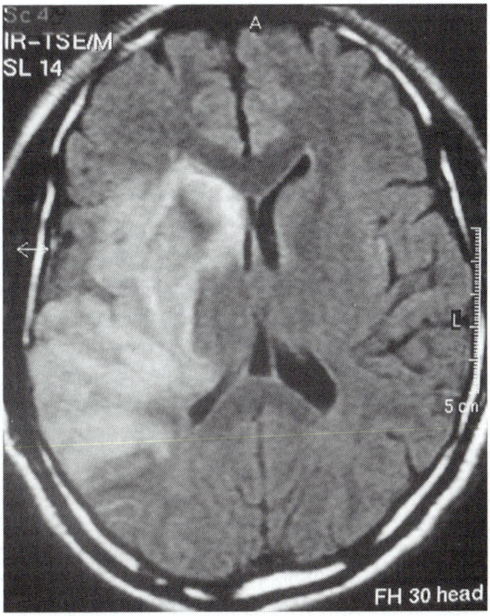

Fig. 15.7. *IRM, coupe axiale en séquence FLAIR. Infarctus sylvien total, superficiel et profond.*

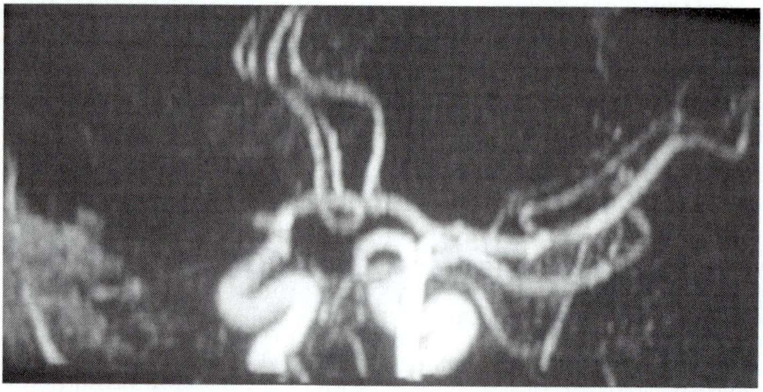

Fig. 15.8. *Angiographie par résonance magnétique nucléaire. Occlusion de l'artère cérébrale moyenne droite à son origine.*

et des yeux du côté de la lésion cérébrale. L'aphasie est massive dans les lésions de l'hémisphère dominant; il en est de même pour l'anosognosie et l'hémiasomatognosie dans celles de l'hémisphère mineur. Des troubles de la vigilance sont habituels, en relation avec l'œdème cérébral, qui comprime les structures profondes et met en jeu le pronostic vital. Des séquelles fonctionnelles sont la règle lorsque le malade survit.

Infarctus sylvien profond. — Il occupe le territoire des branches perforantes de l'artère cérébrale moyenne : noyau caudé et noyau lenticulaire, capsule interne. Le tableau est dominé par une hémiplégie associée en cas de lésion de l'hémisphère dominant à une aphasie dynamique avec réduction de la fluence.

Infarctus sylviens superficiels. — Ils ont une expression variable selon que l'atteinte du territoire cortico-sous-cortical de l'artère est étendue ou parcellaire. Dans les lésions limitées, on peut observer de façon plus ou moins isolée : une hémiplégie à prédominance brachiofaciale (frontale ascendante), un hémisyndrome sensitif prédominant sur les sensibilités épicritiques (pariétale ascendante), une hémianopsie latérale homonyme, parfois en quadrant supérieur ou inférieur (radiations optiques). Dans les lésions de l'hémisphère dominant, des troubles du langage sont habituels : aphasie de Broca volontiers associée à une apraxie idéomotrice ou rarement une anarthrie pure dans les lésions antérieures; aphasie de Wernicke, parfois aphasie de conduction, aphasie transcorticale sensorielle ou syndrome de Gerstmann dans les lésions postérieures temporo-pariétales. Les infarctus du territoire postérieur de l'artère cérébrale moyenne de l'hémisphère mineur entraînent un syndrome de négligence intéressant l'hémicorps et l'hémi-espace controlatéraux (lésion pariétale postérieure), parfois un état confusionnel plus ou moins isolé (lésion temporale).

- **Infarctus du territoire de l'artère cérébrale antérieure**

Il se manifeste par une paralysie du membre inférieur (*monoplégie crurale*). Au membre supérieur, on note un certain degré d'hypertonie, associée à un *grasping* et souvent même à un véritable comportement de préhension. L'indifférence, la tendance aux stéréotypies, les troubles du comportement urinaire et, dans les lésions gauches, une aphasie dynamique, achèvent de caractériser la sémiologie frontale prédominante. Ce type d'infarctus peut résulter soit d'une occlusion de la cérébrale antérieure au-delà de l'artère communicante antérieure, soit d'une obstruction de la terminaison carotidienne, lorsque la communicante antérieure ne joue pas son rôle de suppléance.

Lorsque les deux artères cérébrales antérieures naissent d'une seule carotide interne par un tronc commun, l'occlusion de ce dernier entraîne un tableau plus sévère, plus ou moins proche du « mutisme akinétique ».

- **Infarctus du territoire de l'artère choroïdienne antérieure**

Il entraîne, lorsque la sémiologie est au complet, une hémiplégie avec hémidéficit sensitif par atteinte du bras postérieur de la capsule interne dans sa partie basse, et une hémianopsie par atteinte de la bandelette optique ou du corps genouillé externe. L'absence d'aphasie est notable dans les atteintes de l'hémisphère dominant.

❒ Infarctus du territoire vertébro-basilaire

- **Syndrome de Wallenberg**

Il résulte d'un *infarctus de la région postéro-latérale rétro-olivaire du bulbe* irriguée par l'artère de la fossette latérale qui naît soit de la PICA, soit de l'artère vertébrale. L'installation est brusque, marquée par de grands vertiges, une céphalée postérieure, des troubles de déglutition, parfois un hoquet.

La sémiologie neurologique est riche et complexe (fig. 15.9) :

– *du côté de la lésion :* une anesthésie faciale dissociée respectant la sensibilité tactile, un signe de Claude Bernard-Horner, une paralysie de l'hémivoile, de l'hémipharynx et de la corde vocale, un syndrome vestibulaire (nystagmus rotatoire, déviation des index, parfois véritable latéropulsion), un hémisyndrome cérébelleux à prédominance statique;

– *du côté opposé à la lésion :* une hémianesthésie des membres, de type dissocié, spino-thalamique, réalisant avec l'anesthésie faciale un syndrome sensitif alterne.

Le *pronostic des infarctus* limités au territoire latéral du bulbe est relativement favorable. Le signe de Claude Bernard-Horner, le syndrome sensitif alterne sont les manifestations les plus durables; l'apparition secondaire d'une hyperpathie et de douleurs de type spino-thalamique n'est pas rare.

Les variations du dispositif vasculaire latéro-bulbaire expliquent la fréquence des syndromes de Wallenberg incomplets, mais aussi des syndromes de Wallenberg dépassés, avec en particulier association d'un infarctus cérébelleux.

- **Syndrome de l'artère cérébelleuse supérieure**

Un infarctus du territoire de cette artère, qui vascularise la partie latérale de la protubérance et la face supérieure du cervelet jusqu'au noyau dentelé,

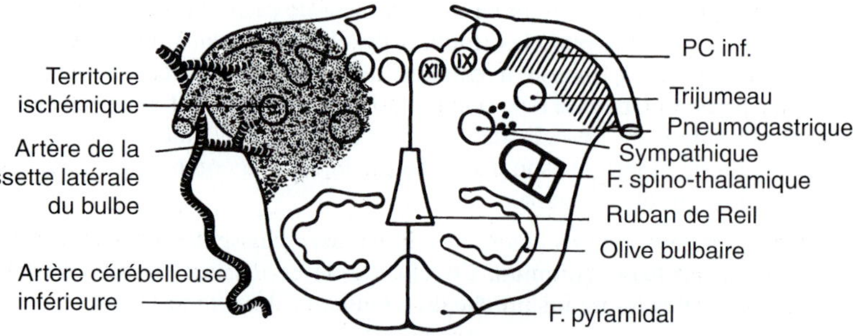

A

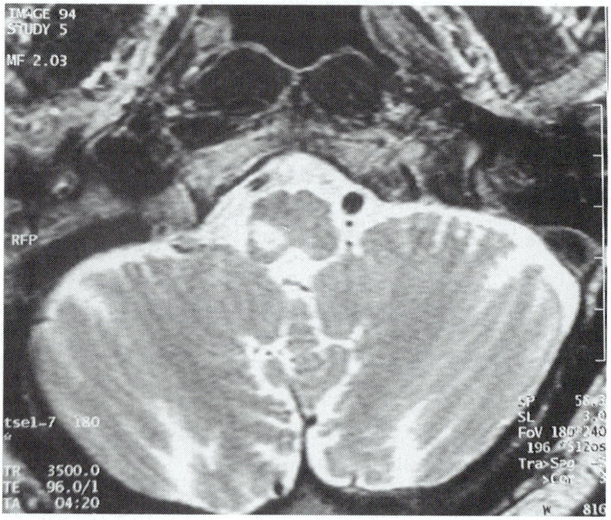

B

Fig. 15.9. *Infarctus bulbaire postéro-latéral rétro-olivaire.*
A. Schéma de la lésion.
B. IRM pondérée en T2.

entraîne : du côté opposé à la lésion, un déficit de la sensibilité thermoalgique intéressant la face; du côté de la lésion, un syndrome cérébelleux, un syndrome de Claude Bernard-Horner. Il s'y associe parfois une hypoacousie par atteinte du noyau cochléaire, une diplopie par atteinte du IV.

- **Infarctus paramédians du tronc cérébral**

Infarctus bulbaire paramédian. — Exceptionnel, il intéresse le territoire antéromédial du bulbe vascularisé par l'artère spinale antérieure dans sa partie basse et par l'artère vertébrale dans sa partie haute. La formule la plus évocatrice associe une paralysie linguale homolatérale à une atteinte controlatérale des membres, motrice et sensitive de type lemniscal.

Infarctus protubérantiel paramédian. — Il donne lieu à une hémiplégie controlatérale et, du côté de la lésion, à une paralysie du VI et à une paralysie de la latéralité (syndrome de Foville). Un infarctus bilatéral de ce territoire, résultant d'une occlusion du tronc basilaire est responsable d'un « *locked-in* » *syndrome*.

Infarctus mésencéphalique paramédian. — Il est dominé par une paralysie du III, complète ou dissociée, par atteinte des fibres ou du noyau, tandis que l'on peut observer du côté opposé à la lésion une hémiplégie par atteinte du pédoncule cérébral (syndrome de Weber) ou un syndrome cérébelleux par atteinte des fibres du pédoncule cérébelleux supérieur après leur décussation dans le noyau rouge (syndrome de Claude).

C'est dans cette localisation qu'a été décrite l'hallucinose pédonculaire, remarquable par la richesse et la précision des hallucinations visuelles, et par l'attitude critique du patient. En fait, d'autres localisations lésionnelles (thalamus, pont) interférant probablement avec l'organisation du sommeil ont été décrites.

- **Infarctus cérébelleux**

Les artères vascularisant le cervelet sont des artères circonférentielles longues participant au passage à la vascularisation du tronc cérébral. Il en résulte que la sémiologie d'un infarctus cérébelleux est souvent associée à celle d'un infarctus du tronc cérébral, notamment de la région rétro-olivaire du bulbe (syndrome de Wallenberg) ou de la région latérale du tegmentum pontin (syndrome de l'artère cérébelleuse supérieure).

Le tableau clinique d'un infarctus cérébelleux associe des vertiges, des vomissements, une dysarthrie, une ataxie cérébelleuse, un nystagmus. Les formes graves œdémateuses peuvent nécessiter un geste neurochirurgical du fait de la compression du tronc cérébral, d'une menace d'engagement des amygdales cérébelleuses, du développement d'une hydrocéphalie. À l'opposé, les formes « bénignes », dominées par une symptomatologie vertigineuse, peuvent faire évoquer une pathologie vestibulaire périphérique.

- **Infarctus thalamiques**

La vascularisation du thalamus provient de la bifurcation du tronc basilaire, de l'artère communicante basilaire, de la partie initiale de l'artère cérébrale postérieure, et de l'artère communicante postérieure.

Infarctus thalamique médian. — Il survient dans le territoire des artères thalamo-sous-thalamiques paramédianes (pédicule thalamo-perforé) issues de l'artère communicante basilaire : son expression clinique est un syndrome confusionnel. Assez souvent, ces artères ont une origine commune avec les artères mésencéphaliques paramédianes (pédicule rétromamillaire); le tableau s'enrichit alors de troubles oculomoteurs : paralysie du III, de la verticalité, parfois pseudo-paralysie du VI. Enfin, les artères paramédianes destinées aux deux côtés peuvent naître par un tronc commun près de la terminaison du tronc basilaire, d'où la possibilité d'infarctus thalamiques ou thalamo-mésencéphaliques paramédians bilatéraux plus ou moins symétriques, entraînant à la phase initiale un coma et pouvant évoluer vers un syndrome amnésique.

Infarctus thalamique postéro-latéral. — Il porte sur le territoire du pédicule thalamo-genouillé, qui naît de l'origine de l'artère cérébrale postérieure juste en aval de la communicante postérieure. Le tableau clinique est dominé par une hémianesthésie controlatérale à tous les modes (syndrome de Dejerine-Roussy) avec développement secondaire d'une hyperpathie.

Infarctus thalamique antéro-latéral. — Il siège dans le territoire de l'artère tubéro-thalamique (ou artère polaire), branche de l'artère communicante postérieure. Le tableau comporte une « aphasie thalamique » dans les lésions gauches, des troubles visuo-spatiaux dans les lésions droites.

- **Infarctus occipitaux (territoire de l'artère cérébrale postérieure)**

Associé ou non à une atteinte thalamique postéro-latérale se traduisant par une hémianesthésie, le signe caractéristique de l'occlusion d'une artère cérébrale postérieure est une *hémianopsie latérale homonyme.* Les infarctus occipitaux bilatéraux, résultant notamment d'une occlusion de la partie terminale du tronc basilaire, donnent lieu à une *cécité corticale* (réflexe photomoteur conservé) ou à une hémianopsie latérale homonyme bilatérale avec vision tubulaire.

Les troubles du champ visuel peuvent être associés à des manifestations qui sont en relation avec l'atteinte du cortex associatif occipito-temporal inférieur. La formule de ces troubles dépend du côté atteint :

– *Dans les lésions gauches*, l'atteinte du cortex associatif occipito-temporal inférieur peut être responsable d'une *agnosie visuelle*, voire d'une agnosie multimodale ; une lésion déconnectant le langage des informations visuelles provenant des aires visuelles ipsilatérales, mais aussi controlatérales du fait d'une lésion du splenium, peut être responsable d'une *anomie des couleurs* et/ou d'une *alexie pure sans agraphie.*

– *Dans les lésions droites,* l'atteinte du cortex associatif occipito-temporal inférieur joue le rôle principal dans la survenue d'une *prosopagnosie*, même si les lésions sont le plus souvent bilatérales.

Des *troubles mnésiques* de type korsakovien sont le plus souvent dus à des lésions bilatérales atteignant notamment les régions hippocampiques. Des troubles mnésiques durables sont cependant possibles lors de lésions limitées au territoire de l'artère cérébrale postérieure gauche.

- **Conséquences de l'hypoperfusion cérébrale globale**

Une réduction globale de la perfusion cérébrale, telle qu'elle résulte d'un arrêt cardiaque ou d'une hypotension artérielle sévère, a des conséquences particulièrement marquées sur la circulation cérébrale postérieure. Il en résulte notamment des *signes d'atteinte élective des zones hémisphériques de jonction* entre la cérébrale postérieure et la cérébrale moyenne. Lorsque ces malades survivent, ils présentent des *troubles complexes de l'utilisation du regard* (*syndrome de Balint*) portant sur les données visuo-spatiales (difficultés à déplacer le regard d'un objet à un autre, impossibilité à compter le nombre d'objets visibles, incapacité à saisir la signification d'une image complexe alors que chacun des composants est parfaitement identifié…).

❒ Lacunes cérébrales

Les lacunes, qui représentent environ 20 % des accidents vasculaires cérébraux, sont de petits infarctus de moins de 15 mm de diamètre résultant de l'occlusion d'une artériole perforante. Ces artérioles naissent de la partie initiale des branches terminales de la carotide interne et du tronc basilaire, ainsi que du tronc basilaire lui-même. La lésion artérielle responsable est un processus de *lipo-hyalinose* dont le facteur déterminant principal est l'*hypertension artérielle*, l'âge et le diabète étant des facteurs favorisants. Toutefois, la distinction entre une lacune correspondant à ce mécanisme et un petit infarctus lié à l'athérosclérose ou même à une cardiopathie emboligène peut être difficile.

Les lacunes ont pour siège de prédilection le *noyau lenticulaire*, le *noyau caudé*, le *thalamus* (fig. 15.10), la *capsule interne*, le *pied de la protubérance*. Elles sont plus souvent multiples qu'unique. Nombre d'entre elles sont silencieuses. En fonction de leur situation stratégique, elles peuvent être responsables d'une « *hémiplégie motrice pure* » (bras postérieur de la capsule interne, pied de la protubérance) d'un *hémisyndrome sensitif* (thalamus), d'une hémiparésie avec ataxie homolatérale (pied de la protubérance, bras postérieur de la capsule interne), du syndrome dysarthrie-maladresse de la main (pied de la protubérance).

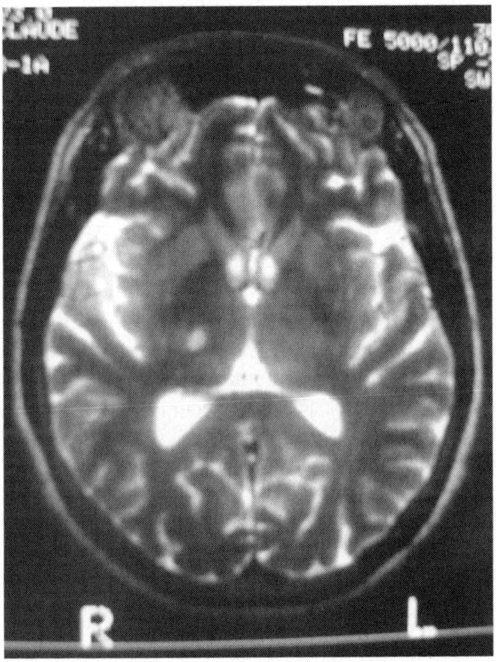

Fig. 15.10. *IRM pondérée en T2, coupe axiale : lacune thalamique.*

La sémiologie peut se constituer d'emblée, mais aussi de façon progressive ou en marches d'escalier sur 24 à 36 heures. Dans environ 30 % des cas, la constitution de l'infarctus lacunaire est précédée d'accidents ischémiques transitoires, dont la répétition dans le même territoire suggère une véritable claudication dans le territoire d'une artère perforante (« AIT lacunaire »). Ces infarctus lacunaires sont généralement suivis d'une récupération importante.

La multiplicité des lacunes conduit à l'*état lacunaire*, dont l'expression la plus classique est le syndrome pseudo-bulbaire associé ou non à une démence artériopathique. Par ailleurs, des lacunes sont habituellement associées aux lésions de la substance blanche caractéristiques de la leucoencéphalopathie artérioscléreuse de Binswanger.

CAUSES DES ACCIDENTS ISCHÉMIQUES CÉRÉBRAUX

Embolies cérébrales d'origine cardiaque

Les embolies cérébrales d'origine cardiaque sont responsables de 20 % environ des accidents ischémiques cérébraux. Avant quarante ans, elles en sont la cause principale. En fonction de son volume, l'embolie peut s'arrêter à l'origine d'une artère cérébrale ou d'une branche distale. La conséquence d'une embolie est habituellement la constitution d'un infarctus, mais il arrive que le tableau clinique soit celui d'un accident ischémique transitoire. Il est important de reconnaître l'origine cardio-embolique d'un AIC car cela conduit à discuter la prévention des récidives par un traitement anticoagulant.

Certains faits peuvent faire évoquer l'origine embolique tels que l'existence d'une altération initiale de la conscience, la rapidité avec laquelle se constitue le déficit, une crise d'épilepsie inaugurale et, à l'imagerie, le caractère hémorragique de l'infarctus et la présence d'infarctus corticaux multiples dans des territoires artériels distincts. La formule est rarement celle d'un infarctus lacunaire.

La cardiopathie en cause peut être connue ou du moins aisément suspectée sur les données de la clinique et de l'ECG. En l'absence d'élément d'orientation, l'intérêt de recourir de façon systématique à des examens tels qu'un enregistrement Holter de longue durée, pouvant déceler des troubles du rythme intermittents, ou une échocardiographie est discuté : un bilan de ce type est en tout cas justifié chez un sujet jeune. Il peut être nécessaire de compléter l'échocardiographie transthoracique par une échographie transœsophagienne pour mettre en évidence un *thrombus intracavitaire*, des *végétations valvulaires*, un *foramen ovale perméable*, un *anévrysme du septum*, des *plaques de la crosse aortique*.

❐ Fibrillation auriculaire

Une fibrillation auriculaire est en cause dans la moitié des cas. Le risque d'embolie cérébrale est multiplié par 17 par rapport à une population témoin lorsque la fibrillation auriculaire complique une *cardiopathie valvulaire*, ce qui fait que, dans ce cas, un traitement anticoagulant préventif est justifié. L'augmentation du risque est moindre lorsque la fibrillation complique une cardiopathie ischémique et hypertensive ou lorsqu'elle est idiopathique. L'âge et le terrain font que, dans de tels cas, il peut être difficile d'exclure avec certitude un accident ischémique lié à l'athérosclérose des artères cérébrales, d'où une certaine réticence à instituer, en raison de ses risques, un traitement anticoagulant au long cours. Cependant, un traitement anticoagulant préventif apparaît justifié dans la population « FA à haut risque » définie par une histoire d'HTA, de diabète, d'accidents ischémiques constitués ou transitoires, de coronaropathie ou d'insuffisance cardiaque.

❒ Infarctus du myocarde

Il peut être à l'origine d'une embolie cérébrale à la phase aiguë (thrombus mural) ou tardivement du fait de la persistance d'une dyskinésie ventriculaire ou d'un anévrysme pariétal.

❒ Endocardites

Les *endocardites bactériennes* aiguës ou subaiguës se compliquent d'embolies cérébrales dans 20 % des cas environ, résultant de la migration de tout ou partie d'une végétation valvulaire. Cette cause doit être évoquée devant tout accident neurologique fébrile, imposant une série d'hémocultures et une échocardiographie. Les indications du traitement anticoagulant, en association avec le traitement antibiotique, sont difficiles à poser en raison du risque d'accident hémorragique par rupture d'un anévrysme mycotique développé sur une paroi artérielle lésée par une embolie septique.

L'*endocardite thrombotique non bactérienne* est un diagnostic que l'on évoque plus particulièrement devant un infarctus cérébral survenant chez un sujet souffrant d'une néoplasie viscérale connue. Mais les manifestations thromboemboliques peuvent être révélatrices, alors que la néoplasie n'est pas connue, et, par ailleurs, cette endocardite n'a pas toujours la signification d'une affection paranéoplasique. Elle peut compliquer un lupus ou un syndrome des anticorps anti-phospholipides. Les végétations, friables et de petite taille, implantées sur des valves habituellement saines, peuvent ne pas être visibles à l'échocardiographie.

❒ Autres causes d'embolies cérébrales

À côté des cardiopathies rhumatismales, devenues rares, il faut mentionner les *prothèses valvulaires, les cardiomyopathies*, le *myxome de l'oreillette*, les *embolies paradoxales* survenant à partir d'une thrombose veineuse périphérique chez des sujets présentant une communication droite-gauche anormale (foramen ovale perméable ou communication artérioveineuse pulmonaire au cours d'une *maladie de Rendu-Osler*).

La responsabilité d'un *prolapsus de la valve mitrale* doit être retenue avec prudence, dans la mesure où il s'agit d'une anomalie fréquente, présente chez 5 à 7 % des individus. Elle est toutefois plus fréquente chez les sujets ayant eu un accident ischémique cérébral que dans la population générale, en particulier avant quarante-cinq ans. Dans de tels cas, un traitement antiplaquettaire est généralement préféré à un traitement anticoagulant.

Maladies des artères cérébrales de gros et moyen calibre

Comme les embolies d'origine cardiaque, ces maladies sont habituellement responsables d'infarctus territoriaux se produisant dans le territoire de l'artère intéressée par le processus occlusif. Lorsque des territoires artériels contigus sont concernés, la formule peut être celle d'un infarctus de jonction.

Athérosclérose

L'athérosclérose est la cause la plus fréquente des accidents ischémiques cérébraux chez les sujets âgés de plus de quarante-cinq ans Elle peut aussi être en cause chez des sujets plus jeunes présentant des facteurs de risque importants : hypertension artérielle, diabète, dyslipidémie, tabagisme, prédisposition génétique.

❒ Lésions

- **Plaque d'athérome**

La plaque d'athérome, qui est la lésion fondamentale, se développe au niveau de l'intima. Elle résulte de la prolifération de fibres musculaires lisses, de fibres collagènes, de fibres élastiques et de l'accumulation de lipides. Elle évolue progressivement vers la sténose de la lumière artérielle. Cette évolution peut être émaillée de complications locales : hémorragie aggravant la sténose, ulcération source d'embolies et point d'appel pour une thrombose occlusive (fig. 15.11).

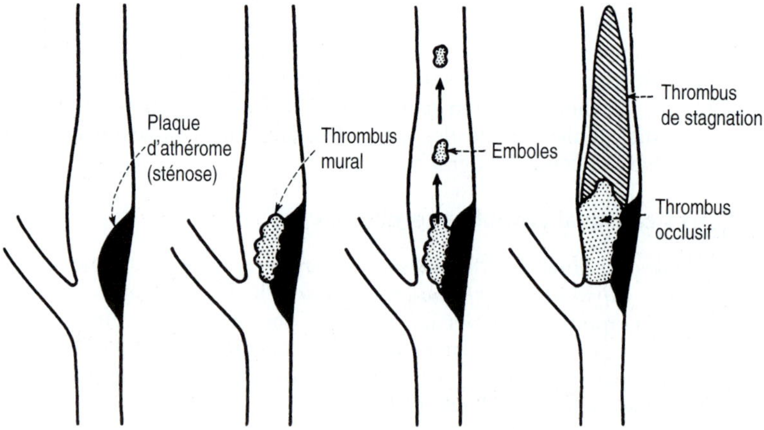

Fig. 15.11. *Évolution schématique des lésions provoquées par une sténose carotidienne athéromateuse.*

- **Topographie**

La topographie des lésions artérielles reflète la prédilection de l'athérome pour les artères de gros et de moyen calibre (fig. 15.12). Dans le territoire carotidien, les régions les plus exposées à l'athérome sont l'origine de la carotide interne (sinus carotidien), les portions intrapétreuse et caverneuse (siphon) de la carotide et le premier tiers de la sylvienne. En revanche, la portion cervicale moyenne de la carotide interne est rarement atteinte, et les artères de la convexité ne le sont presque jamais. Dans le territoire vertébro-basilaire, l'athérome siège à l'implantation des vertébrales sur les sous-clavières, au confluent vertébral, sur le tronc basilaire, notamment à sa terminaison et à l'origine des cérébrales postérieures. Ces lésions athéromateuses sont presque toujours multiples. Ainsi, lorsque la lumière d'une des carotides internes est rétrécie à son origine de 75 %, il existe trois fois sur dix une lésion comparable de l'autre côté.

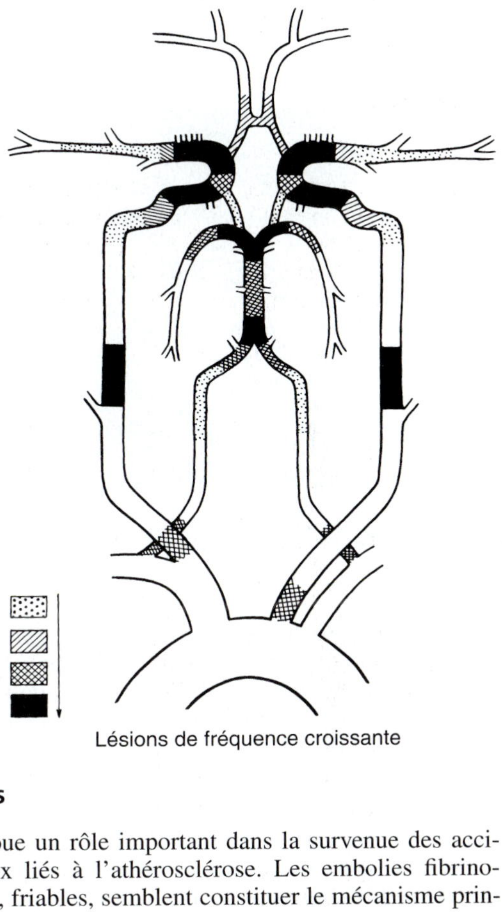

Fig. 15.12. *Schéma de la répartition et de l'intensité des lésions athéroscléreuses sur l'arbre artériel cervico-encéphalique.*

❐ Mécanisme de l'infarctus

Le *mécanisme embolique* joue un rôle important dans la survenue des accidents ischémiques cérébraux liés à l'athérosclérose. Les embolies fibrino-plaquettaires, de petite taille, friables, semblent constituer le mécanisme principal des AIT. Mais il peut aussi s'agir d'embolies plus volumineuses, provenant d'un véritable thrombus mural à l'origine d'infarctus cérébraux.

Le *mécanisme hémodynamique* est en cause lorsque l'accident ischémique résulte d'une baisse critique de la perfusion cérébrale en aval d'une sténose athéromateuse serrée ou d'une occlusion complète par thrombose surajoutée.

En fait, les conséquences d'une lésion occlusive d'une artère cérébrale, notamment au niveau cervical, sont extrêmement variables dans la mesure où elles dépendent du *jeu des suppléances*. C'est ainsi qu'une *occlusion de l'artère carotide interne* à son origine (fig. 15.13) peut, si le polygone de Willis est bien constitué et perméable, être entièrement latente ou provoquer un accident ischémique limité au territoire de l'artère cérébrale moyenne ou au territoire de jonction cérébrale moyenne-cérébrale antérieure. À l'opposé, une occlusion carotidienne peut entraîner un infarctus massif si l'ensemble de l'hémisphère dépend de la carotide interne lorsque la communicante antérieure et le premier segment de la cérébrale postérieure (communicante basilaire) ne sont pas fonctionnels, ou si un thrombus de stagnation extensif dépasse l'origine de l'artère ophtalmique pour s'engager dans le polygone de Willis.

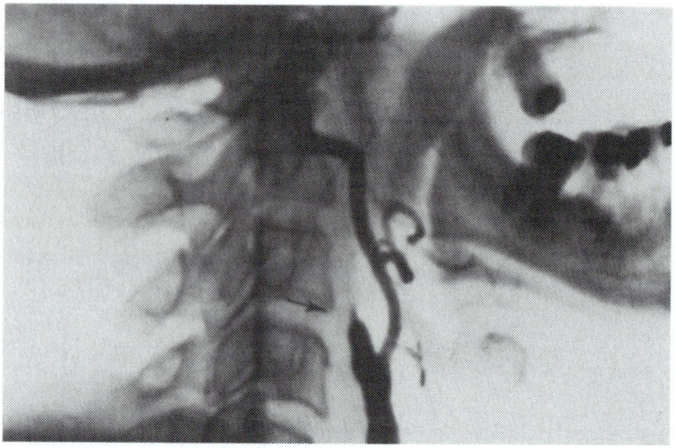

Fig. 15.13. *Thrombose de la carotide interne à 1 cm de l'origine.*

Un mécanisme hémodynamique peut aussi rendre compte de certains accidents ischémiques transitoires survenant en aval d'une sténose artérielle à l'occasion d'une baisse de la pression artérielle systémique favorisée par le passage à l'orthostatisme, la période postprandiale ou la prise d'un traitement antihypertenseur.

Un aspect bien particulier est celui du *vol sous-clavier* en relation avec une sténose serrée ou une occlusion prévertébrale d'une artère sous-clavière (fig. 15.14). Une sémiologie d'AIT vertébro-basilaire peut survenir chez de tels patients à l'occasion d'une activité musculaire du membre supérieur du côté de l'occlusion.

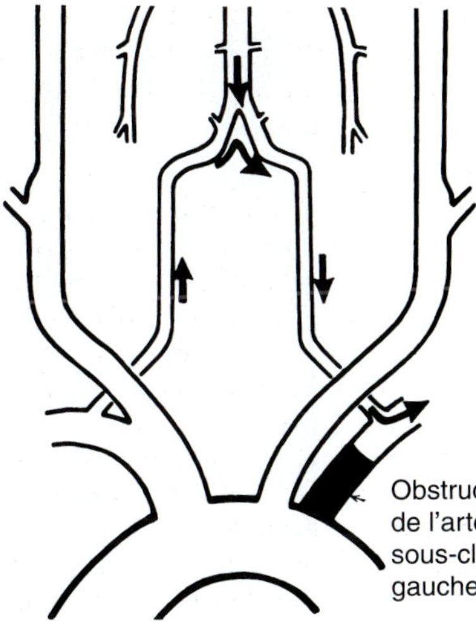

Fig. 15.14. *Syndrome d'hémodétournement sous-clavier (*subclavian steal syndrome*).*

❐ Diagnostic de l'origine athéromateuse d'un accident ischémique

L'*auscultation* du trajet des artères carotides et vertébrales permet parfois de déceler un souffle.

L'*effet Doppler* permet de déceler une accélération dans l'axe d'une sténose et des turbulences en aval. Il peut aussi montrer une inversion de la circulation d'une artère ophtalmique, ainsi qu'un vol sous-clavier. L'*échotomographie* permet de visualiser des plaques d'athérome et de préciser leur caractère ulcéré. Le *Doppler transcrânien* peut montrer le retentissement sur la circulation cérébrale de la sténose d'une artère cervicale et déceler les sténoses supérieures à 50 % des principales artères cérébrales.

L'*angiographie conventionnelle* est l'examen le plus performant pour l'étude des artères cérébrales dans leur segment cervical ou intracrânien, permettant de reconnaître une occlusion, une sténose, une plaque ulcérée, un thrombus mural, et de préciser l'état des suppléances. Toutefois, il s'agit d'une exploration invasive comportant des risques, surtout si l'examen est effectué dans les suites immédiates d'un accident ischémique. L'*angiographie par résonance magnétique* et l'angio-scanner ont considérablement réduit les indications de l'angiographie conventionnelle (fig. 15.15).

Dissections des artères cérébrales

Plus fréquentes dans le territoire carotidien interne que dans le territoire vertébro-basilaire, elles sont habituellement de siège cervical, intéressant rarement les artères intracrâniennes. Elles peuvent être observées à tout âge, mais surtout entre vingt-cinq et quarante-cinq ans : dans cette tranche d'âge, elles sont responsables de 5 à 10 % des accidents ischémiques cérébraux. Anatomiquement, la dissection

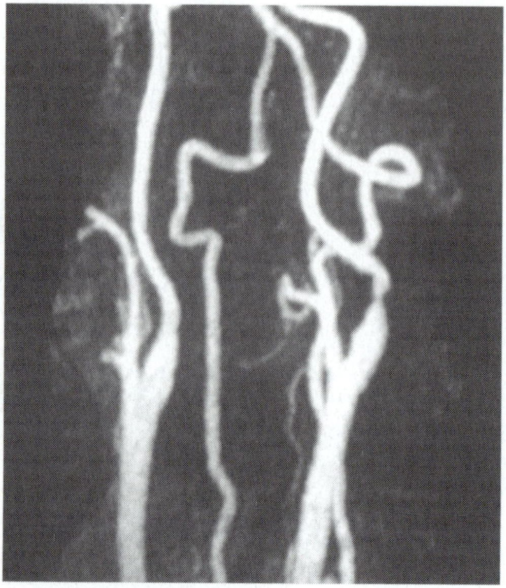

Fig 15.15. *ARM : sténose de l'artère carotide interne gauche.*

est caractérisée par la présence dans la paroi artérielle d'une cavité contenant du sang (« anévrysme » disséquant) (fig. 15.16) qui communique avec la lumière de l'artère. En fonction des circonstances de survenue, la dissection est dite traumatique ou spontanée. Les événements traumatiques en cause sont très divers, allant des manipulations vertébrales à des activités assez banales de la vie courante. Les formes spontanées, surtout lorsqu'elles intéressent plusieurs artères, suggèrent une artériopathie sous-jacente : dysplasie fibromusculaire, médianécrose kystique, syndrome de Marfan, d'Ehlers-Danlos, maladie polykystique des reins.

En présence d'un accident ischémique plus ou moins sévère survenant dans le territoire carotidien ou vertébro-basilaire, le diagnostic peut être orienté par la notion d'un facteur traumatique, par l'existence de douleurs cervicales et, dans le cas d'une dissection carotidienne, par un signe de Claude Bernard-Horner, parfois par une paralysie des derniers nerfs crâniens. Le diagnostic et le suivi reposent sur l'angiographie (ARM, scanner X). L'aspect le plus évocateur associe une sténose et une image de double lumière ou de pseudo-anévrysme, mais les anomalies peuvent se limiter à une sténose effilée ou régulière, voire à une occlusion. L'intérêt d'un traitement anticoagulant pour prévenir les complications thromboemboliques est admis par la majorité des auteurs.

Dysplasie fibromusculaire

Son diagnostic repose sur l'imagerie vasculaire, qui montre un aspect « en chapelet ». Cette anomalie intéresse de façon non exceptionnelle les artères

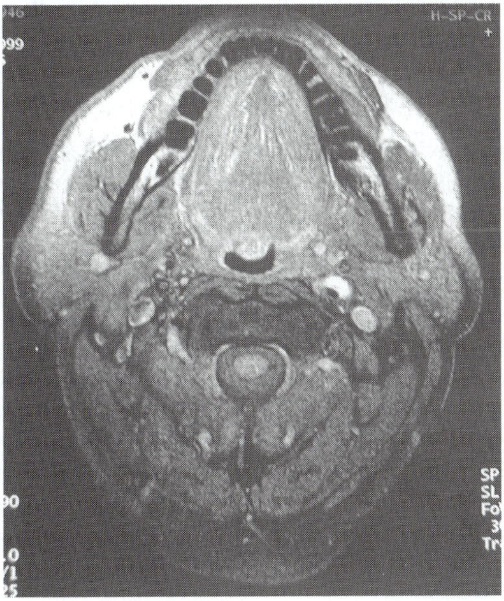

Fig. 15.16. *IRM : dissection de l'artère carotide interne gauche. L'IRM visualise l'hématome dans la paroi artérielle.*

cervico-cérébrales, notamment la carotide interne au cou. Elle semble pouvoir favoriser la survenue d'une dissection artérielle et de manifestations thromboemboliques. Il faut noter aussi son association aux anévrysmes artériels intracrâniens.

Artérites cérébrales

Les *artérites cérébrales secondaires* peuvent compliquer des maladies inflammatoires systémiques (sarcoïdose méningovasculaire, maladie de Horton, panartérite noueuse, syndrome de Churg-Strauss) ou des maladies infectieuses (ménigovascularite syphilitique, tuberculeuse, endocardite infectieuse, vasculopathie associée au VIH).

Les *artérites cérébrales granulomateuses primitives* (« angéites isolées du système nerveux central ») se manifestent habituellement par des accidents multifocaux. Le LCR est en règle inflammatoire. Le diagnostic peut être confirmé par la biopsie corticoméningée. La nécessité d'un diagnostic précoce tient à l'efficacité du traitement immunosuppresseur.

La *maladie de Takayasu-Onishi* est une artérite granulomateuse idiopathique intéressant l'aorte et ses principales branches avec, typiquement, une abolition des pouls radiaux. Elle atteint dans plus de 80 % des cas les femmes jeunes et touche plus volontiers les Asiatiques. Elle donne lieu dans 10 à 15 % des cas à des accidents ischémiques cérébraux résultant habituellement d'une sténose des artères extracrâniennes, parfois des artères intracrâniennes.

Moya-Moya

Ce terme (« nuage de fumée ») désigne un fin réseau anastomotique développé au-dessus du polygone de Willis dans la région profonde du cerveau chez des sujets présentant une sténose ou une occlusion de la partie terminale de la carotide interne ou de la partie initiale des principales artères cérébrales. La forme primitive — décrite initialement au Japon, où elle a une certaine fréquence (maladie de Nishimoto) — est observée chez l'enfant et le sujet jeune. Elle est en règle générale bilatérale, donnant lieu à des accidents ischémiques plus ou moins régressifs, à bascule. Environ 9 % des cas surviennent sous forme familiale, autosomique dominante; plusieurs locus liés à la maladie ont été identifiés. Il existe des formes acquises survenant chez l'adulte, en relation avec des lésions sténosantes athéromateuses ou postradiques, se traduisant volontiers par des accidents hémorragiques, notamment des hémorragies intraventriculaires.

Maladies des petites artères cérébrales

Ces maladies se traduisent cliniquement par des accidents de type lacunaire et/ou une détérioration cognitive. L'IRM, outre des lésions lacunaires éventuelles, montre habituellement un aspect de leucoencéphalopathie témoignant du caractère plus diffus de l'atteinte vasculaire.

La *lipohyalinose* des artères perforantes et des petites artères intracérébrales, favorisée notamment par l'hypertension artérielle et le diabète, est la cause la plus fréquente.

L'*angiopathie amyloïde cérébrale*, dans laquelle lésions ischémiques et hémorragiques sont souvent associées (cf. *infra*, Hémorragies cérébrales) est une cause fréquente chez le sujet âgé.

Certaines *angéites cérébrales* limitées aux petits vaisseaux sont responsables de tableaux d'allure encéphalitique.

Le *CADASIL* (*Cerebral Autosomal Dominant Arteriopathy with Subcortical Infarcts and Leucoencephalopathy*) est caractérisée par des accidents ischémiques sous-corticaux récidivants conduisant par à-coups à une détérioration neurologique et à une démence de type frontal. Une sémiologie migraineuse et/ou dépressive est souvent associée. L'imagerie montre des lésions de la substance blanche périventriculaire et sous-corticale, et des infarctus lacunaires des noyaux gris et du tronc cérébral. Les lésions vasculaires, qui peuvent être mises en évidence par une biopsie cutanée, intéressent les petites artères dont la média est épaissie par un matériel granulaire osmiophile. Ces patients ont habituellement une mutation du gène *Notch 3* codant une protéine transmembranaire. L'enquête familiale doit comporter l'IRM, qui peut mettre en évidence des lésions étendues de la substance blanche chez des sujets asymptomatiques ou dont la symptomatologie se réduit à des migraines ou de la dépression.

La *maladie de Fabry*, liée à l'X, est caractérisée par une accumulation de globotriaosylcéramodes dans les lysosomes des cellules endothéliales (cf. chapitre 21). Les accidents ischémiques prédominent dans le territoire vertébro-basilaire, ce qui est à rapprocher de la fréquence avec laquelle une dolicho-ectasie vertébro-basilaire est notée.

Le *syndrome de Suzac*, plus fréquent chez la femme jeune, associe des signes d'encéphalopathie, des occlusions des branches des artères rétiniennes et une perte de l'audition. L'IRM montre des lésions de la substance blanche, intéressant souvent le corps calleux, et des lésions des noyaux gris. Sur la base d'une hypothèse immunitaire, un traitement corticoïde et, en cas d'échec, immunosuppresseur est recommandé.

Affections hématologiques

La *polyglobulie* (*polycythemia vera*) et la *thrombocythémie essentielle* sont des affections myéloprolifératives qui augmentent le risque d'accident ischémique cérébral.

Parmi les *hémoglobinopathies*, la *drépanocytose* est le plus souvent en cause.

Les *troubles de la coagulation* rencontrés sont :

– le déficit en inhibiteurs de la coagulation, qui est plutôt en cause dans les tromboses veineuses cérébrales : anti-thrombine III, protéine C, protéine S, résistance à la protéine C activée liée à la mutation du facteur V de Leyden;

– un taux élevé de fibrinogène, qui constitue un facteur de risque indépendant;

– les anticorps anti-phospholipides (anticoagulant lupique, anticorps anti-cardiolipine) : ils ont été décrits dans le LED, mais il existe aussi un syndrome primitif des anticorps anti-phospholipides se traduisant notamment par des accidents ischémiques cérébraux d'origine artérielle ou veineuse et des avortements récidivants. Des anticorps anti-phospholipides ont été trouvés avec une fréquence très variable dans le *syndrome de Sneddon*, qui associe un livedo racémeux et des accidents ischémiques cérébraux. La nature de ce syndrome (coagulopathie ou vasculopathie) reste discutée.

Angiopathies cérébrales aiguës réversibles

L'*angiopathie cérébrale aiguë réversible du post-partum* survient en l'absence de toxémie gravidique, le plus souvent dans la semaine qui suit l'accouchement. Elle se traduit par des céphalées aiguës souvent associées à des crises et/ou à des signes focaux. L'angiographie montre des rétrécissements multiples traduisant des phénomènes angiospastiques. Ces anomalies peuvent être limitées au territoire carotidien ou au territoire vertébro-basilaire. La survenue de ce syndrome est favorisée par l'utilisation des sympathomimétiques et des dérivés de l'ergot de seigle.

L'*encéphalopathie hypertensive* se traduit par des céphalées, des vomissements, des troubles visuels pouvant réaliser une cécité corticale, un état confusionnel, des crises d'épilepsie, parfois des signes neurologiques en foyer. En IRM, les anomalies (hypersignal en T2 et en FLAIR) prédominent dans les régions pariéto-occipitales, parfois dans le tronc cérébral. Le coefficient apparent de diffusion est augmenté, traduisant un œdème vasogénique. Une poussée hypertensive rapide et sévère, notamment chez un sujet jeune, en est la cause habituelle. Le mécanisme proposé est une perte de l'autorégulation avec rupture de la barrière hémocérébrale. Le contrôle des chiffres tensionnels est suivi de la régression rapide des anomalies cliniques et radiologiques.

Le terme de *leucoencéphalopathie postérieure réversible* a été proposé pour désigner un syndrome comportant une sémiologie clinique et radiologique proche de l'encéphalopathie hypertensive, pouvant être observées au cours de l'éclampsie ou en relation avec des traitements immunosuppresseurs (ciclosporine A, tacrolimus, interféron alpha) ou antimitotiques.

Causes diverses

Il faut mentionner les accidents ischémiques compliquant un alcoolisme aigu, facteur de trouble du rythme transitoire, l'utilisation de drogues (héroïne, cocaïne, amphétamines) par des mécanismes variables : artérite, angiospasme, endocardite infectieuse.

TRAITEMENT DES ACCIDENTS ISCHÉMIQUES CÉRÉBRAUX

Le traitement des accidents ischémiques cérébraux doit comporter un certain degré de flexibilité prenant en compte la multiplicité des causes possibles. Cependant, il est possible de dégager un schéma thérapeutique s'appliquant au plus grand nombre des cas, dont la cause est une pathologie artérielle obstructive ou une cardiopathie emboligène.

Traitement à la phase aiguë

L'objectif du traitement de la phase aiguë est de limiter le plus possible l'évolution vers la nécrose de la zone de pénombre ischémique et de prévenir les récidives précoces. Il a été montré que les résultats, en termes de mortalité et de handicap, sont meilleurs lorsque les patients sont pris en charge dans une unité neurovasculaire.

Mesures non spécifiques

Ces mesures ont pour but de corriger tous les facteurs pouvant aggraver les conséquences de l'ischémie cérébrale telles que l'hypoxie, l'hyperglycémie ou l'hyperthermie.

Une élévation de la pression artérielle est fréquente à la phase aiguë. Il est recommandé de la respecter sauf si une pathologie associée impose un contrôle rapide de cette HTA. Un traitement est conseillé lorsque la pression artérielle systolique atteint 220 mm Hg ou la pression diastolique 120 mm Hg.

Il est préférable d'avoir recours à la voie intraveineuse et d'éviter les médicaments et les modes d'administration pouvant entraîner une hypotension dont l'effet peut être préjudiciable, par exemple un antagoniste calcique par voie sublinguale. Lorsqu'un traitement fibrinolytique est envisagé, la pression artérielle doit être auparavant contrôlée et ne pas dépasser 185/110.

La prévention des complications thromboemboliques doit être assurée par l'héparine de bas poids moléculaire à dose préventive.

Mesures spécifiques

❒ Traitement antithrombotique

L'Aspirine à la posologie de 160 à 300 mg par jour réduit de façon statistiquement significative le risque de décès et de récidive précoce.

L'utilisation systématique de l'héparine à dose curative à la phase aiguë des infarctus cérébraux a été abandonnée car les études n'ont pas démontré que ce traitement avait un bénéfice. Les indications restantes sont les accidents ischémiques cérébraux d'origine cardio-embolique avec haut risque de récidive embolique (valve mécanique, infarctus du myocarde avec thrombus mural, thrombose de l'oreillette gauche) et les dissections des artères extracrâniennes. En cas de fibrillation auriculaire isolée, l'institution du traitement anticoagulant peut être différée de quelques jours lorsque l'étendue de l'infarctus fait craindre une transformation hémorragique.

❒ Traitement thrombolytique

Il repose sur l'activateur tissulaire du plasminogène recombiné (rt-PA, *Altéplase*). À côté des contre-indications habituelles de ce traitement, il est nécessaire de respecter des recommandations très rigoureuses pour minimiser le risque de transformation hémorragique de l'infarctus : délai inférieur ou égal à trois heures, scanner cérébral éliminant une hémorragie et ne montrant pas les signes précoces d'un infarctus cérébral étendu. D'autre part, le traitement n'est pas recommandé en cas de déficit neurologique en régression, de déficit mineur ou au contraire de déficit neurologique sévère s'accompagnant de troubles de la vigilance. Utilisé dans ces conditions, le rt-PA a un effet favorable sur le critère « mort ou dépendance ».

❒ Neuroprotection

Plusieurs substances ayant une action neuroprotectrice par des mécanismes divers permettent en expérimentation animale de réduire les conséquences de l'ischémie. Actuellement, on ne dispose d'aucun agent neuroprotecteur ayant fait la preuve de son efficacité chez l'homme.

Prévention secondaire

Des mesures de prévention secondaire doivent être mises en œuvre chez les patients ayant eu un *accident ischémique transitoire* ou un *infarctus cérébral*. Elles ont pour objet de prévenir la constitution ou la récidive d'un infarctus, ainsi que la survenue d'autres complications artérielles. L'importance de cette prévention est soulignée par ce que l'on sait du pronostic à long terme des accidents ischémiques cérébraux. Le risque chez les patients ayant eu un AIT a déjà été envisagé (cf. *supra*). Chez les patients ayant survécu à un infarctus cérébral, dont la mortalité est de l'ordre de 20 % à un mois, le risque de récidive est d'environ 10 % par an. L'existence d'une *cardiopathie ischémique* majore considérablement le risque de récidive et constitue la principale cause de mortalité chez les patients ayant des lésions athéroscléreuses, symptomatiques ou non, des artères cervico-cérébrales.

La prévention secondaire repose sur le contrôle des facteurs de risque, le traitement antithrombotique et, éventuellement, le traitement des lésions artérielles.

Contrôle des facteurs de risque

À côté de l'âge, facteur de risque le plus important, il existe des facteurs de risque modifiable qui peuvent être contrôlés, tant en prévention primaire qu'en prévention secondaire :

– l'hypertension artérielle, qui multiplie par quatre le risque d'infarctus cérébral;

– le tabac : risque relatif de 1,9;

– l'hyperlipidémie, en particulier l'hypertriglycéridémie, qui augmente de façon modérée le risque relatif. Il a été montré que les statines, indépendamment de leur action sur le taux de LDL, réduisent le risque de récidive d'accident ischémique cérébral et de survenue d'événement cardiovasculaire;

– le diabète, qui augmente considérablement le risque d'infarctus cérébral, incitant à un contrôle particulièrement rigoureux des facteurs de risque sur ce terrain;

– une forte consommation d'alcool, une surcharge pondérale, facteurs de risque indépendants;

– les contraceptifs oraux, qui augmentent le risque d'accident ischémique cérébral, en particulier lorsque la dose d'œstrogène est élevée. Cette augmentation du risque reste néanmoins faible dans l'absolu. Une hypertension artérielle, une dyslipidémie, un tabagisme et, pour certains, une migraine sont des contre-indications à ce type de contraception;

– une élévation modérée du taux de l'homocystéine, facteur de risque indépendant qui semble pouvoir être amélioré par l'administration de pyridoxine et de folates. Cette situation doit être distinguée de l'hyperhomocystéinémie, affection dans laquelle les accidents ischémiques cérébraux constituent un risque majeur (cf. chapitre 21).

Traitement antithrombotique

En l'absence de cardiopathie emboligène, il repose sur les *médicaments antiplaquettaires.* L'Aspirine, à la posologie de 75 à 100 mg par jour, est le traitement de référence, isolément ou en association avec le dipyridamole en raison d'études montrant la supériorité de cette association sur l'Aspirine seule. Le clopidogrel est utilisé lorsqu'il existe une intolérance à l'Aspirine ou lorsqu'il existe un diabète ou plusieurs localisations de l'athérosclérose. L'association Aspirine-clopidogrel doit être évitée en raison d'une majoration du risque hémorragique.

Lorsqu'il existe une cardiopathie emboligène, en particulier une fibrillation ventriculaire, les *antivitamines K* doivent être utilisées en l'absence de contre-indication et sous réserve d'une surveillance rigoureuse. L'existence d'un foramen ovale perméable et/ou d'un anévrysme du septum interauriculaire fait discuter l'indication d'un traitement antiagrégant plaquettaire ou anticoagulant, ou d'une fermeture du foramen par voie endovasculaire.

Traitement d'une sténose de l'artère carotide interne

La découverte d'une sténose carotide *asymptomatique* augmente le risque de survenue d'un premier infarctus cérébral, et ce risque augmente avec le degré de la sténose. L'évaluation de l'endartériectomie carotidienne dans de tels cas n'a pas permis de dégager des règles générales.

En revanche, il a été montré que l'endartériectomie carotidienne, lorsqu'elle est pratiquée par des équipes dont la morbidité-mortalité péri-opératoire est faible, apporte un bénéfice dans les sténoses carotides *symptomatiques* lorsque la sténose est supérieure ou égale à 80 % (méthode de mesure ECST) et à un moindre degré lorsqu'elle est comprise entre 70 et 80 %.

L'alternative représentée par l'*angioplastie transluminale percutanée* et la mise en place d'un *stent* est en cours d'évaluation.

HÉMORRAGIE CÉRÉBRALE

L'hémorragie cérébrale, définie par la survenue d'un saignement au sein du parenchyme cérébral, peut être isolée ou associée à un saignement dans l'espace sous-arachnoïdien ou dans le système ventriculaire.

Son incidence est évaluée à dix pour 100 000. Elle représente environ 15 % de l'ensemble des accidents vasculaires cérébraux. Le taux de la mortalité approche 50 %.

La cause majeure de l'hémorragie cérébrale reste l'*hypertension artérielle*, ce qui explique sa survenue après cinquante ans. Chez le sujet âgé, l'angiopathie amyloïde cérébrale est une autre cause importante. Chez le sujet jeune, les *malformations vasculaires* doivent être considérées en premier lieu.

Sémiologie générale, diagnostic

Dans les cas typiques, le début est brutal, marqué par une céphalée accompagnée de vomissements, en même temps que se constituent de façon rapidement progressive des signes de localisation et qu'apparaît un trouble de la vigilance. Toutefois, la céphalée n'existe que dans la moitié des cas, et les troubles de la vigilance manquent dans les hémorragies de petit volume.

Des crises d'épilepsie, généralisées ou partielles, sont notées dans 10 à 20 % des cas, avec parfois un état de mal. Un syndrome méningé peut exister, en relation avec le passage du sang dans l'espace sous-arachnoïdien.

Le *scanner X* sans contraste monte d'emblée l'hémorragie sous la forme d'une hyperdensité. Il précise aussi la localisation de l'hémorragie, son volume, son retentissement sur les ventricules : effet de masse, passage de sang dans les ventricules, développement d'une hydrocéphalie. Une augmentation de volume de l'hémorragie est fréquente au cours des premières heures. À plus long terme, l'hyperdensité fait progressivement place à une image isodense inhomogène, puis à une hypodensité séquellaire.

En IRM, l'image évolue en fonction de la séquence utilisée et du temps écoulé qui détermine la teneur de l'hématome en :

– *oxyhémoglobine* (hyperintense en T2/Flair : stade hyperaigu);

– *déoxyhémoglobine* (stade aigu, premiers jours : hypo-intense en T2 et T2*);

– *MetHb intracellulaire* (première semaine : hyperintense en T1, hypo-intense en T2/Flair et T2*);

– *MetHb extracellulaire* (semaines suivantes : hyperintense en T1 et T2/Flair, hypo-intense en T2*);

– *hémosidérine* (stade tardif, au-delà du premier mois : hypo-intense en T1 et T2*).

L'*IRM pondérée en T2** (écho de gradient) est, pour les lésions hémorragiques, la séquence la plus sensible, aussi bien à la phase aiguë qu'à distance. Elle est particulièrement sensible pour déceler les dépôts d'hémosidérine (signal hypo-intense) persistant indéfiniment après une hémorragie cérébrale. Cette séquence est nécessaire pour déceler les *microhémorragies* (*cerebral microbleeds*) dont le diamètre est de quelques millimètres. Ces microhémorragies traduisent une vasculopathie résultant de l'atteinte des petites artères cérébrales. Leur fréquence augmente avec l'âge. Elle est plus élevée chez les sujets présentant une hémorragie cérébrale, une leucoaraïose, une angiopathie amyloïde cérébrale avec, dans ce dernier cas, une localisation cortico-sous-corticale préférentielle. Ces microhémorragies pourraient constituer un facteur de risque de survenue d'une hémorragie cérébrale.

Formes anatomocliniques

Hémorragies hémisphériques (85 % des cas)

❒ Grande hémorragie cérébrale

La grande hémorragie cérébrale avec inondation ventriculaire prend naissance dans les noyaux gris centraux; elle entraîne rapidement un coma, les signes de localisation pouvant être difficiles à mettre en évidence (cf. chapitre 5). L'évolution est rapidement mortelle par compression des structures mésodiencéphaliques.

❐ Hémorragie capsulo-lenticulaire

De point de départ putaminal, elle entraîne une hémiplégie controlatérale, une déviation de la tête et des yeux du côté de la lésion, une aphasie de type Broca dans les lésions de l'hémisphère dominant. Les formes limitées, *putaminales*, peuvent avoir pour seule traduction une hémiakinésie, ou une hémiplégie motrice pure liée au retentissement sur la capsule interne (fig. 15.17).

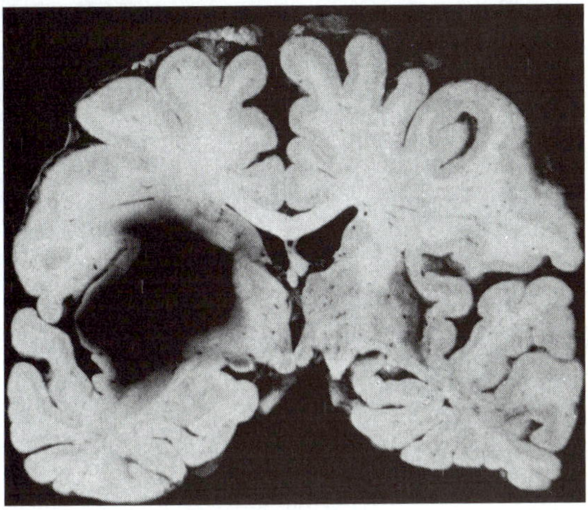

Fig. 15.17. *Hémorragie capsulo-lenticulaire.*
Aspect macroscopique d'une hémorragie récente volumineuse.

❐ Hémorragie thalamique

Elle se traduit par une hémianesthésie controlatérale dont la mise en évidence dépend de l'état de vigilance du patient. Le retentissement sur la capsule interne se traduit par une hémiparésie ou une hémiplégie franche (hémorragie capsulo-thalamique) (fig. 15.18). Des anomalies oculomotrices sont fréquentes : syndrome de Claude Bernard-Horner, déficit des mouvements conjugués dans le plan vertical ou horizontal, déviation des yeux en bas et en dedans, *skew deviation*.

❐ Hémorragies lobaires

Développées dans la substance blanche sous-corticale, leur expression clinique est fonction de leur point de départ :

– *hématome frontal* : hémiparésie et négligence motrice controlatérale; comportement de préhension; aphasie dynamique dans les lésions de l'hémisphère dominant;

– *hématome pariétal* : hémianesthésie controlatérale souvent associée à une hémiparésie et à une hémianopsie, avec, dans les lésions de l'hémisphère

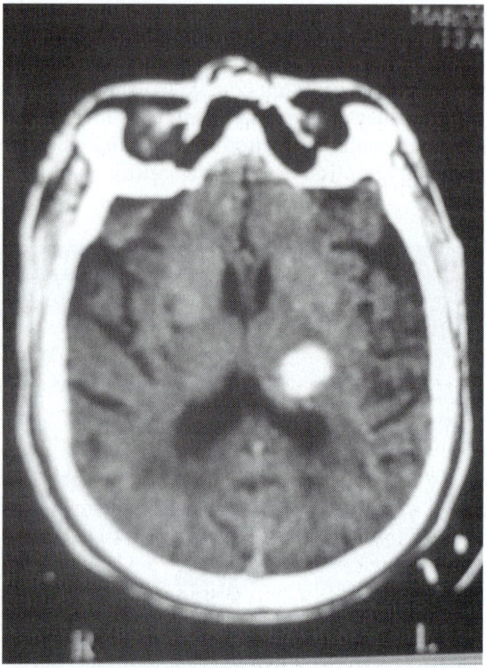

Fig. 15.18. *Hémorragie capsulo-thalamique (scanner cérébral sans injection de produit de contraste, coupe axiale).*

dominant, des troubles du langage (aphasie de conduction ou aphasie sensorielle trans-corticale) et, dans les lésions de l'hémisphère mineur, une négligence controlatérale, une hémiasomatognosie, une anosognosie;

– *hématome temporal* : aphasie de Wernicke pour l'hémisphère dominant, état confusionnel pour l'hémisphère mineur; hémianopsie latérale homonyme en quadrant supérieur;

– *hématome occipital* : hémianopsie latérale homonyme controlatérale, associée à une alexie en cas d'atteinte de l'hémisphère dominant.

Hémorragies du tronc cérébral (5 % des cas)

La localisation pontique, la plus fréquente, est classiquement très grave. Toutefois, il existe au niveau du pont et du mésencéphale des hémorragies limitées donnant lieu à une sémiologie très focale d'évolution favorable.

Hémorragies cérébelleuses (10 % des cas)

Le tableau est dominé par des céphalées, des vomissements, des vertiges, des troubles de l'équilibre, avec à l'examen un syndrome cérébelleux, un nystagmus, parfois des signes de retentissement sur le tronc cérébral.

Traitement

L'évolution est extrêmement variable, tous les intermédiaires existant entre l'hémorragie massive rapidement mortelle et les formes limitées qui peuvent régresser sans séquelle. Le pronostic est lié à différents facteurs : volume initial de l'hématome, âge, état de conscience, localisation, association d'une hémorragie intraventriculaire. L'augmentation de taille de l'hématome au cours des premières heures est également un facteur de mauvais pronostic et les traitements proposés visent notamment à limiter l'expansion de l'hémorragie.

Le traitement est le plus souvent uniquement médical, assurant la liberté des voies aériennes, l'équilibre hydroélectrolytique, la réduction prudente de l'hypertension artérielle, le contrôle de l'hypertension intracrânienne (sous surveillance continue de la pression intracrânienne pour beaucoup d'auteurs). Lorsque l'hémorragie cérébrale survient sous traitement anticoagulant oral, la correction du trouble de la coagulation doit être obtenue rapidement par l'association à la vitamine K de l'administration par voie intraveineuse du PPSP contenant les facteurs de coagulation vitamine K-dépendants (*Kaskadil*).

Chez les patients ayant une hémorragie cérébrale spontanée, l'administration de facteur VIIa recombinant dans les quatre premières heures pourrait atténuer la croissance de l'hématome. Cependant, la surmortalité liée à la fréquence des événements secondaires thromboemboliques n'est pas en faveur de l'utilisation de ce traitement.

L'évacuation chirurgicale de l'hémorragie est indiquée dans les hémorragies du cervelet lorsqu'il existe des signes de compression du tronc cérébral, une hydrocéphalie, ou si le volume de l'hémorragie fait craindre un engagement des amygdales cérébelleuses. Les hémorragies hémisphériques pourraient bénéficier d'une évacuation chirurgicale lorsqu'elles sont proches de la surface corticale.

Étiologie

Hypertension artérielle

L'hypertension artérielle est responsable de 70 à 80 % des hémorragies cérébrales. Le mécanisme de l'hémorragie est une rupture artérielle à l'origine de laquelle on discute l'importance respective de deux types de lésions : microanévrysmes de Charcot et Bouchard et lipohyalinose des artères intracérébrales. Ces lésions intéressent les artères de petit calibre, notamment les artères perforantes, qui sont soumises à un régime de pression particulièrement élevé. Ces faits rendent compte des localisations préférentielles de l'hémorragie cérébrale hypertensive : noyau lenticulaire, noyau caudé, thalamus, protubérance, noyau dentelé du cervelet.

Les études épidémiologiques ont montré que les dernières décennies ont été marquées par une diminution de l'incidence des accidents vasculaires cérébraux et notamment de l'hémorragie cérébrale. Cette évolution est attribuée essentiellement à une amélioration du dépistage et du traitement de l'hypertension artérielle.

À côté de l'hypertension artérielle chronique, il faut faire une place dans l'étiologie de l'hémorragie cérébrale aux *poussées hypertensives aiguës* survenant dans des conditions très diverses, pouvant résulter notamment de l'utilisation de substances ayant une activité sympathomimétique : méthamphétamine, phénylpropanolamine, cocaïne.

Malformations vasculaires cérébrales

La rupture d'une malformation artérioveineuse ou d'un cavernome est généralement responsable d'une hémorragie intracérébrale. Les anévrysmes artériels sont étudiés à propos des hémorragies sous-arachnoïdiennes (cf. *infra*).

❒ Malformations artérioveineuses

Les malformations artérioveineuses (MAV) sont des malformations congénitales plus ou moins complexes liées à la persistance de communications directes entre artères et veines, en l'absence de réseau capillaire. Leur localisation est supratentorielle dans 90 % des cas. Habituellement superficielles, elles s'enfoncent en coin dans le parenchyme cérébral, atteignant parfois la région ventriculaire (fig. 15.19).

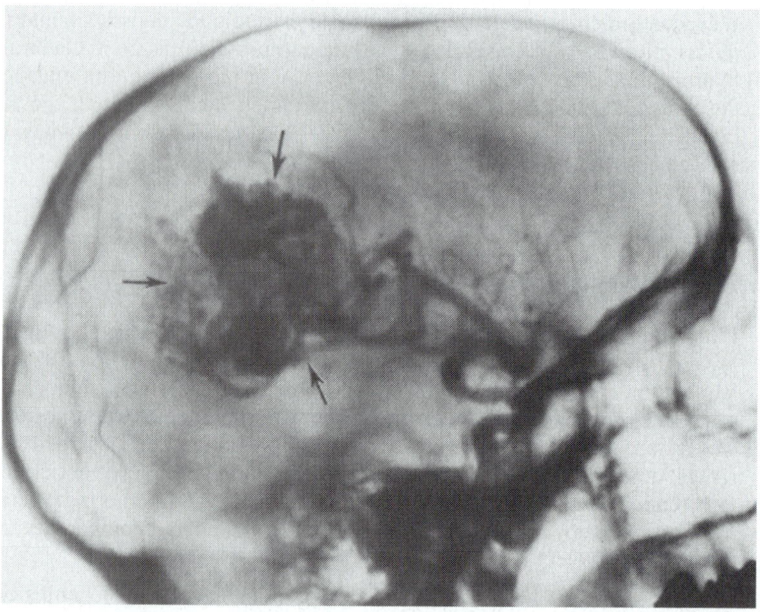

Fig. 15.19. *Volumineuse malformation artérioveineuse.*
Noter les deux grosses artères nourricières nées de la carotide, dont les autres branches ne sont pas visibles, et l'énorme veine de drainage.

Ces malformations, constituées dès la naissance, connaissent une lente évolution : en amont, les artères nourricières augmentent de calibre et allongent leur trajet, tandis qu'en aval les veines de drainage se dilatent et deviennent sinueuses. La zone de communication artérioveineuse (nidus) est le point fragile exposé à la rupture. Le retentissement des angiomes sur le tissu cérébral ne se limite pas aux accidents évolutifs que constituent les hémorragies. La communication artérioveineuse réalise un *détournement de l'apport circulatoire* en même temps qu'elle est un facteur de stase veineuse. Il en résulte une ischémie relative du cortex cérébral, qui est le siège d'une atrophie plus ou moins sévère avec une raréfaction neuronale et une gliose. Ces altérations corticales, de développement progressif, expliquent que l'angiome puisse être révélé par des crises d'épilepsie ou un syndrome déficitaire.

L'*épilepsie* est la manifestation révélatrice la plus fréquente, habituellement sous la forme de crises partielles simples ou complexes.

Des *céphalées* conduisant à réaliser une imagerie cérébrale sont souvent à l'origine de la découverte de la malformation sans que pour autant un lien de causalité puisse être établi. Le lien est plausible lorsque la sémiologie est celle d'une migraine dont les accès surviennent toujours du même côté (« migraine symptomatique »).

La rupture est responsable de la constitution d'un hématome intracérébral dont le siège conditionne le tableau clinique. Elle se voit à tout âge, mais surtout entre trente et quarante ans. Le pronostic vital semble moins sévère que dans les autres causes d'hémorragie cérébrale.

Le diagnostic repose sur l'ARM/IRM qui permet habituellement une bonne visualisation des afférences artérielles, des efférences veineuses et du nidus. Cependant, lorsqu'il existe un hématome, une petite malformation artérioveineuse peut être méconnue, nécessitant qu'un nouvel examen soit fait à distance. L'artériographie conventionnelle reste cependant l'examen de référence pour préciser les caractères anatomiques de la malformation avant son traitement chirurgical ou endovasculaire.

Le traitement dépend des caractères anatomiques de la malformation qui déterminent le choix de la méthode utilisée, isolément ou en association : chirurgie, neuroradiologie interventionnelle ou radiochirurgie. Chaque fois qu'il est possible, le traitement est indiqué lorsque la MAV a été révélée par un accident de rupture car, dans de tels cas, le risque annuel de récidive hémorragique est de l'ordre de 5 %. Dans les autres cas, le faible risque de rupture doit être mis en balance avec les risques liés aux méthodes thérapeutiques invasives.

❐ Cavernomes cérébraux

Les cavernomes sont des collections de vaisseaux ayant un simple revêtement endothélial, étroitement accolés, sans interposition de parenchyme cérébral. Présents chez 0,5 % des individus dans la population générale, ils peuvent voir leur volume et leur nombre augmenter et devenir symptomatiques chez l'adulte. Le mode de révélation peut être une hémorragie, de volume souvent modéré, ou une épilepsie. L'IRM en T2* est l'examen le plus sensible. Au décours d'une hémorragie, l'identification du cavernome peut être difficile et l'examen doit être répété à distance. Les cavernomes peuvent être uniques ou multiples, ces derniers faisant évoquer une forme familiale. Dans les formes familiales dont l'hérédité est autosomique dominante, le gène le plus souvent en cause (*Krit1*) est localisé en 7q21-22.

Angiopathie amyloïde cérébrale

L'angiopathie amyloïde cérébrale (AAC) — à la différence des angiopathies amyloïdes systémique (amylose AL due à une dyscrasie plasmocytaire et amylose AA de nature inflammatoire) — est limitée aux vaisseaux cérébraux, plus précisément aux petits vaisseaux de la méninge et du cortex.

❐ Forme commune, sporadique

Elle est due au dépôt du peptide Aβ dans la paroi vasculaire qui est épaissie et dont la lumière est parfois occluse. L'AAC est fréquente chez les sujets âgés (30 à 40 % des sujets de plus de quatre-vingt-cinq ans), chez lesquels elle est une cause d'hémorragie cérébrale aussi importante que l'HTA. Il s'agit habituellement d'hémorragies lobaires diffusant dans l'espace sous-arachnoïdien, parfois multiples et récidivantes (fig. 15.20).

L'AAC peut aussi être révélée par des altérations cognitives dont le support peut être l'association à une maladie d'Alzheimer (une angiopathie amyloïde est présente dans 80 % des cas de maladie d'Alzheimer) ou une leucoencéphalopathie souvent associée à des microhémorragies corticales visualisées par les séquences IRM T2*. Ces leucoencéphalopathies peuvent avoir un caractère aigu ou subaigu, se traduisant par des crises d'épilepsie, un état confusionnel et des signes focaux. L'évolution de ces épisodes peut être favorable spontanément ou sous l'influence d'un traitement corticoïde. L'existence d'une angéite associée aux dépôts de peptide bêta-amyloïde a été démontrée histologiquement dans un certain nombre de ces cas.

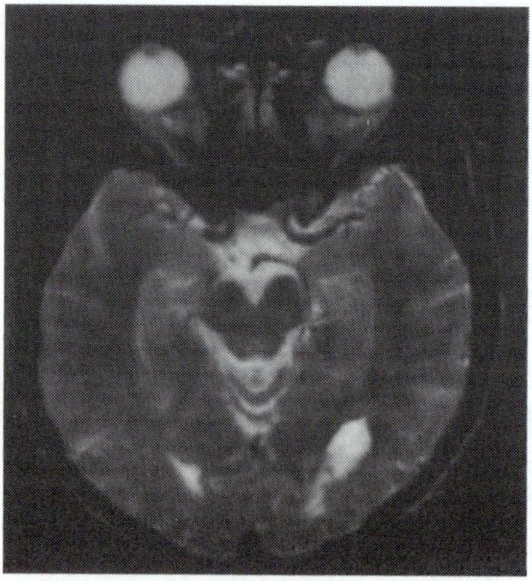

Fig. 15.20. *Hémorragies occipitales bilatérales au cours d'une angiopathie amyloïde* (IRM, coupe axiale).

❒ Formes héréditaires

Les formes autosomiques dominantes d'hémorragies cérébrales liées à une AAC peuvent être dues au dépôt de peptide Aβ, mais aussi de cystacine C, de transthyrétine ou de gelsoline (tableau 15.I).

Tableau 15.I *Angiopathies amyloïdes cérébrales.*

Nature des dépôts	*Hérédité*
Peptide Aβ	Forme commune sporadique ++ (sujets âgés)
Peptide Aβ	Formes héréditaires (autosomiques dominantes) : Type hollandais : codon 693 du gène le l'APP Type italien : codon 693 du gène le l'APP Type flamand : codon 692 du gène de l'APP Type Iowa : codon 694 du gène le l'APP
Cystatine C (type islandais)	Autosomique dominante Mutation ponctuelle codon 68 du gène de la cystatine C
Transthyrétine (amylose oculoleptoméningée)	Autosomique dominante Mutations ponctuelles du gène de la transthyrétine
Gelsoline (type finlandais)	Autosomique dominante Codon 654 du gène de la gelsoline

Autres causes

Les *troubles de la coagulation*, qu'ils soient en relation avec un traitement antiplaquettaire, anticoagulant ou fibrinolytique, une hémopathie ou une cirrhose, sont au moins des facteurs favorisant la survenue d'une hémorragie cérébrale. L'alcool multiplie par deux ou trois le risque d'hémorragie cérébrale. L'intoxication alcoolique pourrait intervenir par l'hypertension artérielle et les troubles de l'hémostase qu'elle induit.

Un rôle a été attribué à l'*hypocholestérolémie* dans la fréquence plus grande de l'hémorragie cérébrale dans certaines populations asiatiques.

Les *tumeurs cérébrales*, primitives ou surtout secondaires (notamment les mélanomes), peuvent se révéler par une hémorragie : en IRM, l'importance de l'œdème et une prise de contraste en périphérie de l'hémorragie peuvent éveiller la suspicion.

Les *vascularites*, le développement d'un réseau anastomotique anormal (*Moya-Moya*) sont des causes rares.

HÉMORRAGIE SOUS-ARACHNOÏDIENNE

L'incidence de l'hémorragie sous-arachnoïdienne non traumatique est d'environ six à sept pour 100 000 par an. Elle représente 2 à 5 % des accidents vasculaires cérébraux. Elle est deux fois plus fréquente chez les femmes que chez les hommes avec un pic d'incidence entre cinquante-cinq et soixante ans.

L'étiologie est dominée par la rupture des anévrysmes intracrâniens qui rend compte de 85 % des cas.

Les autres causes, très diverses, sont les mêmes que celles de l'hémorragie cérébrale : elles sont étudiées avec cette affection (cf. *supra*), dans la mesure où il s'agit souvent d'hémorragies cérébroméningées.

Sémiologie, diagnostic

Dans un tiers des cas, il existe un facteur déclenchant : effort physique, toux, défécation, rapport sexuel, exposition prolongée au soleil. Dans les autres cas, l'hémorragie méningée survient en l'absence d'un facteur de ce type, et parfois pendant le sommeil.

Le début est brutal. Le symptôme majeur est la *céphalée*, remarquable par son intensité; rapidement diffuse, elle peut avoir un début localisé en relation avec le point de départ de l'hémorragie. La céphalée est rapidement suivie de vomissements. L'existence de *troubles de la vigilance* et leur intensité sont importants à considérer pour le pronostic.

La *raideur méningée* (signe de Kernig, signe de Brudzinski) est spécialement marquée à la nuque, mais elle est parfois retardée de quelques heures.

Des *signes de localisation neurologique* peuvent être observés. Ils peuvent être en relation avec le point de départ de l'hémorragie (paralysie du III lors de la rupture d'un anévrysme de la terminaison carotidienne), avec une hémorragie intracérébrale associée ou avec des phénomènes ischémiques en rapport avec un spasme artériel pouvant aboutir à la constitution d'infarctus cérébraux.

L'absence de fièvre au début est un signe négatif important, mais des manifestations systémiques d'origine centrale peuvent être notées secondairement : élévation thermique, poussée hypertensive, hyperglycémie transitoire, hyponatrémie liée à une sécrétion inappropriée d'hormone antidiurétique, anomalies ECG de type ischémique.

D'autres aspects cliniques peuvent être observés : formes comateuses, convulsives, confusionnelles, pseudo-ébrieuses, céphalalgiques simples, voire rachialgiques.

Le *scanner X* doit être obtenu en urgence. La présence de sang, apparaissant hyperdense, dans les espaces sous-arachnoïdiens et le système ventriculaire confirme le diagnostic. La sensibilité du scanner X dépend de la précocité de l'examen car, en raison de la dynamique du LCR et des phénomènes de lyse, le sang peut disparaître rapidement des espaces méningés. Le scanner X est positif dans 98 % des cas au cours des douze premières heures, dans 58 % seulement des cas le cinquième jour. La ponction lombaire doit être pratiquée chez les patients suspects d'hémorragie méningée lorsque le scanner X est normal. Malheureusement, elle expose à des erreurs diagnostiques car environ 20 % des ponctions lombaires sont traumatiques. En faveur d'une hémorragie méningée, on peut retenir la mise en évidence de bilirubine dans un surnageant xantochromique après centrifugation en sachant que les pigments responsables de cette coloration n'apparaissent qu'environ douze heures après l'hémorragie.

Le diagnostic d'hémorragie méningée impose le transfert dans un service de neurochirurgie, où les explorations ultérieures seront pratiquées.

L'exploration des artères intracérébrales, nécessaire pour identifier la cause de l'hémorragie, peut être réalisée par l'angio-scanner avec injection de produit de contraste. L'angiographie par résonance magnétique (ARM) est un examen plus long à pratiquer, dont la réalisation peut être difficile chez des patients en état critique. L'angiographie conventionnelle reste l'examen de référence au cours duquel le traitement de la malformation vasculaire responsable peut parfois être réalisé par voie endovasculaire.

Une malformation vasculaire qui vient de saigner peut ne pas être visible et n'être objectivée que par un second bilan angiographique pratiqué quelques semaines plus tard.

Malgré des investigations étiologiques complètes, la cause d'une hémorragie méningée n'est pas trouvée dans 10 à 20 % des cas. Cette éventualité est particulièrement fréquente dans les *hémorragies péri-mésencéphaliques* dans lesquelles le sang est localisé devant le pont ou le mésencéphale ou derrière la lamelle quadrigéminale. Dans de tels cas, où l'angiographie ne montre pas d'anévrysme, l'origine du saignement pourrait être veineuse. Le pronostic est favorable du fait de l'absence de reprise du saignement aussi bien dans le court terme que dans le long terme.

Anévrysmes artériels intracrâniens

L'anévrysme artériel cérébral sacciforme est une lésion acquise, fréquente puisque sa prévalence à l'autopsie d'une population adulte est de 1 à 3 %. Dans un petit nombre de cas, l'anévrysme survient en relation avec une maladie génétique telle qu'une maladie polykystique du rein, un syndrome d'Ehler-Danlos de type 4, une neurofibromatose de type 1. En dehors de ces cas particuliers, il existe une majoration du risque chez les parents au premier degré d'un sujet atteint.

Distribution

Les anévrysmes intracrâniens, dont la taille varie d'une tête d'épingle à plusieurs centimètres, se développent le plus souvent au niveau d'une bifurcation artérielle et prédominent au niveau du polygone de Willis. Dans 85 % des cas, ils siègent sur la circulation antérieure, les localisations les plus fréquentes étant les jonctions carotide interne-communicante postérieure, cérébrale antérieure-communicante antérieure, et la terminaison carotidienne (fig. 15.21). Dans la circulation postérieure, les sièges les plus habituels sont la bifurcation du tronc basilaire et la jonction vertébrale-PICA. Dans 20 à 30 % des cas, les anévrysmes sont multiples.

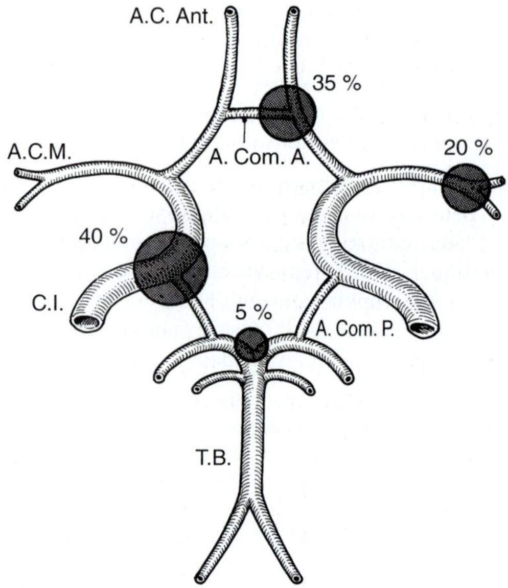

Fig. 15.21. *Siège et fréquence des anévrysmes intracrâniens.*

Structure

L'anévrysme est une véritable hernie dans la paroi de l'artère. La média et la lame élastique interne s'interrompent au niveau du collet de l'anévrysme. La paroi du sac se réduit à l'intima, à l'adventice et à un peu de tissu fibrohyalin. Le fond du sac, mince et fragile, est le siège habituel de la rupture (fig. 15.22).

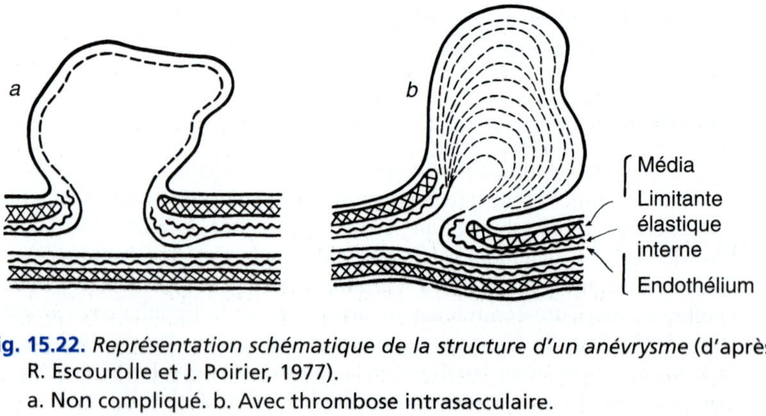

Fig. 15.22. *Représentation schématique de la structure d'un anévrysme* (d'après R. Escourolle et J. Poirier, 1977).
a. Non compliqué. b. Avec thrombose intrasacculaire.

La rupture

Survenant à un âge très variable, c'est le risque essentiel des anévrysmes intracrâniens. Des facteurs de risques favorisent la survenue de la rupture : hypertension artérielle, tabagisme, intoxication alcoolique.

La gravité de cet accident peut tenir à l'abondance de l'hémorragie sous-arachnoïdienne, à l'association d'un hématome intracérébral, à la survenue d'un spasme artériel plus ou moins diffus. Il n'est pas rare que la rupture ait été précédée d'un accès de céphalée aiguë (céphalée « sentinelle ») traduisant un saignement *a minima* dont la signification exacte n'a pas été reconnue, laissant le patient à la merci d'une récidive de l'hémorragie sur un mode très sévère.

L'évolution spontanée d'une rupture anévrysmale est redoutable et assez imprévisible. Dans 10 à 20 % des cas, l'évolution est suraiguë, et les malades décèdent avant même leur arrivée à l'hôpital. La mortalité globale est élevée, de l'ordre de 45 %. Le pronostic est d'autant plus sévère qu'il s'agit de sujets de plus de soixante ans, ou qu'il existe initialement un coma ou un déficit neurologique important. La mortalité a été évaluée à 11 % pour les sujets vigilants et bien orientés, et à 71 % pour les sujets comateux.

Même lorsque cette étape initiale a été franchie, il persiste un risque de récidive hémorragique, d'autant plus redoutable que cette récidive est habituellement plus grave que l'accident initial. Ce risque est évalué à 41 % pour les anévrysmes de la communicante antérieure, à 33 % pour les anévrysmes de la carotide interne, à 23 % pour les anévrysmes de l'artère cérébrale moyenne. Très élevé durant les premières semaines, ce risque tend à décroître : 10 % des récidives hémorragiques ont lieu dans la première semaine, 12 % dans la seconde, 7 % dans la troisième, 8 % dans la quatrième et encore 11 % au cours de la première année. La précocité et la particulière gravité de ces récidives hémorragiques, mortelles dans environ 70 % des cas, plaident en faveur d'un traitement rapide.

Traitement

Il s'agit d'une urgence thérapeutique. Le traitement repose sur l'exclusion de l'anévrysme qui peut être réalisée par la neurochirurgie ou par voie endovasculaire. En fait, l'oblitération de l'anévrysme par des *coils* mis en place par voie endovasculaire supplante de plus en plus le traitement neurochirurgical. Une étude randomisée portant sur 2 143 cas a montré un taux de décès ou de dépendance de 30,6 % après neurochirurgie et de 22,7 % après traitement endovasculaire.

Anévrysme intracrânien non rompu latent

Le plus grand nombre des anévrysmes restent latents jusqu'à la rupture, et 50 à 80 % des anévrysmes ne se rompent pas. Certains sont décelés parce qu'ils ont été recherchés à l'occasion de la rupture d'un autre anévrysme, ou chez des sujets à risque : existence d'un anévrysme intracrânien chez au moins deux parents du premier degré, présence d'une polykystose rénale. Le plus souvent, ils sont découverts de façon fortuite à l'occasion d'une imagerie cérébrale effectuée pour tout autre chose. Il semble préférable de ne pas recourir à la chirurgie ou à l'embolisation dans le cas d'un petit anévrysme asymptomatique (moins de 10 mm), et lorsqu'il n'y a pas une histoire d'hémorragie sous-arachnoïdienne en relation avec un autre anévrysme.

Anévrysme intracrânien non rompu symptomatique

Certains anévrysmes non rompus peuvent être symptomatiques.

L'anévrysme peut être responsable d'*accidents ischémiques transitoires* ou permanents par l'intermédiaire d'embolies détachées à partir d'une thrombose intrasacculaire.

D'autres anévrysmes se manifestent par une *symptomatologie compressive* :

– l'anévrysme situé *au niveau du sinus caverneux* peut se manifester par une compression du trijumeau, des nerfs oculomoteurs, du sympathique péricarotidien ou par son retentissement sur les veines du sinus ;

– l'anévrysme *juxtaclinoïdien* comprime le nerf optique : amblyopie unilatérale, atrophie optique ;

– l'anévrysme *supraclinoïdien* simule une tumeur suprasellaire et entraîne parfois des signes hypothalamiques ;

– les anévrysmes *vertébro-basilaires* peuvent simuler une tumeur de la fosse postérieure : céphalées occipitales, signes cérébelleux et pyramidaux et, surtout, signes de compression des nerfs crâniens.

Les anévrysmes non rompus symptomatiques doivent être traités lorsque cela est techniquement possible.

SIDÉROSE SUPERFICIELLE DU SYSTÈME NERVEUX CENTRAL

Cette affection est caractérisée par le dépôt sous-pial d'*hémosidérine*. Elle résulte de saignements répétés dans l'espace sous-arachnoïdien se produisant de façon plus ou moins occulte. Elle se traduit cliniquement par la survenue insidieuse d'une ataxie cérébelleuse, d'une surdité de perception, d'une myélopathie avec un syndrome pyramidal, et d'une détérioration intellectuelle.

Le diagnostic repose sur l'IRM, qui montre l'hémosidérine en T2 sous la forme d'une hypo-intensité à la surface du tronc cérébral, du cervelet, de la moelle et du cortex cérébral. L'examen du LCR révèle souvent la présence d'hématies, une protéinorachie élevée et un aspect xantochromique. La cause du saignement peut être suggérée par un antécédent de traumatisme crânien ou rachidien, d'intervention neurochirurgicale, ou par l'IRM lorsqu'elle montre une lésion tumorale, une anomalie vasculaire ou une collection liquidienne intrarachidienne évoquant une brèche durale. Des cas en relation avec une angiopathie amyloïde leptoméningée ont aussi été rapportés. L'évolution spontanée se fait vers l'aggravation progressive, ce qui justifie une intervention sur l'origine du saignement lorsqu'elle est possible.

THROMBOSES VEINEUSES CÉRÉBRALES

Les données classiques concernant la rareté et la gravité particulière des thromboses veineuses cérébrales ont été en partie remises en cause par les progrès de l'imagerie.

Étiologie

Causes locales

Les thrombophlébites cérébrales septiques compliquant les infections locorégionales sont devenues exceptionnelles avec l'usage des antibiotiques. La thrombophlébite du sinus latéral est une complication des oto-mastoïdites. La thrombophlébite du sinus caverneux peut succéder à une infection de la face, à une sinusite ou à un foyer amygdalien.

La sémiologie associe un syndrome septicémique, une exophtalmie, un œdème des paupières et des conjonctives avec un chémosis, des paralysies oculomotrices. Les signes, initialement unilatéraux, deviennent rapidement bilatéraux en raison des nombreuses anastomoses unissant les deux sinus caverneux.

Il existe d'autres causes locales : compression d'un sinus par une tumeur, traumatisme crânien, thrombose d'un angiome veineux, fistule durale artérioveineuse.

Causes systémiques

Ce sont les facteurs favorisant d'une façon générale la survenue des thromboses veineuses :

– grossesse, *post-partum*, *œstroprogestatifs*. Ces facteurs rendent compte de la plus grande fréquence des thromboses veineuses cérébrales chez la femme jeune;

– hémopathie maligne, polyglobulie, anémie, drépanocytose, thrombocytémie, hémoglobinurie nocturne paroxystique;

– trouble de l'hémostase : déficit en anti-thrombine III, en protéine C, en protéine S, présence d'anticorps anti-phospholipides (en relation ou non avec un lupus), résistance à la protéine C activée (mutation du facteur V Leiden), mutation du gène de la prothrombine;

– néoplasie, syndrome néphrotique, maladie de Behçet, colites inflammatoires…

Dans un certain nombre de cas, aucune cause n'est trouvée.

Manifestations cliniques

Un tableau d'HIC isolée (pseudo-tumeur cérébrale) peut résumer l'expression clinique de la thrombose du sinus longitudinal supérieur ou d'un sinus latéral. La céphalée est le symptôme le plus fréquent, d'installation subaiguë, pouvant rester isolée pendant plusieurs jours voir plusieurs semaines. Plus rarement il s'agit d'une céphalée brutale, en « coup de tonnerre ».

La thrombose d'une veine corticale, souvent associée à celle d'un sinus, est responsable d'un infarctus cortico-sous-cortical ayant habituellement un caractère hémorragique. Le début est en général brutal, marqué par des signes déficitaires focaux et souvent des crises partielles ou généralisées. La thrombose des veines profondes peut être responsable d'un coma ou d'un mutisme akinétique.

Imagerie

Le scanner X est souvent le premier examen pratiqué en urgence. Il peut montrer des signes directs : visualisation du thrombus sous la forme d'une hyperdensité spontanée d'un sinus ou d'une veine corticale, signe du delta vide après injection de contraste, lié au rehaussement de la paroi du sinus autour du thrombus. Il peut aussi montrer des signes indirects correspondant à de l'œdème ou à un infarctus pouvant avoir un caractère hémorragique. Il est aussi possible d'observer une prise de contraste de la faux du cerveau et de la tente du cervelet. Le scanner est normal dans environ 30 % des cas.

La supériorité de l'IRM conduit à pratiquer cet examen *en première intention* aussi bien pour objectiver le thrombus que pour visualiser l'infarctus veineux, qui a souvent un caractère hémorragique et dont la localisation est habituellement sous-corticale. Le thrombus endoluminal est hyperintense en T1 et T2, mais il peut être iso-intense en T1 et hypo-intense en T2 lorsque l'IRM est réalisée très précocement. Les séquences T2* sont particulièrement utiles pour déceler les thromboses des veines corticales. L'ARM montre l'absence de flux dans un ou plusieurs sinus veineux totalement ou partiellement thrombosés.

Les indications de l'angiographie cérébrale conventionnelle sont devenues rares, réservées aux cas où il existe un doute diagnostique.

Traitement

Les possibilités de récupération, parfois sans aucune séquelle, alors même qu'il existait à la phase initiale des troubles de la vigilance et des signes focaux, soulignent l'importance d'une prise en charge précoce de ces patients, de préférence dans une unité neurovasculaire. L'indication du traitement anticoagulant a longtemps été discutée. Les études prospectives randomisées ont montré que ce traitement n'a pas d'effet délétère, même quand il existe un infarctus hémorragique. Il semble améliorer le pronostic. De ce fait, la plupart des auteurs préconisent un traitement par l'*héparine* à posologie efficace.

BIBLIOGRAPHIE

BRISMAN JL *et al.* Cerebral aneurysms. *N Engl J Med* 2006; *355* : 928-939.

CABREJO L *et al.* Angiopathie amyloïde cérébrale sporadique. *Rev Neurol (Paris)* 2006; *162* : 1059-1067.

CRASSARD *et al.* Cerebral venous thrombosis. *J Neurol Ophthalmol* 2004; *24* : 156-163.

ESCOUROLLE R., POIRIER J. *Manuel élémentaire de neuropathologie.* Masson, Paris, 1977.

GROSS M. Update on Susac's syndrome. *Curr Opin Neurol* 2005; *18* : 311-314.

JOHNSTON S *et al.* National stroke association guidelines for the management of transient ischemic attacks. *Ann Neurol* 2006; *60* : 301-313.

KHAJA A *et al.* Established treatment for acute stroke. *Lancet* 2007; *27* : 319-330.

KITTNER S *et al.* Pregnancy and the risk of stroke. *NEJM* 1996; *335* : 768-774.

KUMAR N *et al.* Superficial siderosis. *Neurology* 2006; *66* : 1114-1152.

LEYS D. Les agents antiplaquettaires en neurologie. *Rev Neurol (Paris)* 2004; *160* : 131-136.

MARKUS HS *et al.* Diagnostic strategies in CADASIL. *Neurology* 2002; *59* : 1134-1138.

NIGHOGHOSSIAN N *et al.* Angiopathie cérébrale aiguë réversible du post-partum. *Rev Neurol (Paris)* 2006; *162* : 1014-1018.

QURESHI A *et al.* Spontaneous intracerebral hemorrhage. *N Engl J Med* 2001; *344* : 1450-1459.

SAVITZ SI *et al.* Vertebrobasilar disease. *NEJM* 2005; *352* : 2618-2626.

STAPF C. Neurologie des malformations artério-veineuses cérébrales. *Rev Neurol (Paris)* 2006; *162* : 1189-1203.

SUAREZ JI *et al.* Aneurysmal subarachnoid hemorrhage. *NEJM* 2006; *354* : 387-396.

TOOLE JF. *Cerebrovascular Disorders*. Raven Press, New York, 1990.

VAN GIJN J *et al.* Subarachnoid haemorrhage. *Lancet* 2007; *369* : 306-318.

16 LA BOÎTE CRÂNIENNE ET SON CONTENU LES TUMEURS CÉRÉBRALES

LA BOÎTE CRÂNIENNE ET SON CONTENU

La boîte crânienne est tapissée par la dure-mère, doublée à sa face interne par l'arachnoïde. Elle est cloisonnée par des expansions de la dure-mère : la tente du cervelet entre l'étage sus-tentoriel et l'étage sous-tentoriel, la faux du cerveau entre les deux hémisphères.

Le contenu de la boîte crânienne est représenté par l'encéphale, ses vaisseaux et le liquide céphalorachidien. Tous ces éléments étant incompressibles et la boîte crânienne inextensible (au moins chez l'adulte), le développement d'une néoformation ne peut se faire qu'à la faveur d'une réduction des espaces vasculaires et liquidiens, et éventuellement de transferts de volume vers les régions voisines : engagement sous la faux, à travers l'orifice de la tente, à travers le trou occipital.

Liquide céphalorachidien

Le liquide céphalorachidien (LCR) est réparti dans deux secteurs, sous-arachnoïdien (115 cm^3) et ventriculaire (25 cm^3), communiquant entre eux au niveau de la grande citerne par les trous de Luschka et de Magendie, ouverts dans le toit du quatrième ventricule.

La formation du LCR est pour 60 % plexuelle, résultant d'une sécrétion par les plexus choroïdes dans le système ventriculaire, et pour 40 % extraplexuelle, correspondant à une diffusion à partir des espaces extracellulaires du système nerveux central. Pour cette partie extraplexuelle, le LCR peut être comparé à la lymphe dans les autres tissus de l'organisme.

La quantité de LCR formée chaque jour est de l'ordre de 500 à 700 cm^3. La circulation se fait à partir des ventricules vers les espaces sous-arachnoïdiens, et par les citernes de la base vers la convexité, où le LCR est résorbé dans le système veineux au niveau des granulations de Pacchioni.

Troubles de la circulation du LCR

Les troubles de la circulation du LCR conduisent à la constitution d'une hydrocéphalie :

– les *hydrocéphalies non communicantes* sont la conséquence d'un obstacle sur le système ventriculaire, résultant de tumeurs (kystes colloïdes, épendymomes, pinéalomes, médulloblastomes) ou de sténoses de l'aqueduc pouvant être la conséquence d'une anomalie congénitale ou d'un processus infectieux, tumoral ou inflammatoire (sarcoïdose);

– les *hydrocéphalies communicantes* sont la conséquence d'un obstacle à l'écoulement au niveau des citernes de la base, survenant après une méningite ou une hémorragie méningée, empêchant le LCR de gagner les lieux de résorption situés à la convexité du cerveau.

D'une façon générale, une hydrocéphalie de constitution rapide entraîne précocement une hypertension intracrânienne. En revanche, certaines hydrocéphalies, en particulier du type communiquant, de constitution très progressive, peuvent donner lieu au tableau de l'hydrocéphalie dite à pression normale

Hydrocéphalie dite à pression normale (syndrome d'Adams et Hakim). — Elle associe une détérioration intellectuelle de type frontal et des troubles de la marche qui est instable, ralentie, hésitante. L'imagerie montre une dilatation quadriventriculaire, l'absence d'atrophie corticale (fig. 16.1) et une résorption trans-épendymaire se manifestant sous la forme de plages hypodenses autour des cornes frontales. Ces lésions doivent être distinguées d'une leucoaraïose d'origine artériopathique.

Le LCR est normal mais la ponction lombaire «évacuatrice», retirant 30 à 40 ml de LCR, peut entraîner une amélioration temporaire de la marche et des fonctions cognitives. L'intérêt du diagnostic de l'hydrocéphalie à pression normale est que l'établissement d'une dérivation ventriculo-péritonéale est capable d'amener une régression remarquable des troubles neurologiques et

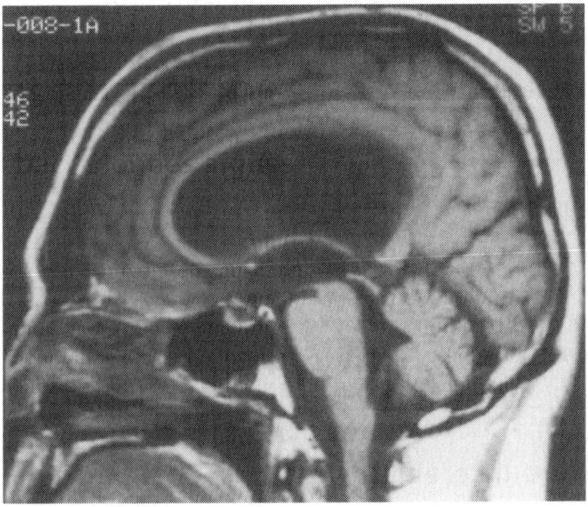

Fig. 16.1. *Hydrocéphalie à pression normale : dilatation quadriventriculaire (IRM, coupe sagittale, T1).*

de la détérioration (d'où le terme de « démence curable »). Cette évolution favorable est habituelle lorsque le syndrome est imputable à une cause précise, trouvée dans la moitié des cas, telle qu'un antécédent d'hémorragie méningée, de méningite, d'intervention neurochirurgicale. Dans les autres cas, les indications chirurgicales doivent être posées avec circonspection.

HYPERTENSION INTRACRÂNIENNE

L'hypertension intracrânienne est la conséquence prévisible du développement d'un processus expansif dans un espace clos et rigide. Cette éventualité est cependant retardée pendant une période plus ou moins longue grâce à une réduction des espaces liquidiens et des espaces vasculaires, notamment veineux.

La *décompensation de l'hypertension intracrânienne* dépend de la rapidité d'expansion de la tumeur, de l'importance des réactions de voisinage (œdème) et de la situation stratégique de la néoformation par rapport aux voies d'écoulement du liquide céphalorachidien dont le blocage (tumeurs du troisième ventricule, de l'aqueduc de Sylvius, du quatrième ventricule) peut jouer un rôle déterminant.

La *céphalée* est un élément important quoique non constant de la sémiologie de l'hypertension intracrânienne. Elle peut être diffuse ou localisée à un hémicrâne dans les tumeurs hémisphériques, à la région occipitale dans les tumeurs de la fosse postérieure. Elle a parfois un aspect pseudo-migraineux trompeur, d'autant plus qu'elle peut s'accompagner de vomissements.

Les *vomissements*, notamment dans certaines tumeurs de la fosse postérieure, peuvent orienter à tort vers une affection digestive.

L'*œdème papillaire* est le signe objectif majeur mais inconstant, en particulier chez les sujets âgés. Difficile à affirmer au début — où il se traduit seulement par une légère dilatation veineuse et un flou du bord nasal de la papille —, il évolue ensuite vers l'aspect caractéristique de la stase papillaire avec surélévation du disque papillaire, aspect coudé des vaisseaux qui l'abordent, distension veineuse, parfois hémorragies. L'œdème papillaire de l'hypertension intracrânienne ne s'accompagne pas au début d'une baisse notable de l'acuité visuelle, à la différence de celui observé dans les papillites inflammatoires. Cependant, si elle est importante, la stase papillaire peut donner lieu à des épisodes d'éclipse visuelle avant d'aboutir, si elle se prolonge, à une cécité en rapport avec une atrophie post-stase.

Une paralysie du VI, se manifestant par une diplopie, peut résulter de l'hypertension intracrânienne et n'a donc pas nécessairement la valeur d'un signe focal.

Pseudo-tumeur cérébrale

On décrit sous ce terme la survenue d'un syndrome d'hypertension intracrânienne, avec œdème papillaire bilatéral, en l'absence de processus expansif intracrânien ou d'hydrocéphalie. L'IRM est normale ou montre de petits ventricules. La composition du LCR est normale, mais sa pression est supérieure à 250 mm d'eau, mesurée sur le patient en décubitus latéral, aussi relaxé que possible, les membres inférieurs allongés.

Ce syndrome peut être *idiopathique*, survenant alors souvent chez une jeune femme obèse. Il peut aussi être *secondaire*, en relation avec diverses affections systémiques, notamment endocrinienne, l'utilisation de médicaments, dont la vitamine A et les tétracyclines. Une *thrombose d'un sinus veineux cérébral ou d'une veine jugulaire*, plus rarement une fistule durale, peuvent se traduire uniquement par des céphalées associées à un œdème papillaire, ce qui souligne la nécessité d'éliminer une telle cause avant de retenir le diagnostic d'hypertension intracrânienne idiopathique. Le traitement est essentiel pour éviter l'évolution vers une atrophie optique. Outre l'action sur les facteurs étiologiques éventuels, il repose sur les diurétiques (acétazolamide), la ponction lombaire éventuellement répétée, parfois le traitement chirurgical (fenestration de la gaine du nerf optique, dérivation lombo-péritonéale du LCR).

Engagements cérébraux

La masse encéphalique est relativement fluide, de telle sorte que la poussée résultant du développement d'un processus expansif se répartit dans toutes les directions et tend à produire des engagements aux points faibles du dispositif (fig. 16.2).

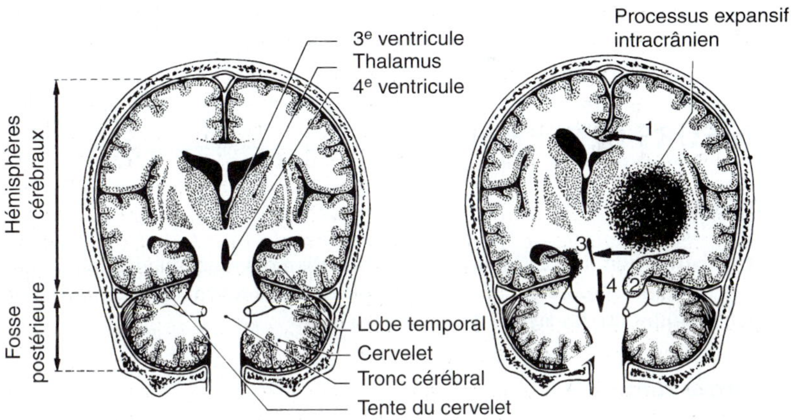

Fig. 16.2. *Déplacements intracrâniens au cours de lésions sus-tentorielles.*

1. Hernie du gyrus cingulaire sous la faux.
2. Hernie du lobe temporal dans l'orifice tentoriel.
3. Compression du pédoncule cérébral controlatéral contre le bord libre de la tente du cervelet.
4. Déplacement vers le bas du tronc cérébral à travers l'orifice tentoriel.

Engagement cingulaire sous la faux du cerveau. — Il est surtout le fait des processus expansifs frontaux. Il contribue à l'aggravation du tableau clinique par compression de l'hémisphère controlatéral et des artères cérébrales antérieures.

Engagements trans-tentoriels. — Ils peuvent se faire soit de bas en haut par engagement du lobe antérieur du cervelet dans les tumeurs sous-tentorielles, soit de haut en bas par engagement de l'uncus et de l'hippocampe dans les tumeurs supratentorielles. L'expression clinique de la hernie trans-tentorielle est variable, pouvant comporter une atteinte du III, souvent partielle (abolition du réflexe photomoteur, mydriase, ptosis), une hémiplégie homolatérale par compression du pédoncule contre le bord libre de la tente du cervelet, une hémianopsie latérale homonyme par compression de la cérébrale postérieure, des troubles de la conscience, une raideur de la nuque, des accès de rigidité de décérébration, tous signes traduisant la souffrance du tronc cérébral supérieur. Cette variété d'engagement se complique assez souvent d'hémorragies protubérantielles.

Engagement des amygdales cérébelleuses. — L'engagement des amygdales cérébelleuses à travers le trou occipital est essentiellement le fait des processus expansifs de la fosse postérieure. La gravité de ce type d'engagement résulte de la compression du bulbe qui peut compromettre rapidement les fonctions vitales.

Traitement. — L'existence d'un engagement, qui peut être décelé précocement par l'imagerie, indique l'*urgence thérapeutique*. Le traitement associe de façon variable la lutte contre l'œdème cérébral (diurétiques, glycérol, corticoïdes), la réduction de la masse sanguine cérébrale par le contrôle de la ventilation et la baisse de la $PaCO_2$, le traitement neurochirurgical du processus expansif en cause, éventuellement la dérivation du LCR.

TUMEURS CÉRÉBRALES

Sémiologie

L'hypertension intracrânienne est habituellement une manifestation tardive des tumeurs cérébrales, qui se révèlent le plus souvent par des phénomènes épileptiques ou des signes déficitaires.

Épilepsie tumorale

L'épilepsie est une manifestation fréquente des tumeurs sus-tentorielles. Des crises d'épilepsie, partielles ou généralisées, constituent souvent le premier signe de la tumeur, précédant parfois de plusieurs années l'apparition d'une sémiologie permanente. Ce mode de révélation est surtout le fait de gliomes peu évolutifs (astrocytome, oligodendrogliome) ou de méningiomes. On doit d'autant plus suspecter l'étiologie tumorale d'une épilepsie qu'il s'agit d'une *épilepsie d'apparition tardive* et d'une épilepsie cliniquement et électriquement *focale*. L'imagerie cérébrale, tout particulièrement l'IRM, a grandement facilité le dépistage de ces épilepsies tumorales.

Sémiologie focale

La sémiologie dépend avant tout du *siège* de la tumeur, suivant qu'elle se développe dans une zone de grande importance fonctionnelle ou dans une zone relativement « muette ».

Elle dépend aussi de la *nature* de la tumeur. Un méningiome refoule, un astrocytome infiltre, de telle sorte qu'ils peuvent occuper un volume important au prix d'un minimum de signes déficitaires. À l'opposé, les tumeurs qui sont à la fois expansives et destructrices (glioblastomes) ont une sémiologie déficitaire précoce et importante.

Le déficit est *régulièrement progressif*, « en tache d'huile », avec une rapidité largement dépendante de la nature de la tumeur dont elle reflète la malignité. Toutefois, certains événements peuvent modifier cette évolution : survenue d'une hémorragie intratumorale, nécrose et fonte kystique de certaines tumeurs. Il faut surtout insister sur le rôle de l'*œdème péritumoral*, qui traduit une rupture de la barrière hémocérébrale. Son développement est plus marqué dans les tumeurs malignes (glioblastomes, métastases). Il est capable de donner lieu à des variations rapides de la sémiologie focale, dans le sens de l'aggravation, mais aussi de l'amélioration lorsqu'il régresse, spontanément ou sous l'influence d'une thérapeutique.

❒ Tumeurs frontales

Les tumeurs développées dans la *partie postérieure du lobe frontal*, au niveau prérolandique, ont une sémiologie motrice : hémiplégie à début facial ou brachial pour les tumeurs de la convexité, à début crural pour les tumeurs parasagittales. Le déficit moteur est souvent associé à des crises bravais-jacksoniennes.

Les tumeurs à point de départ *frontal antérieur* donnent lieu tardivement à des signes neurologiques déficitaires. Les troubles cognitivo-comportementaux sont les premiers en date, associant une réduction progressive de l'activité, des troubles de l'attention et de la mémoire des faits récents, du désintérêt et de l'indifférence affective. On peut observer aussi un relâchement des conduites sociales. Des crises d'épilepsie sont fréquentes, volontiers inaugurales ; il peut s'agir de crises généralisées, de crises adversives, de crises de l'aire motrice supplémentaire associant une élévation du membre supérieur controlatéral vers lequel se tournent la tête et les yeux et des phénomènes palilaliques.

L'examen neurologique met souvent en évidence la libération de certains comportements (préhension, utilisation, imitation), des troubles des séquences gestuelles et une aphasie dynamique dans les lésions de l'hémisphère dominant. Dans les tumeurs développées à la base du lobe frontal, il est possible d'observer une anosmie ou une atteinte du nerf optique avec parfois syndrome de Foster-Kennedy (atrophie optique du côté de la tumeur, stase papillaire controlatérale). Les tumeurs frontales volumineuses, souvent *fronto-calleuses*, refoulant (engagement sous la faux) ou envahissant l'autre côté, associent un état démentiel, un *grasping* bilatéral, des troubles de l'équilibre à type de rétropulsion.

❒ Tumeurs temporales

Les tumeurs temporales *gauches* ont une expression clinique riche dominée par des *troubles du langage*. En revanche, les tumeurs temporales *droites* peuvent rester longtemps latentes, ne se révélant que tardivement par des signes d'hypertension intracrânienne. Cependant, cette notion d'un lobe temporal mineur muet mérite d'être atténuée dans la mesure où une symptomatologie épileptique, généralisée ou focale, est fréquente quel que soit le lobe temporal concerné. Les crises à valeur localisatrice, outre les troubles paroxystiques du langage spécifiques de l'hémisphère dominant, sont les crises olfactives et psychomotrices (point de départ temporal profond), les crises auditives (circonvolution de Heschl), les états de rêve (convexité temporale). Enfin, une lésion développée au sein du lobe temporal peut entraîner dans le champ visuel controlatéral une hémianopsie en quadrant supérieur, en rapport avec l'atteinte de la boucle que décrivent les radiations optiques autour de la corne temporale.

❒ Tumeurs pariétales

Elles ont une *sémiologie sensitive prédominante*; le déficit sensitif porte surtout sur les aspects discriminatifs de la sensibilité, entraînant une astéréognosie. L'atteinte de la pariétale ascendante peut aussi s'exprimer par des troubles sensitifs paroxystiques de type paresthésique, réalisant des crises jacksoniennes sensitives. Un autre élément important du tableau des tumeurs pariétales est représenté par des phénomènes apraxiques et des troubles du schéma corporel, la formule de ces troubles étant différente selon qu'il s'agit de l'hémisphère dominant ou mineur (cf. chapitre 6). Il est possible d'observer une hémianopsie latérale homonyme en quadrant inférieur.

❒ Tumeurs occipitales

Leur symptôme majeur est l'*hémianopsie latérale homonyme.* Ce trouble peut être méconnu du malade et n'être découvert que par un examen systématique. Des crises à type d'hallucinations visuelles élémentaires sont évocatrices d'un point de départ occipital. Les phénomènes d'agnosie visuelle appartiennent aussi à la sémiologie des tumeurs occipitales, mais il s'agit en règle générale de lésions bilatérales (cf. chapitre 6).

❒ Tumeurs hémisphériques profondes

Elles ont une sémiologie variable selon qu'elles interrompent de façon prédominante les voies motrices, sensitives ou les radiations optiques. Les tumeurs développées dans la région des noyaux gris centraux peuvent donner lieu à une hémiplégie par envahissement de la capsule interne, ou à un hémisyndrome sensitif dans les tumeurs thalamiques, plus rarement à des signes moteurs extrapyramidaux.

❐ Tumeurs de la région sellaire

Outre une symptomatologie endocrinienne liée à leur retentissement hypophysaire ou hypothalamique, ces tumeurs peuvent donner lieu à des troubles visuels par compression du chiasma optique. L'expression la plus caractéristique de ce syndrome chiasmatique est une *hémianopsie bitemporale.* En fait, le tableau peut être plus complexe du fait de la compression associée d'un ou des deux nerfs optiques, donnant une *baisse uni- ou bilatérale de l'acuité visuelle*, ou d'une bandelette optique, ajoutant un déficit du champ visuel à type d'hémianopsie latérale homonyme.

❐ Tumeurs de la fosse postérieure

Elles associent de façon variable des signes d'hypertension intracrânienne, souvent précoces dans cette localisation, des signes cérébelleux, des signes d'atteinte des nerfs crâniens et des voies longues.

Les *tumeurs du tronc cérébral* habituellement infiltrantes, mal limitées, donnent lieu à une symptomatologie complexe, difficile à systématiser, dominée par l'atteinte des nerfs crâniens.

Les *tumeurs cérébelleuses* se manifestent, lorsqu'elles sont latéralisées dans un lobe, par un syndrome cérébelleux homolatéral; les tumeurs vermiennes entraînent surtout un syndrome cérébelleux statique, dominé par des troubles de l'équilibre.

Les *tumeurs de l'angle ponto-cérébelleux*, dont la symptomatologie initiale est discrète, limitée à l'atteinte d'un nerf crânien qui peut être le VIII, le VII ou le V, se manifestent ensuite, lorsqu'elles ont atteint un volume important, par un syndrome cérébelleux homolatéral et des signes de souffrance du tronc cérébral.

Troubles psychiques

Des perturbations psychiques sont fréquentes au cours de l'évolution des tumeurs sus-tentorielles, à type de modifications de l'humeur et du caractère, de réduction de l'activité, de ralentissement intellectuel. Lorsque les signes de localisation neurologique font défaut, ce qui peut être longtemps le cas dans certaines tumeurs à développement frontal, calleux ou temporal droit, il arrive que l'origine organique d'un syndrome dépressif ne soit pas reconnue, ou qu'un syndrome démentiel, lié par exemple au développement progressif d'un méningiome, soit rapporté à tort à une démence primitive. Une symptomatologie frontale est parfois observée dans des tumeurs siégeant très à distance, telles que les tumeurs de la fosse postérieure, lorsqu'elles entraînent une dilatation importante des cornes frontales. Enfin, il faut connaître la possibilité d'un syndrome de Korsakoff dans les tumeurs de l'hypothalamus et du trigone.

Examens complémentaires

Électroencéphalogramme

Il est habituellement perturbé dans les tumeurs hémisphériques, encore qu'il puisse rester longtemps normal lorsqu'il s'agit de tumeurs bénignes d'évolution lente. Les anomalies, plus ou moins nettement focalisées, revêtent l'aspect d'ondes lentes, delta ou thêta, plus rarement d'éléments paroxystiques de type épileptique. L'EEG demeure longtemps normal dans les tumeurs de la fosse postérieure.

Imagerie cérébrale

Le *scanner X*, avec injection intraveineuse de produit de contraste, permet de déceler la quasi-totalité des tumeurs cérébrales. Il faut cependant connaître la possibilité de « faux négatifs ».

L'*IRM* a une sensibilité supérieure, aussi bien pour détecter les tumeurs que pour apprécier leur extension. La possibilité d'obtenir des coupes dans les trois plans de l'espace permet de mieux préciser la localisation de la tumeur, notamment son siège intra- ou extra-axial. D'une façon générale, les tumeurs sont hypo-intenses en T1 et hyperintenses en T2, mais une analyse soigneuse du signal permet de reconnaître des modifications tissulaires qui peuvent orienter vers la nature de la tumeur : nécrose tumorale, présence d'un kyste, d'une composante hémorragique, de graisse, de mélanine, de vaisseaux. L'injection intraveineuse d'un produit de contraste magnétique (gadolinium) permet d'augmenter la sensibilité de l'examen lorsqu'il existe une rupture de la barrière sang-cerveau.

Variétés étiologiques des tumeurs cérébrales

Il convient de distinguer les tumeurs extracérébrales, les tumeurs intracérébrales, les tumeurs intraventriculaires.

Tumeurs extracérébrales

Ce groupe est représenté avant tout par des *tumeurs bénignes* : méningiomes, neurinomes, tumeurs hypophysaires. D'autres variétés tumorales sont nettement plus rares.

❐ Méningiomes

Les méningiomes (15 % des tumeurs cérébrales), implantés sur la dure-mère, se développent à partir d'éléments arachnoïdiens. Ils siègent, dans plus de 80 % des cas, dans l'étage sus-tentoriel. D'évolution très lente, ils refoulent le cerveau sans l'envahir.

Les méningiomes surviennent dans la grande majorité des cas après quarante ans, avec un maximum de fréquence vers cinquante ans, plus souvent chez la femme. Le rôle des récepteurs hormonaux et notamment des récepteurs à la progestérone est discuté.

Dans les cellules tumorales, une perte de matériel génétique sur les deux chromosomes 22 est observée dans la moitié des cas. L'anomalie la plus fréquente est une délétion partielle ou totale du chromosome 22q (porteur du gène *NF2*) associée à une mutation sur l'allèle correspondant.

Le *scanner X* montre le méningiome sous la forme d'une lésion plus souvent hyperdense qu'hypodense, avec souvent des portions calcifiées; après injection, la prise de contraste est en règle générale importante et plus ou moins homogène.

L'*IRM* précise au mieux le siège extra-axial de la tumeur. Dans la moitié des cas, il existe un œdème cérébral plus ou moins important en regard de la tumeur. L'*angio-RM* est utile pour préciser l'état des sinus veineux, notamment du sinus longitudinal supérieur. L'artériographie conventionnelle conserve pour indication une embolisation préopératoire éventuelle.

• **Localisation**

La localisation des méningiomes conditionne leur expression clinique et leur pronostic opératoire :

– les méningiomes de la faux et les méningiomes parasagittaux (implantés à la jonction de la dure-mère de la convexité et du sinus longitudinal supérieur) sont d'un abord chirurgical délicat en raison de la proximité du sinus longitudinal supérieur auquel ils peuvent adhérer. Ils donnent parfois des signes de compression à distance, notamment du nerf optique ou du trijumeau;

– les méningiomes de la convexité, d'accès facile, sans connexion avec le sinus longitudinal supérieur, ont le meilleur pronostic opératoire;

– le méningiome olfactif, implanté sur la lame criblée de l'ethmoïde, donne une anosmie, puis une atrophie optique uni- ou bilatérale et un syndrome frontal;

– le méningiome du tubercule de la selle entraîne une symptomatologie visuelle complexe par atteinte de chiasma et des nerfs optiques;

– les méningiomes de la petite aile du sphénoïde ont une sémiologie cérébrale résultant de leur retentissement sur le lobe frontal et le lobe temporal (crises olfactives, crises psychomotrices); une exophtalmie est assez fréquente; de plus, en variété interne, ils menacent le nerf optique et les éléments traversant la fente sphénoïdale (nerfs oculomoteurs, V ophtalmique);

– le méningiome du clivus, se développant à partir de l'apophyse basilaire, associe des signes liés au refoulement en arrière du tronc cérébral et à l'atteinte des nerfs crâniens qui s'en détachent;

– le méningiome de la face postérieure du rocher partage la sémiologie générale des tumeurs de l'angle ponto-cérébelleux;

– le méningiome du trou occipital peut parfois être évoqué cliniquement sur l'association de signes de la fosse postérieure et de la moelle cervicale haute;

– les méningiomes de la tente du cervelet associent une hypertension intracrânienne et des signes de localisation occipitaux et/ou cérébelleux;

– les méningiomes intraventriculaires siègent le plus souvent dans le ventricule latéral.

• **Traitement**

Le traitement des méningiomes repose essentiellement sur leur exérèse chirurgicale, qui doit être complète, y compris l'insertion dure-mérienne, pour éviter la récidive. C'est une intervention délicate, surtout lorsque la tumeur a acquis un volume important, en raison de la richesse de la vascularisation qui dérive non seulement de la dure-mère mais aussi des vaisseaux cérébraux. Dans certaines localisations et sur de très petits méningiomes, la radiochirurgie peut être indiquée.

- **Pachyméningites**

Divers processus peuvent être responsables d'un épaississement important, parfois pseudo-tumoral, de la dure-mère, pouvant évoquer un méningiome. L'épaississement dure-mérien, bien objectivé par l'IRM, peut être limité à la dure-mère de la convexité, de la paroi latérale du sinus caverneux, de la région rétro-orbitaire ou à la tente du cervelet. La sémiologie comporte généralement des céphalées et des atteintes des nerfs crâniens. Le processus pathologique en cause peut être une sarcoïdose, une granulomatose de Wegener, mais le plus souvent ces pachyméningites restent idiopathiques.

❒ Neurinomes du VIII

Le neurinome du VIII est la plus fréquente des tumeurs de l'angle ponto-cérébelleux. Il s'agit d'un *schwannome* se développant à partir du nerf vestibulaire dans le conduit auditif interne. Tumeur bénigne, encapsulée, d'évolution très lente, il survient le plus souvent chez l'adulte après trente ans. Du schwannome du VIII sporadique, de loin le plus fréquent, il faut distinguer le schwannome bilatéral du VIII caractéristique de la neurofibromatose de type 2 (NF2).

La sémiologie peut se réduire pendant plusieurs années à une atteinte isolée du VIII se marquant avant tout par une *hypoacousie progressive*, plus rarement par des acouphènes ou des vertiges. C'est dès ce stade, purement otologique, que le diagnostic doit être fait, sans attendre l'apparition d'autres signes neurologiques témoignant d'une extension extracanalaire. L'audiogramme met en évidence une hypoacousie de perception. Des anomalies des potentiels évoqués auditifs précoces sont pratiquement constantes. L'examen vestibulaire met en évidence du même côté une hyporéflexie vestibulaire. L'IRM avec injection de gadolinium est l'examen de choix pour déceler les petits neurinomes intracanalaires.

Plus tard se développent les éléments caractéristiques des *tumeurs de l'angle ponto-cérébelleux* : atteinte du V, limitée d'abord à une hypoesthésie cornéenne, pouvant entraîner ensuite des paresthésies ou des douleurs permanentes ou paroxystiques; atteinte du VII, donnant lieu à une parésie faciale périphérique souvent discrète, parfois à un hémispasme facial; retentissement sur le cervelet et le tronc cérébral se manifestant par un syndrome cérébelleux homolatéral, un syndrome vestibulaire central, éventuellement des signes d'atteinte des voies longues.

Le *diagnostic* doit être discuté avec les autres néoformations de l'angle ponto-cérébelleux : *neurinome du V* ou d'un nerf mixte, *cholestéatome*. Le cholestéatome, ou kyste épidermoïde, observé surtout chez l'adulte jeune, peut aussi siéger dans la région supra- ou rétrosellaire, ou dans le système ventriculaire, notamment dans la corne temporale ou le quatrième ventricule.

Le *traitement chirurgical* a bénéficié de progrès importants : voie translabyrinthique, monitorage peropératoire du nerf facial et de l'audition. Dans les petits schwannomes, une alternative à la chirurgie est représentée par la radiochirurgie (*gamma-unit* ou accélérateur de particules) ou par la radiothérapie stéréotaxique fractionnée. En raison de la lenteur de l'évolution, une attitude conservatrice avec surveillance IRM régulière peut être justifiée chez les sujets âgés ou pour les schwannomes intracanalaires.

❒ Adénomes hypophysaires

Ils représentent environ 15 % des tumeurs intracrâniennes. Ce sont en règle générale des tumeurs de l'adulte, plus fréquentes chez la femme.

Les *microadénomes* (inférieurs à 10 mm) n'ont pas d'expression neurologique, en dehors d'une céphalée qui peut être précoce. Pendant cette période de développement intrasellaire, la tumeur peut être latente — adénome non sécrétant (un tiers des cas) — ou donner lieu à une sémiologie purement endocrinienne.

L'*adénome à prolactine* est de loin le plus fréquent, en particulier chez la femme, où il a pour expression habituelle le syndrome aménorrhée-galactorrhée; le diagnostic est souvent fait au stade de microadénome.

L'*adénome somatotrope* est responsable du tableau de l'acromégalie; il peut être mixte, associé à une hypersécrétion de prolactine.

L'*adénome corticotrope* donne lieu au tableau de la maladie de Cushing; il s'agit dans la grande majorité des cas d'un microadénome, mais parfois d'une véritable tumeur hypophysaire, primitive ou induite par une surrénalectomie bilatérale (syndrome de Nelson).

Les *macroadénomes* donnent lieu à un syndrome tumoral souvent associé à une insuffisance hypophysaire. L'extériorisation hors de la selle turcique des adénomes hypophysaires se traduit avant tout par des *signes d'atteinte des formations opto-chiasmatiques*. À un degré de plus surviennent des signes liés à la compression de l'hypothalamus et à l'obstruction du troisième ventricule, parfois même des signes hémisphériques liés à un prolongement frontal ou temporal.

L'*IRM* visualise les remaniements de la selle turcique et la tumeur, et précise ses relations avec les structures de voisinage. Les microadénomes sont décelés sur des coupes coronales, le plus souvent sous la forme d'un hyposignal en T1. L'IRM permet aussi de faire la distinction entre un adénome hypophysaire et le *syndrome de la selle turcique vide*, qui doit faire chercher une hypertension intracrânienne primitive.

L'*exérèse de l'adénome* peut être effectuée le plus souvent par voie transsphénoïdale. La bromocriptine représente le traitement de première intention des adénomes à prolactine, en particulier lorsqu'il s'agit de microadénomes. Les agonistes de la somatostatine (octréotide) permettent d'obtenir une réduction préopératoire du volume des adénomes somatotropes.

L'*apoplexie hypophysaire* résulte de la nécrose hémorragique d'une hypophyse qui peut avoir été ou non le siège d'un adénome. Elle se traduit par une céphalée aiguë associée à une atteinte opto-chiasmatique et/ou des nerfs oculomoteurs. L'IRM montre un hypersignal dans une selle turcique souvent agrandie.

❒ Craniopharyngiomes

Développés à partir de vestiges du tractus pharyngo-hypophysaire primitif (poche de Rathke), les craniopharyngiomes peuvent avoir un point de départ intrasellaire ou, beaucoup plus souvent, suprasellaire. Leur aspect macroscopique est variable suivant que leur structure est à prédominance solide ou kystique.

Le craniopharyngiome est de façon prédominante, mais non exclusive, une *tumeur de l'enfant et de l'adolescent* (15 % des tumeurs cérébrales de l'enfant). Son expression clinique associe de façon variable des signes d'insuffisance hypophysaire, de retentissement hypothalamique (diabète insipide), de compression du chiasma et des nerfs optiques. L'imagerie assure le diagnostic en même temps qu'elle précise le retentissement de la tumeur sur la selle turcique et le troisième ventricule. Bien qu'il s'agisse de tumeurs histologiquement bénignes, les craniopharyngiomes ont dans l'ensemble un pronostic assez sévère. En effet, en raison d'adhérences à l'hypothalamus et aux vaisseaux de la base, leur exérèse ne peut souvent être que partielle.

❒ Chordomes

Ces tumeurs rares, de l'adulte jeune surtout, se développent à partir de vestiges embryologiques de la notochorde primitive. La localisation intracrânienne est la plus fréquente, mais ces tumeurs peuvent aussi survenir dans le rachis, notamment dans la région sacro-coccygienne. Au niveau du crâne, elles siègent dans la région du clivus. Initialement extradurales, histologiquement bénignes, ces tumeurs sont cependant de mauvais pronostic car envahissantes, donnant lieu d'abord à des paralysies des nerfs crâniens, notamment des oculomoteurs, puis à des signes de souffrance du tronc cérébral. L'imagerie de la base du crâne montre des images de destruction osseuse souvent importante. Parfois, la tumeur s'extériorise dans le cavum, où elle peut être biopsiée. L'exérèse chirurgicale ne peut en règle générale être que partielle.

❒ Tumeurs du glomus jugulaire

Développées à partir du tissu glomique de la région du golfe de la jugulaire, elles associent de façon variable un syndrome otologique par envahissement de l'oreille moyenne et interne, avec parfois extériorisation par le tympan, une atteinte du VII et du VIII intrapétreux, un syndrome du trou déchiré postérieur (IX, X, XI), des images radiologiques de destruction du rocher.

❒ Tumeurs malignes de la base du crâne

Qu'elles soient primitives (sarcomes, myélomes), métastatiques ou résultant de la propagation d'une tumeur de voisinage (épithélioma du cavum, tumeurs cylindromateuses d'origine rhinopharyngée), elles se manifestent par la *paralysie d'un ou plusieurs nerfs crâniens*. Leur extension progressive peut aboutir à la constitution d'une paralysie unilatérale de l'ensemble des nerfs crâniens (syndrome de Garcin).

Tumeurs intracérébrales

Les tumeurs intracérébrales sont les plus fréquentes des tumeurs intracrâniennes. Elles comprennent les métastases cérébrales et les tumeurs cérébrales primitives dont les plus fréquentes sont les gliomes.

❒ Métastases cérébrales

Elles représentent environ 25 % des tumeurs cérébrales. Tous les cancers peuvent être en cause, avec au premier plan le cancer bronchique (50 %), suivi par le sein (15 à 20 %), le mélanome (10 %), le rein, les cancers digestifs et génitaux, les lymphomes. Les métastases se développent essentiellement dans les hémisphères cérébraux ou le cervelet, rarement dans le tronc cérébral. L'aspect macroscopique est celui d'un nodule bien limité, de volume très variable. L'œdème péritumoral est souvent important. Parfois existent des remaniements intratumoraux de type nécrotique, kystique ou hémorragique. Dans la majorité des cas, les métastases sont multiples (fig. 16.3).

Le scanner X est un moyen fidèle de dépister les foyers multiples et de faire la part de l'œdème et de la métastase proprement dite qui apparaît sous la forme

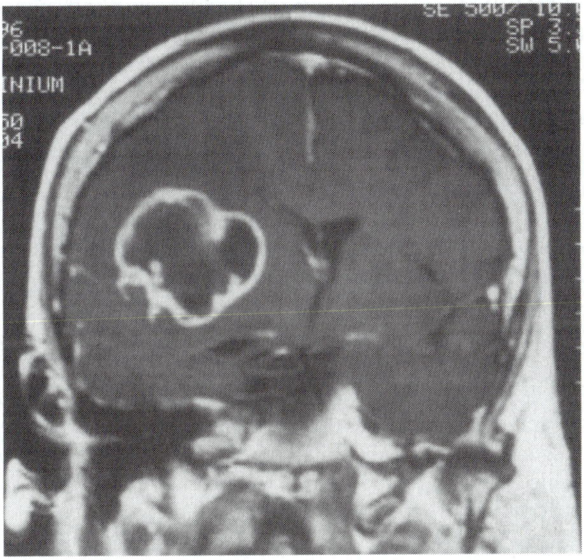

Fig. 16.3. *Métastase cérébrale insulaire et lenticulaire droite (IRM avec injection de gadolinium).*

d'un nodule hypo-, iso- ou hyperdense prenant en règle générale le contraste. L'IRM avec injection de gadolinium est cependant plus sensible, visualisant parfois de petites métastases non visibles sur le scanner X.

Les indications thérapeutiques dépendent du volume de la métastase, de sa localisation, de son caractère unique ou multiple, de l'état neurologique et général du patient et de l'extension du cancer primitif. Aux moyens classiques (exérèse chirurgicale, radiothérapie conventionnelle chimiothérapie) est venue s'ajouter la radiochirurgie.

Méningites néoplasiques. — Les méningites néoplasiques constituent un aspect particulier de la pathologie métastatique. Le point de départ de l'envahissement leptoméningé peut être un cancer, une hémopathie maligne, voire une tumeur cérébrale primitive. La sémiologie peut comporter des céphalées, des signes d'hypertension intracrânienne, des crises d'épilepsie, une atteinte parfois extensive des nerfs crâniens et des racines médullaires, un état confusionnel. L'examen du LCR montre une protéinorachie élevée, une hypoglycorachie et une hypercytose modérée. Le diagnostic repose sur la mise en évidence, qui peut être difficile, de cellules néoplasiques dans le LCR. L'IRM avec injection de gadolinium permet d'objectiver l'envahissement leptoméningé. Le traitement nécessite l'injection intrathécale de médicaments antimitotiques.

❒ Gliomes

Les gliomes sont les plus fréquentes des tumeurs cérébrales primitives de l'adulte. Leur incidence est évaluée à trois à cinq pour 100 000. La classification de ces tumeurs est fondée sur les *critères morphologiques* de l'OMS : aspect astrocytaire ou oligodendroglial, différenciation, densité cellulaire, atypies cytonucléaires, mitoses, nécrose, prolifération capillaire. À ces critères morphologiques, il faut ajouter les *marqueurs moléculaires génétiques.*

❒ Astrocytomes

Ils représentent environ 75 % des tumeurs cérébrales primitives. Leur fréquence est en augmentation dans la population âgée. Leur nature astrocytaire peut être confirmée grâce au marquage immuno-histochimique de la *protéine gliofibrillaire acide* (GFAP). Des incertitudes persistent cependant sur leur origine cellulaire : astrocytes différenciés, cellules progénitrices astrogliales ou cellules souches neuronales.

Dans le cas d'un astrocytome de bas grade, la mutation initiale, responsable du développement du clone tumoral, est aussi à l'origine d'une instabilité génétique avec apparition de nouvelles mutations qui conditionnent la progression vers la malignité. Ces mutations successives provoquent l'inactivation de gènes suppresseurs tumoraux et l'activation de divers oncogènes. La connaissance de ces mutations, outre son intérêt pour le diagnostic et le pronostic, pourrait avoir des prolongements thérapeutiques.

• Astrocytomes de bas grade (grades I et II)

Ils ont en commun une bonne différenciation, la rareté des atypies cytonucléaires, une activité mitotique faible, l'absence de nécrose et de prolifération capillaire.

Les *astrocytomes pilocytiques de grade I,* observés en particulier au niveau des formations optiques, de l'hypothalamus et du cervelet, sont la variété la plus fréquente chez l'enfant. Ces tumeurs, bien limitées, dans lesquelles les astrocytes ont un aspect fusiforme et se groupent en faisceaux parallèles, évoluent très lentement et peuvent même se stabiliser spontanément. La dégénérescence est exceptionnelle.

Les *gliomes du chiasma et des nerfs optiques* sont observés dans la majorité des cas chez le jeune enfant, souvent porteur d'une neurofibromatose de type 1. La baisse uni- ou bilatérale de la vision et l'atteinte plus ou moins complexe du champ visuel sont les signes majeurs, mais qui risquent d'être longtemps méconnus à cet âge. Une exophtalmie, des signes de retentissement hypothalamique (diabète insipide, retard de croissance) peuvent être associés, ainsi qu'une hypertension intracrânienne par blocage du troisième ventricule. Il n'est pas rare que ces lésions soient découvertes lors du bilan systématique d'une NF1. Le traitement, envisagé lorsque la surveillance neuroradiologique a établi l'évolutivité des lésions, associe de façon variable chirurgie, radiothérapie et chimiothérapie.

L'*astrocytome du cervelet* représente environ 25 % des tumeurs cérébrales de l'enfant. Le tableau associe des signes d'hypertension intracrânienne et un syndrome cérébelleux statique ou latéralisé et cinétique, selon que la tumeur siège dans le vermis ou dans un hémisphère cérébelleux. L'imagerie montre une lésion en règle bien limitée, volontiers kystique. Dans cette variété d'astrocytome, l'exérèse peut souvent être complète; des survies très prolongées peuvent être observées même après une exérèse partielle. Une reprise de l'évolution peut nécessiter une réintervention associée à une chimiothérapie.

Les *astrocytomes de grade II* se distinguent des précédents par leur diffusion. Ils sont bien différenciés, d'aspect fibrillaire ou gémistocytique. Une mutation du gène *p53* est fréquente.

Leur localisation est le plus souvent hémisphérique, volontiers temporo-insulaire. Ce sont avant tout des tumeurs de l'adulte, survenant à l'âge moyen de la vie, plus tôt que les glioblastomes. L'évolution est lente et il n'est pas rare que des manifestations épileptiques précèdent de plusieurs années l'apparition des signes permanents. En IRM, la tumeur est hypo-intense en T1, hyperintense en T2. Une prise de contraste modérée est possible; importante et hétérogène, elle fait redouter une transformation maligne. L'exérèse extensive, guidée par les techniques pré- et peropératoires permettant de respecter les zones fonctionnelles, prolonge la survie. Le plus souvent, la récidive survient tôt ou tard; l'examen histologique montre alors fréquemment des aspects de dégénérescence maligne.

Les *gliomes du tronc cérébral* représentent environ 25 % des tumeurs de la fosse postérieure du sujet jeune (maximum de fréquence entre six et dix ans). Il peut s'agir de glioblastomes ou d'astrocytomes infiltrants d'évolution lente. Le tableau associe de façon variable des signes d'atteinte des nerfs crâniens et des voies longues, mais il peut rester assez longtemps monosymptomatique. Au début, des fluctuations sont possibles et constituent une cause d'erreur avec la sclérose en plaques. Le diagnostic est assuré par l'IRM qui montre l'augmentation de volume du tronc cérébral et l'hypersignal de la tumeur qui prend peu le contraste. Radiothérapie et chimiothérapie se partagent les indications thérapeutiques.

- **Astrocytomes de haut grade**

Ils comprennent l'astrocytome anaplasique (grade III) et le glioblastome multiforme (grade IV).

Le *glioblastome multiforme* est une tumeur remarquablement maligne, caractérisée par son polymorphisme cellulaire, avec des cellules gliales immatures, des atypies nucléaires, des mitoses, un œdème important, une néovascularisation abondante, des remaniements nécrotiques et hémorragiques. L'*astrocytome anaplasique* se distingue du glioblastome par l'absence de prolifération vasculaire et de nécrose.

Le glioblastome est une tumeur essentiellement hémisphérique, rare au niveau du tronc cérébral et plus encore du cervelet. Il est plus fréquent chez l'homme que chez la femme. Exceptionnel chez l'enfant et l'adulte jeune, il survient surtout à partir de la cinquantaine. Il peut apparaître comme le terme évolutif d'un astrocytome de bas grade ou survenir de façon apparemment primaire, remarquable alors par la rapidité de l'évolution. C'est en quelques semaines, voire en quelques jours, que ces malades constituent un syndrome associant des signes de localisation et des signes d'hypertension intracrânienne. Parfois même le début est brutal, faisant évoquer un accident vasculaire cérébral.

L'apport de l'imagerie au diagnostic est essentiel. Au scanner X, avant injection, l'aspect est le plus souvent celui d'une hypodensité aux contours irréguliers; après injection, il existe en règle générale une prise de contraste non homogène, avec souvent un aspect irrégulièrement annulaire. En IRM, la tumeur et l'œdème péritumoral apparaissent hyperintenses en T2; la tumeur est habituellement rehaussée, au moins partiellement, par le gadolinium. L'artériographie montre, outre le refoulement des vaisseaux, une injection de la tumeur par des néovaisseaux anormaux, sinueux, de calibre irrégulier, avec présence de courts-circuits artérioveineux.

Dans l'immédiat, les corticoïdes ont souvent une efficacité remarquable sur les symptômes, l'œdème et l'effet de masse. L'exérèse chirurgicale, lorsqu'elle est possible, améliore généralement la qualité et la durée de la survie, sans permettre d'espérer une guérison. Il en est de même pour la radiothérapie et la chimiothérapie, le médicament le plus utilisé étant le témozolomide. La recherche thérapeutique porte notamment sur la thérapie génique et l'inhibition de l'angiogenèse.

❒ Oligodendrogliomes

Les oligodendrogliomes représentent environ 5 % des tumeurs cérébrales primitives. Ils surviennent le plus souvent entre cinquante et soixante ans et siègent en général dans un hémisphère cérébral, notamment le lobe frontal. La présence de calcifications, bien visibles sur le scanner X est évocatrice du diagnostic. L'évolution est lente mais à long terme défavorable vers une transformation anaplasique.

Les oligodendrogliomes sont constitués typiquement d'une prolifération monomorphe de cellules rondes présentant un halo périnucléaire, avec un aspect en « nid-d'abeilles ». Cependant la distinction avec un astrocytome peut être difficile, et la présence de deux composantes gliales fait parfois porter le diagnostic d'oligoastrocytome. Une délétion sur les chromosomes 1p et/ou 19q est fréquente et ce profil génétique permet d'identifier les oligodendrogliomes dans lesquels, après exérèse chirurgicale, la chimiothérapie est une alternative à la radiothérapie.

❒ Tumeurs neuroépithéliales dysembryoplasiques

Ces tumeurs, histologiquement polymorphes, se développent pendant l'embryogenèse. Elles sont remarquables par leur stabilité. De siège habituellement sus-tentoriel et cortical, elles se révèlent le plus souvent chez l'enfant ou l'adolescent par des crises partielles dont la guérison peut être obtenue par l'exérèse de la lésion.

❒ Lymphome cérébral primitif

Observé le plus souvent chez des sujets immunodéprimés, le lymphome cérébral primitif peut aussi survenir chez des sujets immunocompétents. Il s'agit dans plus de 90 % des cas d'un lymphome B à grandes cellules. Parfois précédée d'une uvéite, la lésion peut être unique (65 %) ou multifocale (35 %). En IRM, le lymphome, iso-intense ou hypo-intense en T1, iso- ou hyperintense en T2, est presque toujours rehaussé par le gadolinium, de façon homogène ou annulaire. L'hémisphère cérébral est la localisation la plus fréquente (≈ 40 %), suivie par le thalamus et les ganglions de la base, le corps calleux, le cervelet, l'infundibulum, le tronc cérébral et la moelle. Le diagnostic histologique peut être obtenu par biopsie stéréotaxique (obtenue avant tout traitement corticoïde en raison de l'extrême sensibilité de la tumeur à ce traitement), parfois par l'examen du LCR ou par ponction du vitré lorsqu'il existe une uvéite. La chimiothérapie (méthotrexate) donne de meilleurs résultats que la radiothérapie.

❒ Hémangioblastome cérébelleux

L'hémangioblastome est une tumeur vasculaire d'origine mésenchymateuse siégeant presque toujours dans la fosse postérieure et plus spécialement au niveau des hémisphères cérébelleux. Il peut être isolé ou associé à d'autres lésions dans le cadre de la maladie de von Hippel-Lindau (cf. *infra*).

Tumeurs intraventriculaires

La fréquence absolue de ces tumeurs est assez faible. Néanmoins, il s'agit d'un contingent important des tumeurs cérébrales de l'enfant et du sujet jeune. Ce fait, joint à leur caractère assez souvent bénin, rend compte de leur intérêt.

❒ Épendymomes

Les cellules épendymaires qui les constituent sont souvent groupées en rosettes ou en pseudo-rosettes périvasculaires. Ces tumeurs, qui se développent à partir de l'épendyme ventriculaire, surviennent surtout chez l'enfant et l'adolescent. La localisation sous-tentorielle dans le quatrième ventricule est la plus fréquente, déterminant une hydrocéphalie avec hypertension intracrânienne et souvent une ataxie cérébelleuse et un nystagmus. L'épendymome du troisième ventricule a des conséquences hydrodynamiques identiques. En revanche, la localisation au ventricule latéral, lorsqu'elle ne bloque pas un trou de Monro, peut rester longtemps bien tolérée. L'exérèse doit souvent rester incomplète, en particulier lorsque l'implantation de la tumeur se fait sur le plancher du quatrième ventricule. Une radiothérapie complémentaire est indiquée. La guérison est obtenue dans un nombre appréciable de cas. Un essaimage à distance est possible mais rare.

❒ Kyste colloïde du troisième ventricule

Appendu au toit du troisième ventricule entre les trous de Monro, le kyste colloïde se manifeste surtout par des poussées résolutives d'hypertension intracrânienne, parfois déclenchées par certaines positions de la tête. Il relève d'une chirurgie d'exérèse dont les résultats sont dans l'ensemble satisfaisants.

❒ Tumeurs de la région pinéale

À côté des *pinéalomes*, développés à partir d'éléments cellulaires propres à l'épiphyse, et qui correspondent à une minorité de cas, il peut s'agir de gliomes, de tératomes et surtout de *germinomes* — semblables aux germinomes gonadiques ou médiastinaux. Les germinomes peuvent aussi se développer au niveau de l'hypothalamus, où ils ont souvent été décrits sous le nom de « pinéalome ectopique ». Ils ont tendance à essaimer à distance par voie liquidienne.

Ces tumeurs sont observées principalement chez l'enfant et l'adulte jeune, avec une nette prédominance masculine. Dans les cas typiques, leur sémiologie associe un syndrome d'hypertension intracrânienne par obstruction de l'aqueduc de Sylvius et des troubles oculomoteurs par compression de la région prétectale : paralysie de l'élévation et de la convergence (*syndrome de Parinaud*), abolition du réflexe photomoteur. Bien plus rarement survient un syndrome de puberté précoce. L'imagerie cérébrale montre la dilatation ventriculaire et l'image de la tumeur, prenant en général le contraste de façon intense. Le traitement associant l'exérèse au moins partielle de la tumeur à une radiothérapie complémentaire peut être suivi d'une rémission durable.

❒ Médulloblastome

D'aspect très indifférencié, le médulloblastome dériverait d'une cellule souche ayant une double potentialité évolutive vers le neuroblaste et le spongioblaste.

Le médulloblastome est la plus fréquente des *tumeurs de la fosse postérieure de l'enfant*, avec une prédilection pour le sexe masculin. Son point de départ est le vermis avec un envahissement rapide du quatrième ventricule et une *tendance à la dissémination dans les espaces sous-arachnoïdiens péricérébraux et périmédullaires*. Le médulloblastome de l'adulte (25 % des cas) a souvent un début latéral dans un hémisphère cérébelleux. Le retentissement précoce sur le plancher du quatrième ventricule explique que les vomissements soient souvent le premier signe, orientant vers une affection digestive, conduisant parfois à l'appendicectomie. Bientôt apparaissent des troubles de l'équilibre, des signes d'hypertension intracrânienne, une attitude anormale de la tête. L'imagerie cérébrale montre la lésion rehaussée par le contraste, bloquant le quatrième ventricule, entraînant une hydrocéphalie sus-jacente. Le bilan lésionnel doit aussi comporter une IRM médullaire.

L'intervention chirurgicale permet de faire une exérèse partielle de la tumeur et de confirmer le diagnostic étiologique. Le médulloblastome est radiosensible, mais l'irradiation doit intéresser l'ensemble du névraxe. Les résultats sont souvent excellents dans l'immédiat et souvent durables, avec une survie à dix ans de l'ordre de 50 %.

❒ Papillomes des plexus choroïdes

Il s'agit de tumeurs bénignes dont le développement est très lent; on a cependant décrit la possibilité d'un essaimage à distance de villosités détachées de la tumeur. La sémiologie, permanente ou intermittente, est fonction du retentissement de ces tumeurs sur la circulation du liquide céphalorachidien. Il est classique de souligner que l'hydrocéphalie résultant de ces tumeurs peut être la conséquence non seulement d'un blocage mécanique, mais aussi d'un processus d'hypersécrétion.

MALADIES HÉRÉDITAIRES DONNANT LIEU À DES TUMEURS MULTIFOCALES

Ces affections, *autosomiques dominantes*, qui étaient regroupées sous le nom de *phacomatoses*, sont dues à des mutations portant sur des *gènes suppresseurs de tumeurs*. Les sujets atteints ont hérité un allèle non fonctionnel d'un des deux parents. Le développement d'une lésion est conditionné par la survenue d'une mutation somatique aléatoire sur l'autre allèle provenant du parent sain (« deuxième coup »).

Sclérose tubéreuse (maladie de Bourneville)

La sclérose tubéreuse est une affection autosomique dominante, avec un taux élevé de nouvelles mutations. L'incidence de la maladie a été estimée à 32,5 pour 1 million de naissances. Les mutations responsables portent sur deux gènes, *TSC1* et *TSC2*, qui sont des anti-oncogènes codant deux protéines, l'harmartine et la tubérine. Les lésions cérébrales (« hamartomes ») comportent des nodules gliaux sous-épendymaires évoluant vers la calcification, et des foyers de dysplasie corticale (tubérosités corticales) constituées par des amas de cellules gliales et de neurones avec perte de l'architecture normale du cortex. Elles sont bien mises en évidence par l'IRM.

La triade clinique classique associe des crises d'épilepsie généralisées (notamment sous la forme de spasmes infantiles) ou partielles, un retard mental qui n'existe en fait que dans la moitié des cas, et des angiofibromes de la face (« adénomes sébacés » de Pringle) qui peuvent faire défaut. Parmi les autres manifestations possibles, il faut mentionner des nodules rétiniens de nature gliale, des fibromes ungéaux (« tumeurs de Koenen »), des angiomyolipomes rénaux, des rabdomyomes cardiaques. Les formes frustes sont fréquentes.

Maladie de von Hippel-Lindau

Les manifestations les plus fréquentes de la maladie de von Hippel-Lindau (VHL) sont les hémangioblastomes du névraxe, souvent multiples, siégeant dans le cervelet ou dans la moelle, les hémangioblastomes rétiniens, le phéochromocytome, le cancer du rein à cellules claires, la tumeur du sac endolymphatique responsable de surdité. La présence de deux hémangioblastomes ou d'un hémangioblastome et d'une lésion viscérale est nécessaire pour porter le diagnostic de maladie de VHL. Une lésion suffit s'il existe une histoire familiale.

Il s'agit d'une affection héréditaire autosomique dominante (chromosome 3p25-26) dont la pénétrance est quasi complète, mais dont l'expression phénotypique est très variable. Le gène *VHL* est un gène suppresseur de tumeurs. Une tumeur apparaît lorsque, à la mutation germinale présente dans tous les tissus, s'ajoute une mutation somatique acquise de l'allèle provenant du parent sain. En dehors de la maladie de VHL, des mutations somatiques acquises des deux allèles du gène *VHL* peuvent être en cause dans la survenue de cas sporadiques d'hémangioblastomes et, surtout, de cancers du rein à cellules claires.

Neurofibromatoses

Deux types principaux de neurofibromatose doivent être distingués.

Neurofibromatose de type 1 (NF1, maladie de Recklinghausen)

Le gène responsable, localisé sur le chromosome 17, code une protéine, la neurofibromine. Deux au moins des éléments suivants sont considérés comme nécessaires au diagnostic :

- au moins 6 taches café au lait;
- au moins 2 neurofibromes ou 1 neurofibrome plexiforme;
- « peau de chagrin » dans la région axillaire ou inguinale;
- gliome optique;
- au moins 2 nodules de Lisch (hamartomes iriens);
- existence d'une dysplasie osseuse;
- un cas semblable chez un parent.

La maladie est relativement rare dans ses formes développées mais fréquente dans ses formes abortives dont il faut tenir compte pour reconnaître l'hérédité dominante autosomique. Présente dès la naissance, la maladie ne se manifeste franchement qu'à la puberté, faisant preuve d'un potentiel évolutif plus ou moins rapide à partir de ce moment.

Les *manifestations neurologiques* sont variables suivant que les déterminations prédominent sur les nerfs périphériques, les racines ou le système nerveux central.

Les *neurofibromes des nerfs périphériques* ont une sémiologie neurologique souvent modérée (paresthésies, parésies tronculaires) et se manifestent par le développement de tumeurs des nerfs ou de névromes plexiformes.

Les *neurofibromes des racines rachidiennes* peuvent donner lieu à un syndrome de compression radiculaire ou médullaire dont le traitement est chirurgical; des interventions itératives sont parfois nécessaires en raison de la multiplicité des lésions. Une atteinte des *nerfs crâniens*, notamment du VIII, est possible.

Les *manifestations nerveuses centrales* comprennent le développement de méningiomes (volontiers multiples), de gliomes de bas grade, souvent peu évolutifs, intéressant notamment les nerfs optiques, le chiasma, l'hypothalamus, le tronc cérébral. La maladie de Recklinghausen est une des causes des sténoses de l'aqueduc de Sylvius.

Les *manifestations cutanées* comprennent, outre les neurofibromes cutanés et les névromes plexiformes (qui prennent parfois un aspect monstrueux, notamment au niveau des paupières), des lipomes multiples et surtout des anomalies pigmentaires : *taches café au lait, lentigines des plis.*

L'ostéite fibrokystique est en rapport avec le développement de neurofibromes sous-périostés. L'association à un phéochromocytome est possible.

Neurofibromatose de type 2 (NF2)

La neurofibromatose de type 2 est une maladie autosomique dominante causée par des mutations inactivant le gène suppresseur de tumeur *NF2* localisé sur le chromosome 22. Son incidence est d'un pour 33 000 à 40 000 naissances. Plusieurs séries de critères diagnostiques cliniques ont été proposées, dont les critères de Manchester :

– *a*) schwannome vestibulaire bilatéral;

– ou : *b*) apparenté au premier degré ayant une NF2 *et* un schwannome vestibulaire unilatéral *ou* deux des éléments suivants : méningiome, schwannome, gliome, neurofibrome, opacités lenticulaires sous-capsulaires postérieures;

– ou : *c*) schwannome vestibulaire unilatéral *et* deux des éléments suivants : méningiome, schwannome, gliome, neurofibrome, opacités lenticulaires sous-capsulaires postérieures;

– ou : *d*) méningiomes multiples (au moins deux) *et* un schwannome vestibulaire unilatéral *ou* deux des éléments suivants : schwannome, gliome, neurofibrome, cataracte.

Le schwannome bilatéral du VIII, qui est l'aspect le plus caractéristique de la NF2, pose de difficiles problèmes d'indication et de technique chirurgicale en raison de la nécessité de préserver l'audition au moins d'un côté.

Une troisième variété de neurofibromatose a été plus récemment individualisée sous le nom de *schwannomatose*, caractérisée par la présence de schwannomes multiples en l'absence de schwannome bilatéral du VIII. L'anomalie génétique responsable, localisée sur le chromosome 22q, provoque une instabilité somatique à l'origine de mutations de type varié au niveau des divers neurinomes.

BIBLIOGRAPHIE

AL MEFTY O. *Meningiomas*. Raven Press, New York, 1991.

BAEHRING J. An update on oligodendoglial neoplasms. *Curr Opin Neurol* 2005; *18* : 639-644.

BASER ME *et al.* Evaluation of clinical diagnostic criteria for neurofibromatosis 2. *Neurology* 2002; *59* : 1759-1765.

BIOUSSE V *et al.* Hypertension intracrânienne bénigne. *Rev Neurol (Paris)* 2001; *157* : 21-34.

CHASON P. Traitement des adénomes hypophysaires. *Presse Med* 1998; *77* : 2077-2087.

COHADON F. *Tumeurs du système nerveux et de ses enveloppes*. Flammarion, Paris, 1989.

DAUMAS-DUPORT C, VARLET C. Tumeurs neuroépithéliales dysembryoplasiques. *Rev Neurol (Paris)* 2003; *159* : 622-636.

DEZAMIS *et al.* Génétique moléculaire des méningiomes et corrélations phénotype/génotype. *Rev Neurol (Paris)* 2003; *159* : 727-738.

FRIEDMAN DI, JACOBSON DN. Diagnostic criteria for idiopathic intracranial hypertension. *Neurology* 2002; *59* : 1492-1495.

GONZALEZ J, GILBERT M. Treatment of astrocytomas. *Curr Opin Neurol* 2005; *18* : 632-638.

ORDEN AD *et al.* Brain metastasis. *Curr Opin Neurol* 2005; *18* : 654-661.

PLOTKIN SR. Update on primary central nervous system lymphoma. *Curr Opin Neurol* 2005; *18* : 645-653.

READ TA *et al.* The neurobiology of neurooncology. *Ann Neurol* 2006; *60* : 3-13.

ROACH ES. Von Hippel-Lindau. disease. How does one gene cause multiple tumors? *Neurology* 1999; *53* : 7-8.

RUSSEL DS, RUBINSTEIN LJ. *Pathology of tumors of the nervous system.* 5th edition. Edward Arnold, Londres, 1990.

17 TRAUMATISMES CRÂNIENS

L'incidence annuelle des traumatismes crâniens nécessitant une hospitalisation est de l'ordre de 200 à 300 pour 100 000, et trois à quatre fois plus de cas sont examinés aux urgences sans être hospitalisés. Il s'agit d'enfants de moins de quinze ans dans la moitié des cas, et deux fois plus souvent d'hommes que de femmes. Les traumatismes crâniens sont la première cause de mortalité entre quinze et vingt-quatre ans. Un autre facteur de gravité tient à la fréquence des séquelles neurologiques et psychiques.

EXAMEN INITIAL

L'importance de l'examen initial est considérable. En dehors même des indications thérapeutiques immédiates qui peuvent en découler, il constitue une base de référence à partir de laquelle il est possible de suivre l'évolution et de déceler la survenue de complications éventuelles. L'heure de cet examen initial et celles des examens ultérieurs doivent être notées.

Examen clinique

Évaluation de la vigilance et de l'état de conscience

Cette évaluation est essentielle pour l'appréciation de la gravité et la surveillance d'un traumatisé crânien. Lorsqu'il existe un trouble de la conscience, sa profondeur et son évolution doivent être précisées avec soin. À cet effet, l'échelle du coma de Glasgow est généralement utilisée (cf. chapitre 5). Un traumatisme crânien grave est défini par un score de Glasgow inférieur ou égal à 8, chez un patient ayant les yeux fermés, après correction des fonctions vitales. L'hospitalisation d'un traumatisé crânien grave doit se faire dans une structure disposant d'un service de réanimation, d'un scanner et d'un avis neurochirurgical.

La notion d'un intervalle libre suivi d'une aggravation des troubles de la conscience suggère une complication à type d'hématome intracrânien dont l'évacuation peut être une urgence neurochirurgicale.

Certains blessés, alors qu'ils n'ont pas, ou qu'ils n'ont plus, de troubles manifestes de la vigilance, présentent un niveau de conscience anormal se traduisant par un état confusionnel. D'autres, dont l'état de conscience paraît normal, oublient cependant au fur et à mesure les événements auxquels ils participent : souvent méconnu, ce trouble se manifestera ultérieurement par une période d'*amnésie post-traumatique* parfois prolongée.

Fonctions végétatives

La pression artérielle, la fréquence du pouls et de la respiration, la température doivent être notées d'emblée, puis surveillées et notées à intervalles rapprochés. Dans l'immédiat, les troubles végétatifs doivent être corrigés dans la mesure du possible en raison de l'influence aggravante sur l'état cérébral des perturbations circulatoires et respiratoires.

Le maintien de la perméabilité des voies aériennes est un élément particulièrement important pour éviter qu'une hypoxie ne vienne majorer la souffrance cérébrale. Dans le cas d'un traumatisme crânien grave, une intubation trachéale avec ventilation contrôlée doit être instituée dès la phase initiale.

Examen neurologique

L'examen neurologique recherche des signes de souffrance cérébrale focale. Bien souvent, l'existence de trouble de la conscience ne permet pas un examen neurologique traditionnel. Même dans ces cas, toute une série de renseignements peut être obtenue. Il faut noter en particulier le *caractère symétrique ou non* de la motilité tant spontanée que provoquée par les stimulations douloureuses (pression sus-orbitaire ou pression du lit unguéal avec un stylo), l'attitude du blessé, qui peut être celle d'une rigidité de décérébration plus ou moins typique. L'existence d'une paralysie faciale, centrale ou périphérique peut généralement être reconnue grâce à la grimace provoquée par la manœuvre de Pierre Marie et Foix.

L'examen oculaire doit être particulièrement rigoureux : recherche d'une asymétrie pupillaire, d'une mydriase uni- ou bilatérale, du réflexe photomoteur direct et consensuel. La lésion d'un nerf optique peut être reconnue précocement, sans la coopération du blessé lorsque d'un côté l'abolition du réflexe photomoteur direct contraste avec la conservation du réflexe consensuel. Même s'il existe des troubles importants de la vigilance, l'observation des mouvements spontanés et réflexes des yeux peut permettre de déceler une paralysie oculomotrice. Enfin, il est nécessaire d'examiner et de surveiller l'état du fond d'œil.

Crises d'épilepsie précoces

Des crises partielles ou généralisée peuvent survenir précocement, dans les heures ou les premiers jours suivant un traumatisme crânien. Elles succèdent parfois à un traumatisme crânien léger, notamment chez l'enfant, mais on les observe le plus souvent à la suite des traumatismes graves. Par leur répétition, et au maximum lorsqu'il s'agit d'un état de mal, elles peuvent contribuer à majorer le coma et les troubles végétatifs. La fréquence de ces crises d'épilepsie précoces est de l'ordre de 4 % pour l'ensemble des traumatismes crâniens, s'élevant à 7 % lorsqu'il existe une fracture, à 10 % dans les cas comportant un trouble de la conscience durable ou une hémorragie méningée, à 20 % lorsqu'il existe un hématome intracrânien.

Examens complémentaires

La radiographie du crâne est inutile, mais le scanner X doit être systématique lors de tout traumatisme crânien grave. En pratique, dans le contexte de l'urgence, cet examen est souvent effectué même dans les traumatismes crâniens légers, en particulier lorsqu'il y a eu une perte de connaissance initiale. La répétition de l'examen est indiquée lors de l'apparition de signes de détérioration clinique ou en l'absence d'amélioration clinique.

L'imagerie par résonance magnétique (IRM) n'a pas fait la preuve de son intérêt à la phase aiguë du traumatisme crânien.

L'indication d'une exploration vasculaire (angio-scanner, angio-IRM, angiographie conventionnelle) peut se poser lors de la suspicion d'une fistule carotido-caverneuse.

L'examen radiologique du rachis s'impose pour tout traumatisme crânien grave (Glasgow £ 8) dans la mesure où l'examen clinique est toujours incomplet.

Lésions associées

Leur recherche doit être systématique, notamment : examen du *rachis cervical*, des membres, de l'abdomen, du thorax. L'existence ou la survenue secondaire d'un état de collapsus doit faire suspecter une hémorragie interne. Les lésions thoraciques (pneumothorax, hémothorax, volet costal), facteur d'anoxie aggravant l'état cérébral, doivent être traitées activement.

Bilan de l'examen initial

C'est au terme de cet examen initial que se dégage dans chaque cas particulier la conduite à tenir. Il apparaît parfois que, dans l'immédiat, le problème thérapeutique est dominé par une lésion associée (hémorragie interne, lésion abdominale ou thoracique) ou l'existence d'une collection hémorragique intracrânienne.

Une fracture de la voûte avec enfoncement justifie généralement une intervention qui peut habituellement être différée de quelques jours. Les lésions du scalp doivent être explorées, nettoyées et suturées dès que l'état du blessé le permet, mais s'il existe une plaie cranio-cérébrale, généralement par arme à feu, l'intervention doit être pratiquée en milieu neurochirurgical.

En dehors de ces cas particuliers, il n'y a pas d'indication opératoire immédiate. Il faut alors instituer une surveillance clinique et paraclinique rigoureuse pour déceler et traiter les facteurs pouvant entraîner une *aggravation secondaire*, tels qu'une baisse de la pression artérielle, une hypoxémie, une hypercapnie, une élévation thermique, une hyponatrémie, une hypertension intracrânienne qui peut être due au développement d'un œdème cérébral et/ou d'une collection hémorragique intracrânienne.

ASPECTS ANATOMOCLINIQUES ET ÉVOLUTIFS

Commotion cérébrale

La commotion cérébrale est une notion difficile à définir. Résultant de l'ébranlement en masse du cerveau, responsable de la perte de connaissance initiale, elle est caractérisée par l'existence de troubles de la vigilance non expliqués par des lésions visibles sur l'imagerie cérébrale. Elle comprend des faits de gravité très inégale.

Dans la majorité des cas, qui correspondent pour l'essentiel à un retentissement neurovasculaire fonctionnel, l'évolution se fait régulièrement vers l'amélioration. En quelques minutes, quelques heures ou parfois quelques jours, le coma initial se dissipe. Les EEG objectivent des anomalies diffuses de l'électrogenèse cérébrale dont l'évolution tend à se faire vers l'amélioration lors des tracés successifs. Malgré l'allure évolutive favorable, la surveillance de ces sujets doit être maintenue, surtout s'il existe une fracture du crâne, afin de ne pas méconnaître une aggravation secondaire traduisant une complication.

Dans les formes graves, qui correspondent à des lésions axonales diffuses dans la substance blanche souvent associées à de l'œdème, le coma se prolonge, pouvant même aboutir dans les cas les plus sévères à un état végétatif.

Des facteurs secondaires (hypoxémie, hypercapnie, hypertension artérielle, hyponatrémie, crises d'épilepsie, hypertension intracrânienne) peuvent intervenir dans la gravité de l'état de ces patients. Ils sont d'autant plus importants à considérer qu'ils peuvent être influencés par le traitement qui doit être guidé par le monitorage, comportant notamment la surveillance de la pression intracrânienne, de la saturation veineuse jugulaire en oxygène et le Doppler transcrânien.

Contusion cérébrale

La contusion cérébrale est une *lésion macroscopique* réalisant un foyer de dilacération et de nécrose hémorragique auquel se surajoute de l'œdème. Elle peut siéger en regard du point d'impact du traumatisme s'il y a un enfoncement de la boîte crânienne ou une plaie cranio-cérébrale, mais aussi dans des cas où la boîte crânienne est indemne ou ne présente qu'un trait de fracture linéaire. Ailleurs, la contusion cérébrale résulte d'un *mécanisme de contre-coup*, siégeant alors à l'opposé du point d'impact : sur l'hémisphère controlatéral pour un traumatisme latéral, sur les pôles occipitaux pour un traumatisme frontal, sur les pôles frontaux et temporaux pour un traumatisme occipital. Ces lésions de contusion sont parfois discrètes, mais elles peuvent être très graves par leur étendue ou leur localisation dans le tronc cérébral. Une hémorragie sous-arachnoïdienne est souvent associée, parfois une hémorragie intraventriculaire exposant au développement d'une hydrocéphalie.

Les foyers de contusion cérébrale sont responsables de signes neurologiques qui peuvent n'être apparents que secondairement, lorsque les troubles de la conscience résultant de la commotion cérébrale se dissipent. Des syndromes neurologiques très divers peuvent être observés : hémiparésie, aphasie, hémianopsie, syndrome frontal, syndrome de Korsakoff. La contusion cérébrale se traduit sur le scanner X par de petites zones d'hyperdensité correspondant à des hémorragies séparées par des zones d'hypodensité représentant l'œdème. Après plusieurs jours, l'aspect est celui d'aires d'hypodensité homogène.

Lorsque les dégâts cérébraux ne sont pas trop sévères, l'état de ces sujets s'améliore progressivement. La régression des déficits neurologiques est souvent remarquable, bien supérieure à ce que l'on observe dans les accidents vasculaires cérébraux.

Hématomes intracrâniens

La survenue d'une collection hémorragique est une complication relativement rare (1 à 6 % des malades hospitalisés) mais son importance est grande car elle représente environ deux tiers des morts évitables.

La présence d'un hématome, parfois évoquée cliniquement sur la notion d'un intervalle libre après lequel l'état du blessé s'est aggravé, peut être constatée dès l'examen initial sur le scanner X effectué de principe. Dans d'autres cas, c'est devant une aggravation secondaire qu'un nouveau scanner X permet le diagnostic. Les hématomes peuvent survenir à tout moment mais principalement au cours des deux premières semaines, surtout dans les premiers jours. Sur le plan clinique, le développement d'une collection hémorragique comprimant le cerveau se manifeste par une sémiologie associant de façon variable une détérioration de la vigilance et des signes de localisation neurologique, notamment une mydriase unilatérale non réactive.

Hématome extradural

Il s'agit d'un épanchement sanguin se constituant *entre l'os et la dure-mère.* L'hémorragie résulte habituellement d'une déchirure d'une branche de l'artère méningée moyenne, souvent en regard d'une fracture linéaire. Elle est parfois d'origine veineuse, à partir des veines du diploé ou de la lésion d'un sinus veineux. Un hématome extradural peut succéder à un traumatisme crânien apparemment banal et, en l'absence d'une intervention d'urgence, entraîner la mort en quelques heures.

Les hématomes extraduraux précoces, se manifestant dans les toutes premières heures, sont aussi les plus graves en raison de leur évolution particulièrement rapide. *Ils doivent être opérés sans aucune perte de temps.* La localisation la plus habituelle de l'hématome extradural est la fosse cérébrale moyenne, mais il peut aussi siéger dans la région frontale ou dans la fosse postérieure : dans cette dernière éventualité, il existe habituellement un trait de fracture occipital.

Hématome sous-dural

La collection hémorragique siège ici entre la dure-mère et l'arachnoïde, provenant de la déchirure des petites veines qui traversent l'espace sous-dural.

Cette hémorragie d'origine veineuse se fait sous une pression relativement faible, ce qui explique que la tolérance puisse être longue (hématomes sous-duraux tardifs). La bilatéralité n'est pas exceptionnelle, car l'hématome sous-dural peut survenir aussi bien en regard du point d'impact du traumatisme qu'à distance par un mécanisme de contrecoup. Surtout, le traumatisme causal peut avoir été discret et ne pas avoir entraîné de perte de connaissance initiale, en particulier chez certains sujets : vieillards, alcooliques, malades soumis à un traitement anticoagulant. Parfois même, la notion d'un traumatisme crânien peut être difficile à établir.

❒ Hématome sous-dural aigu, précoce

Il se révèle dans les jours succédant au traumatisme qui, dans cette variété, a souvent été important, entraînant des lésions associées de contusion cérébrale; ces lésions associées masquent la symptomatologie de l'hématome et, en particulier, la notion d'un intervalle libre est moins souvent obtenue que dans la variété extradurale.

❒ Hématome sous-dural chronique, tardif

Sa symptomatologie ne se précise que des semaines ou même des mois après le traumatisme causal qui peut avoir été oublié. Il est probable que la décompensation tardive de ce type d'hématome sous-dural correspond à une collection hémorragique initialement peu importante et qui ensuite augmente progressivement de volume, soit par reprise de l'hémorragie à partir de capillaires néoformés, soit parce que la pression osmotique augmente au sein de la collection sous-durale du fait de la dégradation des protéines qu'elle contient.

Habituellement, le tableau clinique est dominé par la céphalée et des modifications psychiques, les signes de localisation neurologique étant tardifs. C'est l'imagerie qui permet le diagnostic, surtout si la notion de l'antécédent traumatique fait défaut.

❒ Traitement

L'indication du traitement chirurgical d'un hématome sous-dural dépend de l'importance de l'effet de masse et de l'existence ou non de signes de souffrance cérébrale.

Hématome intracérébral

Les hématomes intracérébraux, le plus souvent frontaux ou temporaux, sont constitués par la confluence des hémorragies liées à la contusion. La détérioration de l'état neurologique ou l'existence d'une hypertension intracrânienne non contrôlable par le traitement médical peuvent imposer leur évacuation chirurgicale.

Complications infectieuses

On doit redouter plus spécialement leur survenue dans les plaies pénétrantes ou dans certaines variétés de fracture : fracture d'un sinus frontal, ouverte dans les cavités nasales, fracture ouverte dans l'oreille moyenne et communiquant avec le rhinopharynx par la trompe d'Eustache, parfois avec l'oreille externe par une déchirure du tympan.

L'existence d'un trait de fracture intéressant un sinus, d'une *rhinorrhée*, d'une *otorrhée* ou encore d'une *aérocèle* nécessite la mise en œuvre d'un traitement antibiotique préventif. Si la fistule persiste, ou en cas d'aérocèle, une intervention peut être nécessaire vers la deuxième ou la troisième semaine. Mais c'est parfois de façon imprévisible que survient une méningite purulente, dont la sémiologie est difficile à mettre en évidence au sein d'un tableau de traumatisme crânien sévère. Il faut donc, au moindre doute, répéter l'imagerie (possibilité d'un abcès) et effectuer une ponction lombaire.

Complications vasculaires

Un infarctus cérébral peut complique un traumatisme crânien. Le mécanisme de ces infarctus est variable : compression d'une artère cérébrale par un engagement, occlusion d'une artère à destinée cérébrale, notamment de la carotide interne, en relation avec une thrombose traumatique ou une dissection.

Le traumatisme peut aussi être responsable d'une fistule artérioveineuse : fistule carotido-caverneuse, fistule durale.

SÉQUELLES DES TRAUMATISMES CRÂNIENS

Les séquelles sont surtout fréquentes après les traumatismes crâniens graves définis par un score de Glasgow inférieur à 8 ou une amnésie post-traumatique supérieure à 24 heures.

Déficits neurologiques

Les déficits neurologiques revêtent des aspects variés; un bilan précis peut en être fait lorsque l'état de conscience du blessé s'est amélioré. Qu'il s'agisse d'une hémiplégie, de troubles de l'équilibre, de troubles des fonctions cognitives, notamment d'une aphasie, une récupération importante est souvent observée, surtout chez les sujets jeunes. De ces lésions centrales il faut rapprocher la possibilité d'un diabète insipide.

Certains *nerfs crâniens* sont particulièrement vulnérables et peuvent être lésés d'une manière parfois définitive. Une *anosmie* devra être recherchée dès que l'état de conscience le permet. Constaté seulement plus tard, au moment où se posent les problèmes d'indemnisation, ce signe, purement subjectif, peut être d'interprétation difficile. Une *paralysie oculomotrice*, lorsqu'elle persiste après plusieurs mois, peut nécessiter une intervention correctrice en raison de la diplopie ou du préjudice esthétique. Une *paralysie faciale périphérique* survient habituellement en association avec une fracture du rocher; l'évolution est souvent régressive, surtout lorsqu'il s'agit d'une paralysie faciale apparue secondairement. Une *surdité de perception*, un *syndrome vestibulaire* peuvent être la conséquence d'une atteinte du VIII ou, plus souvent, de l'oreille interne.

Troubles cognitifs

Il s'agit le plus souvent d'un syndrome dysexécutif qu'il est important de ne pas méconnaître dans la mesure où l'existence d'un syndrome frontal peut conduire le patient à sous-estimer son handicap.

Une démence véritable, allant de pair avec une atrophie cérébrale objectivée par l'imagerie, peut se constituer au décours d'un traumatisme crânien ayant entraîné des lésions sévères de commotion et de contusion cérébrales. Ce tableau doit être distingué de celui d'une *hydrocéphalie communicante post-traumatique* qui peut être traitée efficacement par une dérivation ventriculaire.

Même les commotions cérébrales légères, définies par une altération passagère de la conscience avec ou sans perte de connaissance, peuvent, lorsqu'elles sont répétées comme c'est le cas dans certains sports, entraîner un déficit cognitif. À long terme, ces commotions cérébrales répétées sont responsables de la démence pugilistique associée à la présence de dégénérescences neurofibrillaires. Une association avec l'apolipoprotéine E4 a été observée chez ces patients.

Épilepsie post-traumatique

L'épilepsie post-traumatique doit être distinguée des crises précoces, survenant à la phase aiguë du traumatisme crânien. Elle débute dans la majorité des cas *au cours des deux années qui suivent le traumatisme*, après un temps de latence qui n'est que rarement inférieur à trois mois. Passé le délai de deux ans, le risque de voir survenir une épilepsie post-traumatique, tout en restant présent, devient beaucoup plus faible. D'un autre côté, le risque d'épilepsie est faible (1 %) dans les traumatismes crâniens non compliqués ayant entraîné un trouble de la conscience de moins d'une heure; il devient élevé si l'on considère les sujets ayant présenté des crises d'épilepsie précoces ou chez lesquels la sévérité du traumatisme s'est marquée par un trouble de la conscience prolongé, une fracture avec enfoncement ou un hématome intracrânien. Pour ce groupe de traumatismes crâniens comportant un risque important d'épilepsie tardive, certains auteurs conseillent l'instauration systématique d'un traitement antiépileptique poursuivi au moins un an. L'efficacité d'un tel traitement prophylactique n'a cependant pas été démontrée.

Syndrome post-commotionnel

Associés ou non à des séquelles neurologiques objectives liées à l'atteinte de structures précises, des troubles fonctionnels divers sont observés chez 35 à 40 % des sujets ayant subi un traumatisme crânien : céphalées, vertiges, modifications du psychisme, troubles du sommeil. Ces troubles sont souvent dits « subjectifs » dans la mesure où ils sont relativement indépendants de la gravité du traumatisme crânien en cause et où les méthodes d'investigation usuelles ne permettent pas de les rattacher à des anomalies significatives.

Céphalées

Elles apparaissent souvent au moment où le blessé recommence à se lever. D'abord permanentes, elles tendent ensuite à s'espacer et finissent généralement par disparaître. Cependant, il existe un risque important de passage à la chronicité sous la forme d'accès migraineux ou, plus souvent, d'épisodes de céphalée de tension.

Vertiges

Les vertiges vrais sont rares, réalisant le plus souvent le tableau du vertige positionnel paroxystique bénin (cf. chapitre 3).

Habituellement, il s'agit de sensations vertigineuses mal définies avec impression de « tête vide », de déséquilibre, parfois de perte de connaissance imminente, souvent déclenchée par les changements de position, les mouvements brusques de la tête.

Manifestations psychiques

Les troubles les plus fréquents sont des modifications de l'humeur et du caractère. Les patients se plaignent d'être devenus excessivement émotifs et irritables, de se mettre en colère facilement, de ne plus supporter le bruit, leur entourage. Ils accusent une fatigabilité accrue tant pour les activités physiques que pour les tâches intellectuelles (difficultés d'attention, de concentration, de mémoire). Souvent existe un élément dépressif notable se marquant par un sentiment d'incapacité, un désintérêt pour ce qui autrefois pouvait passionner le sujet, des angoisses, de l'inquiétude pour l'avenir, des pleurs faciles. Souvent aussi ces malades se plaignent de ne pas dormir ou tout au moins de mal dormir, et de se réveiller plus fatigués qu'ils ne l'étaient en se couchant.

Des facteurs psychologiques jouent un rôle important dans les cas où le syndrome post-commotionnel s'avère durable. Il faut s'efforcer de prévenir cette évolution en établissant dès les premiers jours des relations compréhensives et sécurisantes, en informant les patients du caractère normal mais bénin et transitoire des sensations vertigineuses et des céphalées qu'ils peuvent ressentir lors des premières tentatives de mobilisation. Il arrive cependant que le syndrome subjectif soit l'expression d'un véritable état dépressif post-traumatique qu'il convient alors de traiter.

La reprise de l'activité physique et intellectuelle doit être progressive. Sans vouloir brûler les étapes de la convalescence — dont la durée va de quelques semaines à plusieurs mois selon l'importance du traumatisme —, l'objectif doit être de permettre à ces sujets de reprendre le plus rapidement possible leur activité professionnelle, parfois d'abord à mi-temps. Cet objectif peut se heurter à des conditions socioprofessionnelles ou familiales défavorables qui rendent difficile le retour à une existence normale et favorisent la recherche, consciente ou inconsciente, de bénéfices secondaires. Des facteurs existentiels défavorables rendent compte du caractère parfois décevant du traitement du syndrome post-commotionnel qui, dans les cas où une procédure est en cours, persiste en règle générale jusqu'à son terme.

BIBLIOGRAPHIE

ANAES. Recommandations pour la prise en charge des traumatisés crâniens graves à la phase précoce. *Ann Françaises Anesth Réan* 1999; *18* (1).

BROOKS N. *Closed head injury*. Oxford University Press, 1984.

GOTTESMAN RF *et al.* Neurologic aspects of traumatic brain injury. *Internationl Review of Psychiatry* 2003; *15* : 302-309.

GROSSMAN RG, GILDENBERG PL. *Head injury : basic and clinical aspects*. Raven Press, New York, 1982.

KELLY JP. Traumatic brain injury and concussion in sports. *JAMA* 1999; *282* : 989-991.

JENNET B, TEASDALE G. *Management of head injuries*. Davis, Philadelphie, 1981.

MILLER JD. Head injury. *J Neurol Neurosurg Psych* 1993; *56* : 440-447.

RAGT *et al.* Traitement médical des comas traumatiques. *Rev Neurol (Paris)* 2001; *157* : 701-707.

REBECCA F *et al.* Neurologic aspects of traumatic brain injury. *International Review of Psychiatry* 2003; *15* : 302-309.

SALOMAN M. *Neurologic emergencies*. Raven Press, New York, 1990.

STEIN SC *et al.* Indications for CT scanning in mild traumatic brain injury : a cost-effectiveness study. *J Trauma* 2006; *61* : 558-566.

18 MALADIES INFECTIEUSES ET/OU TRANSMISSIBLES

La pénétration d'un micro-organisme au sein du système nerveux ou de ses enveloppes induit, comme dans tout autre tissu, une « *réaction inflammatoire* » aboutissant à une infiltration cellulaire et à une altération du parenchyme. Dans le système nerveux, la réaction cellulaire peut prendre l'aspect particulier d'une *prolifération microgliale.*

La « barrière sang-cerveau » est un terme qui désigne de façon imagée les processus physiologiques qui limitent les échanges entre le sang circulant, d'une part, le tissu nerveux et les espaces méningés, d'autre part. Elle a pour support morphologique la structure propre des capillaires — de type continu, sans fenestration, les cellules endothéliales étant jointives, unies entre elles par des *zonula occludens* — et la juxtaposition des prolongements astrocytaires qui reposent, par l'intermédiaire d'une lame basale commune, sur la face externe des cellules endothéliales. Cette barrière constitue une protection relative de l'encéphale à l'égard des infections, mais elle peut aussi limiter, notamment par des processus actifs, la pénétration de certains médicaments.

Le diagnostic des infections du système nerveux central repose sur l'isolement de l'agent pathogène dans le LCR ou dans le parenchyme cérébral, et/ou sur l'évolution du taux des anticorps lors de prélèvements successifs. La biologie moléculaire a apporté un progrès décisif : en quelques heures, l'amplification génique par une polymérase (PCR, *Polymerase Chain Reaction*) reconnaît l'ADN spécifique de l'agent pathogène dans le sang, le LCR ou les tissus.

INFECTIONS BACTÉRIENNES

Méningites bactériennes aiguës

❒ Germes en cause

Les germes le plus souvent en cause, responsables de 80 % des cas, sont *Neisseria meningitidis*, *Streptococcus pneumoniae* et *Hemophilus influenzae* chez l'enfant, *S. pneumoniae* et *N. meningitidis* chez l'adulte. Plus des deux tiers des cas surviennent avant cinq ans. La porte d'entrée habituelle de ces germes est le nasopharynx, l'ensemencement méningé se faisant par voie hématogène.

❒ Sémiologie

La méningite peut apparaître *primitive.* Ailleurs, elle est manifestement *secondaire* à un foyer infectieux de voisinage (otite, sinusite), à un foyer infectieux à distance ou à une brèche dure-mérienne, qui constitue une cause de méningite récidivante.

Les méningites bactériennes aiguës se caractérisent par l'association d'un *syndrome général infectieux sévère* et d'un *syndrome méningé* dont les éléments sont :

– la *céphalée*, intense, réveillée par la lumière (photophobie), s'accompagnant de rachialgies et d'une hyperesthésie diffuse qui rend le malade hostile à l'examen. Il s'y associe souvent des vomissements;

– la *raideur méningée*, qui peut donner lieu à l'attitude « couchée en chien de fusil ». Cette raideur est mise en évidence par la résistance à la flexion passive de la nuque. La manœuvre de *Kernig* fait apparaître une résistance douloureuse qui s'oppose à l'extension de la jambe quand la cuisse a été préalablement fléchie sur le bassin. Le signe de *Brudzinski* est une flexion involontaire des membres inférieurs quand on tente de fléchir la nuque.

Signes de gravité. — Des signes de gravité peuvent exister, impliquant des mesures de réanimation immédiates. Sur le plan neurologique : troubles de la vigilance et au maximum forme comateuse; signes de localisation; convulsions généralisées ou localisées, parfois état de mal épileptique. Sur le plan infectieux : état de choc, coagulation intravasculaire disséminée. Le tableau du *purpura fulminans*, décrit avec le méningocoque, peut être observé avec d'autres germes.

❒ La ponction lombaire

En l'absence de suspicion d'un abcès cérébral, d'un empyème sous-dural, d'une encéphalite herpétique avec effet de masse, la ponction lombaire doit être pratiquée sans retard, si possible avant l'institution du traitement antibiotique qui peut entraîner une stérilisation du liquide en quelques heures. Lorsqu'un scanner X paraît nécessaire avant la ponction lombaire, le traitement antibiotique doit être institué avant la réalisation de cet examen.

Le LCR est hypertendu, trouble ou franchement purulent. Il existe une hypercytose habituellement importante, faite en majorité de polynucléaires plus ou moins altérés. Les méningites bactériennes aiguës sont le plus souvent purulentes mais il existe des exceptions à cette règle : certaines bactéries (*Listeria monocytogenes*) peuvent être responsables de méningites à prédominance lymphocytaire.

La protéinorachie est élevée. La glycorachie, interprétée en fonction de la glycémie, est abaissée. L'identification du germe peut être faite par l'examen direct, par la culture ou par la PCR.

Un liquide stérile caractérise les méningites décapitées par un traitement antibiotique entrepris avant la ponction lombaire. Le germe en cause peut parfois être identifié par la PCR ou par l'*hémoculture*, qui doit être pratiquée systématiquement.

❒ Variétés étiologiques

En dehors de la période néonatale, la fréquence relative des méningites bactériennes a été modifiée par la vaccination contre *Haemophilus influenzae*. La cause la plus fréquente est actuellement *Streptococcus pneumoniae*, suivi par *Neisseria meningitidis* et *Listeria monocytogenes*.

Méningite pneumococcique (*S. pneumoniae*). — Elle succède le plus souvent à une suppuration oto-mastoïdienne ou à une infection respiratoire pneumococcique. Dans un quart des cas, elle se présente comme une méningite aiguë en apparence primitive. C'est la principale cause de surdité acquise de l'enfant. Le pneumocoque est aussi l'agent habituel des méningites récidivantes qui se développent chez les sujets porteurs d'une fistule dure-mérienne post-traumatique.

Méningite méningococcique (*N. meningitidis*). — Elle est suggérée par l'association d'un herpès, d'une injection conjonctivale, d'éruptions érythémateuses mais surtout d'un purpura pétéchial. La méningite se présente sous forme de cas sporadiques ou de petites épidémies frappant des collectivités. L'incubation est de deux à quatre jours. Le germe est présent dans le nasopharynx des malades. On le trouve aussi chez de nombreux sujets de l'entourage qui contribuent à la dissémination de l'infection.

Listériose neuroméningée. — Due à *Listeria monocytogenes*, c'est une affection dont l'incidence est en augmentation, en relation avec les modalités actuelles de conservation des aliments. Elle survient dans 50 % des cas sur un terrain immunodéprimé. Elle donne lieu à un tableau de méningite ou de méningoencéphalite avec atteinte prédominante des nerfs crâniens et du tronc cérébral (rhombencéphalite). Le LCR, parfois normal au début, peut être atypique, clair à prédominance lymphocytaire; le développement des germes en culture peut être retardé jusqu'à dix à vingt jours; l'hémoculture est parfois seule positive. Le pronostic reste grave et le traitement doit être entrepris sur une simple présomption avant la confirmation diagnostique.

Méningite à *Haemophilus influenzae*. — Elle est fréquente chez l'enfant. Toutefois, sa fréquence a été très diminuée par la vaccination.

Méningite à staphylocoques. — Elle est généralement la complication d'une infection cutanée ou d'une autre localisation. Elle peut compliquer une intervention sur un foyer staphylococcique. Une thrombose veineuse (thrombose du sinus caverneux) constitue parfois un chaînon intermédiaire. Il importe de dépister d'éventuelles collections épidurales associées, spinales ou intracrâniennes.

Gram négatif. — Les bacilles Gram négatif sont rencontrés avec une fréquence croissante chez les nourrissons, mais aussi chez les adultes, en particulier en milieu hospitalier.

❐ Traitement

Le traitement d'une méningite bactérienne aiguë doit être entrepris de façon urgente sans attendre l'identification du germe et les résultats de l'antibiogramme. Le traitement empirique initial dépend de l'âge et de l'agent pathogène probable. Il est schématisé dans le tableau 18.I. Le pronostic semble être amélioré par l'association à la dexaméthasone.

Tableau 18.I *Traitement des méningites bactériennes (d'après Quagliarello et Scheld, 1997).*

Patients		*Agent pathogène probable*	*Antibiotique*
Immunocompétent	< 3 mois	*S. agalactiae, E. coli, L. monocytogenes*	Ampicilline + céphalosporine à large spectre
	Entre 3 mois et 18 ans	*N. meningitidis, S. pneumoniae, H. influenzae*	Céphalosporine à large spectre
	Entre 18 ans et 50 ans	*N. meningitidis, S. pneumoniae*	Céphalosporine à large spectre*
	> 50 ans	*S. pneumoniae, L. monocytogenes,* bacilles Gram négatif	Ampicilline + céphalosporine à large spectre**
Immunodéprimé		*L. monocytogenes,* bacilles Gram négatif	Ampicilline + ceftazidine
Traumatisme crânien, neurochirurgie, fistule du LCR		Staphylocoque, bacilles Gram négatif, *S. pneumoniae*	Vancomycine + ceftazidine**

* Ou : vancomycine + céphalosporine à large spectre. ** Ou : vancomycine + céphalosporine à large spectre + ampicilline (d'après Van de Beek *et al.*, 2006).

Abcès du cerveau

Collection suppurée se développant au sein du parenchyme cérébral, l'abcès du cerveau est relativement rare en regard de la fréquence des méningites purulentes. Tous les pyogènes peuvent être responsables d'un abcès du cerveau, mais le streptocoque, le staphylocoque, les germes Gram négatif et les germes anaérobies sont le plus communément rencontrés. Une dépression immunitaire peut favoriser certaines causes rares telles que *Nocardia aerobacter* (bactérie filamenteuse appartement à la famille des Actinomyces).

❐ Étiologie

Les abcès du cerveau se développent dans trois circonstances étiologiques :

– l'*abcès post-traumatique* résulte d'une fracture intéressant une cavité septique (sinus) ou de la persistance de corps étrangers; son développement peut être très différé;

– les abcès en relation avec une *infection suppurée ORL* se propagent par contiguïté : les infections otiques vers le lobe temporal, les infections mastoïdiennes vers le cervelet, les infections sinusiennes vers le lobe frontal. Le relais d'une thrombose veineuse dans la propagation est parfois suspecté;

– les *abcès métastatiques* (hématogènes) proviennent d'une suppuration pulmonaire (abcès du poumon, dilatation des bronches), d'une endocardite bactérienne, d'une cardiopathie cyanogène permettant à l'embolie infectante d'éviter le filtre pulmonaire ou d'une fistule artérioveineuse pulmonaire, notamment dans le cadre d'une maladie de Rendu-Osler. Ces abcès n'ont pas de localisation préférentielle. Ils sont multiples dans 10 à 15 % des cas.

❒ Clinique

Après une phase d'*encéphalite présuppurative*, l'abcès du cerveau se manifeste comme une *néoformation intraparenchymateuse d'évolution subaiguë*. Les signes d'hypertension intracrânienne sont prédominants : la céphalée est constante, souvent localisée ; les troubles de la conscience sont fréquents et précoces ; un œdème papillaire existe dans la moitié des cas. Les signes en foyer peuvent manquer, notamment pour certaines localisations (abcès temporal droit, abcès frontal, voire abcès du cervelet). Néanmoins, les manifestations épileptiques sont fréquentes sous forme de crises focales ou de clonies subintrantes.

Le syndrome infectieux est rarement manifeste : toute fièvre peut manquer, la leucocytose à polynucléaires manque dans la moitié des cas. La recherche, au voisinage ou à distance, de la porte d'entrée infectieuse est importante pour le diagnostic, mais elle n'est pas toujours mise en évidence.

❒ Examens complémentaires

La ponction lombaire est contre-indiquée lorsqu'on pense à un abcès du cerveau : elle aggrave le pronostic.

L'EEG montre, dans les abcès hémisphériques, un foyer d'ondes lentes souvent associées à des éléments paroxystiques pouvant revêtir un aspect pseudo-périodique.

L'imagerie (scanner X et IRM) *a considérablement amélioré le pronostic des abcès du cerveau* en permettant un diagnostic précoce et une surveillance précise de l'évolution sous traitement. L'imagerie montre habituellement une lésion prenant le contraste de façon annulaire (fig. 18.1). Une telle image n'est

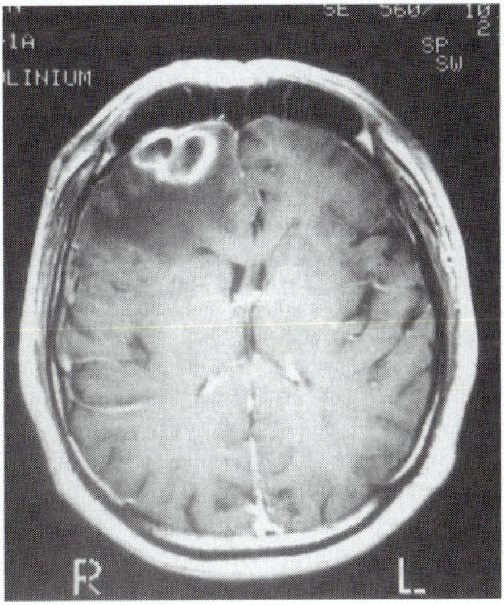

Fig. 18.1. *Abcès frontal (IRM pondérée en T1, coupe axiale, avec injection de gadolinium).*

pas spécifique, pouvant être observée notamment dans des tumeurs. L'IRM de diffusion lorsqu'elle montre une diminution du coefficient apparent de diffusion est en faveur d'un abcès.

❐ Traitement

En l'absence de germe et d'orientation étiologique, le traitement médical repose sur l'association : céphalosporine de troisième génération, aminosides, métronidazole.

L'état du malade (hypertension intracrânienne, signes d'engagement) peut imposer un geste neurochirurgical précoce (ponction ou exérèse). Dans les autres cas, l'évolution sous traitement antibiotique doit être suivie de très près par l'imagerie, en sachant qu'un geste chirurgical peut être nécessaire, mais que bon nombre d'abcès du cerveau guérissent complètement par le seul traitement médical.

Des séquelles neurologiques sont assez fréquentes, de type déficitaire ou épileptique.

Empyème sous-dural

Rare mais très grave, l'empyème sous-dural est en règle générale à point de départ ORL. Son tableau clinique est voisin de celui de l'abcès du cerveau dont il ne peut être distingué que par l'imagerie. L'évacuation urgente de la suppuration associée au traitement antibiotique permet seule une évolution favorable.

Tuberculose cérébroméningée

La dissémination au névraxe du bacille de Koch se fait toujours *par voie hématogène*. La méningite tuberculeuse de l'enfant complique la période de dissémination qui succède à la primo-infection. Chez l'adulte, la méningite tuberculeuse ou la constitution de tuberculomes peuvent correspondre à une dissémination à partir d'une autre localisation tuberculeuse, favorisée par une dépression immunitaire.

Méningite tuberculeuse

C'est une méningite granulomateuse. L'infiltration prédomine sur les méninges de la base du cerveau, pouvant être responsable d'atteinte des nerfs crâniens et d'une artérite de la partie initiale des artères cérébrales, pouvant être responsable d'une artérite. Elle consiste en une dissémination de petits tubercules : foyers de nécrose caséeuse entourée de cellules épithélioïdes et d'une couronne lymphocytaire. Ces tubercules, où l'on peut mettre en évidence le BK, sont noyés dans un exsudat fait de lymphocytes et de cellules mononucléaires. L'épaississement méningé évoluant vers la fibrose tend à bloquer les voies de circulation du LCR; de plus, en se prolongeant le long des gaines artérielles, les lésions produisent des foyers de nécrose au sein du parenchyme cérébral. À la convexité du cerveau, les lésions confluent pour constituer des plaques méningées.

❐ Clinique

La méningite tuberculeuse se présente dans la moitié des cas sous la forme d'un syndrome méningé fébrile imposant la ponction lombaire.

Néanmoins, la sémiologie peut être trompeuse car il s'agit d'une *méningite subaiguë* se traduisant par un amaigrissement et une fièvre prolongée mais modérée. Des douleurs cranio-cervicales, des douleurs radiculaires, voire des douleurs abdominales peuvent être trompeuses. La raideur méningée peut être modérée. La céphalée doit retenir l'attention dans un contexte de modifications du caractère et du comportement. Des crises d'épilepsie, des paralysies des nerfs crâniens peuvent constituer la manifestation révélatrice.

Dans certains cas, les troubles de la conscience sont prédominants, réalisant un syndrome confusionnel dans lequel l'hyponatrémie liée à une sécrétion inappropriée d'hormone antidiurétique peut jouer un rôle. L'existence de formes fébriles pures justifie l'examen du LCR chez tout sujet atteint d'une fièvre prolongée et inexpliquée. Enfin, une angéite tuberculeuse associée à la méningite peut être responsable d'un infarctus cérébral, voire médullaire.

❐ Examens complémentaires

Le *liquide céphalorachidien* est clair. L'hypercytose est franche : 200 à 300 éléments avec une forte prédominance *lymphocytaire.* L'élévation de la protéinorachie est importante, atteignant 2 à 3 g/l. L'*hypoglycorachie* (qu'il faut interpréter en fonction de la glycémie) est évocatrice.

La recherche du BK à l'examen direct n'est positive que dans 20 à 30 % des cas et les cultures ne fournissent leurs résultats qu'après plusieurs semaines. La PCR a une sensibilité très supérieure à celle de l'examen direct et son résultat est beaucoup plus rapide que celui de la culture.

L'étude du LCR permet le diagnostic différentiel avec d'autres méningites d'évolution chronique ou subaiguë : *méningite carcinomateuse* (cytodiagnostic), *méningite mycosique* (coloration par l'encre de Chine).

L'*IRM* montre une prise de contraste leptoméningée, parfois des lésions parenchymateuses évoquant des tuberculomes.

❐ Traitement

Le traitement d'induction, dont la durée est de deux mois, repose sur l'association de quatre antituberculeux majeurs (isoniazide, rifampicine, pyrazinamide, éthambutol ou streptomycine). Ce traitement doit être associé à un traitement corticoïde : prednisone 1 mg/kg le premier mois puis à une posologie décroissante le mois suivant. Le traitement de consolidation recourt à deux antituberculeux (isoniazide, rifampicine) pendant au moins quatre mois et, pour la plupart des auteurs, sept à dix mois.

❒ Pronostic

Le pronostic reste sévère dans les formes reconnues et traitées tardivement en raison de la mortalité (15 à 20 % chez l'adulte) et des séquelles : hémiplégie, paralysie oculomotrice, atrophie optique, surdité, épilepsie. Des complications retardées en relation avec une hydrocéphalie à pression normale sont possibles.

Tuberculomes

Constitués par une masse caséeuse qu'entoure une zone granulomateuse, les tuberculomes évoluent comme des néoformations intraparenchymateuses lentement expansives. Uniques ou multiples, ils occupent des localisations très diverses (moelle, tronc cérébral, cervelet, thalamus, hémisphères cérébraux). L'abcès tuberculeux se distingue du tuberculome par son caractère souvent unique, la présence de nombreux BK et l'absence en périphérie d'une réaction granulomateuse.

L'IRM met en évidence les tuberculomes sous la forme de lésions nodulaires prenant le contraste de façon homogène ou annulaire. Les modifications du LCR sont très inconstantes, soulignant l'intérêt de la PCR. Le traitement antituberculeux, entrepris parfois en l'absence de preuve bactériologique indiscutable, permet habituellement d'obtenir la résolution progressive des lésions. Cependant, il faut connaître, comme dans la méningite tuberculeuse, la possibilité d'une aggravation paradoxale initiale justifiant l'association à des corticoïdes.

Maladie de Lyme

Due à un spirochète (*Borrelia burgdorferi*), la maladie de Lyme est transmise à l'homme par une tique (*Ixodes ricinus*, *I. dommini*) présente dans les régions boisées et humides. La plupart des cas sont observés entre mai et novembre.

L'*érythème chronique migrant* précède les signes neurologiques, mais on ne le retrouve pas constamment. Les manifestations neurologiques sont dominées par des atteintes polyradiculaires volontiers très douloureuses et asymétriques. Une atteinte des nerfs crâniens est fréquente, notamment du nerf facial dont l'atteinte est souvent bilatérale. Une méningite lymphocytaire est constante. Des signes centraux témoignant d'une participation médullaire ou encéphalique sont beaucoup plus rares. Des manifestations articulaires ou cardiaques peuvent être associées. Le diagnostic est confirmé par la sérologie en connaissant la possibilité d'une séroconversion tardive et de faux positifs. Une phase tardive a été décrite, avec des manifestations médullaires et encéphaliques qu'il est difficile de rattacher avec certitude à la maladie de Lyme. Le traitement repose sur la pénicilline G ou la ceftriazone en intraveineux.

Maladie de Whipple

La maladie de Whipple est une infection bactérienne chronique due à *Tropheryma whippelii*. Les manifestations neurologiques peuvent survenir dans un contexte d'affection systémique pouvant se traduire par des manifestations articulaires, digestives, des adénopathies, une altération de l'état général, un syndrome inflammatoire. Mais les manifestations neurologiques peuvent être révélatrices : détérioration intellectuelle, encéphalopathie myoclonique, ophtalmoplégie supranucléaire, myorythmies oculo-faciales, incoordination cérébelleuse, syndrome hypothalamique. L'IRM montre habituellement les lésions, visibles en T2, souvent rehaussées par le gadolinium, de siège variable.

Les lésions histologiques, étudiées grâce à la biopsie, sont constituées par des agrégats de macrophages spumeux contenant des inclusions en virgule colorées par le PAS. Il est parfois possible de mettre en évidence ces éléments cellulaires dans le LCR. La mise en évidence de la bactérie responsable est facilitée par la PCR.

Le traitement, qui repose sur des antibiotiques franchissant la barrière méningée (triméthoprime-sulfaméthoxazole), doit être très prolongé en raison d'un risque important de rechute.

Syphilis du système nerveux

La neurosyphilis est devenue exceptionnelle grâce au dépistage et au traitement de la maladie dans sa période initiale. Toutefois, elle présente actuellement une certaine recrudescence en relation avec le VIH : 1 % des patients infectés par le VIH auraient une neurosyphilis. Il est donc indispensable de penser à demander les réactions sérologiques de la syphilis devant des tableaux très divers. Une neurosyphilis peut être exclue si le FTPA-ABS et le TPHA sont négatifs dans le sérum.

Toutes les formes de neurosyphilis dérivent d'une méningovascularite, qui peut avoir une expression clinique à la période secondaire ou rester latente jusqu'à l'apparition de manifestations plus ou moins tardives.

Méningite syphilitique secondaire

Elle est habituellement latente. Avant la pénicilline, des modifications du LCR étaient constatées dans la moitié des cas à la période secondaire : hypercytose lymphocytaire (100 à 300 éléments) et hyperalbuminorachie modérée (0,40 à 0,80 g/l) avec un taux élevé de gammaglobulines et une sérologie positive dans le sang et le LCR. Parfois, cette méningite secondaire se manifeste par un syndrome méningé fébrile associé ou non à des troubles de la vigilance, à une atteinte d'un ou plusieurs nerfs crâniens ou d'une ou plusieurs racines rachidiennes, voire à des signes encéphaliques en foyer. À ce stade, le traitement par la pénicilline permet d'obtenir rapidement la régression des signes cliniques et la normalisation du LCR.

Syphilis méningovasculaire

Elle est la conséquence directe du développement d'une vascularite syphilitique. Son expression dépend de la topographie et du calibre des artères intéressées. Le tableau peut être dominé par l'atteinte des nerfs crâniens, une sémiologie hémisphérique ou du tronc cérébral, ou une myélite aiguë transverse. La formule inflammatoire du liquide céphalorachidien doit faire évoquer la syphilis, facilement confirmée par les tests sérologiques. Le traitement permet d'enrayer l'évolution et souvent d'obtenir une amélioration.

Paralysie générale

Il s'agit anatomiquement d'une méningoencéphalite diffuse. De nombreux neurones ont disparu ou ont pris un aspect rétracté; la glie astrocytaire prolifère et la microglie prend un aspect «en bâtonnets». Les méninges et les gaines périvasculaires sont le siège d'une infiltration lymphocytaire. Les noyaux gris centraux sont atteints. Des méthodes d'immunofluorescence mettent en évidence le tréponème dans le cortex cérébral.

Les *signes cliniques* apparaissent dix à vingt ans après le chancre. Des troubles cognitifs, des modifications de l'humeur et du comportement sont au premier plan. Un acte médico-légal (attentat à la pudeur, vol, escroquerie) révèle parfois la maladie. Des *idées délirantes* sont fréquentes, souvent de type expansif : délire mégalomaniaque, empreint d'absurdité et d'incohérence. Le malade vante ses richesses fabuleuses, son ascendance; parfois, ce délire se combine à des thèmes hypocondriaques («Ses viscères ne fonctionnent pas parce qu'ils sont en or…»). Néanmoins, des états dépressifs sont fréquents.

Des signes neurologiques sont souvent associés : dysarthrie, *tremblement* qui prédomine dans la région labio-linguale, *signe d'Argyll-Roberston*, parfois paralysies oculomotrices ou rarement névrite optique. Des épisodes transitoires peuvent être observés, évoquant des accidents vasculaires régressifs.

Le *liquide céphalorachidien* est constamment anormal. L'hypercytose (10 à 100 lymphocytes) constitue le signe le plus précoce et le premier à disparaître sous traitement. L'élévation de la protéinorachie porte surtout sur les gammaglobulines. Les réactions sérologiques de la syphilis sont constamment positives dans le LCR.

Le tabès

Le tabès, aujourd'hui exceptionnel, compliquait autrefois 10 % des syphilis. Il apparaît vingt à trente ans après l'infection primaire.

Les *lésions de la moelle tabétiques* apparaissent sous la forme d'une dégénérescence des cordons postérieurs qui prolonge la dégénérescence des racines postérieures.

Syndrome radiculo-cordonal postérieur du tabès. — Il réunit un ensemble de manifestations étroitement liées à la désafférentation :

– la *démarche tabétique* a tous les caractères de l'ataxie sensitive telle qu'elle a été décrite dans le chapitre 1, avec notamment le rôle aggravant de la fermeture des yeux. Elle est associée à un signe de Romberg;

– la déafférentation se manifeste aussi par l'*aréflexie achilléenne et rotulienne*, ainsi que par des troubles de la *sensibilité de position* et de la sensibilité au diapason. Le contraste entre l'atteinte sévère de la sensibilité discriminative et la conservation de la sensibilité des téguments à la douleur définit la « dissociation tabétique ». Néanmoins, cette dissociation n'est que relative. Il peut exister une analgésie des structures profondes mise en évidence par le pincement des tendons, des masses musculaires, la percussion de la crête tibiale, la pression du testicule;

– les *douleurs fulgurantes du tabès* surviennent sous la forme d'accès localisés pouvant durer plusieurs heures ou plusieurs jours. Elles résultent d'une décharge paroxystique des neurones de la corne postérieure partiellement déafférentés. La survenue possible de douleurs analogues après radicotomie en fournit un « modèle expérimental ». L'action favorable de médicaments tels que la carbamazépine confirme ce mécanisme;

– les *troubles neurotrophiques*, liés aussi à la déafférentation, comportent les arthropathies et les maux perforants. Les *arthropathies* produisent une déformation marquée de l'articulation intéressée dont la mobilisation, parfaitement indolente, met en évidence une exagération considérable du jeu articulaire. La radiographie montre l'association caractéristique d'images de destruction et de construction. Les *maux perforants plantaires* ont tous les caractères des ulcérations neurotrophiques : siège aux points de pression, indolence, association de perturbations vasomotrices (hyperpulsatilité, hypersudation), évolution chronique aussi longtemps que la station debout et la marche sont autorisées;

– la défaillance du contrôle exercé par les afférences sur les neurones du tractus *intermediolateralis* de la moelle peut aussi être responsable de *troubles dysautonomiques* se traduisant par une impuissance, des troubles sphinctériens, une hypotension orthostatique ou des crises viscérales telles que les crises gastriques du tabès, extrêmement douloureuses.

Autres signes. — D'autres signes cliniques et biologiques de neurosyphilis peuvent être associés au tabès :

– parmi les signes cliniques, il faut signaler les paralysies des nerfs crâniens, la névrite optique rétrobulbaire, pour insister sur la fréquence du *signe d'Argyll-Robertson*;

– les *anomalies du liquide céphalorachidien* (hypercytose jusqu'à 20 ou 30 lymphocytes, augmentation de la protéinorachie avec un taux élevé de gammaglobulines) ne se produisent qu'à la période « inflammatoire » relativement éphémère de la maladie. D'une façon générale, les anomalies du LCR reflètent l'évolutivité du processus inflammatoire méningé.

Traitement de la neurosyphilis

Le traitement de la neurosyphilis repose sur la pénicilline administrée par voie intraveineuse pendant au moins quinze jours. La normalisation du LCR, y compris la négativation du VDRL, est le critère de guérison. Lorsque le tableau est celui d'une paralysie générale, le traitement initial doit être prolongé : 10 à 20 millions d'unités par jour pendant trois semaines à un mois. La cure de pénicilline est associée au début aux corticoïdes pour éviter une réactivation. Dans la plupart des tabès actuellement observés, le LCR est peu ou pas inflammatoire et le traitement spécifique ne paraît pas influencer nettement l'évolution.

Neurobrucellose

Des manifestations neurologiques sont fréquentes au cours de la brucellose. Elles sont parfois précoces, à la phase septicémique de la maladie; plus souvent, elles surviennent secondairement, de façon plus ou moins tardive, isolément ou en association avec d'autres localisations viscérales. Le tableau peut être dominé par une atteinte polyradiculaire, une atteinte des nerfs crâniens, une myélite ou des manifestations encéphalitiques. L'étude du LCR montre une hyperlymphocytose et une protéinorachie élevée. Le support de ces atteintes neurologiques est un processus inflammatoire granulomateux à prédominance périvasculaire. Certaines atteintes médullaires relèvent d'un mécanisme compressif en relation avec une spondylodiscite. Le diagnostic repose sur la notion d'une exposition possible à l'infection, notamment aux ovidés pour *Brucella melitensis*, et sur le sérodiagnostic de Wright et la PCR. Le traitement est représenté par les tétracyclines, éventuellement associées à la streptomycine et aux corticoïdes.

INFECTIONS PARASITAIRES

En dehors de la toxoplasmose cérébrale, qui est étudiée avec les manifestations neurologiques liées au VIH (cf. *infra*), les parasitoses du système nerveux sont rares en France. Il n'en va pas de même dans certaines régions du monde, où une parasitose existant à l'état endémique peut se placer au premier rang de l'étiologie des désordres neurologiques. Néanmoins, le développement du tourisme et les mouvements de main-d'œuvre effacent les frontières, et certaines entités doivent être connues.

Manifestations neurologiques des parasitoses liées à des protozoaires

Neuropaludisme

Le neuropaludisme, ou paludisme cérébral, est l'apanage exclusif du *Plasmodium falciparum* (accès pernicieux). Les manifestations neurologiques sont la conséquence des troubles circulatoires cérébraux engendrés par la prolifération intracapillaire du cycle schizogonique. L'*accès pernicieux* atteint des sujets neufs, non soumis à la chimioprophylaxie, et n'ayant pas acquis d'immunité spécifique.

Le début est brutal, parfois révélateur de l'infection, parfois au décours d'une phase de primo-invasion. Dans un contexte hyperpyrétique apparaissent des céphalées, une photophobie, puis rapidement des troubles de la conscience pouvant aller jusqu'au coma. Celui-ci est souvent précédé ou entrecoupé de phases d'agitation intense et d'hallucinations. Des crises convulsives et des signes déficitaires variés peuvent être observés. On peut aussi observer la survenue d'une ataxie cérébelleuse retardée, au décours d'un accès palustre, régressive en quelques semaines. Le liquide céphalorachidien est normal. Aux troubles neurologiques peuvent être associés un état de choc et une hémolyse aiguë.

La notion de séjour récent (même une très brève escale) en pays d'endémie (zone intertropicale), de l'absence de chimiothérapie ou de son interruption prématurée (moins de quarante-cinq jours après le retour) fait rechercher l'hématozoaire dans le sang par simple frottis ou sur une goutte épaisse. Il faut noter l'existence de formes résistantes qui font que le diagnostic ne peut être éliminé même si la chimioprophylaxie a été observée.

Le *traitement* associe les mesures de réanimation requises par les troubles de conscience et les diverses complications viscérales (choc, insuffisance rénale) au traitement spécifique. Celui-ci repose sur la *quinine en perfusion lente intraveineuse* à la dose de 1,5 à 2 g par 24 heures pendant quatre à cinq jours, tout en poursuivant la chimioprophylaxie. Institué en urgence, ce traitement permet en quelques jours une évolution favorable sans aucune séquelle, alors que tout retard expose à une issue fatale.

Trypanosomiase

La *maladie du sommeil* est une complication évolutive de la trypanosomiase africaine (*Trypanosoma gambiense* et *rhodesiense*) dont l'insecte vecteur est la mouche tsé-tsé. La dissémination du parasite se produit dès le moment de l'inoculation, mais les lésions encéphaliques sont liées aux réactions immunologiques qui se développent dans l'organisme.

Parfois précoce, souvent retardée par rapport à la contamination, la méningoencéphalite se manifeste par des troubles du sommeil puis de la vigilance, par une hyperesthésie généralisée et des mouvements involontaires. L'étude du LCR montre une hypercytose modérée avec présence de plasmocytes anormaux (*cellules de Mott*), une glycorachie normale et une hyperprotéinorachie modérée avec un taux très élevé de gammaglobulines et présence d'IgM. Dans le sang, il existe une accélération très marquée de la vitesse de sédimentation et une augmentation importante des IgM.

Le traitement repose sur la difluorométhylornithine (DFMO). Le traitement classique par le mélarsoprol comporte un risque important d'encéphalopathie très sévère.

Amibiases cérébrales

À côté de l'abcès amibien du cerveau, complication exceptionnelle de l'amibiase colique due à *Entamoeba histolytica*, il existe des *méningoencéphalites* dues à des amibes libres.

La méningoencéphalite à *Naegleria* a une porte d'entrée ethmoïdale et succède en règle générale à un bain en eau douce. Le tableau est celui d'une méningoencéphalite foudroyante avec un liquide purulent contenant les amibes. Seul un traitement extrêmement précoce par l'amphotéricine B et la 5-fluorocytosine peut donner une chance de survie. Les amibes libres du type *Acanthamoeba* sont responsables d'encéphalites granulomateuses observées chez les immunodéprimés.

Manifestations neurologiques des helminthiases

Neurocysticercose

La neurocysticercose est liée au développement, habituellement dans l'encéphale, de la forme larvaire du *Taenia solium*. Elle est fréquente en Amérique du Sud (principale cause d'épilepsie dans certaines régions), en Europe centrale (Pologne) et dans la péninsule ibérique. L'homme est l'hôte normal du ver adulte : il s'infeste en consommant de la viande de porc mal cuite contenant des embryons. La cysticercose survient lorsque l'homme se substitue au porc comme hôte intermédiaire, en ingérant des œufs souillant des aliments ou par auto-infestation.

Après avoir franchi la barrière intestinale, les œufs diffusent dans l'organisme et gagnent notamment les muscles et le système nerveux central où se forment les kystes matures contenant les larves. Les kystes, unique ou multiples, peuvent siéger dans le parenchyme cérébral ou médullaire, dans le système ventriculaire ou l'espace sous-arachnoïdien. Ils peuvent rester longtemps silencieux, devenant symptomatiques lorsqu'ils dégénèrent en provoquant une réaction inflammatoire. Au terme de ce processus dégénératif inflammatoire, le kyste disparaît, laissant souvent persister un nodule calcifié.

Les manifestations les plus fréquentes sont des crises, généralisées ou partielles, une hypertension intracrânienne en relation avec une hydrocéphalie, parfois des déficits focaux ou une méningite chronique. Le diagnostic doit être envisagé systématiquement chez tout sujet originaire d'une zone endémique; il est confirmé par la sérologie effectuée sur le sang ou le LCR. L'imagerie montre des kystes ou des calcifications intracrâniennes. Le traitement symptomatique repose sur les antiépileptiques, associés éventuellement aux corticoïdes à la phase aiguë de dégénérescence kystique. Le traitement étiologique repose sur le *praziquantel* (50 mg/kg par jour pendant quinze jours) ou l'*albendazole* (15 mg/kg par jour pendant huit jours), toujours en association avec des corticoïdes. En l'absence de kystes, ce traitement n'est pas indiqué devant des lésions calcifiées.

Echinococcose kystique (kyste hydatique)

L'echinococcose sévit surtout en Afrique du Nord, en Amérique du Sud, en Australie ou en Nouvelle-Zélande. Elle est plus rare en Espagne. Les enfants en sont les principales victimes au contact des animaux parasités par *Taenia echinococcus granulosus*, dont l'hôte définitif est le chien. L'hôte intermédiaire habituel, auquel l'homme peut se substituer, est le mouton. L'enkystement dans le parenchyme cérébral implique l'absence de filtration des larves par le foie et le poumon, qui constituent les localisations viscérales de loin les plus fréquentes. Les symptômes sont ceux d'un processus expansif intracrânien d'évolution lente. Des kystes vertébraux ou épiduraux peuvent être responsables d'une compression médullaire. Au stade kystique, l'éosinophilie est souvent normale. Le scanner X montre le kyste sous la forme d'une lésion hypodense bien limitée, ne prenant pas le contraste. Une évolution spontanée vers la calcification est possible. L'immunoélectrophorèse est significative si elle révèle la présence de l'arc 5 spécifique. L'exérèse totale est le seul espoir de guérison; elle doit être conduite en tenant compte du risque grave d'essaimage.

Echinococcose alvéolaire

Elle résulte du développement de la forme larvaire du *Taenia echinococcus multilocularis* du renard. Elle peut être observée chez l'homme dans l'est de la France, à la suite de la consommation de fruits sauvages contaminés par des déjections de renard. La forme cérébrale, sévère, se présente en imagerie sous la forme de grappes de kystes multiloculaires.

Cénurose

La cénurose cérébrale est liée au développement de la forme larvaire du *Taenia multiceps* des canidés. Elle se voit surtout en Afrique noire et en Amérique du Sud. Les manifestations neurologiques sont semblables à celles de la cysticercose, mais les calcifications intracrâniennes ne sont pas habituelles.

Bilharzioses

Les localisations nerveuses des bilharzioses sont exceptionnelles. La pénétration des œufs dans le système nerveux se fait probablement par voie veineuse par les anastomoses entre le système porte — les vers adultes y vivent —, le système cave et les plexus vertébraux. Il en résulte une réaction inflammatoire et des obstructions capillaires pouvant être à l'origine de tableaux divers : néoformation intracrânienne, compression médullaire, notamment du cône terminal, encéphalite, myélite transverse relevant parfois d'un mécanisme ischémique.

Schistosoma mansoni (variété intestinale, antillaise) et *Schistosoma haematobium* (variété urinaire, africaine) sont surtout responsables de formes médullaires. *Schistosoma japonicum*, agent de la bilharziose spléno-portale, n'est pratiquement pas observée en France; elle est surtout responsable de formes cérébrales.

Le diagnostic est posé sur la notion de séjour en pays d'endémie, de bains en eau douce hébergeant les hôtes intermédiaires (mollusques), sur l'existence d'une éosinophilie sanguine, et sur la découverte d'œufs de parasite dans les selles ou dans les urines. Leur mise en évidence nécessite parfois une biopsie rectale ou une cystoscopie. Les réactions sérologiques permettent un diagnostic indirect. Le traitement spécifique, inconstamment efficace, repose sur le praziquantel ou l'oxamniquine, associé aux corticoïdes. Les formes tumorales, cérébrales ou médullaires nécessitent un traitement neurochirurgical.

Filarioses

L'homme est l'hôte définitif de plusieurs filarioses qui lui sont transmises par des piqûres d'insectes. Selon les filaires, les vers adultes sexués siègent dans les lymphatiques ou le tissu sous-cutané pour *Onchocerca volvulus* et Loa Loa. Ils produisent les microfilaires responsables des lésions oculaires de l'onchocercose. Loa Loa, observée en Afrique noire, peut donner lieu à une microfilarémie importante. Une méningoencéphalopathie d'apparition aiguë ou subaiguë peut être déclenchée par le traitement lorsque la microfilarémie est intense. Une éosinophilie sanguine importante est habituelle. Pour éviter cette complication redoutable laissant souvent des séquelles, le traitement antifilarien, représenté actuellement par l'imervectine, doit être très prudent et associer des corticoïdes. La localisation d'une filaire adulte dans les espaces épiduraux rachidiens peut être responsable d'une compression médullaire.

Trichinoses

Les trichines absorbées sous forme larvaire dans de la viande de porc insuffisamment cuite se développent dans l'intestin et donnent naissance à des larves qui se disséminent dans l'organisme.

Après une période initiale faite de troubles digestifs, d'œdème des paupières, de douleurs musculaires avec une hyperleucocytose à éosinophiles, tout peut se réduire à la constitution de déterminations musculaires. Celles-ci peuvent être latentes, parfois démontrées radiologiquement (calcifications). Le développement de manifestations encéphaliques est plus rare : coma ou confusion mentale; signes encéphaliques en foyer. L'évolution est généralement favorable mais il faut mentionner le risque d'épilepsie.

Larva migrans

La migration parfois prolongée dans l'organisme d'une forme larvaire de certains helminthes caractérise les *larva migrans* dont la plus fréquente est la toxocarose.

Toxocara canensis vit normalement dans l'intestin du chien. Les œufs dont les jeunes chiots sont la source principale peuvent être ingérés par l'homme, notamment les jeunes enfants. En dehors des cas d'infestation massive, la localisation principale est l'œil sous la forme d'un granulome rétinien.

Les larves d'*Angiostrongyliasis cantonensis*, nématode du rat observé en Asie et dans le Pacifique, infestent l'homme après ingestion d'escargots, de crevettes… La méningite à éosinophiles est la manifestation neurologique la plus fréquente de l'angiostrongyloïdose, après une période d'incubation qui est en moyenne de deux semaines.

Gnathostoma spinigerum est un nématode vivant dans l'estomac du chien, du chat et de nombreux animaux sauvages. La gnasthostomiase, endémique en Extrême-Orient, survient chez l'homme après ingestion d'une forme larvaire en consommant la chair plus ou moins crue d'hôtes intermédiaires : poissons, grenouille, serpents… La migration de la larve peut être responsable de déterminations cutanées ou viscérales, notamment de lésions médullaires ou cérébrales.

MYCOSES

Les infections par *Cryptococcus neoformans*, le plus souvent opportunistes, sont étudiées avec le sida (cf. *infra*).

La *coccidioïdomycose* est une cause de méningite chronique en zone d'endémie (Amérique du Sud).

La *mucormycose*, dont la survenue est favorisée notamment par un diabète en acidocétose, se caractérise par des lésions nécrotiques extensives atteignant les structures intracrâniennes à partir d'une localisation sinusienne initiale (contamination par inhalation de spores). La sémiologie est habituellement orbitaire, en relation avec une atteinte du sinus sphénoïdal étendue au sinus caverneux.

INFECTIONS VIRALES

Il est possible de distinguer schématiquement les manifestations neurologiques qui résultent d'une agression virale directe et celles qui sont la conséquence d'un processus à médiation immunologique. Dans le premier cas, les lésions touchent essentiellement la substance grise. La formule histopathologique associe des infiltrats inflammatoires, une prolifération « en bâtonnets » de la microglie avec formation de nodules de neuronophagie, des altérations des neurones, des foyers de nécrose. Les lésions à médiation immunologique prédominent sur la substance blanche (leucoencéphalites), associant des infiltrats inflammatoires et des foyers de démyélinisation périveineuse (encéphalites périveineuses). Elles sont responsables du tableau de l'encéphalomyélite aiguë disséminée, étudiée dans le chapitre 11.

Pénétration des virus dans le système nerveux

Les virus dits « *neurotropes* » se distinguent par une affinité élective pour le système nerveux (poliomyélite, rage), mais la plupart des virus pathogènes pour l'homme peuvent, dans certaines circonstances, léser l'encéphale, la moelle ou les méninges.

La *porte d'entrée* est fonction du mode de contamination, qui peut se faire par morsure, par piqûre, par contact, par inhalation ou par ingestion.

La *propagation du virus au système nerveux* peut suivre les nerfs périphériques à partir des téguments, l'appareil olfactif à partir de la muqueuse nasale; mais, dans la majorité des cas, l'atteinte du système nerveux se fait par voie hématogène et résulte d'une virémie.

La *répartition régionale* des lésions dépend certes de la voie de pénétration, mais l'affinité du virus pour un type cellulaire est le facteur déterminant : certains virus ont une affinité spéciale pour les cellules de l'endothélium méningé (virus ourlien); d'autres atteignent électivement les neurones et produisent une polio-encéphalite (encéphalite de la substance grise), voire une atteinte limitée à une variété encore plus étroite telle que les neurones de la corne antérieure de la moelle et les noyaux moteurs du tronc cérébral (poliomyélite antérieure aiguë). Imparfaitement connu, le mécanisme de l'affinité cellulaire des virus ferait intervenir des récepteurs disposés à la surface des cellules.

L'*infection persistante* des cellules nerveuses ou gliales par un virus est une éventualité relativement fréquente. Une telle infection peut rester latente de façon très prolongée, sans aucune modification de la morphologie ou du fonctionnement des cellules parasitées, jusqu'au jour où le virus est réactivé à l'occasion d'une baisse de l'immunité.

Méningites virales

Les méningites lymphocytaires aiguës d'origine virale sont fréquentes, survenant souvent de façon épidémique en période estivale. De très nombreux virus peuvent être en cause mais, dans plus de 80 % des cas, il s'agit d'un entérovirus. Il faut aussi mentionner le virus ourlien, le virus varicelle-zona et les virus herpétiques.

La méningite lymphocytaire virale débute brusquement par une céphalée intense, une fièvre élevée, une raideur de la nuque. L'association de nausées ou de vomissements, de rachialgies, de vertiges est fréquente. Une photophobie, un certain degré d'obnubilation sont possibles.

Le LCR est clair. L'hypercytose est importante, atteignant souvent plusieurs centaines d'éléments. Le liquide est plus souvent panaché que purement lymphocytaire, avec souvent une prédominance de polynucléaires lorsque la ponction lombaire est précoce. La glycorachie n'est pas abaissée. La protéinorachie est normale ou très légèrement augmentée.

L'évolution est favorable en quelques jours. Le LCR redevient normal en une dizaine de jours.

Le *diagnostic étiologique* repose sur l'isolement du virus à partir des selles (entérovirus) ou du liquide céphalorachidien, mais surtout sur l'élévation des anticorps spécifiques à deux examens successifs. Dans une certaine mesure, le contexte clinique oriente l'enquête biologique au même titre que les circonstances épidémiologiques : parotidite, orchite, augmentation de l'amylasémie pour le virus ourlien; pleurodynie pour le virus Coxsackie; angine et adénopathies pour la mononucléose.

Poliomyélite antérieure aiguë

Les *virus poliomyélitiques* sont des entérovirus. La contamination est alimentaire ou hydrique. Dans la majorité des cas, l'infection donne lieu à une maladie inapparente (95 %). Rarement, elle se manifeste par quelques signes généraux (3 %). Exceptionnellement, la virémie aboutit au développement secondaire d'une méningite lymphocytaire ou d'une poliomyélite paralysante. Cette maladie est devenue exceptionnelle depuis la vaccination, mais une affection semblable peut être réalisée par d'autres entérovirus (entérovirus 71) et par le virus West Nile.

Les lésions neuronales intéressent électivement les neurones de la corne antérieure de la moelle et des noyaux moteurs des nerfs crâniens, mais elles touchent aussi les neurones de l'hypothalamus et de la substance réticulée du tronc cérébral.

Les *paralysies* sont généralement précédées d'un épisode infectieux : fébrile avec une angine, quelques troubles intestinaux, des douleurs diffuses. Elles apparaissent rapidement en quelques heures, quelques jours au plus. Elles s'accompagnent de douleurs musculaires, de signes méningés. Il s'agit de *paralysies périphériques, flasques avec hypotonie et aréflexie*. Elles sont distribuées de façon irrégulière et asymétrique. Elles intéressent les membres, le rachis, la musculature abdominale, mais elles peuvent aussi s'étendre aux muscles d'innervation bulbaire. À cette période aiguë de la maladie, une pléiocytose lymphocytaire du liquide céphalorachidien est constante.

Les paralysies régressent à partir du quinzième jour. Cette régression est rapide au début puis se poursuit lentement pendant dix-huit mois à deux ans. Elle est totale pour certains muscles, partielle ou négligeable pour d'autres muscles où une atrophie se précise.

Syndrome post-poliomyélitique. — On observe parfois plusieurs décennies après l'épisode aigu l'aggravation d'un déficit et d'une amyotrophie résiduelle. Des territoires qui avaient été respectés lors de l'atteinte initiale peuvent être atteints. Ce syndrome pourrait traduire la défaillance du processus de dénervation-réinnervation ou la persistance de séquences génomiques virales induisant un processus inflammatoire médullaire.

Virus varicelle-zona

Zona

Le zona est causé par la réactivation du virus varicelle-zona (VZH) persistant dans les ganglions sensitifs des racines postérieures et des nerfs crâniens au décours de la varicelle. Cette réactivation est observée plus souvent chez les sujets âgés et chez les sujets immunodéprimés, qui peuvent présenter une forme extensive.

Les *lésions inflammatoires* portent sur les neurones des ganglions sensitifs correspondant au territoire de l'éruption, pouvant diffuser sur la méninge, les racines, la partie adjacente de la moelle ou du tronc cérébral.

L'*éruption*, strictement unilatérale et de topographie radiculaire, est faite d'un ou plusieurs placards érythémateux qui se couvrent de vésicules. Elle peut se localiser dans n'importe quel territoire radiculaire rachidien (90 %), principalement thoracique (68 %), mais aussi céphalique (10 %).

Les *douleurs radiculaires*, qui ont précédé l'éruption, persistent. Elles sont brûlantes, lancinantes, exacerbées par le contact (allodynie). Le territoire de l'éruption est le siège d'une hypoesthésie. Un déficit moteur peut exister dans le territoire segmentaire correspondant, traduisant la diffusion du processus inflammatoire.

Une *réaction inflammatoire méningée* est fréquente, situant le zona parmi les causes de méningites lymphocytaires aiguës.

Les *zonas des nerfs crâniens* intéressent notamment le *territoire ophtalmique du trijumeau*. L'anesthésie cornéenne est dans ce cas l'indice d'un risque grave pour la cornée. Elle justifie des mesures de protection et une surveillance prolongée. Le *zona du ganglion géniculé*, dont l'éruption siège dans une région limitée de la conque de l'oreille (zone de Ramsay-Hunt), a pour manifestation principale une paralysie faciale périphérique, associée parfois à une hypoacousie et à un syndrome vestibulaire par atteinte du VIII.

L'*évolution* se fait vers la guérison en deux ou trois semaines. La persistance des douleurs au-delà de six semaines caractérise les algies post-zostériennes.

Les *algies post-zostériennes* sont une complication dont le risque de survenue est plus élevé lorsque l'éruption et les douleurs à la phase aiguë ont été plus sévères, ainsi que chez les sujets âgés et/ou immunodéprimés. Permanentes, cuisantes, obsédantes, parfois aggravées par le simple contact sous forme de décharges paroxystiques, elles sont souvent rebelles à la plupart des thérapeutiques. Il est possible qu'elles soient liées à la persistance du VZV, entretenant une ganglionite chronique. Certaines douleurs radiculaires persistantes pourraient, en l'absence d'éruption, résulter d'une ganglionite zostérienne (*Zoster sine herpete*).

Le *traitement* repose à la période aiguë sur les antiviraux (vacyclovir). Institué très précocement, le traitement antiviral raccourcit l'évolution, notamment la durée de la période douloureuse. Le traitement des algies postzostériennes repose sur les antidépresseurs tricycliques, notamment l'amitriptyline, et certains antiépileptiques (carbamazépine, gabapentine, prégabaline), surtout lorsqu'il existe des douleurs fulgurantes.

Autres manifestations liées au VZH

Le virus varicelle-zona peut être responsable d'autres manifestations neurologiques : *polyradiculonévrite*, *myélite aiguë transverse*, *encéphalite*, *artérites cérébrales*. Ces manifestations surviennent habituellement au décours — parfois très à distance — d'une éruption zostérienne, mais elles peuvent être primitives. Il est important de les rattacher à leur cause par l'étude de la PCR et des anticorps dans le LCR en raison de l'indication du traitement antiviral. Les artérites dues au VZH sont de deux types :

– une artérite granulomateuse, ipsilatérale à l'éruption dans le territoire trigéminé, qui intéresse les grandes artères cérébrales et se manifeste par des infarctus cérébraux qui peuvent siéger dans le territoire carotidien ou vertébrobasilaire;

– une angéite des petits vaisseaux, observée surtout chez les immunodéprimés, d'évolution subaiguë, associant des signes focaux et d'encéphalopathie diffuse, avec en IRM des lésions multifocales.

Ces artérites sont liées à une infection active par le VZV de la paroi artérielle et nécessitent un traitement antiviral.

Encéphalite herpétique

L'encéphalite herpétique est la plus fréquente des encéphalites virales primitives sporadiques. Spontanément, elle est le plus souvent mortelle.

Si l'on met à part l'encéphalite herpétique néonatale, qui est due au virus herpétique de type 2, les encéphalites herpétiques de l'adulte et de l'enfant sont provoquées par le virus de type 1, responsable des infections de la sphère buccale. Elle peut être la conséquence d'une primo-infection ou d'une réactivation du virus.

L'atteinte prédominante du système limbique a amené à penser que le virus peut gagner le cerveau par voie olfactive. Une autre hypothèse s'appuie sur la fréquence avec laquelle, lors d'autopsies, le virus herpétique de type 1 est trouvé dans le ganglion de Gasser, suggérant que l'encéphalite résulte de la réactivation de ce virus présent à l'état latent.

❒ Neuropathologie

Les lésions ont une prédominance remarquable pour le lobe temporal, notamment les régions hippocampiques, l'insula, la face orbitaire du lobe frontal, la circonvolution cingulaire. Elles sont habituellement bilatérales mais souvent asymétriques. Dans les régions atteintes, le cerveau est œdémateux avec de petits foyers hémorragiques. Le gonflement cérébral peut être responsable d'un engagement temporal.

Histologiquement, les lésions associent des plages de nécrose, des foyers hémorragiques, des infiltrats inflammatoires périvasculaires, des foyers microgliaux, des altérations des neurones avec des aspects de neuronophagie. Des inclusions intranucléaires sont souvent mises en évidence dans les neurones et les cellules gliales. La microscopie électronique permet d'observer les particules virales, mais la nature herpétique de l'encéphalite ne peut être affirmée en toute certitude que par l'immunofluorescence ou la culture.

❒ Tableau clinique

La fièvre et la céphalée sont des signes précoces. Des modifications du comportement, un état confusionnel, des troubles de la mémoire et du langage sont souvent notés. Des crises d'épilepsie sont fréquentes. Il peut s'agir de crises généralisées tonico-cloniques ou de crises partielles, et il faut insister sur l'intérêt des crises temporales pouvant revêtir l'aspect de crises olfactives, auditives ou de crises psychomotrices.

Au total, le tableau est plus ou moins évocateur. Dans certains cas, on est en présence d'un tableau non spécifique d'encéphalite associant un état fébrile, une altération de la vigilance, un élément confusionnel, des crises convulsives généralisées ou partielles. Ailleurs, l'étiologie herpétique peut être fortement suspectée sur un syndrome amnésique marqué ou sur des signes de localisation temporale prédominante (aphasie, crises temporales).

❒ Examens complémentaires

Une *imagerie cérébrale* doit être effectuée en première intention.

L'*IRM*, notamment en séquences de diffusion, montre très précocement des anomalies significatives intéressant le cortex et la substance blanche dans les régions temporales internes et frontales inférieures (fig. 18.2).

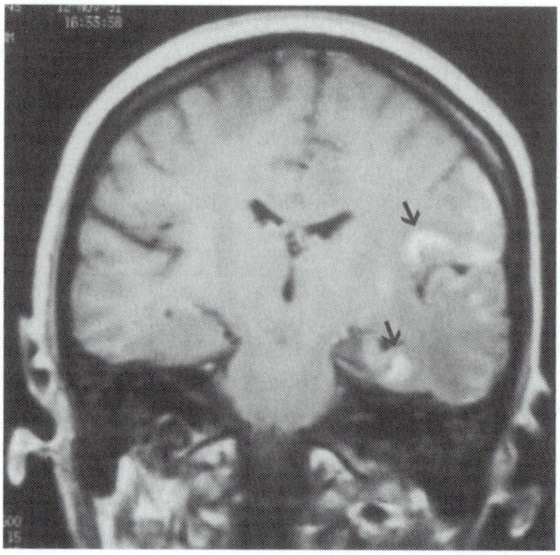

Fig. 18.2. *Encéphalite herpétique (IRM, coupe coronale, T1 avec injection de gadolinium).*

Lésions temporales gauches, hypo-intensité temporale interne avec prises de contraste hétérogènes.

Le *scanner X* montre une hypodensité plus ou moins étendue avec souvent une prise de contraste et un effet de masse. Plus que l'aspect des lésions, c'est leur topographie qui est évocatrice, intéressant de façon habituellement bilatérale les lobes temporaux, les régions insulaires et fronto-orbitaires.

Un *liquide céphalorachidien* normal au début n'élimine pas le diagnostic. Cependant, dans la très grande majorité des cas, le LCR est anormal dès la première ponction lombaire. Il existe une hypercytose modérée à prédominance lymphocytaire, avec toutefois au début la possibilité d'une prédominance de polynucléaires. La protéinorachie est élevée, mais le plus souvent inférieure à 1 g/l. La glycorachie est en règle normale. La PCR HSV, qui permet de mettre en évidence la présence de l'ADN viral, dispense actuellement le plus souvent de la pratique de la biopsie cérébrale.

L'*électroencéphalogramme* est constamment anormal. Sans être spécifiques, certains aspects sont évocateurs : anomalies focalisées sur la région temporale ou frontale, surtout lorsqu'elles prennent l'aspect de pointes lentes ou d'ondes lentes à front raide se répétant à la fréquence d'une à deux par seconde.

❐ Évolution

L'évolution spontanée de l'encéphalite herpétique est le plus souvent sévère puisqu'elle se fait vers la mort dans plus de 70 % des cas dans un tableau de coma et d'engagement temporal. La pratique de la biopsie cérébrale a montré que des encéphalites herpétiques authentiques peuvent avoir spontanément une évolution favorable sur le plan vital, au prix habituellement de séquelles sévères, notamment sous la forme d'un syndrome amnésique, d'une aphasie ou de troubles du comportement.

❒ Traitement

L'aciclovir est le traitement de l'encéphalite herpétique. Il est prescrit à la posologie de 30 mg/kg par jour pendant dix jours en perfusions. La mortalité est réduite à 20 %; une reprise des activités au sixième mois est obtenue dans plus de la moitié des cas. La précocité du traitement est essentielle. La tolérance de l'aciclovir étant excellente, il est légitime de l'instituer dès que le diagnostic est probable sur les données de la clinique, de l'examen du LCR, de l'EEG, de l'IRM.

L'efficacité du traitement étiologique ne doit pas faire méconnaître l'importance du traitement symptomatique, en particulier de la lutte contre l'œdème cérébral par le mannitol et les corticoïdes, qui peuvent avoir une indication vitale lorsqu'il existe une menace d'engagement.

Autres Herpes virus

Cytomégalovirus

Chez le nouveau-né, contaminé par voie transplacentaire, le cytomégalovirus (CMV) peut donner un syndrome encéphalitique aigu ou se manifester seulement par les séquelles d'une infection fœtale précoce : hydrocéphalie, microcéphalie, calcifications intracrâniennes.

Le CMV est souvent en cause dans les manifestations neurologiques liées aux états d'immunodépression (cf. *infra*).

Virus d'Epstein-Barr

Le virus d'Epstein-Barr (EBV) peut donner lieu à des manifestations diverses : encéphalite, myélite, syndrome de Guillain-Barré, en relation avec un syndrome de mononucléose infectieuse ou de façon isolée.

Rage

Le virus de la rage (rhabdovirus) est extrêmement répandu dans le monde, où de nombreuses espèces animales en assurent la présence endémique et la transmission. De nombreuses espèces domestiques, notamment le chien mais aussi le chat, peuvent assurer la transmission à l'homme.

Du point d'inoculation, le virus est transmis aux centres nerveux le long des nerfs périphériques, d'où l'incubation prolongée de quarante jours en moyenne, qui peut être mise à profit pour une vaccination. L'encéphalite rabique se caractérise par la présence dans les neurones — surtout ceux de la corne d'Ammon, des noyaux du tronc cérébral, du cervelet — d'inclusions cytoplasmiques caractéristiques : les corps de Negri. Les signes inflammatoires sont limités et situés à distance des altérations cellulaires.

Une fois déclarée, la maladie est toujours mortelle dans un tableau de spasmes pharyngés et d'hydrophobie ou, parfois, de paralysies ascendantes. Une vaccination préventive est recommandée pour les sujets exposés. Après confirmation de la maladie chez l'animal responsable de la morsure (mise en évidence des corps de Negri ou de l'antigène viral par immunofluorescence dans la corne d'Ammon), un traitement par sérum hyperimmun et vaccination doit être entrepris. Des complications (multinévrites, encéphalomyélites) ont été observées lors des vaccinations; elles ont le caractère de polynévrites et encéphalites allergiques expérimentales.

Encéphalomyéloradiculites virales transmises par piqûre d'insecte

Ces encéphalites surviennent dans des foyers géographiques dépendant de l'espèce animale qui sert de réservoir de virus. Elles sont rares en France, où on observe néanmoins des « encéphalites à tiques » et des encéphalites dues au virus West Nile.

Encéphalite à tiques. — Endémo-épidémique en Europe centrale et en Russie, mais observée aussi en Autriche, en Allemagne et en Alsace, l'encéphalite à tiques survient en été, surtout chez l'adulte. Après huit jours d'un état fébrile peut survenir une méningoencéphalomyélite où prédominent souvent les paralysies des derniers nerfs crâniens et l'atteinte des cornes antérieures de la moelle cervicale. Des séquelles sous forme de déficits moteurs périphériques sont possibles.

West Nile. — L'infection par le West Nile virus, transmise par un moustique, dont de nombreux cas ont été enregistrés aux États-Unis, a été aussi observée en France (en Camargue). Elle peut être responsable de méningoencéphalites et de myélites, notamment sous une forme paralytique ressemblant à la poliomyélite antérieure aiguë.

Encéphalite américaine de Saint-Louis. — Transmise par un moustique, elle s'observe en été aux États-Unis. Après une incubation de huit à quinze jours survient une phase infectieuse de quatre à cinq jours, une courte rémission et, dans certaines formes, un syndrome méningoencéphalitique sévère. L'évolution est le plus souvent favorable sans séquelle.

Encéphalite japonaise. — Transmise elle aussi par un moustique, elle évolue par épidémies estivo-automnales. Les formes méningoencéphalitiques, rares par rapport aux manifestations fébriles ou méningées pures, surviennent après un début brutal, fébrile et méningé de deux jours. L'évolution, le plus souvent favorable en dix à quinze jours, est cependant grevée, surtout si elle se prolonge, de séquelles (déficits psychomoteurs, syndromes extrapyramidaux).

Panencéphalite sclérosante subaiguë

La panencéphalite sclérosante subaiguë (PESS) — décrite initialement par Van Bogaert sous le nom de leucoencéphalite sclérosante subaiguë — est liée à une infection persistante par le virus de la rougeole. La vaccination antirougeoleuse a diminué la fréquence de la maladie.

La PESS survient avec un maximum de fréquence vers sept à huit ans, plus souvent chez le garçon, et plus souvent après une rougeole précoce contractée avant deux ans. Les lésions prédominent dans les hémisphères cérébraux, où elles intéressent à la fois la substance blanche et la substance grise. Elles associent des foyers de démyélinisation, des infiltrats périvasculaires, une prolifération gliale astrocytaire et microgliale. Les neurones et les cellules gliales renferment des inclusions intranucléaires et intracytoplasmiques avec, en microscopie électronique, les aspects tubulaires caractéristiques des nucléocapsides de paramyxovirus.

La PESS débute insidieusement par un déficit intellectuel et des troubles de la personnalité. Ensuite apparaissent des troubles de la motricité et du tonus. Des myoclonies rythmées, avec une périodicité de quelques secondes, sont très évocatrices. L'EEG montre des complexes périodiques caractéristiques. Dans le LCR, il existe une pléiocytose modérée et surtout un taux élevé de gammaglobulines. Le taux des anticorps anti-rougeole est très élevé dans le sang et dans le LCR.

L'évolution se fait vers la mort, habituellement en un à deux ans, mais l'existence de formes prolongées sur plusieurs années avec parfois des rémissions rend difficile l'appréciation des résultats thérapeutiques. À l'opposé, il existe des formes aiguës, « fulminantes », en particulier chez les sujets immunodéprimés ou chez les femmes enceintes.

Complications neurologiques de l'infection par le VIH

Chez les patients infectés par le VIH, responsable du syndrome d'immunodéficience acquise (sida), des manifestations neurologiques sont fréquemment observées. Leur mécanisme n'est pas univoque. Certaines sont dues à l'immunodéficience (infections opportunistes, lymphomes). D'autres, « associées au VIH », ont un mécanisme plus discuté : action directe du VIH ou action indirecte par l'intermédiaire de cytokines produites par des cellules activées. D'autres enfin sont dues à la toxicité des médicaments utilisés.

Un aspect particulier est représenté par le *syndrome de restauration immunitaire* qui survient parfois après l'institution d'un traitement antirétroviral hautement actif (HAART) et qui se traduit par une pathologie auto-immune ou l'aggravation paradoxale d'une infection opportuniste.

Manifestations opportunistes

La fréquence avec laquelle des infections opportunistes ont été trouvées à l'autopsie dans une série de 926 patients (Kure, 1991) est la suivante : cytomégalovirus 15,8 %, toxoplasmose 13,6 %, cryptococcose 7,6 %, leucoencéphalopathie multifocale progressive 4 %, encéphalite herpétique 1,6 %, candidiase 1,1 %, encéphalite zostérienne 0,6 %, histoplasmose 0,4 %, tuberculose 0,3 %, aspergillose 0,3 %.

❒ Toxoplasmose

La toxoplasmose résulte de la réactivation, à l'occasion du déficit immunitaire, de *Toxoplasma gondii* dont la sérologie est positive chez la majorité des adultes. La fréquence de cette complication a été diminuée par le traitement prophylactique, institué lorsque la sérologie est positive et le taux des CD4 inférieur à 200/mm^3. Les signes cliniques — fièvre modérée, céphalée, épilepsie, signes déficitaires — témoignent du développement en quelques jours d'une ou plusieurs localisations cérébrales. L'imagerie (IRM) montre des lésions qui sont multiples dans 70 % des cas, prenant le contraste de façon nodulaire ou annulaire, entourées d'œdème, exerçant un effet de masse (fig. 18.3). Elles peuvent être localisées dans le cervelet ou le tronc cérébral, parfois la moelle, mais elles siègent le plus souvent dans les hémisphères cérébraux, notamment à la jonction de la substance blanche et du cortex ou dans les noyaux gris centraux. La toxoplasmose est la cause la plus fréquente des lésions expansives observées au cours du sida. Cependant le diagnostic différentiel doit envisager d'autres lésions : lymphome, abcès tuberculeux, abcès à pyogène, cryptococcose, gomme syphilitique…

La régression des lésions sous traitement d'épreuve (sulfadiazine 4-6 g par jour; pyriméthamine 50-75 mg par jour) est le meilleur argument diagnostique. Un traitement d'entretien est indispensable jusqu'à ce que soit obtenue la restauration immunitaire sous traitement antirétroviral. En cas d'échec du traitement d'épreuve, une biopsie cérébrale doit être discutée pour déterminer la nature du processus en cause et instituer le traitement spécifique.

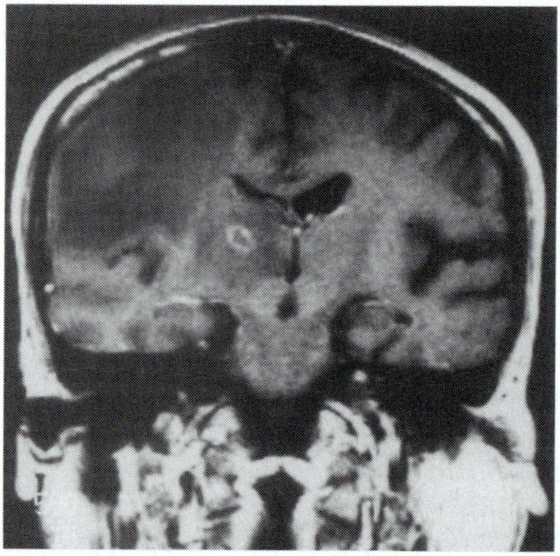

Fig. 18.3. *Toxoplasmose cérébrale (IRM, coupe coronale, T1 avec injection de gadolinium). Lésions thalamique et fronto-pariétale droites.*

❐ Cytomégalovirus

Le CMV est responsable d'encéphalites et de myélites. Le tableau peut être celui d'une encéphalite diffuse avec, à l'IRM, un rehaussement évocateur des parois ventriculaires après injection de gadolinium et, à la ponction lombaire, une hyperprotéinorachie, une pléiocytose pouvant comporter des polynucléaires non altérés, parfois une hypoglycorachie. Le CMV peut aussi être responsable de lésions focales, notamment du tronc cérébral, difficiles à distinguer de celles dues à *Toxoplasma gondii*.

Les atteintes médullaires réalisent un syndrome de myélite transverse d'évolution subaiguë, avec une localisation préférentielle pour la partie basse de la moelle, objectivée en IRM par une prise de contraste au niveau de la queue-de-cheval et du cône terminal.

En dehors des images particulièrement évocatrices de ventriculite, les éléments du diagnostic sont l'existence d'autres localisations du CMV, la positivité de la PCR dans le LCR, la résistance au traitement antitoxoplasmique d'épreuve. Le traitement, dont la précocité est essentielle, repose sur le ganciclovir, le foscarnet ou le cidofovir.

❒ Cryptococcose

Bien que sa fréquence ait été réduite par les traitements antirétroviraux, la cryptococcose reste une cause importante d'infection opportuniste. L'agent infectant (*Cryptococcus neoformans*), présent dans le sol, est trouvé notamment dans les excrétats des pigeons. La contamination se fait habituellement par inhalation. L'atteinte du système nerveux central a pour expression la plus habituelle une méningite chronique avec présence dans le LCR d'une hyperprotéinorachie, d'une hypercytoce lymphocytaire modérée et d'une hypoglycorachie. Une atteinte parenchymateuse peut être associée, avec formation de granulomes visibles en IRM sous la forme de nodules. Le cryptocoque doit être recherché dans le LCR par examen direct après coloration par l'encre de Chine et par culture, et l'antigène cryptococcique peut être mis en évidence dans le LCR et dans le sang. D'autres localisations, notamment pulmonaires, doivent être cherchées. Le traitement repose sur l'association amphotéricine B/5-fluorocytosine.

❒ Autres infections opportunistes

D'autres agents infectieux peuvent être en cause :

– des bactéries, notamment *Mycobacterium tuberculosis* et des mycobactéries atypiques responsables de tuberculoses méningocérébrales, *Treponema pallidum* responsable de syphilis méningovasculaires, *Listeria monocytogenes*, *Nocardia asteroides*;

– des mycoses : *aspergillose*, *candidiase*, *mucormycose*;

– des virus : *virus Herpes simplex* responsable d'encéphalites, *virus varicelle-zona* responsable d'encéphalite, de myélites, de vascularites, *virus JC* responsable de la LEMP.

Leucoencéphalopathie multifocale progressive

La leucoencéphalopathie multifocale progressive (LEMP) a été décrite initialement chez des patients présentant une immunodépression liée à l'existence d'une maladie lymphoproliférative, d'une maladie inflammatoire chronique ou ayant été soumis à un traitement immunosuppresseur, notamment pour greffe d'organe. Le sida en est actuellement la cause la plus fréquente : la

LEMP, observée dans environ 5 % des cas, peut en être la manifestation révélatrice. L'agent responsable est un virus papova, le *virus JC*. Ce virus est présent à l'état latent chez 75 % des adultes. Réactivé à l'occasion du déficit immunitaire, il a pour cible les oligodendrocytes et les astrocytes.

Des signes focaux sont habituellement révélateurs : hémiparésie, hémianopsie, troubles du langage, ataxie. Le scanner X montre des plages hypodenses siégeant le plus souvent dans la substance blanche hémisphérique, parfois dans le cervelet ou le tronc cérébral, ne prenant pas le contraste. En IRM, les images sont hyperintenses en T2, hypo-intenses en T1, non rehaussées par le gadolinium, sans effet de masse. Les lésions sous-corticales, habituellement bilatérales et asymétriques, intéressent les fibres en « U ». Plus rarement, l'imagerie montre une lésion unique de la substance blanche. Le LCR est le plus souvent normal, mais la présence de l'ADN viral est décelée par PCR, qui peut cependant être négative chez les patients soumis à un traitement antirétroviral.

Le diagnostic de certitude est apporté par la biopsie cérébrale qui montre des lésions caractéristiques des oligodendrocytes et des astrocytes et la présence du virus JC. Cependant, dans un contexte clinico-radiologique évocateur, le diagnostic peut être porté grâce à la mise en évidence de l'ADN viral dans le LCR.

La survie moyenne est de six mois. Chez les patients soumis à un traitement antirétroviral hautement actif (HAART), l'évolution peut être prolongée. On peut aussi observer la survenue de l'encéphalopathie multifocale progressive, ou son aggravation, peu de temps après l'institution d'un tel traitement à l'occasion d'un syndrome de reconstitution immunitaire. Chez ces patients, la recherche de l'ADN viral dans le LCR peut être négative et les lésions peuvent avoir un caractère inflammatoire responsable d'un rehaussement en IRM.

Lymphomes cérébraux primitifs

La survenue de ces lymphomes est favorisée par l'immunosuppression liée au VIH. Il s'agit le plus souvent de lymphomes diffus à grandes cellules B. Ils se distinguent des lymphomes cérébraux primitifs du sujet immunocompétent (cf. chapitre 9), par leur association quasi constante au virus Epstein-Barr. La sémiologie associe une détérioration des fonctions cognitives et des signes neurologiques focaux. Sur le scanner X, le lymphome est hyperdense, prenant le contraste en périphérie ou de façon nodulaire. En IRM, sur les séquences en T2, le lymphome est iso-intense à la substance grise, avec parfois un centre nécrotique hyperintense; le rehaussement par le gadolinium est intense, plus souvent annulaire que diffus. Les lésions, unique ou plus souvent multiples, exercent un effet de masse; elles siègent en particulier dans les régions périventriculaires, le corps calleux, les ganglions de la base, le cervelet. Les images sont évocatrices mais non spécifiques. Dans le LCR, la recherche de cellules anormales doit être complétée par la PCR EBV. La confirmation du diagnostic nécessite la biopsie, après qu'un traitement d'épreuve contre la toxoplasmose s'est avéré inefficace. Le traitement repose sur la chimiothérapie (souvent méthotrexate), parfois associée à la radiothérapie. La restauration immunitaire est un facteur indépendant associé à la survie.

Manifestations relevant directement du VIH

❒ Phase de primo-infection

Des manifestations neurologiques sont parfois contemporaines de la phase de séroconversion. Le sérodiagnostic doit être demandé et répété devant des manifestations diverses : méningite lymphocytaire, atteinte des nerfs crâniens ou des nerfs périphériques, encéphalopathie, myélopathie, encéphalomyélite aiguë disséminée.

❒ Démence associée au VIH

Le passage du VIH dans le système nerveux central est précoce, pouvant être responsable d'une démence, survenant habituellement à un stade avancé de l'immunodépression. Sa fréquence reste élevée malgré les multithérapies, pouvant atteindre 90 % dans les douze mois précédant le décès. La sémiologie est celle d'une démence sous-corticale progressive, dominée par l'apathie, le désintérêt, le ralentissement psychomoteur et l'atteinte des fonctions exécutives frontales. Dans le domaine de la mémoire, les troubles prédominent sur l'évocation.

L'IRM peut montrer une atrophie cérébrale, des anomalies de la substance blanche visibles en T2 sous la forme d'hypersignaux punctiformes ou en plages étendues (leucoencéphalopathie à VIH). *L'apport principal de ces investigations est d'écarter une affection opportuniste.* L'étude du LCR ne montre que des anomalies non spécifiques : hypercytose discrète, élévation de la protéinorachie, du taux des IgG, de la β_2-microglobuline, présence de bandes oligoclonales. L'examen neuropathologique montre une atteinte du cortex et de la substance blanche avec gliose astrocytaire, présence de cellules géantes multinucléées, de nodules microgliaux et d'infiltrats inflammatoires périveinulaires (encéphalite à VIH).

❒ Myélopathie associée au VIH

Elle associe de façon variable une paraparésie spastique progressive, une ataxie sensitive, des troubles sphinctériens. Les membres supérieurs sont habituellement épargnés.

Les lésions consistent en une myélopathie vacuolaire intéressant plus particulièrement les cordons latéraux et postérieurs. Il est possible qu'une carence en vitamine B12 et une co-infection VIH/HTLV-I jouent un rôle dans la survenue de ces myélopathies.

Un syndrome ressemblant à la sclérose latérale amyotrophique, répondant au traitement antirétroviral, a aussi été observé.

❒ Neuropathies périphériques associées au VIH

Polyneuropathie distale symétrique. — C'est l'aspect le plus fréquent. La sémiologie est essentiellement sensitive : douleurs parfois intenses des membres inférieurs, paresthésies, aréflexie achilléenne, hypoesthésie distale. Cette neuropathie, dont le mécanisme est discuté, doit être distinguée des *neuropathies iatrogènes*, dose-dépendantes, liées à l'utilisation des analogues nucléosidiques.

Mononeuropathies. — Isolées ou multiples, elles peuvent être de topographie tronculaire ou radiculaire. Elles peuvent intéresser les nerfs crâniens, notamment le nerf facial. Ces atteintes surviennent volontiers précocement dans l'histoire de la maladie, suggérant un mécanisme immunologique. Une vascularite est parfois mise en évidence par la biopsie nerveuse.

Polyneuropathies inflammatoires. — Elles sont rares, mais surviennent préférentiellement lors des phases précoces de l'infection, notamment au moment de la séroconversion, parfois même avant l'apparition des anticorps. Il en existe des formes aiguës, évoquant un syndrome de Guillain-Barré, et des formes subaiguës et chroniques. L'association à une méningite lymphocytaire doit retenir l'attention. Le mécanisme est probablement immunologique. L'évolution est habituellement favorable.

❒ Atteintes musculaires

Les atteintes musculaires liées au VIH revêtent habituellement l'aspect d'une polymyosite sans caractère particulier. Plus rarement, la formule est celle d'une myosite à inclusions ou d'une myopathie à bâtonnets. Elles doivent être distinguées des myopathies mitochondriales toxiques résultant des traitements par les analogues nucléosidiques.

Syndrome d'infiltration lymphocytaire diffus. — Caractérisé par une hyperlymphocytose T CD8, il traduit une forte réponse contre le VIH. Il peut être responsable de neuropathies et de polymyosites. L'association à un syndrome sec est évocatrice.

Myélopathie associée au virus HTLV-I

Le virus HTLV-I est un rétrovirus existant à l'état endémique dans certaines régions, notamment les Antilles, l'Afrique, le Japon, l'Amérique centrale et l'Amérique du Sud. Il est responsable de deux maladies : la leucémie/lymphome T de l'adulte et la paraparésie spastique tropicale (HAM, *HTLV-I-associated myelopathy*). Plus fréquente chez la femme, cette affection se traduit par une paraplégie spasmodique progressive. Le LCR est inflammatoire, avec une synthèse intrathécale d'IgG. Des anticorps anti-HTLV-I sont présents à un taux élevé dans le sérum et le LCR. Le traitement est dans l'ensemble décevant, mais des améliorations ont été obtenues avec les corticoïdes et l'interféron alpha.

ENCÉPHALOPATHIES À PRIONS (ENCÉPHALOPATHIES SPONGIFORMES)

La protéine du prion

La protéine du prion est un constituant normal, PrPc — « c » de cellulaire —, de la membrane cellulaire, codé par le gène *PRNP* situé sur le chromosome 20.

L'agent responsable des encéphalopathies spongiformes est une *isoforme anormale*, PrPsc — « sc » de scrapie —, protéase-résistante, dont la configuration spatiale est différente de celle de la PrPc. Il existe en fait une variété d'isoformes anormales qu'il est possible d'identifier et de corréler avec les divers aspects des encéphalopathies spongiformes.

Transmissibilité

Les encéphalopathies à prions sont transmissibles de l'homme à l'animal, de l'animal à l'animal et de l'animal à l'homme, comme l'a montrée l'apparition de la nouvelle variante due à l'agent de l'encéphalopathie spongiforme bovine. La transmission de l'homme à l'homme, suggérée par le *kuru*, qui touchait une peuplade de Nouvelle-Guinée en relation avec le cannibalisme rituel, a trouvé sa confirmation dans les formes iatrogènes.

Le prion anormal introduit dans l'organisme peut modifier la conformation de la PrPc synthétisée par l'hôte, aboutissant secondairement à l'accumulation de l'isoforme anormale. Il faut noter que la survenue de l'encéphalopathie, le délai d'incubation et le phénotype peuvent être influencés par le *génotype du codon 129 du gène PRNP* qui est le siège d'un *polymorphisme* (Met/Met, Met/Val ou Val/Val).

Neuropathologie

Les lésions, dépourvues de caractère inflammatoire, intéressent le cortex, les noyaux gris centraux, le cervelet. Elles associent une dégénérescence spongiforme du neuropile, une perte neuronale, une gliose astrocytaire et, parfois, des dépôts amyloïdes. En immuno-histochimie, il est possible de mettre en évidence la PrPsc sous forme de plaques ou d'un marquage diffus. Il existe en fait une variété d'isoformes anormales qu'il est possible d'identifier et de mettre en relation avec les différents profils cliniques et neuropathologiques, ce qui a permis notamment d'établir la relation entre l'encéphalopathie spongiforme bovine et la nouvelle variante de la maladie de Creutzfeldt-Jakob.

Encéphalopathies à prion humaines

Maladie de Creutzfeldt-Jakob

C'est la plus fréquente des encéphalopathies à prion humaines. Elle peut survenir comme une maladie sporadique, comme une maladie génétique, ou comme une maladie « infectieuse » d'origine iatrogène ou liée à la consommation de viande provenant d'animaux atteints d'encéphalopathie spongiforme.

Maladie de Creutzfeldt-Jakob sporadique (85 à 90 % des cas). — Elle débute le plus souvent entre soixante et soixante-dix ans et l'évolution est fatale en six mois. Le tableau clinique associe de façon variable une démence, des myoclonies, des troubles visuels (cécité corticale dans le type Heidenhain), un syndrome cérébelleux ou extrapyramidal, parfois une atteinte des cornes antérieures. L'EEG est évocateur lorsqu'il montre des complexes périodiques, habituellement bi- ou triphasiques, d'une fréquence d'un cycle par seconde environ. Ces complexes sont présents dans environ 60 % des cas. L'IRM, notamment les séquences FLAIR et l'IRM de diffusion, peut visualiser les lésions des noyaux gris centraux ou du cortex. La présence dans le LCR de la protéine 14.3.3 est un marqueur non constant et non spécifique de la maladie; la NSE (*Neuronal Specific Enolase*) est un autre indicateur de destruction neuronale massive. Dans ces formes sporadiques comme dans les formes iatrogènes, l'homozygotie du codon 129 (Val-Val ou Met-Met) du gène du prion est plus fréquente que dans la population générale.

Nouvelle variante de la maladie de Creutzfeldt-Jakob. — L'agent pathogène est celui de l'encéphalopathie spongiforme bovine. Cette variante a été décrite notamment au Royaume-Uni. Elle est particulière par l'âge jeune du début, l'évolution plus lente, la précession des signes cérébelleux sur la démence, la présence en IRM d'hypersignaux particulièrement intenses et symétriques dans les pulvinars, et la présence de l'isoforme anormale de la PrP dans les tissus périphériques (biopsie de l'amygdale). Tous ces cas sont homozygotes pour la méthionine au codon 129 et aucun n'a une mutation du gène *PRNP.*

Maladie de Creutzfeldt-Jakob iatrogène. — Elle débute chez des sujets plus jeunes et a une évolution plus longue. Des troubles psychiques et cérébelleux précèdent la démence. Les causes sont diverses : greffe de dure-mère humaine, greffe de cornée, chirurgie stéréotaxique, hormone de croissance préparée à partir d'hypophyses humaines… L'incubation est plus longue lorsqu'il existe une hétérozygotie Met-Val au codon 129.

Origine génétique (10 à 15 % des cas). — La maladie de Creutzfeldt-Jakob est alors la conséquence d'une mutation ponctuelle pouvant porter sur les codons 182, 200 (la plus fréquente), 210, 232, 178 du gène *PRNP.* Dans le cas de la mutation 178, le phénotype résultant de la mutation dépend du génotype du codon 129 de l'allèle muté. Si ce codon code Val, le phénotype est celui de la maladie de Creutzfeldt-Jakob; s'il code Met, le phénotype est celui de l'insomnie familiale fatale.

Insomnie familiale fatale

Cette affection d'évolution rapidement mortelle, autosomique dominante, liée à une mutation du codon 178 du gène du prion, est toujours associée à un génotype méthionine du codon 129 de l'allèle muté. Le fait caractéristique est l'existence de troubles de la vigilance et du sommeil avec perte progressive du sommeil lent et du sommeil paradoxal. Le tableau clinique peut aussi comporter des troubles dysautonomiques, cérébelleux, extrapyramidaux et une démence. Les lésions prédominent sur les noyaux ventral antérieur et médiodorsal du thalamus.

Syndrome de Gerstmann-Sträussler-Scheinker

Il s'agit est une affection familiale, autosomique dominante. La sémiologie est le plus souvent dominée par un syndrome cérébelleux associé de façon variable à une démence, à des signes extrapyramidaux, à une atteinte de la corne antérieure. L'évolution se fait sur plusieurs années. Les lésions sont particulières par la présence de plaques amyloïdes multicentriques marquées par les anticorps anti-PrP. Des mutations diverses du gène *PRNP* ont été trouvées, dont les plus fréquentes sont P102L et G131V.

Une anomalie du gène de la PrP a été mise en évidence dans certains cas de *démences atypiques* en l'absence des lésions histologiques habituelles des encéphalopathies spongiformes.

BIBLIOGRAPHIE

DAVIS LE. Neurocysticercosis and seizures : avoiding the cost of antihelminthic treatment. *Neurology* 2002; *59* : 1670.

EL BASHIR H *et al.* Diagnosis and treatment of bacterial meningitidis. *Arch Dis Child* 2003; *88* : 615-620.

FENOLLAR F *et al.* Whipple's disease. *NEJM* 2007; *356* : 55-66.

GLATZEL M *et al.* Human prion diseases. *Arch Neurol* 2005; *62* : 545-552.

GRAY F. Les lésions du système nerveux central aux stades précoces de l'infection par le VIH. *Rev Neurol* 1997; *153* : 629-640.

HAUW JJ *et al.* Neuropathologic variants of sporadic C-J disease and codon 129 of PrP gene. *Neurology* 2000; 54 : 1641-1646.

KORALNIK IJ. Progressive multifocal encephalopathy revisited. *Ann Neurol* 2006; *60* : 162-173.

MATHIS S *et al.* Le zona et ses complications neurologiques. *Rev Neurol (Paris)* 2006; *162* : 879-887.

MOULIGNIER A. Atteintes du système nerveux central et infection par le VIH-1. *Rev Neurol (Paris)* 2006; *162* : 22-42.

PRUSNIER SB. Human prion diseases. *Ann Neurol* 1994; *35* : 385-395.

QUAGLIARELLO VJ, SCHELD WM. Treatment of bacterial meningitidis. *NEJM* 1997; *336* : 708-716.

ROSS KL. West Nile encephalitis and myelitis. *Curr Opin Neurol* 2004; *17* : 343-346.

ROULET E. Opportunistic infections of the central nervous system during HIV-1 infections. *J Neurol* 1999; *246* : 237-243.

SÉNE D *et al.* Méningites virales aiguës. *Presse Med* 2002; *31* : 354-358.

STEICHEN O *et al.* Traitement des tuberculosese cérébro-méningées. *Rev Neurol (Paris)* 2006 : *162*; 581-593.

VAN DE BEEK D *et al.* Community-acquired meningitidis in adults. *NEJM* 2006; *354* : 44-53.

WARTER JM *et al.* Les maladies du prion. *Rev Neurol (Paris)* 2002; *158* : 998-1007.

19 DÉMENCES CONFUSION MENTALE AIGUË

La démence et la confusion mentale aiguë — « *delirium* » des auteurs anglo-saxons — ont en commun une altération des fonctions cognitives compromettant l'adaptation de l'individu à son environnement.

S'il est facile de voir ce que ces deux états ont en commun, il est plus difficile d'expliciter ce qui les distingue. Le mode d'installation des troubles est habituellement différent : progressif et insidieux dans la démence, rapide et fluctuant dans la confusion mentale. Ces différences sont le reflet des pathologies en cause : il s'agit le plus souvent de lésions dégénératives progressives dans les démences, d'épisodes « encéphalopathiques » dans la confusion mentale.

La distinction entre ces deux états peut être difficile lorsqu'ils sont associés : une démence débutante est en effet un facteur de risque dans la survenue d'un état confusionnel. Un élément important en faveur du diagnostic de confusion mentale est l'importance des troubles de l'attention dont le degré évoque une perturbation de l'éveil. Les relations entre vigilance et confusion mentale apparaissent bien dans certaines pathologies (traumatismes crâniens, encéphalopathies métaboliques) où la confusion mentale est souvent une étape entre le coma et le retour d'une conscience claire.

DÉMENCES

La démence est définie par la dégradation progressive des fonctions cognitives. Elle résulte le plus souvent de lésions étendues du cortex des deux hémisphères cérébraux, prédominant dans les régions ayant une fonction associative polymodale. Plus rarement, des lésions sous-corticales, bilatérales mais pouvant être limitées, sont responsables d'une démence en interférant avec l'activation ordonnée et cohérente du cortex cérébral. En fait, dans nombre d'affections démentielles, des lésions corticales et sous-corticales sont associées.

Reconnaître une démence est une chose, diagnostiquer l'affection responsable de la démence en est une autre. Dans nombre de ces affections, le diagnostic de la maladie en cause peut et doit être posé avant le stade démentiel qui est tardif.

Sémiologie générale

Trouble cognitif léger

Il est malaisé de dater le début d'une démence en raison du caractère en règle insidieux de l'installation des troubles et de l'existence d'un continuum entre le déclin cognitif normalement lié à l'âge et la démence caractérisée.

Le *trouble cognitif léger* est défini par l'existence d'un déficit cognitif objectif, en l'absence de démence proprement dite et notamment de répercussion sur les activités de la vie quotidienne. La question posée par la constatation d'un déficit de ce type est de savoir s'il s'agit d'un trouble cognitif bénin lié à l'âge ou d'un stade prédémentiel.

Le risque d'évolution vers une maladie d'Alzheimer, cause principale des démences, est important lorsque la formule du trouble cognitif est celle d'un déficit mnésique de type hippocampique, tel qu'il peut être objectivé notamment par le test des cinq mots de B. Dubois (tableau 19.I).

Tableau 19.I *L'épreuve des cinq mots de B. Dubois.*

1. « *Lisez cette liste de mots à voix haute et essayez de les retenir car je vous les redemanderai tout à l'heure : musée, limonade, sauterelle, passoire, camion.* »
2. Encodage sémantique : « *Pouvez-vous tout en regardant la liste me dire quel est le nom de l'ustensile de cuisine, du moyen de transport, de la boisson, du bâtiment, de l'insecte ?* »
3. Contrôle de l'enregistrement par rappel libre immédiat (RLI) et, seulement pour les mots non rappelés, rappel indicé (rappel indicé immédiat : RII). *Score rappel immédiat : RLI + RII : 0 à 5*
4. Après une tâche cognitive intercurrente (empan des chiffres dans l'ordre), étude de la mémorisation par rappel différé : RDL puis RDI, selon la même procédure. *Score rappel différé : RDL + RDI : 0 à 5*
Le score total est normalement égal à 10

Stade démentiel

La reconnaissance de la démence est souvent tardive car le patient ne prend que très imparfaitement conscience de ses troubles cognitifs et la tolérance du milieu familial et même de l'entourage professionnel peut être surprenante. Un incident est parfois révélateur : fugue, conduite inappropriée, incapacité de s'adapter à une modification de l'environnement, une hospitalisation, le décès du conjoint.

Le diagnostic de démence implique par définition la mise en évidence d'un déficit acquis dans des domaines cognitifs multiples, devant inclure la mémoire, et suffisamment sévère pour provoquer des difficultés sociales ou professionnelles (critères du DSM-IV). Il repose sur l'évaluation clinique en s'aidant de tests.

Évaluation clinique

L'évaluation clinique doit préciser :

– les modifications de la personnalité et du comportement;

– l'orientation dans le temps et dans l'espace, la capacité à s'orienter dans les lieux familiers ou inhabituels;

– la mémoire, dont les troubles peuvent perturber l'activité quotidienne : difficulté pour retrouver un objet usuel, mémoriser une liste de course, se rappeler un rendez-vous, la teneur d'un livre lu récemment, d'une émission de télévision. Il faut étudier le rappel immédiat (empan mnésique) et différé d'une série de chiffres, de mots ou d'image, en rappel libre, indicé ou en reconnaissance. Il faut aussi étudier la mémoire épisodique, autobiographique (souvenirs personnels) et la mémoire sémantique (connaissances générales);

– le langage dont l'atteinte peut se manifester par un manque du mot, des paraphasies, l'impossibilité de construire un récit, des troubles de la compréhension apparaissant dans le résumé d'un texte, dans l'exécution des consignes complexes. L'atteinte du langage écrit est généralement plus précoce que celle du langage oral;

– le raisonnement par la résolution de problèmes simples, en distinguant ce qui revient à des erreurs stratégiques et à des troubles du calcul; le jugement par la critique d'histoires absurdes;

– les capacités d'abstraction, notamment sur les tests de similitudes, l'interprétation de proverbes;

– l'existence de troubles praxiques ou gnosiques.

Le MMS (*Mini-Mental State Examination*). — Il s'agit d'un test global, largement utilisé pour déceler une détérioration intellectuelle (tableau 19.II). Un score inférieur à 27/30 est considéré comme anormal. Un score inférieur ou égal à 23/30 est obtenu dans la démence. Cependant, ce test doit être interprété en fonction du niveau d'éducation et du contexte clinique dans la mesure où il peut être perturbé, en l'absence de démence, chez un sujet ayant un trouble limité à une fonction instrumentale, tel qu'une aphasie ou un syndrome amnésique. Par ailleurs, ce test manque de sensibilité, en particulier pour l'évaluation des fonctions exécutives frontales.

D'autres échelles permettent l'évaluation :

– des activités de la vie quotidienne, telles que les capacités à utiliser le téléphone, les moyens de transport, à gérer les prises médicamenteuses, le budget;

– du comportement : contrôle de soi, hygiène corporelle et vestimentaire, réactions affectives, empathie.

Diagnostic différentiel

La *détérioration élective d'une fonction cognitive* doit être distinguée de la dégradation globale, qui définit la démence. Cependant, nombre d'affections évoluant secondairement vers la démence débutent par un trouble cognitif largement prédominant, qui peut être de nature amnésique, aphasique, voire apraxique ou agnosique, ou encore par des modifications de la personnalité ou du comportement en l'absence de détérioration cognitive notable.

La *dépression* est la cause d'erreur la plus fréquente. L'état dépressif peut être responsable d'une inhibition et de troubles de l'attention donnant l'apparence d'une détérioration intellectuelle. Le diagnostic de la dépression repose sur l'histoire personnelle du patient et ses antécédents familiaux, sur la notion d'insomnie, de variation des troubles qui tendent à s'atténuer au cours de la journée, sur le fait que les réponses aux questions sont tardives et hésitantes plus souvent qu'erronées.

La *confusion mentale*, étudiée plus loin, doit être distinguée de la démence en raison de sa réversibilité potentielle. L'importance des troubles de l'attention

Tableau 19.II *Mini-Mental Test* (Folstein *et al.*, 1975).

Mini-Mental Test			
Score maximal	Score		
5		ORIENTATION (1 point par réponse juste)	
		A. – En quelle année sommes-nous?	
		– quelle saison?	
		– quel mois?	
		– quelle est la date?	
		– le jour?	
5		B. – Dans quelle ville sommes-nous?	
		– quel département?	
		– quel est le nom de l'hôpital (ou adresse du médecin)?	
		– quelle salle (ou endroit, cabinet, etc.)?	
3		APPRENTISSAGE Donner 3 noms d'objets au rythme de un par seconde (ex. : cigare, fleur, porte); à la répétion immédiate compter 1 par réponses correctes. Répéter jusqu'à ce que les 3 mots soient appris. Compter le nombre d'essais ⎣__⎦ (ne pas coter).	
5		ATTENTION ET CALCUL Compter à partir de 100 en retirant 7 à chaque fois. Arrêter après 5 soustractions. Noter le nombre de réponses correctes	
		Si le patient ne peut ou ne veut effectuer cette tâche demander d'épeler le mot « monde » à l'envers (ne pas coter).	
3		RAPPEL Demander les 3 noms d'objets présentés auparavant (1 point par mot correct)	
9		LANGAGE	
		Dénommer un stylo, une montre (2 points)	
		Répéter « Il n'y a pas de mais, ni de si, ni de et » (1 point)	
		Exécuter un ordre triple : « Prenez un papier dans la main droite, pliez le en deux et jetez le sur le plancher » (1 point par item correct)	
		Lire et exécuter un ordre écrit : « Fermez les yeux » (1 point)	
		Copier le dessin suivant (1 point) (Tous les angles doivent être présents)	
		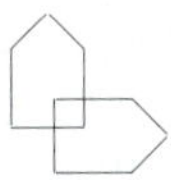	
		Écrire une phrase spontanée (au moins 1 sujet et 1 verbe, sémantiquement correcte, mais la grammaire et l'orthographe sont indifférentes) (1 point)	
Total (30)			

Apprécier le niveau de vigilance sur un continuum : Vigile — Obnubilé — Stupeur — Coma

D'après les normes américaines la limite inférieure de la normale se situe à 23-24 pour les niveaux culturels moyens et supérieurs et 21-22 pour les niveaux inférieurs. Au-dessous de cette limite on peut conclure à une détérioration intellectuelle légère si la note reste supérieure ou égale à 15, modérée de 15 à 5 et sévère au-dessous de 5.

et leur caractère fluctuant sont des éléments différentiels importants. Toutefois, la préexistence d'une détérioration intellectuelle est un facteur de risque de survenue d'un état confusionnel.

Démences symptomatiques

La démence est parfois un phénomène résiduel, persistant au décours d'une agression cérébrale aiguë telle qu'un traumatisme crânien grave, un trouble métabolique majeur (anoxie, hypoglycémie), une méningoencéphalite sévère.

Dans la majorité des cas, la démence résulte d'un processus pathologique évolutif. Les démences dégénératives primitives sont les plus fréquentes chez les sujets de plus de soixante ans. Cependant de nombreuses autres causes doivent être envisagées, en particulier chez les sujets plus jeunes.

L'âge de début, l'anamnèse, les antécédents personnels et familiaux, les données de l'examen général et de l'examen neurologique peuvent orienter vers la cause d'une démence. Un bilan biologique usuel, complété par le dosage de la calcémie, de la vitamine B12, des folates et de la TSH doit être pratiqué. Sans être systématiques, certains examens doivent être demandés au moindre doute : EEG, sérologie HIV, sérologie de la syphilis, bilan immunologique, examen du LCR.

L'*IRM* a un rôle central dans l'orientation du diagnostic étiologique d'une démence. Elle permet de reconnaître des causes rares, telles qu'un processus expansif ou une hydrocéphalie. Par ailleurs, l'étude de la substance blanche est instructive. Dans les démences dégénératives primitives le processus lésionnel intéresse essentiellement la substance grise, notamment corticale : les lésions de la substance blanche sont absentes ou au moins discrètes. Lorsque l'IRM montre des lésions importantes de la substance blanche, d'autres causes doivent être envisagées : leucoencéphalite, leucoencéphalopathie d'origine vasculaire, leucodystrophie.

Les *causes* de ces démences symptomatiques sont pour la plupart étudiées dans d'autres chapitres : tumeurs cérébrales, traumatismes crâniens, maladies inflammatoires, infectieuses et/ou transmissibles, affections toxiques, métaboliques ou endocriniennes. Seules sont envisagées ici les démences vasculaires.

Démences vasculaires

Des lésions d'origine vasculaire jouent un rôle dans au moins 15 % des démences, et leur responsabilité est probablement plus importante lorsque l'on considère les « *troubles cognitifs d'origine vasculaire* » survenant sans que les critères de démence soient présents. Le support vasculaire de ces troubles cognitifs est variable.

Des *infarctus multiples* peuvent être en cause. À côté de la multiplicité et de l'étendue des lésions, l'importance stratégique de certaines localisations lésionnelles doit être considérée : gyrus angulaire, partie inféro-médiane du lobe temporal, du lobe frontal, mais aussi lésions sous-corticales interrompant les circuits cognitifs cortico-sous-corticaux (partie antérieure et/ou paramédiane du thalamus, noyau caudé).

L'imagerie montre avec une relative fréquence des lésions d'origine vasculaire chez les patients âgés déments : leucoaraïose, lacunes, microhémorragies. Il faut se garder d'attribuer à ces lésions la responsabilité exclusive de la détérioration; elles peuvent cependant contribuer à décompenser des lésions corticales diffuses de type Alzheimer qui sont presque toujours associées.

Les *maladies des petites artères cérébrales* sont responsables de lésions plus ou moins étendues de la substance blanche, souvent associées à des infarctus lacunaires. Parmi les affections en cause, il faut mentionner notamment l'*encéphalopathie artérioscléreuse de Binswanger* qui survient pratiquement toujours chez des sujets hypertendus. Des manifestations neurologiques, notamment des troubles de la marche, précèdent habituellement la démence qui est de type sous-cortical, avec une sémiologie frontale prédominante. Les *angéites cérébrales*, les *angiopathies amyloïdes cérébrales*, le *CADASIL* sont d'autres causes possibles.

Démences dégénératives primitives

Maladie d'Alzheimer

La maladie d'Alzheimer est la cause la plus fréquente des démences (environ 60 %), atteignant 2 à 5,8 % des sujets âgés de plus de soixante-cinq ans. La prévalence de la maladie s'élève progressivement avec l'âge pour atteindre 15 à 20 % des sujets de quatre-vingts ans. En raison du vieillissement de la population, cette maladie sera donc de plus en plus fréquente.

❐ Neuropathologie

Les lésions de la maladie d'Alzheimer prédominent sur le système hippocampo-amygdalien et sur le néocortex associatif pariéto-temporal, mais il existe aussi des lésions sous-corticales intéressant notamment le noyau basal de Meynert. Ces lésions associent déperdition neuronale, plaques amyloïdes, dégénérescences neurofibrillaires et angiopathie amyloïde.

- **Plaques amyloïdes (plaques séniles)**

La plaque amyloïde comprend un noyau amyloïde central entouré de prolongements neuronaux en dégénérescence. Une activation de facteurs intervenant dans l'inflammation est notée au sein de la plaque. Des plaques diffuses, plus petites, limitées au dépôt amyloïde sans lésions neuronales adjacentes, pourraient être un stade initial.

La substance amyloïde est constituée essentiellement par l'accumulation d'un peptide de 39 à 42 acides aminés (peptide β-amyloïde, ou Aβ), qui dérive d'un précurseur de plus grande taille (APP, *Amyloid Precursor Protein*) codé par un gène situé sur le chromosome 21.

L'APP est une protéine transmembranaire qui est normalement clivée par l'alpha sécrétase au sein du peptide Aβ, empêchant ainsi son accumulation. Une production accrue de ce peptide pourrait être le point de départ des événements conduisant aux dégénérescences neurofibrillaires et à la mort neuronale (hypothèse de la cascade amyloïde et d'un gain de fonction toxique). Une autre hypothèse est une perte d'une fonction normale de la protéine APP.

- **Dégénérescences neurofibrillaires (DNF)**

Les DNF résultent de l'accumulation dans le corps des neurones et les dendrites de protéine tau sous la forme d'amas fibrillaires constitués de paires de filaments hélicoïdaux. Ces filaments contiennent une isoforme anormalement phosphorylée de la protéine tau, protéine associée aux microtubules. La protéine tau phosphorylée est aussi présente au niveau des plaques et de filaments présents dans le neuropile.

Il existe une corrélation entre l'extension des DNF et la détérioration cognitive. Cette extension progresse de façon systématique à partir du cortex entorhinal vers l'hippocampe, l'amygdale, le néocortex temporal, puis vers le cortex associatif pariétal et frontal, en respectant les aires primaires. Des DNF sont aussi constatées précocement dans les noyaux cholinergiques de la base projetant sur ces régions.

- **Angiopathie amyloïde cérébrale**

Cette angiopathie, liée à des dépôts de protéine b-amyloïde dans la paroi des vaisseaux de la leptoméninge et du cortex, peut être observée chez des sujets âgés non déments, mais elle est beaucoup plus fréquente dans la maladie d'Alzheimer.

❐ Diagnostic

Le diagnostic est généralement évoqué devant une altération progressive de la mémoire. Les troubles mnésiques prédominent sur le passé récent, d'où l'étonnement de l'entourage devant l'oubli d'événements qui auraient dû être marquants pour le patient. En ce qui concerne la mémoire à long terme, les troubles prédominent sur la mémoire épisodique, alors que la mémoire sémantique est moins atteinte.

Lorsqu'il existe un trouble de la mémoire isolé, discret mais objectivable (« déficit cognitif léger »), le risque de survenue d'une maladie d'Alzheimer a été évalué à 8,3 % par an contre 1,7 % par an chez les sujets normaux. La question est donc de savoir si un tel déficit cognitif léger correspond à une maladie d'Alzheimer débutante ou résulte du vieillissement cérébral normal. La réponse définitive est apportée par le suivi évolutif mais, lors des épreuves de rappel différé, l'absence d'amélioration par l'indiçage et l'existence de nombreuses intrusions sont plus en faveur d'une maladie d'Alzheimer débutante que d'un déclin cognitif lié à l'âge. L'imagerie (IRM) peut être évocatrice lorsqu'elle montre une atrophie prédominant sur les régions hippocampiques.

Le *diagnostic* de maladie d'Alzheimer avérée implique l'association au trouble mnésique d'autres altérations cognitives. Dans le domaine du langage, le trouble initial est habituellement un manque du mot. L'examen neuropsychologique permet souvent de mettre en évidence des troubles praxiques, notamment une apraxie constructive, des troubles gnosiques portant en particulier sur l'espace, avec des difficultés d'orientation, des perturbations de la pensée abstraite.

Une présentation rare de la maladie d'Alzheimer est celle d'une *atrophie corticale postérieure* dominée par des troubles visuo-spatiaux comportant des éléments du syndrome de Balint (ataxie optique, simultagnosie) ou du syndrome de Gerstmann (acalculie, agraphie, agnosie digitale, indistinction droite-gauche). La maladie d'Alzheimer est la cause principale de ce syndrome qui peut aussi relever d'une maladie des corps de Lewy, d'une dégénérescence cortico-basale ou d'une maladie de Creutzfeldt-Jakob.

❐ Évolution

L'évolution de la maladie est lentement progressive. On assiste à une réduction des activités quotidiennes, à l'apparition d'erreurs dans la reconnaissance des proches et des lieux. Des troubles psychiatriques peuvent compliquer la situation : dépression, idées délirantes, hallucinations, troubles du comportement. Tôt ou tard survient une perte d'autonomie conduisant souvent à une institutionnalisation. Des crises d'épilepsie, des myoclonies peuvent être observées tardivement. Le terme évolutif est un état grabataire avec une perte totale de communication.

❐ Étiologie

En dehors des formes familiales, qui ne représentent qu'une minorité de cas (environ 5 %), la cause de la maladie d'Alzheimer est inconnue.

L'*allèle E4* du gène de l'apolipoprotéine E constitue un facteur de risque pour la survenue d'une maladie d'Alzheimer. Ce gène existe dans la population générale sous trois formes alléliques : E2, E3 (le plus commun) et E4. Dans la population atteinte de maladie d'Alzheimer, l'allèle E4 est surreprésenté, l'allèle E2 est sous-représenté. Toutefois, l'allèle E4 n'est qu'un facteur de risque. Même chez les sujets très âgés, il n'est pas obligatoirement associé à une maladie d'Alzheimer. L'ApoE4 interviendrait en se liant à la protéine b-amyloïde, favorisant son dépôt, alors que l'ApoE3 aurait un effet protecteur en prévenant la phosphorylation anormale de la protéine tau.

Formes familiales. — Elles ont généralement un début précoce, avant soixante ans. Leur transmission est autosomique dominante. Trois gènes différents peuvent être en cause. Une mutation du gène codant la protéine b-amyloïde sur le *chromosome 21* est responsable de seulement 2 à 3 % des formes familiales de maladie d'Alzheimer. La surexpression de ce gène dans la trisomie 21 rend compte de la quasi-constance de lésions de type Alzheimer chez les mongoliens dès l'âge de trente-cinq/quarante ans. Un gène, sur le *chromosome 14* (gène de la *préséniline 1*), est responsable de 70 à 80 % des cas familiaux, et un gène sur le *chromosome 1* (gène de la *préséniline 2*) est en cause dans plus de 20 % des cas.

❐ Perspectives thérapeutiques

Des inhibiteurs de la cholinestérase centrale (donépézil, rivastigmine, galantamine) ont fait la preuve d'une certaine efficacité sur les troubles cognitifs et les troubles du comportement. Il en est de même pour la mémantine qui est un antagoniste des récepteurs NMDA.

En dehors de ces traitements visant à corriger le déficit cholinergique, diverses pistes sont explorées. Celle des anti-inflammatoires repose sur la notion d'une moindre fréquence de la maladie d'Alzheimer chez les sujets ayant été soumis à un traitement anti-inflammatoire et sur la présence d'éléments du complexe de l'inflammation au sein des plaques amyloïdes. Des essais, visant à réduire la formation des radicaux libres, recourent aux inhibiteurs de la MAO-B, à l'alphatocophérol. La correction des facteurs de risque vasculaire est importante dans la mesure où l'expression de la maladie d'Alzheimer peut être favorisée par une pathologie vasculaire associée.

Démence avec corps de Lewy diffus

Cette variété de démence est définie par la présence de corps de Lewy dans le tronc cérébral, les noyaux sous-corticaux, le cortex limbique et le néocortex. Ces corps de Lewy diffus sont trouvés à l'autopsie de 15 à 20 % des démences, isolés ou associés aux lésions de la maladie d'Alzheimer, dont ils réalisent alors la variante à corps de Lewy.

Quelques éléments permettent de soupçonner ce diagnostic : une détérioration cognitive initialement de type frontal, des fluctuations importantes dans les troubles cognitifs avec des épisodes confusionnels, des hallucinations notamment visuelles, la présence précoce de signes parkinsoniens, une grande sensibilité aux neuroleptiques, la survenue de chutes, d'accidents syncopaux, de troubles passagers de la vigilance.

Les relations avec la maladie de Parkinson doivent être envisagées sous l'angle chronologique. Le diagnostic de démence avec corps de Lewy est retenu lorsque les troubles cognitifs apparaissent avant ou en même temps qu'un syndrome parkinsonien. Le diagnostic de démence associée à une maladie de Parkinson correspond aux cas où le syndrome démentiel se constitue après plusieurs années d'évolution du syndrome parkinsonien.

Les inhibiteurs de la cholinestérase semblent avoir une certaine efficacité sur les troubles cognitifs et les hallucinations visuelles. Lorsqu'il existe un syndrome parkinsonien, sa sensibilité à la L-dopa est modérée. Les neuroleptiques classiques et les anticholinergiques doivent être évités.

Démences fronto-temporales et maladie de Pick

Les démences fronto-temporales ont en commun une atteinte dégénérative frontale et temporale antérieure, et une expression clinique inaugurale dominée par des troubles du comportement. Elles représentent la troisième cause de démence dégénérative, après la maladie d'Alzheimer et la démence à corps de Lewy.

Dans une minorité de cas, les lésions sont celles de la *maladie de Pick*, associant déperdition neuronale, gliose astrocytaire, neurones ballonnés ou contenant des inclusions argentophiles en boule marquées par l'anticorps tau (cellules de Pick).

Plus souvent, les *lésions non spécifiques* se limitent à de la gliose et de la spongiose, faisant parler de démences sans signe histologique distinctif. En fait, dans bon nombre de ces cas, ainsi que dans la démence associée à la sclérose latérale amyotrophique, il est possible de mettre en évidence des inclusions ubiquitine-positives.

Des troubles du comportement, perturbant la vie sociale et familiale, sont au premier plan : apathie ou agressivité, indifférence affective, désinhibition, troubles obsessifs compulsifs avec des comportements stéréotypés, réduction du langage, troubles des fonctions exécutives. Le MMS est initialement peu modifié. En ce qui concerne la mémoire, le rappel immédiat est satisfaisant, le rappel différé libre est déficient, mais les performances sont très améliorées par l'indiçage et en reconnaissance. Le syndrome frontal est au premier plan, bien mis en évidence par la batterie rapide d'efficience frontale explorant les similitudes, l'évocation lexicale, le comportement de préhension, les séquences motrices, les consignes conflictuelles, le test *Go/No Go*. Des troubles moteurs peuvent apparaître secondairement, de type parkinsonien, pyramidal ou de la corne antérieure.

Dans près de la moitié des cas, l'affection a un caractère familial. Des associations ont été trouvées avec le chromosome 17 sur lequel est localisé le gène de la protéine tau (« démence frontotemporale avec parkinsonisme »). La protéine tau est un marqueur des formes liées à une mutation de ce gène. Cependant, certaines démences fronto-temporales familiales avec parkinsonisme, liées au chromosome 17, ne sont pas dues à des mutations du gène tau mais à des mutations du gène codant la progranuline. Une forme, liée au chromosome 9, due à des mutations portant sur le gène *VCP* (*Valosin-Containing Protein*), est particulière par l'association à la démence d'une myosite à inclusions et d'une maladie de Paget. Une autre forme familiale, associant démence fronto-temporale et sclérose latérale amyotrophique est liée au chromosome 3.

De ces démences fronto-temporales on rapproche l'*aphasie non fluente progressive* et la *démence sémantique*. L'aphasie non fluente progressive, dans laquelle l'atrophie fronto-temporale prédomine à gauche, est caractérisée par un trouble du langage prédominant sur l'expression, la compréhension étant relativement conservée. La démence sémantique est caractérisée par un déficit progressif de la dénomination, orale ou écrite, quel que soit le mode de présentation des items. Il s'y ajoute un trouble de la compréhension de la signification des items, portant non seulement sur les mots mais aussi sur les objets. Ce trouble de la mémoire sémantique contraste avec la conservation de la mémoire épisodique. Le langage, peu informatif, reste fluent, phonologiquement et syntaxiquement correct. La résolution des problèmes non verbaux, les capacités perceptives et visuo-spatiales sont conservées. Ce syndrome correspond à une atrophie temporale prédominant sur le pôle et la région inférolatérale du lobe temporal, prédominant sur l'hémisphère gauche. L'évolution de ces atrophies primaires initialement circonscrites se fait généralement vers une démence fronto-temporale au terme d'une évolution moyenne de sept à huit ans.

Autres démences dégénératives

Des troubles cognitifs sont souvent constatés au cours de l'évolution de *maladies neurodégénératives dominées par des perturbations de la motricité*. Dans ces affections, étudiées avec les maladies des noyaux de la base (chapitre 13), ces troubles cognitifs sont parfois précoces.

❒ Maladie de Parkinson

Chez les sujets âgés, le risque de développer une démence est plus élevé chez les parkinsoniens que dans la population générale. Pour interpréter ces faits, il faut considérer, d'une part, la probabilité d'un continuum entre maladie de Parkinson et démence avec corps de Lewy, qui sont des synucléopathies, et d'autre part l'existence d'interactions entre protéine α-synucléine (marqueur des corps de Lewy) et protéine tau (marqueur des dégénérescences neurofibrillaires).

❒ Paralysie supranucléaire progressive et dégénérescence cortico-basale

Ces deux affections appartiennent au groupe des *tauopathies*, avec la maladie d'Alzheimer et la FTDP-17.

Dans la paralysie supranucléaire progressive, la localisation sous-corticale préférentielle des lésions rend compte de la prédominance des troubles moteurs. Cependant, l'association à une détérioration cognitive de type frontal est constante.

Dans la dégénérescence cortico-basale, la détérioration cognitive peut être initialement prédominante, donnant lieu à un tableau de démence fronto-temporale ou d'aphasie progressive non fluente.

❒ Sclérose latérale amyotrophique

Une démence de type fronto-temporal est observée dans environ 15 % des cas, pouvant précéder l'apparition des signes de la SLA ou leur succéder.

❒ Maladie de Huntington

Une détérioration cognitive de type frontal est constamment associée aux troubles du mouvement. Elle est parfois au premier plan, contrastant avec la discrétion des mouvements anormaux qui doivent être recherchés attentivement.

CONFUSION MENTALE

La confusion mentale est un état de déstructuration de la conscience dont le degré est très variable et fluctuant. L'importance de l'état confusionnel tient à sa fréquence et à sa gravité potentielle : 10 % des malades hospitalisés dans un service de médecine interne présentent à un moment ou à un autre un état confusionnel et ce chiffre peut atteindre 30 à 60 % des cas pour les patients de plus de soixante-dix ans. L'existence d'un état confusionnel est un facteur de risque indépendant de mortalité chez les patients hospitalisés. Fait essentiel, la confusion mentale est potentiellement réversible à condition d'être reconnue et traitée précocement.

Étude clinique

La *présentation* et le *comportement* de ces malades sont variables. Certains sont agités, hyperactifs et hyperréactifs, réagissant de façon non discriminative à toute stimulation, comme s'ils étaient dans un état d'alerte excessive. Ces formes surviennent surtout dans les confusions déclenchées par un sevrage. Plus souvent, les patients sont hypoactifs, apathiques, indifférents aux stimulations externes.

Le *trouble de l'attention* est indispensable au diagnostic de confusion mentale. Il peut être évident mais, dans les formes légères, il est nécessaire pour le mettre en évidence de recourir à des tests simples tels que donner les jours de la semaine ou les mois à l'envers, compter de 3 en 3 à reculons.

Les *troubles de la mémoire* sont parfois massifs, portant à l'évidence sur la mémoire antérograde et sur la mémoire rétrograde, mais ils sont souvent moins apparents, devant être recherchés par des épreuves telles que la répétition immédiate et différée de trois mots. Des *troubles du langage* sont fréquents, le langage pouvant être décousu, incohérent, émaillé de paraphasies. Il peut être difficilement compréhensible du fait du faible volume de la voix. Il ne faut évidemment pas confondre avec une confusion mentale une aphasie fluente aboutissant à la production d'un jargon dont le patient est anosognosique. Des *troubles praxiques* peuvent aussi exister, apparaissant dans la manipulation des objets, notamment des vêtements avec une apraxie d'habillage.

Une *désorientation temporo-spatiale* est fréquente, mais d'intensité variable. Dans les formes discrètes, le patient peut être orienté pour les lieux et les personnes mais désorienté dans le temps et être notamment incapable de donner approximativement l'heure de la journée. Dans la désorientation interviennent le trouble de l'attention et de la mémoire mais aussi, dans certaines formes massives, des troubles perceptivo-gnosiques. C'est surtout dans ces formes extrêmes, survenant souvent dans un contexte de sevrage, que l'on peut aussi observer des illusions perceptives, des hallucinations sensorielles et des fausses reconnaissances.

Diagnostic différentiel

Il faut distinguer de la confusion mentale les *syndromes amnésiques purs de type Korsakovien* où le trouble de la mémoire est isolé et où font défaut en particulier les troubles de l'attention. À ce titre, l'amnésie globale de l'ictus amnésique n'est pas un état confusionnel.

Le principal diagnostic différentiel est la *démence*. Classiquement, la démence se différencie de la confusion mentale par l'irréversibilité et la progressivité des troubles. Cependant, l'évolution d'une démence peut être émaillée par des épisodes confusionnels, et l'âge et l'existence d'une détérioration intellectuelle préexistante sont les principaux facteurs de risque d'une confusion mentale. Les éléments pouvant être retenus en faveur de la confusion mentale sont : l'importance des troubles de l'attention, la fluctuation des troubles et notamment leur variabilité au cours du nycthémère, la désorganisation du cycle veille-sommeil, le début aigu ou rapide des troubles, la mise en évidence d'un facteur déclenchant.

Diagnostic étiologique

Le diagnostic étiologique est orienté par l'anamnèse, l'examen clinique et le bilan biologique. L'EEG montre un ralentissement du tracé, parfois des anomalies focalisées orientant vers une cause lésionnelle. Surtout, il permet le diagnostic des épilepsies à forme confusionnelle. Une imagerie cérébrale et un examen du LCR sont souvent nécessaires.

Causes infectieuses

Une *confusion mentale fébrile* doit faire évoquer en premier lieu une *méningite* ou une *méningoencéphalite* bactérienne ou virale. Cependant, toute infection, telle qu'une pneumopathie ou une pyélonéphrite, peut déclencher, en particulier chez un sujet âgé, une confusion mentale.

Causes vasculaires

Les pathologies vasculaires en cause sont celles qui donnent lieu à une souffrance cérébrale diffuse (*hémorragie sous-arachnoïdienne*) ou multifocale (*angéites cérébrales, embolies cérébrales multiples* compliquant notamment une endocardite bactérienne).

Une *lésion focale*, corticale ou sous-corticale, notamment thalamique, peut aussi être en cause. Lorsqu'il s'agit d'une lésion corticale, elle intéresse habituellement le cortex associatif polymodal préfrontal, pariétal postérieur ou inféro-temporal. Ces lésions siègent le plus souvent du côté droit. Ce fait est à rapprocher des études neuropsychologiques qui font jouer à l'hémisphère droit un rôle prédominant dans les mécanismes de l'attention.

Causes toxiques

L'*intoxication oxycarbonée*, responsable d'un coma dans les formes sévères, peut aussi se manifester sous la forme d'un état confusionnel. Le diagnostic, qu'il serait grave de méconnaître, doit être évoqué sur les circonstances de survenue.

Un *facteur iatrogène* intervient souvent dans la survenue d'une confusion mentale. Les médicaments le plus souvent en cause, notamment chez les personnes âgées, sont les hypnotiques et les anxiolytiques. Pour certains médicaments, comme les benzodiazépines, la confusion résulte parfois de la prise unique d'un médicament, mais le plus souvent elle résulte d'un sevrage. Les médicaments ayant une activité anticholinergique, tels que les antiparkinsoniens de synthèse et les antidépresseurs tricycliques, peuvent aussi déclencher des états confusionnels. Chez les parkinsoniens, les agonistes dopaminergiques mais aussi la L-dopa peuvent induire des états confusionnels qui interfèrent avec la conduite du traitement.

Alcool

L'alcool est une cause importante de confusion mentale, qu'il s'agisse d'une forme confusionnelle d'ivresse ou d'un phénomène de sevrage. Il est toutefois important de ne pas méconnaître une intoxication associée ou une autre pathologie.

❐ Ivresses pathologiques

Chez certains sujets, l'ivresse tend à survenir sous une forme inhabituelle. Ces ivresses pathologiques peuvent revêtir des aspects variés : forme confusionnelle, mais aussi forme excito-motrice dominée par la violence, l'agressivité; forme hallucinatoire ou délirante volontiers à thème de persécution ou de jalousie.

❐ *Delirium tremens*

Le *delirium tremens* est une complication de l'alcoolisme chronique. Il est causé par un sevrage complet ou relatif survenant à l'occasion d'événements intercurrents variés. Le rôle du sevrage, important dans la genèse des *crises d'épilepsie* survenant chez les alcooliques, explique la fréquence avec laquelle des crises sont observées au cours de la phase prémonitoire du *delirium tremens*.

Il s'agit d'un *état confuso-onirique* associant à la désorientation temporo-spatiale, des phénomènes illusionnels et hallucinatoires qui entretiennent l'agitation. Un tremblement et une dysarthrie, des troubles de l'équilibre et de la coordination des mouvements sont habituels. Le syndrome général — fièvre, tachycardie, sueurs profuses, déshydratation — mesure la gravité de l'accès.

La réhydratation, la correction des désordres électrolytiques, le traitement d'un état pathologique associé, notamment infectieux, sont nécessaires. Le diazépam est le médicament le plus utilisé pour calmer l'agitation. L'administration de thiamine doit être systématique. L'accès, dont le malade ne garde pas le souvenir, a une durée moyenne de deux à trois jours.

D'autres manifestations sont dues aussi au sevrage. Le *délire alcoolique subaigu* est une forme atténuée de *delirium*. L'*hallucinose des buveurs* de Wernicke a en revanche une sémiologie particulière, caractérisée par des hallucinations auditives survenant chez un sujet non confus. Il s'agit en règle d'un état hallucinatoire aigu, résolutif en quelques jours — cependant le passage à la chronicité a été décrit.

❐ Encéphalopathie de Gayet-Wernicke

Due à une *carence en thiamine*, elle complique le plus souvent un alcoolisme chronique. Ce mécanisme carentiel explique qu'elle puisse survenir en dehors de tout alcoolisme, chez des sujets présentant des troubles nutritionnels graves.

Les lésions sont visibles sur l'IRM sous la forme d'hypersignaux en T2. Elles intéressent de façon symétrique les régions périventriculaires du thalamus et de l'hypothalamus, avec une atteinte particulièrement marquée et constante des tubercules mamillaires, du plancher du quatrième ventricule et de la région péri-aqueducale. La formule lésionnelle associe une raréfaction et des altérations neuronales, une prolifération gliale et vasculaire avec parfois de petites hémorragies.

Le stade d'encéphalopathie confirmée est précédé par une aggravation des troubles nutritionnels avec amaigrissement, réduction de l'activité et tendance à la somnolence.

La décompensation se fait souvent de façon assez brutale. Des troubles de la vigilance sont habituels, mais il s'agit rarement d'un coma. Il existe un état confusionnel avec désorientation temporo-spatiale complète. La sémiologie neurologique est dominée par des troubles de l'équilibre et de la motilité oculaire. Les troubles oculomoteurs se limitent habituellement à un nystagmus horizontal ou vertical, à une parésie bilatérale des VI. Les grandes opthalmoplégies sont beaucoup plus rares. Le syndrome neurologique peut aussi comporter une hypertonie de type oppositionniste, un *grasping*, des signes cérébelleux.

L'encéphalopathie de Gayet-Wernicke est assez souvent reconnue trop tardivement pour que les lésions soient entièrement réversibles sous l'influence du traitement. Dès que ce diagnostic est évoqué, il faut instituer *le traitement par la thiamine qui doit être administrée par voie parentérale*, à la posologie de 500 mg à 1 g par 24 heures. Il faut souligner le caractère nocif chez ces malades, lorsqu'ils n'ont pas reçu préalablement de la thiamine, des perfusions de sérum glucosé qui peuvent entraîner une aggravation spectaculaire. L'administration des autres vitamines du groupe B est indiquée dans la mesure où ces sujets sont souvent des polycarencés. Chez un sujet confus, présentant des troubles du tonus, le diagnostic avec une «*pseudo-pellagre*» *alcoolique* peut être difficile lorsque les signes cutanés de cette affection font défaut. Pour cette raison, la vitamine PP doit être associée de façon systématique.

Un traitement suffisamment précoce et intensif permet d'observer une guérison complète. Dans le cas contraire, il existe un risque de séquelles : syndrome cérébelleux et surtout *syndrome de Korsakoff*. Cette variété particulière d'amnésie (cf. chapitre 6) se précise habituellement au décours d'un épisode d'encéphalopathie de Gayet-Wernicke se dégageant progressivement de l'état confusionnel initial. Parfois, cependant, le syndrome de Korsakoff se constitue d'emblée. Le pronostic du syndrome de Korsakoff, lorsqu'il persiste à distance de la phase aiguë d'encéphalopathie, est grave. Une certaine amélioration reste possible mais est alors très lente et incomplète.

❒ Encéphalopathie de Marchiafava-Bignani

Survenant chez de très grands alcooliques, elle paraît due à une action toxique directe de l'alcool. Elle est caractérisée par des lésions de la région axiale du *corps calleux* auxquelles sont associées de façon variable des lésions de la substance blanche hémisphérique, de la commissure blanche antérieure, des formations optiques et des pédoncules cérébelleux moyens. Dans leur nature, les lésions peuvent être essentiellement démyélinisantes ou véritablement nécrotiques, comportant une destruction des axones.

La présentation clinique peut être un état confuso-stuporeux, un mutisme akinétique ou un coma. Parfois le début est progressif, sous la forme d'un état démentiel. La sémiologie neurologique peut comporter des crises d'épilepsie, une hypertonie, une astasie-abasie, de la dysarthrie. Lorsque l'évolution se poursuit au-delà de la phase aiguë, il est possible de mettre en évidence une sémiologie de *disconnexion calleuse*. L'IRM montre les lésions du corps calleux, associées ou non à une atteinte de la substance blanche hémisphérique. Elle a permis de reconnaître l'existence de formes réversibles.

Épilepsie à forme confusionnelle

Certains éléments cliniques peuvent orienter vers ce diagnostic, tels qu'une grande fluctuation de l'état de conscience, l'association à quelques clonies souvent localisées ou à des activités motrices stéréotypées. Des antécédents épileptiques sont évocateurs, mais un état confusionnel épileptique peut survenir *de novo*, parfois chez un sujet âgé : dans de tels cas, on trouve souvent un rôle déclenchant de médicaments psychotropes. C'est en définitive l'EEG qui permet le diagnostic en montrant des décharges épileptiques qui peuvent être généralisées ou focalisées sur une région temporale ou frontale. L'administration intraveineuse de diazépam ou de clonazépam a souvent un effet spectaculaire sur ces confusions épileptiques.

Encéphalopathies métaboliques

Certaines de ces encéphalopathies sont dues à une perturbation biologique élémentaire, d'autres résultent d'affections pouvant donner lieu à des troubles biologiques plus ou moins complexes.

❐ Hypoglycémie

Le glucose est le seul substrat métabolique capable de franchir la barrière hémocérébrale assez rapidement pour assurer les besoins énergétiques du cerveau. La faiblesse des réserves cérébrales en glucose et l'importance de la consommation de glucose par le cerveau expliquent la rapidité et la sévérité des répercussions cérébrales de l'hypoglycémie. L'encéphalopathie hypoglycémique peut se présenter sous des aspects divers : à côté du coma hypoglycémique, il est possible d'observer des crises d'épilepsie généralisées ou focales, des signes déficitaires en foyer, des épisodes confusionnels avec troubles du comportement.

❐ Troubles de l'équilibre hydroélectrolytique

Hyponatrémie. — Elle est à l'origine d'encéphalopathies volontiers convulsivantes. Les causes en sont diverses : déperditions hydrosodées (vomissements) compensées par l'administration exclusive d'eau; traitement diurétique.

Le *syndrome de Schwartz-Bartter* résulte d'une sécrétion inappropriée d'hormone antidiurétique avec clairance de l'eau libre négative. La sécrétion peut être ectopique, par des cellules tumorales (notamment cancer bronchique). Mais ce syndrome peut aussi être observé dans toute une série de circonstances pathologiques (traumatismes crâniens, méningites, encéphalites, etc.) impliquant une sécrétion inappropriée à partir du système supraoptico-posthypophysaire.

Hypernatrémie. — Elle donne lieu à une encéphalopathie particulièrement sévère chez le nourrisson. Chez l'adulte, son expression clinique se résume en règle à une altération de la conscience.

Dans le *coma hyperosmolaire* du diabétique, l'élévation de l'osmolalité plasmatique est le résultat d'une hypernatrémie, mais surtout d'une élévation considérable de la glycémie. Ces encéphalopathies hyperglycémiques peuvent être responsables de crises motrices focales à type d'épilepsie partielle continue ou de mouvements anormaux à type d'hémichorée-hémiballisme.

L'*hypernatrémie neurogène* est un syndrome rare résultant de l'association d'une adipsie et d'un trouble de la sécrétion de l'hormone antidiurétique en relation avec des lésions de la région hypothalamique.

Myélinolyse centrale du pont. — Elle a été initialement décrite chez des alcooliques dénutris. Cependant, elle peut aussi survenir dans toute une série d'affections comportant un état confusionnel lié à des troubles métaboliques de nature variée. Une élévation rapide de l'osmolalité plasmatique, en particulier lors de la correction d'une hyponatrémie, expose particulièrement à la survenue de la myélinolyse. Le processus pathologique est caractérisé par la présence dans le pied de la protubérance d'un foyer de démyélinisation symétrique, sans signes inflammatoires, respectant relativement les cylindraxes. Dans les cas typiques, le tableau est celui d'une quadriplégie avec syndrome pseudo-bulbaire. Dans certaines formes sévères, la lésion centro-pontine peut être associée à des foyers de démyélinisation symétriques dans le tegmentum pontique et mésencéphalique, le cervelet, les noyaux gris, la substance blanche hémisphérique et le cortex.

❒ Anomalies métaboliques héréditaires

Certaines erreurs innées du métabolisme peuvent se traduire par des épisodes encéphalopathiques récidivants, volontiers déclenchés par une infection ou un écart alimentaire. C'est le cas en particulier pour les encéphalopathies hyperammoniémiques émaillant l'évolution des anomalies du cycle de l'urée (cf. chapitre 21).

❒ Encéphalopathie respiratoire

La décompensation des bronchopneumopathies chroniques avec emphysème en est la cause la plus fréquente.

Aux effets de l'hypoxie s'ajoutent ceux de l'hypercapnie qui provoque une vasodilatation cérébrale intense pouvant entraîner une hypertension intracrânienne. La polyglobulie qui augmente la viscosité sanguine peut contribuer à aggraver la souffrance cérébrale.

À l'état confusionnel sont souvent associés des secousses myocloniques ou un *flapping tremor*. Il existe des formes pseudo-tumorales comportant des céphalées, un œdème papillaire, parfois des signes de localisation.

L'amélioration de la ventilation alvéolaire est suivie d'une amélioration des troubles de la conscience, parallèlement à l'élévation du taux de saturation de l'hémoglobine et à la diminution de la $PaCO_2$.

❒ Encéphalopathie hépatique

L'encéphalopathie hépatique survenant au cours d'une *hépatite aiguë* (ictère grave) était le plus souvent d'évolution mortelle avant la transplantation hépatique.

Les encéphalopathies émaillant l'évolution des *cirrhoses* sont les seules dont le diagnostic étiologique peut offrir quelques difficultés dans la mesure où les manifestations neurologiques sont parfois au premier plan du tableau clinique. La physiopathologie de l'encéphalopathie hépatique reste discutée. L'insuffisance cellulaire hépatique et surtout l'existence de shunts porto-caves seraient responsables de l'accumulation dans la circulation de substances toxiques d'origine intestinale normalement arrêtées au niveau du foie. Le rôle de l'ammoniac a été suggéré par l'élévation fréquente de l'ammoniémie.

Les modifications de la conscience peuvent revêtir l'aspect d'un état confusionnel calme ou agité. À un degré de plus apparaissent des troubles de la vigilance qui restent habituellement d'intensité modérée.

La sémiologie neurologique comporte souvent un *flapping tremor*. On peut aussi observer une *rigidité extrapyramidale* et, plus rarement, des signes pyramidaux qui sont parfois asymétriques, pouvant orienter à tort vers une lésion cérébrale focale.

Des crises d'épilepsie sont possibles, mais rares. L'*EEG* est perturbé de façon constante, contenant à côté d'anomalies lentes non spécifiques, des perturbations plus évocatrices : rythme delta monomorphe, angulaire, régulier, pointes lentes triphasiques. Il existe de façon habituelle mais non constante une élévation de l'ammoniémie. Dans la plupart des cas existe aussi une alcalose respiratoire.

L'encéphalopathie des cirrhoses reconnaît souvent un facteur déclenchant : hémorragie digestive, prise de certains médicaments tels que les barbituriques, la morphine, l'acétazolamide, le diazépam. La création d'une anastomose porto-cave pour le traitement d'hémorragies digestives est souvent suivie de signes d'encéphalopathie.

Certaines encéphalopathies hépatiques chroniques ont une expression motrice prédominante, se traduisant par une sémiologie cérébelleuse et/ou extrapyramidale (rigidité, mouvements choréo-athétosiques). L'IRM montre habituellement un hypersignal en T1 au niveau des noyaux de la base, pouvant être en rapport avec une accumulation de manganèse. Les lésions histologiques sont assez proches de celles de la maladie de Wilson : prolifération de cellules gliales du type I et II d'Alzheimer, présence de cellules d'Opalski (dégénérescence hépato-lenticulaire acquise). Une participation médullaire a été également décrite sous le terme de *myélopathie porto-cave*.

Les mesures thérapeutiques visant à réduire l'absorption des produits toxiques d'origine intestinale (régime pauvre en protéines, antibiotiques) ont une efficacité variable.

Complications de la transplantation hépatique. — Des complications neurologiques surviennent dans environ 25 % des cas de transplantation hépatique sous la forme le plus souvent d'un syndrome d'encéphalopathie diffuse et/ou de crises d'épilepsie, dans la pathogénie desquelles peuvent intervenir des troubles métaboliques complexes et la toxicité des immunosuppresseurs. Une myélinolyse centropontine infraclinique peut être révélée par l'IRM.

Un syndrome de *leucoencéphalopathie postérieure réversible*, se traduisant par des céphalées, des troubles visuels, des crises et une altération de la vigilance peut être observé en relation avec la neurotoxicité du tacrolimus et de la ciclosporine. Cette encéphalopathie n'est pas toujours limitée aux structures postérieures et à la substance blanche. Elle peut intéresser en avant les lobes frontaux et les noyaux lenticulaires, en particulier dans les cas où le tableau est dominé par un *mutisme*. Par ailleurs, l'encéphalopathie n'est pas toujours réversible.

❐ Insuffisance rénale

L'insuffisance rénale comporte souvent au cours de son évolution des signes d'encéphalopathie, sans qu'il y ait de corrélations précises entre les troubles et le taux de l'urée sanguine. Les anomalies de l'équilibre hydroélectrolytique jouent un rôle important mais ne rendent pas compte de la totalité des cas. L'intervention d'un facteur toxique non identifié, dont l'épuration peut être assurée par la dialyse, est probable.

L'apparition de signes d'encéphalopathie au décours d'une séance de dialyse peut être expliquée par une correction rapide de l'hyperazotémie avec constitution d'un gradient entre la tonicité des milieux intra- et extracellulaire et survenue d'un œdème cérébral.

Une encéphalopathie d'évolution progressive a été décrite chez des malades traités de façon chronique par hémodialyse. La *toxicité de l'aluminium* contenu dans certains médicaments utilisés pour contrôler le taux sérique du phosphore a été incriminée à l'origine de cette encéphalopathie.

❐ Affections endocriniennes

Hypercalcémie (hyperparathyroïdie). — Elle peut se présenter sous la forme d'une affection psychiatrique à type de dépression ou de détérioration intellectuelle, ou réaliser un syndrome cérébral pseudo-tumoral.

Hypocalcémie (hypoparathyroïdie). — À côté d'un état d'hyperexcitabilité neuromusculaire et de crises de tétanie, l'hypocalcémie peut donner lieu à des signes de souffrance cérébrale avec un ralentissement intellectuel et souvent des crises convulsives.

Encéphalopathie hypothyroïdienne. — Ce n'est que l'un des aspects du retentissement sur le système nerveux du déficit en hormone thyroïdienne qui peut se marquer aussi par des signes de neuropathie périphérique ou par un syndrome cérébelleux. Tous les intermédiaires existent entre le ralentissement psychomoteur, signe habituel de l'hypothyroïdie, et le coma myxœdémateux.

Insuffisance surrénale aiguë. — Elle comporte habituellement des signes d'encéphalopathie pouvant aller jusqu'au coma. L'hyponatrémie, l'hypotension artérielle, l'hypoglycémie concourent à cette encéphalopathie. Le déficit hormonal, et notamment le déficit en glucocorticoïdes, a aussi des conséquences directes sur le métabolisme cérébral.

Diabète. — Le diabète peut être responsable d'une encéphalopathie hyperosmolaire ou d'une encéphalopathie liée à une acidocétose. Le traitement de ces troubles métaboliques est parfois suivi, après une correction rapide des anomalies biologiques, d'une évolution vers l'aggravation et la mort avec, à l'autopsie, présence d'un œdème cérébral. Cette évolution résulterait d'un gradient osmolaire lié à la persistance, après réduction de l'hyperglycémie, d'une hyperosmolalité intracellulaire traduisant l'accumulation de polyols.

Encéphalopathies auto-immunes

Diverses maladies de nature auto-immune peuvent être responsables d'encéphalopathies se traduisant par des altérations fluctuantes de la vigilance, des perturbations cognitivo-comportementales, des crises d'épilepsie, parfois des déficits focaux.

Encéphalopathie du lupus érythémateux disséminé. — Elle est en relation avec une vasculopathie intéressant les petits vaisseaux. Les troubles psychiques sont au premier rang par leur fréquence. Ils peuvent être de type psychotique, mais l'aspect le plus habituel est celui d'un syndrome confusionnel dominé par le ralentissement intellectuel, les troubles de l'attention, la désorientation et parfois une agitation et des hallucinations. Les crises épileptiques viennent en fréquence immédiatement après les troubles psychiques. Il s'agit le plus souvent de crises convulsives généralisées, mais toutes les variétés de crises partielles peuvent être observées.

Le tableau neurologique peut aussi comporter des signes déficitaires, des atteintes des nerfs crâniens. Plus évocateurs sont les mouvements anormaux : tremblement, mouvements athétosiques ou balistiques, ou surtout mouvements choréiques.

Des anomalies du liquide céphalorachidien sont fréquentes, en règle modérées, avec une protéinorachie entre 0,50 et 1 g/l, et une hypercytose inférieure à 50 éléments, de formule lymphocytaire.

Le diagnostic se fonde sur l'existence d'autres localisations systémiques, notamment cutanée, articulaire, rénale, et sur les anomalies immunologiques.

Encéphalopathie associée à la thyroïdite de Hashimoto. — Indépendante de l'existence d'une hypothyroïdie, elle est associée à une élévation du taux des anticorps anti-thyroperoxydase. Plus fréquente chez la femme, elle associe de façon variable des troubles confusionnels, des manifestations d'allure psychiatrique, des crises épileptiques et des myoclonies. L'imagerie cérébrale est le plus souvent normale. L'importance de reconnaître cette encéphalopathie tient au fait qu'elle est remarquablement cortico-sensible.

Encéphalites limbiques. — Elles sont caractérisées par la survenue sur un mode subaigu d'un état confusionnel dominé par un syndrome amnésique, souvent associé à des crises partielles complexes. La sémiologie est parfois d'allure psychiatrique. L'IRM montre en T2 un hypersignal hippocampique uni- ou bilatéral. Le LCR est souvent inflammatoire.

L'encéphalite limbique a été initialement décrite comme une affection paranéoplasique associée le plus souvent à un cancer bronchique à petite cellule. D'autres cancers peuvent être en cause, notamment testiculaire, thymique, ovarien, neuroblastome. Dans la majorité de ces cas, des anticorps antineuronaux dirigés contre des antigènes intraneuronaux sont présents (anti-Hu, anti-amphiphysine, anti-Ma2, anti-CV2...). Ces encéphalites limbiques sont souvent révélatrices d'un cancer de petite taille dont la mise en évidence peut nécessiter un scanner corps entier et/ou une tomographie par émission de positron au fluorodéoxyglucose. Des anticorps anti-récepteurs NMDA ont été mis en évidence dans des encéphalites révélant des tératomes ovariens, d'évolution favorable après exérèse de la tumeur.

Des encéphalites limbiques non paranéoplasiques peuvent aussi être observées. Un mécanisme auto-immun paraît être en cause comme pour les encéphalites limbiques paranéoplasiques. Des anticorps anti-canaux potassium voltage-dépendant sont souvent trouvés dans de tels cas. L'évolution de ces formes non paranéoplasiques est relativement favorable sous l'influence d'un traitement associant de façon variable corticoïdes, immunoglobulines intraveineuses, échanges plasmatiques.

Des anticorps anti-canaux potassium ont aussi été trouvés dans la *maladie de Morvan*, qui associe des manifestations neuromusculaires (chorée fibrillaire), des signes de dysautonomie et des manifestations centrales (insomnie, parfois symptomatologie évoquant une encéphalite limbique).

BIBLIOGRAPHIE

ARVANITAKIS Z *et al.* Les démences fronto-temporales : approche clinique. *Rev Neurol (Paris)* 1999; *155* : 113-119.

BERNAT JL. Chronic disorders of consciousness. *Lancet* 2006; *367* : 1181-1192.

BIRD TD. Genotypes, phenotypes and frontotemporal dementia. *Neurology* 1998; *50* : 1526-1527.

BOYLE PA *et al.* Mild cognitive impairment. Risk of Alzheimer disease and rate cognitive decline. *Neurology* 2006; *67* : 441-445.

CASTILLO P *et al.* Steroid-responsive encephalopathy associated with autoimmune thyroiditis. *Arch Neurol* 2006; *63* : 197-202.

CHONG *et al.* Hashimoto encephalopathy. *Arch Neurol* 2003; *60* : 164-171.

DALMAU J *et al.* Paraneoplastic anti-N-methyl-D-aspartate receptor encephalitis associated with ovarian teratoma. *Ann Neurol* 2007; *61* : 25-36.

DESAI AK *et al.* Diagnosis and treatment of Alzheimer disease. *Neurology* 2005; *64* (suppl 3) : S34-S39.

FOLSTEIN MF, FOLSTEIN SE, MCHUGN PR. Mini Mental State : a practical method for grading the cognitive state of patients for clinicians. *J Psychiat. Res.* 1975; *12* : 189-198.

GALPEM WR *et al.* Interface between tauopathies and synucleinopathies : a tale of two proteins. *Ann Neurol* 2006; *59* : 449-458.

GARRARD P, HODGES JR. Semantic dementia : clinical, radiological and pathological perspectives. *J Neurol* 2000; *247* : 409-422.

HENNEQUIN D *et al.* Génétique de la maladie d'Alzheimer. *Rev Neurol (Paris)* 1998; *154* : 25,65-74.

HODGES JR. Frontotemporal dementia (Pick's disease). Clinical features and assessment. *Neurology* 2001; *56* (suppl. 4) : S6-S10.

LEWIS MB *et al.* Neurologic complications of liver transplantation in adults. *Neurology* 2003; *61* : 1174-1178.

MC KEITH IG *et al.* Diagnosis and management of dementia with Lewy bodies. *Neurology* 2005; *65* : 1863-1872.

MESULAM MM. Primary progressive aphasia. *Ann Neurol* 2001; *49* : 425-432.

NEARY D *et al.* Frontotemporal lobar degeneration. A consensus on clinical diagnosis criteria. *Neurology* 1998; *51* : 1546-1554.

OCTAVE JN *et al.* Biologie moléculaire et maladie d'Alzheimer. *Rev Neurol (Paris)* 1998; *154* : 25,75-81.

ROWLAND LP. Frontotemporal dementia, chromosome 17, and progranulin. *Ann Neurol* 2006; *60* : 275-276.

TAYLOR D, LEWIS S. Delirium. *J Neurol Neurosurg Psychiatry* 1993; *56* : 742-751.

VINCENT A *et al.* Potassium channel antibody-associated encephalopathy : a potentially immunotherapy-responsive form of limbic encephalitis. *Brain* 2004; *127* : 701-712.

20 ANOMALIES DU DÉVELOPPEMENT

Les anomalies du développement regroupent des faits très divers, allant de malformations évidentes du système nerveux central à des troubles limités aux acquisitions cognitives se révélant plus tardivement. Ces derniers peuvent consister en un retard mental ou un trouble plus spécifique portant, par exemple, sur l'acquisition du langage ou de la lecture. Les causes des anomalies du développement sont diverses. À côté des agressions intervenant pendant la grossesse ou dans la période périnatale, il faut souligner l'importance des causes génétiques.

MALFORMATIONS CONGÉNITALES

Certaines de ces malformations peuvent et doivent être dépistées *in utero* par l'échographie.

Fermeture incomplète du tube neural

La fermeture du tube neural s'opère durant la quatrième semaine de la vie fœtale. C'est durant cette période que sont déterminés le spina-bifida et les malformations de la moelle et des méninges qui peuvent lui être associées. Une supplémentation en folate semble réduire le risque de ces malformations.

Le *spina-bifida*, absence de l'arc postérieur d'une ou plusieurs vertèbres, siège dans la très grande majorité des cas dans la région lombosacrée.

Spina-bifida occulta

Variété la plus fréquente, c'est en règle générale une anomalie osseuse isolée, asymptomatique. Parfois, cependant, il s'accompagne, de façon précoce ou retardée, d'une sémiologie médullaire ou radiculomédullaire en relation avec une anomalie sous-jacente intéressant la moelle (moelle double, ou *diastématomyélie*) ou la moelle et la queue-de-cheval (*lipome* avec position anormalement basse de la moelle).

Spina-bifida aperta, ou kystiques

Ils comprennent les *méningocèles*, constitués par la hernie d'un sac méningé remplie de LCR, et surtout les *myéloméningocèles* renfermant des éléments nerveux. Ces myéloméningocèles donnent lieu à des atteintes fonctionnelles plus ou moins sévères dans le territoire de la partie basse de la moelle et de la queue-de-cheval. Dans l'immédiat, il faut procéder à la fermeture de la malformation. Par la suite, des interventions de correction orthopédique et urologique sont souvent nécessaires. Par ailleurs, il faut se préoccuper du traitement d'une hydrocéphalie souvent associée.

Rhabdomyolyses

L'accès de rhabdomyolyse, qui survient le plus souvent en relation avec l'effort, se traduit par des douleurs musculaires, une impotence, parfois l'émission d'urines rougeâtres (myoglobinurie). Il existe une élévation massive du taux des enzymes musculaires dans le sérum. Le pronostic vital peut être mis en jeu par la survenue d'une insuffisance rénale aiguë et d'une hyperkaliémie sous la dépendance de l'oligoanurie et de la myolyse.

Les causes de rhabdomyolyse sont multiples :

– intolérance à l'effort liée à une myopathie sous-jacente, notamment métabolique ;

– causes toxiques (alcool, héroïne, amphétamines) ou médicamenteuses (chloroquine, fibrates, cimétidine, lithium, médicaments entraînant une hypokaliémie) ;

– lésions musculaires traumatiques (*crush syndrome*) ou ischémiques (occlusion de l'artère tibiale antérieure).

Maladies des canaux ioniques

Des mutations portant sur des gènes codant des canaux ioniques sont responsables de diverses affections dans lesquelles le trouble physiopathologique porte sur la contraction musculaire.

Myotonies congénitales

Le phénomène myotonique peut être isolé, généralisé, amélioré par la répétition de l'effort. Ces myotonies pures peuvent s'accompagner d'une hypertrophie musculaire donnant au malade un aspect athlétique. Les formes dominantes (*maladie de Thomsen*) et les formes autosomiques récessives (*type Becker*) sont liées à des mutations portant sur un canal chlore musculaire (*CLCN1*) ayant pour résultat une réduction de la conductance du chlore. La myotonie peut être améliorée par des médicaments stabilisant le potentiel de membrane, tels que les hydantoïnes et la carbamazépine.

La *paramyotonie congénitale*, dans laquelle la myotonie est aggravée par la répétition des contractions, et la *paralysie périodique hyperkaliémique* sont liées à des mutations de la sous-unité a d'un canal sodium musculaire SCN4A ayant pour conséquence un déficit de l'inactivation du canal. Ces deux affections, autosomiques dominantes, associent de façon variable une myotonie et des accès paralytiques, la principale différence étant la sensibilité au potassium dans la paralysie périodique hyperkaliémique et au froid dans la paramyotonie congénitale.

Paralysie périodique familiale avec hypokaliémie

Il s'agit d'une affection autosomique dominante débutant habituellement au cours de l'adolescence, caractérisée par des épisodes de faiblesse musculaire sévère, accompagnés par une hypokaliémie, qui dure plusieurs heures ou plusieurs jours. Elle est le plus souvent liée à des mutations du gène de la sous-unité a_1 d'un canal calcium (CACNA1S) du système des tubules T du muscle squelettique. Dans certaines familles, la mutation est localisée dans le gène *SCN4A* d'un canal sodium musculaire. L'acétazolamide prévient les attaques de faiblesse chez de nombreux patients portant la mutation sur le canal calcium. Une absence d'efficacité voire une aggravation par l'acétazolamide ont été rapportées dans les cas liés à une mutation du canal sodium.

Une *myopathie vacuolaire*, responsable d'un déficit permanent, peut compliquer l'évolution des différentes formes de paralysies périodiques.

Une paralysie périodique hypokaliémique survenant chez un *Asiatique* doit faire chercher systématiquement une *hyperthyroïdie*. Dans de tels cas, le début est plus tardif, avec une nette prédominance masculine. Le traitement repose sur les bêtabloquants et la correction de l'hyperthyroïdie.

Syndrome d'Andersen. — Il associe de façon variable des paralysies périodiques, un allongement de QT, des troubles du rythme ventriculaire et des troubles dysmorphiques. Il résulte de mutations portant sur le gène codant le canal Kir2.1 (*inward-rectifying K^+*).

Les *paralysies compliquant les dyskaliémies acquises* doivent être formellement distinguées des paralysies périodiques.

MALADIES DE LA JONCTION NEUROMUSCULAIRE

Transmission neuromusculaire

La transmission neuromusculaire se produit au niveau d'une synapse qui comprend un versant présynaptique — la terminaison axonale — et un versant postsynaptique — la plaque motrice. La plaque motrice est une région différenciée du sarcolemme présentant des replis réguliers réalisant des fentes synaptiques secondaires. Les *récepteurs de l'acétylcholine* (RACh) sont situés au sommet des replis.

Le RACh est un complexe transmembranaire qui résulte de l'assemblage de cinq sous-unités délimitant un canal ionique central. Les sous-unités, codées chacune par un gène différent, ont la configuration 2a, 1b, 1d, 1e (récepteur de type adulte) ou 2a, 1b, 1d, 1g (récepteur de type fœtal ou fibre dénervée). Un site de liaison de l'acétylcholine (ACh) est situé sur chacune des deux sous-unités a. La fixation d'une molécule d'ACh sur chacune des deux sous-unités a provoque l'ouverture du canal ionique et une dépolarisation par entrée de Na^+ et sortie de K^+. La liaison de l'ACh avec son récepteur est labile, et la dissociation de cette liaison est suivie de l'hydrolyse de l'ACh par l'acétylcholinestérase (AChE) présente dans la fente synaptique au niveau de la membrane basale qui recouvre la plaque motrice.

L'ACh, synthétisée dans les ramifications terminales de l'axone à partir de la choline et de l'acétyl-CoA sous l'influence de la choline acétylase, est stockée dans des vésicules présynaptiques. La transmission neuromusculaire repose sur la libération de quanta d'ACh, dont chacun correspond au contenu d'une vésicule. Au repos, la libération aléatoire d'un quantum d'ACh est responsable d'un MEPP (*Miniature End Plaque Potential*). L'arrivée de l'influx nerveux au niveau de la terminaison axonale entraîne sa dépolarisation, l'ouverture de canaux calciques voltage-dépendants, l'entrée de Ca^{++} et la sortie d'un grand nombre de quanta d'ACh. La sommation des MEPPS provoque un potentiel de plaque dont la propagation (potentiel d'action musculaire) déclenche la contraction de la fibre. L'amplitude du potentiel de plaque est normalement très supérieure à celle nécessaire au déclenchement du potentiel propagé, d'où la notion de « marge de sécurité ».

Blocs neuromusculaires. — Il existe plusieurs types de blocs neuromusculaires pouvant être définis par leur siège et leur mécanisme (tableau 22.I).

Tableau 22.I *Les blocs neuromusculaires.*

		Causes
Dépolarisation insuffisante	*Blocs présynaptiques* Déficit dans la synthèse ou le stockage de l'ACh Libération insuffisante d'ACh	Syndrome myasthénique congénital Syndrome de Lambert-Eaton, toxine botulique
	Blocs postsynaptiques Anticorps anti-RACh Pauvreté congénitale des fentes synaptiques secondaires (↘ du nombre des RACh) Syndrome du canal rapide (↘ temps d'ouverture du canal ionique) Antagonistes cholinergiques	Myasthénie auto-immune Syndrome myasthénique congénital Syndrome myasthénique congénital Curares non dépolarisants
Dépolarisation excessive	Surdosage en médicaments anti-AChE Déficit de la synthèse de l'AChE Syndrome du canal lent (↗ temps d'ouverture du canal ionique) Agonistes cholinergiques	Syndrome myasthénique congénital Syndrome myasthénique congénital Curares dépolarisants (succinylcholine)

Myasthénie auto-immune

La myasthénie (*myasthenia gravis*), dont il existe un modèle expérimental obtenu en utilisant le RACh comme antigène, est une maladie auto-immune provoquée par des anticorps anti-RACh qui se fixent sur le récepteur, pour la plupart en dehors du site de liaison à l'ACh. Les études utilisant l'a-bungarotoxine marquée ont montré que le nombre des RACh est diminué. Cette diminution résulte, d'une part, d'un processus de lyse impliquant le complément et, d'autre part, d'une accélération du processus normal de dégradation des récepteurs.

D'autres facteurs interviennent dans le bloc neuromusculaire de la myasthénie : remaniements structurels de la fente synaptique qui est élargie et « simplifiée », ce qui expose davantage les molécules d'ACh à l'action de l'AChE; présence parfois d'anticorps bloquants, interférant avec le site de liaison de l'ACh. Au total, il existe une diminution de l'amplitude des MEPPS, dont la sommation peut devenir insuffisante pour provoquer un potentiel de plaque capable de déclencher le potentiel d'action musculaire.

La prévalence de la myasthénie est d'environ cinq à dix pour 100 000. Elle est plus fréquente chez la femme (deux pour un). Cette inégalité tient exclusivement à la plus grande fréquence de l'atteinte féminine (cinq pour un) dans les myasthénies du sujet jeune. La myasthénie peut se développer à tout âge, mais le maximum de fréquence se situe entre quinze et vingt ans pour le début des troubles.

Étude clinique

Schématiquement, le déficit moteur myasthénique n'existe pas au repos; il apparaît lors d'une activation soutenue ou répétée du muscle, revêtant un caractère progressif. En réalité, un déficit permanent, sorte de « fatigue de fond », existe souvent dans certains territoires, mais même dans de tels cas, l'atténuation au repos, l'aggravation à la fatigue restent évidentes. Il en résulte une distribution des troubles moteurs variables d'un moment à l'autre et dont le trait essentiel est de ne pouvoir être analysée en termes de nerfs mais seulement en termes de muscles.

Le déficit myasthénique se marque électivement sur certains territoires :

– L'atteinte de la *musculature oculaire* est la plus fréquente, souvent révélatrice : diplopie transitoire et variable par atteinte des muscles oculomoteurs, ptosis asymétrique et mal corrigé par le relèvement des sourcils. Il s'y ajoute une occlusion inefficace des paupières, signe précieux car l'orbiculaire n'est pas innervé par les nerfs oculomoteurs mais par le nerf facial. La motilité intrinsèque est respectée.

– Il existe souvent une atteinte des *muscles de la face* donnant un aspect de paralysie faciale ou de diplégie faciale, un déficit des *muscles masticateurs* s'accusant au cours du repas, une participation des muscles pharyngolaryngés génératrice de troubles de la *phonation* et de la *déglutition*.

– Même quand elle ne donne pas lieu en permanence à une chute en avant de la tête, la fatigabilité des *muscles de la nuque* est aisément mise en évidence à l'examen.

– Une chute de la tête, en relation avec un déficit des muscles extenseurs du cou (*syndrome de la « tête tombante »*), peut être la manifestation initiale d'affections diverses : myasthénie, mais aussi SLA, polymyosite ou encore myopathie mal définie localisée aux muscles cervicaux.

– Au niveau des membres, le déficit myasthénique prédomine sur les muscles proximaux, n'apparaissant qu'à l'occasion d'un effort soutenu ou entravant en permanence l'activité du malade.

La conservation des réflexes ostéotendineux et l'absence de troubles sensitifs sont des signes négatifs importants à noter.

Dans 20 % des cas environ, le déficit reste limité aux muscles oculomoteurs, réalisant une *myasthénie oculaire*. On parle de *myasthénie généralisée* lorsque le déficit déborde les muscles oculomoteurs. La classification d'Osserman distingue plusieurs grades de gravité :

– grade I, myasthénie localisée (oculaire);

– grade II, myasthénie généralisée, légère (IIa) ou modérée (IIb);

– grade III, myasthénie généralisée sévère;

– grade IV, crise myasthénique avec atteinte respiratoire entraînant une menace vitale.

Diagnostic électrophysiologique

Il repose sur un examen en stimulo-détection effectué habituellement avec des électrodes de surface. Le plus souvent, la stimulation porte sur le nerf cubital au coude et la réponse est détectée sur les muscles de l'éminence hypothénar. Le potentiel d'action musculaire enregistré (CAP, *Compound Action Potential*) résulte de la sommation des potentiels d'action des fibres activées à proximité de l'électrode. Avec une fréquence de stimulation de 5 Hz, le potentiel de plaque présente normalement une diminution d'amplitude entre la première et la cinquième stimulation. Chez le sujet sain, cela n'a pas de traduction sur le potentiel d'action musculaire. En revanche, chez le myasthénique, le potentiel de plaque peut chuter au-dessous de la marge de sécurité et ne pas déclencher de potentiel d'action. Le nombre de fibres activées diminue, et un décrément du potentiel de 10 % entre la deuxième et la cinquième stimulation est considéré comme significatif. L'examen peut être négatif en cas de myasthénie oculaire.

Test pharmacologique

Il consiste en l'injection intraveineuse lente de *Tensilon* (10 mg) ou de *Prostigmine* (0,5 mg). L'association à l'atropine prévient les effets muscariniques indésirables, notamment l'hypotension et la bradycardie. Le test est positif lorsqu'il montre une amélioration franche du bloc neuromusculaire évaluée sur la sémiologie clinique et sur la sémiologie électromyographique (fig. 22.1).

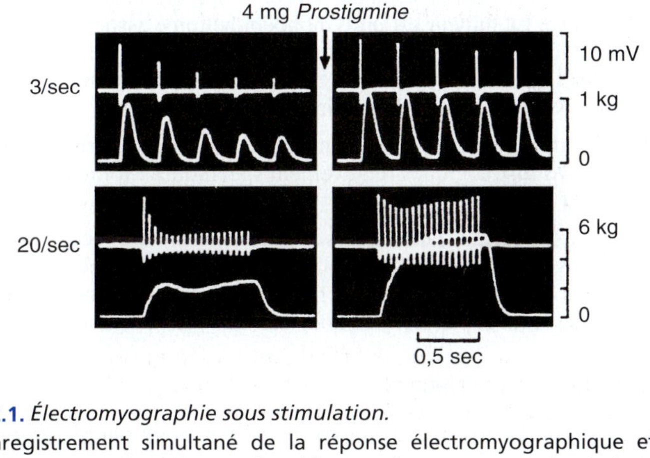

Fig. 22.1. *Électromyographie sous stimulation.*
Enregistrement simultané de la réponse électromyographique et de la réponse mécanique du muscle adducteur du pouce sous stimulation du nerf cubital à la fréquence de 3 par seconde, puis de 20 par seconde. Il est aisé de comparer les tracés obtenus avant et 15 minutes après l'injection intramusculaire de 4 mg de *Prostigmine*.

S'il existe un ptosis, l'application par le patient sur l'œil fermé d'un pack de glace pendant deux minutes est un test fiable lorsqu'il montre une amélioration franche du ptosis.

Anticorps anti-récepteurs de l'acétylcholine

Des anticorps anti-récepteurs de l'acétylcholine sont décelables dans le sérum de 80 % des myasthénies généralisées, mais de 50 % seulement des formes purement oculaires.

Environ 20 % des nouveau-nés de mère myasthénique présentent une *myasthénie néonatale transitoire* liée au passage transplacentaire des anticorps maternels anti-RACh. Ce syndrome est réversible en quelques semaines. Ni la sévérité de la myasthénie de la mère ni le taux des anticorps anti-RACh maternels ne permettent d'en prévoir la survenue.

Les traitements par la *D-pénicillamine* se compliquent parfois d'un syndrome en tous points comparable à la myasthénie auto-immune, avec présence d'anticorps anti-RACh. Ce syndrome est habituellement réversible à l'arrêt du traitement.

Le diagnostic différentiel des formes séronégatives avec les syndromes myasthéniques congénitaux peut être difficile. Dans 40 % des cas, il est possible de mettre en évidence des anticorps différents, anti-MuSK (kinase spécifique du muscle qui induit l'agrégation des RACh médiée par l'agrine libérée par les terminaisons axonales). Dans ces formes, l'atteinte bulbaire est souvent particulièrement marquée et la réponse aux anticholinestérasiques médiocre.

Thymus et myasthénie

Dans 15 % des cas, la myasthénie est associée à une tumeur du thymus : il s'agit en général d'une myasthénie sévère, d'apparition tardive, sans prédominance de sexe. La tumeur est un lymphoépithéliome associant la prolifération des deux types principaux de cellules thymiques, lymphocytes et cellules épithéliales. La malignité de ces thymomes tient surtout à leur extension locale et à l'envahissement du médiastin.

Dans 75 % des cas, le thymus est macroscopiquement normal, mais il existe des anomalies histologiques relativement spécifiques : follicules germinatifs à centre clair.

Il existe dans le thymus des cellules myoïdes portant des récepteurs de l'ACh : c'est à ce niveau que pourrait se produire la rupture de la tolérance du système immunitaire avec recrutement de cellules T-*helper* favorisant la production des anticorps anti-AChR par les lymphocytes.

Évolution de la myasthénie

L'évolution de la myasthénie est *irrégulière* et *assez imprévisible*. Certaines aggravations tiennent à l'accentuation du bloc de transmission neuromusculaire par un agent médicamenteux. Les médicaments contre-indiqués ou déconseillés comprennent : curarisants, quinine et dérivés, certains antibiotiques dont les aminosides, bêtabloquants, diphénylhydantoïne, carbamazépine, dantrolène, D-pénicillamine, interféron alpha, benzodiazépines, neuroleptiques, magnésium, lithium. Une aggravation peut aussi être favorisée par un surmenage musculaire, un traumatisme ou une intervention, une maladie intercurrente ou divers facteurs endocriniens (hyperthyroïdie, grossesse surtout dans les premiers mois et lors du *post-partum*).

Les *accidents respiratoires* constituent le risque majeur lors de ces aggravations. Deux processus menacent la fonction respiratoire, d'une part l'encombrement trachéobronchique (troubles de la déglutition, hypersécrétion, inefficacité de la toux), d'autre part l'hypoventilation (paralysies des muscles intercostaux et du diaphragme). Lors de ces « crises myasthéniques », il peut être difficile de distinguer les phénomènes déficitaires relevant du bloc myasthénique et les paralysies résultant d'un bloc par dépolarisation irréversible en relation avec un excès de médication anticholinestérasique. Le traitement dans une unité de soins intensifs est alors impératif.

L'*évolution générale de la maladie* est capricieuse. D'une façon générale, on admet que le potentiel évolutif de la myasthénie est plus sévère durant les cinq premières années. Bien souvent, passé ce délai, les troubles sont relativement stables. Parfois le déficit permanent de certains muscles s'accompagne d'une amyotrophie.

Traitement

❒ Traitement symptomatique du bloc neuromusculaire

Il repose sur les médicaments anticholinestérasiques. La néostigmine (*Prostigmine*), d'action rapide et pouvant être administrée par voie parentérale, est surtout utile en début de journée si des troubles de la déglutition gênent la première prise. Les médicaments les plus utilisés sont :

– la pyridostigmine (*Mestinon*, durée d'action 3 à 4 heures, comprimés à 60 mg, 3 à 6 par jour);

– l'ambénomium (*Mytelase*, durée d'action 5 à 6 heures, comprimés à 10 mg, 3 à 4 par jour).

Ils ont une action purement symptomatique, n'entraînent souvent qu'une amélioration partielle et, en tout cas, laissent persister l'agression anti-RACh.

❒ Traitement de l'agression auto-immune des RACh

Il repose à court terme sur les échanges plasmatiques ou sur les IgG IV, à long terme sur les corticoïdes, les immunosuppresseurs et la thymectomie.

• Échanges plasmatiques et immunoglobulines IV

Ces traitements ont un effet souvent spectaculaire, mais le résultat n'excède généralement pas quelques semaines. Ils sont surtout utiles pour le traitement des crises myasthéniques.

• Corticoïdes et immunosuppresseurs

Isolément ou en association, ces médicaments ont à long terme une influence favorable sur l'évolution de la myasthénie. Leur utilisation est envisagée lorsqu'il existe une gêne fonctionnelle notable résistant aux anticholinestérasiques. Lorsqu'une amélioration rapide est nécessaire, le traitement corticoïde, qui entraîne parfois une aggravation initiale, peut être débuté sous couvert d'une série d'échanges plasmatiques ou d'IgG IV.

La prednisone débutée à la dose initiale de 1 mg par jour est ensuite réduite progressivement jusqu'à la posologie minimale efficace. Les immunosuppresseurs (azathioprine ou mofétilmycophénolate) sont indiqués en association aux corticoïdes en cas de réponse insuffisante ou pour permettre d'en réduire la posologie, voire de les interrompre.

- **Thymectomie**

Il est généralement admis que cette intervention améliore l'histoire naturelle de la myasthénie en termes de rémissions complètes et d'améliorations cliniques. Les résultats seraient plus favorables lorsque l'exérèse du tissu thymique est plus complète, lorsqu'il s'agit de sujets jeunes, de formes généralisées avec présence d'anticorps anti-RACh, et lorsque la myasthénie évolue depuis peu de temps. Cependant, les résultats obtenus avec les traitements médicaux actuels ont diminué les indications de la thymectomie. Lorsqu'il existe un thymome, l'indication opératoire est formelle pour des raisons carcinologiques, mais les résultats sur la myasthénie sont aléatoires et il arrive même qu'une myasthénie apparaisse au décours d'une thymectomie.

Syndromes myasthéniques congénitaux non auto-immuns

Il est essentiel de distinguer ces syndromes de la myasthénie auto-immune car la thymectomie, les immunosuppresseurs, les échanges plasmatiques, les IgG IV ne sont évidemment pas indiqués dans ces cas. Il s'agit d'un *groupe hétérogène d'affections génétiques* dans lesquelles le syndrome myasthénique, parfois très sévère dès la naissance, peut aussi apparaître plus tardivement, voire chez l'adulte.

De très nombreuses mutations peuvent être en cause :

– Les mutations du gène de la choline acétyltransférase (ChAT) assurant la synthèse de l'acétylcholine sont responsables d'un bloc présynaptique.

– Les mutations du gène de l'acétylcholinestérase (AChE) sont responsables d'un bloc synaptique.

– Les mutations des gènes codant les sous-unités du récepteur de l'acétylcholine (RACh) causent des blocs postsynaptiques par deux mécanismes :

  - anomalies cinétiques du RACh qui peuvent être responsables d'un syndrome du canal lent (allongement de la durée d'ouverture) ou d'un syndrome du canal rapide (raccourcissement du temps d'ouverture);
  - diminution du nombre des récepteurs de l'acétylcholine.

– Les mutations du gène de la rapsyne, protéine assurant l'ancrage des RACh, sont une cause de blocs postsynaptiques.

Les anticholinestérasiques améliorent ces divers syndromes, à l'exception du déficit en acétylcholinestérase et du syndrome du canal lent qu'ils peuvent aggraver.

BIBLIOGRAPHIE

ABICHT A, LOCHMULLER H. What's in the serum of seronegative MG and LEMS ? Mu SK *et al. Neurology* 2002; *59* : 1672-1673.

ANDREUX F *et al.* Syndromes myasthéniques congénitaux. *Rev Neurol (Paris)* 2004; *160* : 163-176.

DAY JW *et al.* Myotonic dystrophy type 2 : molecular, diagnostic and clinical spectrum. *Neurology* 2003; *60* : 657-664.

DESCHAUER M *et al.* Muscle carnitine palmitoyltransferase II deficiency. *Arch Neurol* 2005; *62* : 37-41.

DRACKMAN DB. Medical progress. Myasthenia gravis 1994; *330* : 1797-1810.

DUNCAN DR *et al.* A novel mutation in two families with limb-girdle muscular dystrophy type 2C. *Neurology* 2006; *67* : 167-169.

FONTAINE B, FARDEAU M. Les paralysies périodiques et les myotonies sont des maladies des canaux ioniques. *Rev Neurol* 1996; *152* : 579-586.

GRIGGS RC *et al.* Inclusion body myositis and myopathies. *Ann Neurol* 1995; *38* : 705-713.

GUIRAUD-CHAUMEIL C *et al.* La myopathie myotubulaire. *Rev Neurol (Paris)* 2000; *156* : 960-964.

LAYSER R. Neuromyotonia : a new auto-immune disease. *Ann Neurol* 1995; *38* : 701-702.

OLDFORS *et al.* Diagnosis, pathogenesis and treatment of inclusion body myositis. *Curr Opin Neurol* 2005; *18* : 497-503.

PÉNISSON-BESNIER I. Myopathies distales. *Rev Neurol (Paris)* 2004; *160* : 211-216.

PTACEK L, JOHNSON K, GRIGGS R. Genetics and physiology of the myotonic muscle disorders. *NEJM* 1993; *328* : 482-489.

RICHMAN DP *et al.* Treatment of auto-immune myasthenia gravis. *Neurology* 2003; *61* : 1652-1661.

SELCEN D *et al.* Mutations in myotilin cause myofibrillar myopathy. *Neurology* 2004; *62* : 1363-1371.

TAWIL R. Facioscapulohuméral muscular dystrophy : untangling a molecular enigma. *Neurology* 2003; *61* : 151.

THORNTON CA, ASHIZAWA T. Getting a grip on the myotonic dystrophies. *Neurology* 1999; *52* : 12-13.

VINCENT A *et al.* Neuromuscular junction auto-immune disease : muscle specific kinase antibodies and treatment for myasthenia gravis. *Curr Opin Neurol* 2005; *18* : 519-525.

INDEX

B

C

D

F

G

I

J

K

N

O

P

Q

R

S

T

408885 - (I) - (5) - CSBM 90° - R Blue - SNEL

ELSEVIER MASSON SAS
62, rue Camille-Desmoulins
92442 Issy-les-Moulineaux Cedex
Dépôt légal : janvier 2008

Mise en pages
SNEL Grafics sa
Z.I. des Hauts-Sarts - Zone 3
Rue Fond des Fourches 21 – B-4041 Vottem (Herstal)
Tél +32 (0)4 344 65 60 - Fax +32 (0)4 286 99 61
Décembre 2007 – 42961

Achevé d'imprimer en décembre 2007
sur les presses de Normandie Roto Impression s.a.s.
61250 Lonrai
N° d'imprimeur : 073692

Imprimé en France

Chez une femme ayant donné naissance à un enfant atteint de myéloméningocèle, le risque d'avoir un autre enfant atteint est considérablement augmenté. Le risque est aussi accru par certains médicaments antiépileptiques, notamment le valproate de sodium. Le dépistage prénatal, permettant l'interruption de la grossesse, est possible par le dosage de l'*alpha-fœtoprotéine* dans le liquide amniotique, voire dans le plasma.

Hydrocéphalies congénitales

Les hydrocéphalies de l'enfant se développant avant l'achèvement de la boîte crânienne ont pour effet d'entraîner une augmentation progressive du volume du crâne. Elles ont des *causes multiples*, intervenant avant la naissance ou durant les premiers mois de la vie. Deux variétés doivent être distinguées.

Hydrocéphalies non communicantes. — Elles peuvent relever d'un blocage au niveau de l'aqueduc de Sylvius qui peut être absent, obstrué par une membrane ou par une prolifération de cellules épendymaires ou gliales. Un *facteur génétique* est en cause dans certaines sténoses de l'aqueduc, liées au chromosome X, observées chez le garçon. Une autre cause est représentée par l'imperforation des trous de Magendie et Luschka ou par l'obstruction de ces orifices consécutive à un processus inflammatoire méningé.

Hydrocéphalies communicantes. — Elles résultent en général d'une obstruction des citernes de la base. Celle-ci peut être la conséquence d'un processus méningé inflammatoire prénatal, mais le rôle des hémorragies méningées, des méningites de la première enfance est ici prépondérant.

L'hydrocéphalie se manifeste avant tout par une *augmentation progressive du volume du crâne*. Celle-ci peut avoir débuté avant la naissance, créant des difficultés au passage de la tête. Le plus souvent, l'augmentation progressive devient apparente durant les premières semaines de la vie, s'accompagnant d'un élargissement des sutures, d'une saillie des fontanelles, d'une dilatation des veines épicrâniennes. L'imagerie cérébrale permet de confirmer le diagnostic d'hydrocéphalie, d'en préciser le mécanisme et d'évaluer les lésions associées. Le traitement repose sur l'établissement d'une dérivation ventriculo-atriale ou ventriculo-péritonéale; dans le cas d'une hydrocéphalie non communicante, on peut envisager une ventriculo-cisternostomie.

Agénésies du cervelet

Le *syndrome de Dandy-Walker* associe une dilatation kystique du quatrième ventricule avec agrandissement de la fosse postérieure et surélévation de la tente du cervelet, une aplasie ou une hypoplasie du vermis et une hydrocéphalie fréquente mais inconstante.

Une aplasie du vermis est aussi observée dans un certain nombre de syndromes héréditaires, tels que le *syndrome de Joubert* (autosomique récessif).

D'autres aspects peuvent être observés : hypoplasie globale du cervelet, parfois associée à une hypoplasie du pont. Certaines *hypoplasies ponto-cérébelleuses* sont liées à une anomalie autosomique récessive de la glycosylation.

Malformation de Chiari

Cette malformation est définie par la protrusion de la partie inférieure du cervelet et du tronc cérébral dans le canal cervical. Seule est fréquente la malformation de Chiari de type 1 (Chiari-1) dans laquelle la protrusion est limitée aux amygdales cérébelleuses et à la partie inférieure du bulbe. Cette anomalie est parfois associée à une hydrocéphalie ou à des anomalies de la charnière cervico-occipitale, mais elle est le plus souvent isolée. Le fait primitif semble être un développement insuffisant de la fosse postérieure.

La malformation de Chiari-1 peut être longtemps latente, reconnue seulement chez l'adulte. Cependant, depuis le développement de l'IRM, il n'est pas rare qu'elle soit découverte dès l'enfance.

Certaines complications résultent du retentissement direct de la malformation sur le bulbe, la partie inférieure du cervelet et/ou la partie supérieure de la moelle. Ainsi peuvent être observés de la dysphonie, de la dysphagie, des troubles oculomoteurs — dont le plus évocateur est le syndrome « oscillopsies-nystagmus battant vers le bas ». Les études récentes ont souligné la fréquence et la gravité potentielle des troubles dysautonomiques : apnées du sommeil, arrêt respiratoire, syncopes, voire mort subite. Une autre menace pesant sur ces patients est le développement d'une *syringomyélie* résultant d'anomalies de la circulation du liquide céphalorachidien au niveau de la grande citerne. Une syringomyélie est trouvée dans 32 à 74 % des cas de malformation de Chiari-1.

Le traitement est chirurgical. Il consiste en une craniectomie sous-occipitale associée à une laminectomie des premières vertèbres cervicales. L'intervention est indiquée lorsque la malformation est symptomatique, sous réserve que les manifestations présentes soient indiscutablement en relation avec la malformation. Les malformations découvertes fortuitement par une IRM effectuée pour des raisons diverses peuvent devenir secondairement symptomatiques. Elles doivent faire l'objet d'une surveillance et de conseils proscrivant certaines activités sportives.

Malformations de la charnière cranio-rachidienne

L'*impression basilaire* est caractérisée par l'invagination à l'intérieur du crâne du pourtour du trou occipital. À l'impression basilaire peuvent être associées d'autres malformations de la région pouvant aussi exister de façon isolée : *occipitalisation de l'atlas*, *malformation de l'axis*, *dislocation atloïdo-axoïdienne*, fusion de deux ou plusieurs vertèbres cervicales (*syndrome de Klippel-Feil*).

L'expression neurologique de l'impression basilaire, et d'une façon générale des malformations de la charnière, est très variable. Des signes neurologiques ne surviennent que dans une minorité des cas et de façon retardée, à l'âge adulte. La sémiologie peut être celle d'une souffrance bulbaire ou d'une atteinte de la moelle cervicale haute.

Le diagnostic est radiologique, reposant sur la mise en évidence d'une ascension vers l'intérieur du crâne de la région du trou occipital. La ligne de

Chamberlain, joignant le bord postérieur du palais osseux au bord postérieur du trou occipital, laisse normalement au-dessous d'elle le sommet de l'apophyse odontoïde.

Angiomatose encéphalo-trigéminée (maladie de Sturge-Weber)

La maladie de Sturge-Weber est une affection sporadique caractérisée par l'association d'un angiome de la face, d'un angiome méningé homolatéral et d'anomalies du cortex cérébral responsables d'une épilepsie.

Les *lésions intracrâniennes* consistent en un angiome leptoméningé plus ou moins étendu développé sur la partie postérieure d'un hémisphère cérébral. En regard de cet angiome, le cortex cérébral est atrophique avec raréfaction neuronale et gliose, et il est le siège de fines calcifications péricapillaires prenant en certains points un aspect confluent.

L'*angiome de la face* est un angiome plan, de coloration rouge porto; il occupe totalement ou en partie le territoire du trijumeau, dont il peut déborder largement les limites. Il est présent dès la naissance.

L'*atteinte neurologique* se manifeste dès les premiers mois ou les premières années de la vie par des crises partielles ou généralisées. Des signes déficitaires permanents, sous la forme notamment d'une hémiparésie ou d'une hémianopsie, existent dans un tiers des cas. Un déficit intellectuel notable est constaté dans la moitié des cas.

L'*atteinte oculaire*, présente dans un quart des cas, se manifeste par un glaucome ou une hydrophtalmie, qui seraient toujours la conséquence d'un angiome choroïdien.

Des *calcifications cérébrales*, dessinant un aspect flexueux, en réseau, de localisation occipitale, sont visibles dans deux tiers des cas après l'âge de cinq ans. L'angiome méningé n'est pas opacifié par l'artériographie, qui montre parfois un drainage veineux anormal.

Comme pour d'autres syndromes neurocutanés congénitaux, l'hypothèse pathogénique proposée est celle d'une mosaïque résultant d'une mutation somatique d'une lignée de cellules progénitrices des tissus neurocutanés et oculaires, survenue dans le premier trimestre du développement.

Le syndrome de Parry-Romberg est un syndrome neuro-cutané qui, en dépit de son apparition retardée, peut être rapproché du syndrome de Sturge-Weber.

Ce syndrome est défini par une hémiatrophie faciale progressive, débutant habituellement avant vingt ans, intéressant la peau et le tissu sous-cutané. Au niveau du front, la démarcation avec le côté indemne donne un aspect en « coup de sabre ». L'association à des céphalées migraineuses, des crises focales, une névralgie du trijumeau est décrite. Des anomalies hémisphériques sous-jacentes peuvent être présentes : hémiatrophie cérébrale, dilatation ventriculaire, calcifications corticales.

Bien que le syndrome ne soit pas apparent à la naissance, il pourrait s'agir comme dans le cas du syndrome de Sturge-Weber d'une mosaïque résultant d'une mutation portant sur une population limitée de cellules souches neuro-épidermiques ayant pour conséquence un déficit en facteurs de croissance conduisant à un phénomène d'apoptose locale.

ENCÉPHALOPATHIES PRÉ-, PÉRI- ET POSTNATALES

Étiologie

Les causes de ces encéphalopathies sont très diverses. Parmi les infections prénatales, la *rubéole* retient spécialement l'attention. Chez une femme ayant contracté la maladie durant les douze premières semaines d'une grossesse, le risque de mettre au monde un enfant présentant une microcéphalie, un retard mental sévère, une cataracte, une surdité, des anomalies cardiaques est de l'ordre de 5 à 30 %. La prévention est assurée par la vaccination des jeunes femmes non immunisées.

D'autres infections maternelles donnent lieu à une maladie qui, contractée *in utero*, peut continuer à se développer après la naissance : *toxoplasmose* (hydrocéphalie, choriorétinite, microphtalmie, présence de calcifications intracrâniennes), *maladie des inclusions cytomégaliques* (encéphalite nécrotique), *syphilis congénitale*, *infection par le VIH*.

Des lésions cérébrales peuvent se constituer *au cours de l'accouchement*, avec un risque particulièrement élevé chez les prématurés. Ces lésions peuvent être de nature traumatique (hémorragie méningée, hémorragie cérébrale, engagement temporal), mais la responsabilité majeure revient à l'*anoxie*.

Dans la période postnatale, une atteinte cérébrale peut être la conséquence de désordres métaboliques postnataux, d'un ictère nucléaire, de certaines affections acquises durant la première enfance : méningites purulentes, thromboses veineuses, complications encéphaliques des maladies infectieuses...

Retard du développement psychomoteur

Un retard du développement psychomoteur est une manifestation précoce de ces diverses atteintes cérébrales. Il peut être reconnu grâce à la connaissance des étapes du développement psychomoteur normal :

– *À la naissance,* l'altération du système nerveux se révèle par des troubles de la vigilance, de la succion, de la déglutition, des fonctions végétatives (température, respiration), par des anomalies oculaires. Normalement, les membres se tiennent en demi-flexion lorsque l'enfant est couché sur le dos; si l'on déprime brusquement le matelas, il se produit un bref mouvement en extension et abduction des quatre membres (signe de Moro). Il existe normalement un réflexe de préhension (*grasping*) et un réflexe de succion. Enfin, le réflexe cutané plantaire répond en extension.

– *Vers l'âge de deux mois*, l'enfant tient sa tête, il sourit, émet quelques sons.

– *Vers trois ou quatre mois*, bien qu'il persiste une hypotonie de fond, les mouvements spontanés s'enrichissent de telle sorte qu'on peut reconnaître un déficit moteur.

– *À cinq ou six mois*, l'enfant atteint un objet à sa portée et le saisit, en même temps que le réflexe de préhension disparaît, ainsi que le signe de Moro. Le tonus musculaire s'affirme parallèlement au redressement et à l'acquisition de la position assise.

– *À neuf mois*, l'enfant porte un biscuit à la bouche, il fait des efforts pour se redresser ;

– *À un an*, il tient debout, ce qui coïncide avec la réponse en flexion du cutané plantaire.

– *À quinze mois*, l'enfant marche seul, réclame les objets en les désignant, utilise un jargon de quelques mots.

– *À dix-huit mois*, la dominance manuelle se précise, l'enfant obéit aux ordres simples et utilise de courtes phrases.

Infirmité motrice cérébrale

On désigne sous ce terme les conséquences neurologiques des lésions frappant un système nerveux en plein développement. L'infirmité motrice revêt des aspects cliniques très divers qui ne prennent leur formule définitive que de façon retardée, à mesure des étapes de la maturation psychomotrice.

Diplégie spastique, ou syndrome de Little. — Elle survient surtout chez des prématurés. Le *rôle de l'anoxie* paraît prédominant. Une parésie spastique apparaît précocement, prédominant aux membres inférieurs. Elle retarde l'apprentissage de la marche, qu'elle perturbe par l'hyperextension et par l'adduction permanente des membres inférieurs. De façon plus exceptionnelle, le tableau peut être celui d'une tétraparésie spastique à laquelle est associé un syndrome pseudo-bulbaire.

Hémiplégie cérébrale infantile. — Elle peut résulter d'un traumatisme périnatal mais, dans un grand nombre de cas, elle succède à une affection acquise durant la première enfance. Dans ses formes franches, elle se singularise par l'hypertonie marquée, les syncinésies d'imitation homolatérales, l'association fréquente de quelques manifestations dystoniques, d'une épilepsie. Parfois, la croissance des deux hémicorps est asymétrique.

Athétose bilatérale. — Elle se caractérise par l'apparition de mouvements anormaux de type choréo-athétosique, associés souvent à une hypertonie. L'acquisition de la motilité volontaire et de la parole est perturbée. La responsabilité d'un ictère nucléaire est parfois démontrée. Dans d'autres cas, le syndrome d'athétose double est en relation avec des lésions prédominantes du striatum (état marbré) dont les relations avec une anoxie néonatale sont discutées.

L'*infirmité motrice cérébrale*, dans ses différents aspects, peut être remarquablement dissociée de toute atteinte des fonctions cognitives et ne pas s'accompagner d'un déficit intellectuel notable. Cependant, il est loin d'en être toujours ainsi : bon nombre d'infirmes moteurs cérébraux ont un quotient intellectuel inférieur à la normale. Enfin, l'épilepsie est fréquente.

Une prise en charge spécialisée de ces enfants, prenant en compte l'ensemble des déficits (moteurs, sensoriels, cognitifs), doit être entreprise le plus précocement possible.

TROUBLES DU DÉVELOPPEMENT COGNITIF D'ORIGINE GÉNÉTIQUE

Des troubles du développement cognitif, qu'il s'agisse d'un retard mental ou d'un trouble plus spécifique, peuvent être l'expression prédominante d'une anomalie génétique.

Trisomie 21 (syndrome de Down, mongolisme)

Outre les anomalies morphologiques qui la caractérisent, la trisomie 21 donne lieu à une hypotonie généralisée et à un trouble sévère du développement intellectuel. Son incidence augmente avec l'âge de la mère. Une hypoplasie de l'odontoïde doit être recherchée pour prévenir une luxation atloïdo-axoïdienne et une compression médullaire.

Syndromes liés à l'X

Syndrome de l'X fragile

Responsable de 2 à 4 % des retards mentaux chez les garçons, ce syndrome associe un retard intellectuel, une dysmorphie faciale — visage allongé, prognathisme, grandes oreilles à implantation basse — et une macro-orchidie. Causé par une expansion d'un triplet CGG sur le gène *FRM1*, il peut aussi être responsable d'un retard mental léger chez la fille hétérozygote.

À côté du syndrome de l'X fragile, de nombreux types de retard mentaux liés à l'X ont été individualisés dont beaucoup sont associés à d'autres anomalies (morphologiques, neurologiques, comportementales viscérales ou biochimiques) réalisant un phénotype évocateur (*retards mentaux liés à l'X syndromiques*). À cette catégorie appartient le syndrome de Rett.

Syndrome de Rett

Ce syndrome est une maladie dominante liée à l'X, observé essentiellement chez les filles avec une incidence d'environ un pour 15 000 naissances féminines. Après un développement initialement normal, une stagnation des acquisitions et de la croissance du périmètre crânien apparaît entre six et dix-huit mois, suivie d'une régression avec notamment perte de l'utilisation des mains et apparitions de stéréotypies manuelles. Une stabilisation plus ou moins longue peut ensuite être observée, avec acquisition d'une marche anormale et récupération d'un contact visuel (« regard perçant »). Le syndrome peut aussi comporter des épisodes d'apnée ou d'hyperventilation, de la spasticité, de la dystonie, des phénomènes moteurs paroxystiques variés dont la nature épileptique doit être discutée compte tenu de l'existence d'anomalies EEG parfois importantes. Une mutation est habituellement trouvée sur le gène *MECP2*. Chez le garçon, ce type de mutation est responsable d'encéphalopathies plus sévères ne ressemblant pas au syndrome de Rett.

Troubles de la migration neuronale

Les troubles de la migration des neurones de la zone germinale vers le cortex sont responsables d'hétérotopies de la substance grise, qui peuvent être sous-épendymaires ou sous-corticales. Ces anomalies de la migration sont bien mises en évidence par l'IRM.

Hétérotopies sous-épendymaires, périventriculaires. — Ce sont les plus fréquentes. Une épilepsie généralisée ou partielle, apparaissant le plus souvent pendant la deuxième décennie, en est le mode de révélation habituel. Elles peuvent être uni- ou bilatérales, focales ou diffuses. Une forme bilatérale, liée à des mutations du gène de la *filamine 1* (Xq28), codant une protéine se liant à l'actine, est observée dans le sexe féminin. Chez l'homme, en l'absence d'un allèle normal, les conséquences neurodéveloppementales, plus sévères, seraient létales.

Hétérotopies sous-corticales. — Moins fréquentes, elles constituent un groupe moins homogène, associant de façon variable une épilepsie, un retard mental et des troubles neurologiques. Chez la fille, des mutations du gène de la *double cortine* (*DCX*, en Xq22.3) sont responsables d'une hétérotopie en bande sous-corticale (double cortex) : une partie des neurones exprime l'allèle normal et migre. Chez le garçon, tous les neurones expriment l'allèle muté et le trouble généralisé de la migration conduit à la *lissencéphalie*. Une autre forme de lissencéphalie est liée au chromosome 17, en p13.3.

Des *mutations du gène ARX*, lié aussi à l'X, sont responsables d'une *lissencéphalie associée à des anomalies génitales*, parfois à une agénésie du corps calleux, des crises d'épilepsie et des troubles de la régulation thermique (*syndrome de Schapiro*). Des mutations de ce gène peuvent aussi donner lieu à diverses variétés de retard mental, à un syndrome de West, à une épilepsie myoclonique.

Insuffisance en créatine liée à l'X

Le retard mental associé à un retard de langage résulte d'un déficit du transporteur de la créatine codé en Xq28. La spectroscopie RM montre le déficit en créatine phosphocréatine intracérébrale. La transmission d'un syndrome de déficit en créatine peut aussi être autosomique récessive lorsque le syndrome résulte d'un déficit en guanidinoacétate méthyltransférase ou en glycine aminotransférase.

Syndrome d'Angelman

Les éléments du syndrome sont un retard sévère du développement psychomoteur, une absence d'expression verbale, une microbrachycéphalie, un nez pointu, un prognathisme, une bouche large et souriante, une hypotonie axiale, une spasticité des membres à prédominance distale. Le comportement est joyeux, sociable. L'EEG est habituellement anormal et des crises d'épilepsie sont fréquentes. Le syndrome est causé par des anomalies portant sur le chromosome 15 (15q11-13) d'origine maternelle. Des anomalies de la même région du chromosome 15 d'origine paternelle sont en cause dans le *syndrome de Prader-Willi*, associant retard mental, hypotonie, obésité, hypogonadisme.

Troubles spécifiques de l'acquisition du langage

En l'absence d'un retard intellectuel global, des troubles spécifiques portant sur l'acquisition de certaines activités cognitives peuvent être observés. La *dyslexie développementale* en est l'aspect le plus fréquent. Un lien entre cette affection et le chromosome 18 a été observé. Il s'agit d'un trouble qui doit être décelé et traité précocement.

Syndrome de Williams

Lié à une délétion en 7q11-23, le syndrome de Williams est dominé par les difficultés visuo-spatiales contrastant avec de bonnes compétences dans le domaine du langage, de la musique (en dépit d'une hyperacousie avec phonophobie) et une bonne adaptation sociale. Un agrandissement du gyrus temporal supérieur et une perte de l'asymétrie entre les planum temporaux ont été notés.

BIBLIOGRAPHIE

BARKOVICH AJ, KUZNIECKY RI. Gray matter heterotopias. *Neurology* 2000; *55* : 1603-1608 et 2002; *58* : 1559.

BOTTO LD *et al.* Neural-tube defects. *NEJM* 1999; *341* : 1509-1519.

CHBICHEB M *et al.* Syndrome de Parry-Romberg et épilepsie. *Rev Neurol (Paris)* 2005; *161* : 92-97.

CHEILLAN D *et al.* Les syndromes de déficit en créatine. *Rev Neurol* 2005; *161* : 284-289.

CLARK GD, NOEBELS JL. Cortin disasters : lissencephaly genes spell double trouble for the developing brain. *Ann Neurol* 1999; *45* : 141-143.

DAN B *et al.* Le syndrome d'Angelman : un modèle clinique et génétique. *Rev Neurol (Paris)* 2003; *159* : 499-510.

ECKERT MA *et al.* Evidence for superior parietal impairment in Williams syndrome. *Neurology* 2005; *64* : 152-153.

GLEESON JG *et al.* Characterization of mutations in the gene doublecortin in patients with double cortex syndrome. *Ann Neurol* 1999; *45* : 146-153.

GOTHELF D *et al.* Hyperacousis in Williams syndrome. *Neurology* 2006; *66* : 390-395.

LEVENTER RJ *et al.* LIS1 missense mutations cause milder lissencephaly phenotypes including a child with normal IQ. *Neurology* 2001; *57* : 416-22.

PATTERSON MC *et al.* Mental retardation. X marks the spot. *Neurology* 2003; *61* : 156-157.

POOLOS MP *et al.* Males with epilepsy, complete subcortical band heterotopia, and somatic mosaicism for DCX. *Neurology* 2002; *58*; 1559-1562.

RAMAEKERS VT *et al.* Reduced folate transport to the CNS in female Rett patients. *Neurology* 2003; *61* : 506-515.

TEN DONKELAAR HJ *et al.* Development and developmental disorders of the human cerebellum. *J Neurol* 2003; *250* : 1025-1036.

UYANIK G *et al.* ARX mutations in X-linked lissencephaly with abnormal genitalia. *Neurology* 2003; *61* : 232-234.

21 MANIFESTATIONS NEUROLOGIQUES DES ERREURS HÉRÉDITAIRES DU MÉTABOLISME

Les manifestations neurologiques de ces affections sont généralement dues à la diminution de l'activité d'une enzyme, avec pour conséquence biologique la diminution de la synthèse d'une protéine ou l'accumulation d'un métabolite intermédiaire.

TROUBLES DU MÉTABOLISME DES ACIDES AMINÉS

Des manifestations neurologiques occupent une place de premier plan dans l'expression clinique de certaines amino-acidopathies.

Ces affections, dont la transmission est en règle autosomale récessive, se révèlent souvent dès la période néonatale par une encéphalopathie métabolique sévère. Leur révélation peut aussi être retardée, marquée par un arrêt ou une régression des acquisitions, des convulsions pouvant revêtir l'aspect de spasmes en flexion, des déficits neurologiques ou sensoriels, parfois des anomalies morphologiques.

Certains éléments peuvent orienter le diagnostic : odeur de l'urine (maladie du sirop d'érable), ectopie cristallinienne (homocystinurie), hypopigmentation et odeur « moisie » de la peau (phénylcétonurie), manifestations cutanées pellagroïdes (maladie de Hartnup).

Dans les formes à révélation tardive, qui se font parfois sur le mode psychiatrique, l'IRM peut montrer des anomalies de la substance blanche hémisphérique.

Phénylcétonurie

Elle résulte d'un trouble de la conversion de la phénylalanine en tyrosine. Elle peut être en relation avec un déficit en phénylalanine hydroxylase (forme classique) mais aussi en dihydroptéridine réductase ou en bioptérine. L'apparition d'acide phénylpyruvique dans l'urine peut être retardée. Le dépistage de masse repose sur la mise en évidence de l'hyperphénylalaninémie, notamment par le test de Guthrie. Un régime sans phénylalanine doit être institué précocement.

Homocystinurie

Elle traduit une élévation du taux de l'homocystéinémie. L'homocystéine est synthétisée à partie de la méthionine. Elle peut être métabolisée en cystathionine sous l'influence de la cystathionine β synthase ou être reméthylée dans une réaction impliquant l'hydroxocobalamine et le 5-méthyltétrahydrofolate. Une hyperhomocystéinémie peut donc résulter de plusieurs types de blocs enzymatiques. La forme classique résulte d'un déficit en cystathionine β synthase. Le phénotype présente des ressemblances avec le syndrome de Marfan. Des manifestations neurologiques variées peuvent être observées : retard mental, épilepsie, troubles moteurs, troubles psychiatriques. Un taux élevé d'homocystéine favorise la survenue d'accidents ischémiques cérébraux d'origine artérielle ou veineuse.

Aciduries organiques

Les blocs situés sur le métabolisme des acides aminés ramifiés (leucine, isoleucine, valine) en aval de leur déamination sont responsables d'aciduries organiques. Les plus communes sont la maladie du sirop d'érable (le bloc métabolique concerne l'ensemble des acides aminés ramifiés), l'acidémie isovalérique, l'acidémie propionique, l'acidémie méthylmalonique.

Ces affections se révèlent en règle dans la période néonatale par une acidose métabolique sévère. Les survivants peuvent avoir un retard mental plus ou moins sévère et des épisodes récurrents d'encéphalopathie avec troubles de la vigilance.

L'*acidémie glutarique de type I*, causée par le déficit de l'enzyme mitochondriale glutaryl-CoA déshydrogénase, entraîne une élimination urinaire accrue d'acide glutarique et 3-hydroxyglutarique. Elle se révèle habituellement chez le nourrisson par un syndrome d'encéphalopathie aiguë suivi par la constitution d'une dystonie. Des formes de l'adulte ont été décrites, se traduisant par une leucoencéphalopathie.

Maladie de Hartnup

Elle résulte d'un trouble du transport des acides aminés neutres dont l'absorption intestinale est diminuée et l'élimination urinaire augmentée. Les signes cutanés évoquant la pellagre sont expliqués par un déficit de la formation de la nicotinamide à partir du tryptophane. L'évolution est marquée par des épisodes encéphalopatiques pouvant être dominés par des troubles psychotiques ou neurologiques (ataxie, convulsions, troubles de la conscience).

Déficit en semi-aldéhyde déshydrogénase

Le blocage de la dégradation de l'acide gamma-aminobutirique provoque en amont une accumulation de l'acide gamma-hydroxybutirique responsable d'un retard mental et de crises d'épilepsie.

ANOMALIES DU CYCLE DE L'URÉE

Le catabolisme protidique conduit à la formation d'urée au terme du cycle de Krebs-Henseleit, qui est à peu près exclusivement hépatique. Une *hyperammoniémie* est le trouble biologique commun aux anomalies héréditaires du cycle de l'urée. Les enfants atteints présentent des épisodes d'encéphalopathie déclenchés par un apport protéique excessif ou un hypercatabolisme, notamment à l'occasion d'infections. Une aversion pour les régimes riches en protéines a été observée. Chacune des cinq étapes du cycle de l'urée peut être le siège d'un bloc métabolique. La cause la plus fréquente est le déficit, lié à l'X, en une enzyme mitochondriale : l'*ornithine transcarbamylase.*

TROUBLES DU MÉTABOLISME DES PURINES

Le *syndrome de Lesch-Nyhan* est dû à un déficit en hypoxanthine-guanine phosphoribosyl transférase. Transmis sur le mode récessif lié à l'X, il atteint uniquement les garçons. Le trouble biochimique le plus apparent est l'hyperuricémie. Le tableau neurologique évocateur associe à une arriération intellectuelle de la spasticité, des mouvements choréo-athétosiques et une tendance compulsive à l'automutilation (morsure des doigts et des lèvres). L'hyperuricémie est également responsable de manifestations rénales et articulaires.

TROUBLES DU MÉTABOLISME DES GLUCIDES

Glycogénoses

La dégradation du glycogène fait intervenir de nombreuses enzymes; le déficit de chacune d'entre elles peut donner lieu à une glycogénose. L'expression neurologique des glycogénoses peut être cérébrale, en relation avec une hypoglycémie, ou musculaire (cf. chapitre 23).

Déficit en pyruvate déshydrogénase

Des phénomènes dystoniques ou dyskinétiques, ainsi qu'un tableau d'hérédodégénérescence spino-cérébelleuse ont été rapportés à ce déficit enzymatique.

Déficit en transporteur du glucose

L'anomalie, dont la transmission est autosomique dominante, porte sur le transport du glucose à travers la barrière hémato-encéphalique. Elle se révèle habituellement dans l'enfance par des crises d'épilepsie favorisée par le jeûne. Le diagnostic, orienté par l'existence d'une hypoglycorachie, est confirmé par l'étude du gène codant Glut-1.

TROUBLES DU MÉTABOLISME DES LIPIDES

Déficits héréditaires en lipoprotéines

Il en existe deux variétés principales, à transmission autosomique récessive :

– *a-bêtalipoprotéinémie (maladie de Bassen-Kornzweig)* : le syndrome neurologique, proche de celui de la maladie de Friedreich, est associé à une rétinite pigmentaire et à un aspect anormal des hématies (acanthocytes). Il existe une malabsorption des graisses avec absence dans le plasma des lipoprotéines de faible densité. La malabsorption vitaminique associée, notamment en vitamine E, pourrait jouer un rôle dans la constitution du syndrome neurologique ;

– *a-alphalipoprotéinémie (maladie de Tangier)* : il existe une infiltration viscérale, notamment des amygdales, par des esters du cholestérol. Sur le plan neurologique, il s'agit d'une neuropathie périphérique progressive ou récidivante. Le trouble biochimique est caractérisé par le taux faible des lipoprotéines de densité élevée et du cholestérol plasmatique.

Xanthomatose cérébro-tendineuse

Cette affection autosomique récessive est caractérisée par un trouble de la dégradation du cholestérol avec accumulation de cholestanol. Elle est due à un défaut d'activité d'une enzyme mitochondriale, la 27 stérol-hydroxylase, qui résulte de diverses mutations de son gène situé sur le bras long du chromosome 2. La 27 stérol-hydroxylase est responsable de la conversion du cholestérol en choline et acide chénodéoxycholique qui inhibent normalement par rétrocontrôle la production de cholestérol.

Le tableau associe une diarrhée, des xanthomes tendineux, une cataracte, une détérioration intellectuelle, une ataxie cérébelleuse et un syndrome pyramidal spastique. Les lésions prédominent sur la myéline du cervelet et du tronc cérébral. Le diagnostic, qu'il est important de reconnaître en raison des possibilités thérapeutiques, repose sur la mise en évidence d'un taux plasmatique de cholestanol élevé. Le traitement par supplémentation orale d'acide chénodéoxycholique a permis d'arrêter la progression de la maladie et même d'observer une amélioration neurologique significative.

MALADIES DE SURCHARGE LYSOSOMALE

Ces affections sont dues à un déficit de l'activité d'enzymes (hydrolases lysosomales) assurant la dégradation de molécules complexes. D'une manière générale, la sévérité de l'atteinte phénotypique dépend de l'activité enzymatique résiduelle. Diverses pistes thérapeutiques sont explorées dans ces affections, notamment enzymothérapie substitutive, greffe de cellules hématopoïétiques, inhibition de la synthèse des substrats.

Sphingolipidoses

Les sphingolipidoses résultent de l'accumulation de lipides ayant en commun de contenir de la sphingosine. La transmission est en général autosomale récessive.

Maladie de Gaucher (déficit en glucocérébrosidase, accumulation de glucocérébroside)

La maladie de Gaucher a une expression neurologique prédominante dans la forme infantile, dont l'évolution rapidement fatale est en relation avec l'atteinte cérébrale sévère. Les formes à début plus tardif, en dehors de l'expression viscérale (hépatosplénomégalie), peuvent avoir une expression neurologique, notamment sous la forme d'un syndrome parkinsonien.

Maladie de Krabbe

Due à un déficit en galactocérébrosidase, elle donne lieu à une *leucodystrophie à cellules globoïdes* associée à une atteinte des nerfs périphériques. Elle débute habituellement dans la première année, associant des troubles du tonus, de la motricité, des myoclonies, une atrophie optique. L'affection peut débuter plus tardivement, voire exceptionnellement chez l'adulte, revêtant alors parfois l'aspect d'une paraparésie spastique isolée, avec en IRM des hypersignaux sur le trajet des faisceaux pyramidaux que l'on peut suivre des centres semi-ovales jusqu'au mésencéphale.

Maladie de Fabry

C'est une affection liée à l'X, touchant essentiellement les hommes hémizygotes, plus rarement et de façon plus tardive et moins sévère les femmes hétérozygotes. Elle est due à des mutations du gène codant l'α-galactosidase, qui provoque l'accumulation de glycosphingolipides, essentiellement le globotriaosylcéramide. Cette surcharge se produit principalement dans les lysosomes de l'endothélium vasculaire.

Des douleurs souvent très intenses des extrémités, en relation avec une neuropathie des petites fibres, constituent habituellement la manifestation initiale. Ensuite apparaissent des manifestations cutanées (angiokératomes) prédominant sur la partie inférieure du tronc et les cuisses, une néphropathie qui est la cause habituelle de la mort, une atteinte vasculaire à l'origine d'accidents ischémiques cérébraux. Ces accidents, transitoires ou constitués, prédominent sur le système vertébro-basilaire. L'examen ophtalmologique montre souvent des dépôts cornéens en « rayons de roue » (cornée verticillée).

L'existence d'un traitement par des perfusions d'alpha-galactosidase recombinante souligne l'importance d'un diagnostic précoce.

Leucodystrophie métachromatique

Elle est due au déficit en une enzyme lysosomale, l'aryl-sulfatase A, provoquant une accumulation de sulfatides dans le système nerveux et dans différents viscères, dont le rein. L'expression neurologique de la maladie résulte d'une démyélinisation progressive dans le système nerveux central et périphérique. Les formes à début tardif, chez l'adolescent et l'adulte, correspondent à une activité ASA résiduelle. Elles se révèlent par des troubles de la marche, spastique et/ou cérébelleuse, ou par des troubles cognitifs et des modifications de la personnalité de type frontal. L'IRM montre une démyélinisation périventriculaire symétrique respectant les fibres en « U ». Un taux faible de l'ASA supporte le diagnostic, mais il faut tenir compte de l'existence de « pseudo-déficits » justifiant l'étude de l'excrétion urinaire des sulfatides. Les mutations P426L et I179S sont le plus souvent observées dans les formes à début tardif.

Maladie de Niemann-Pick

La maladie de Niemann-Pick correspond à un déficit en sphingomyélinase. Deux formes alléliques ont été décrites :

– dans le type A, il existe une atteinte multi-organe, notamment une atteinte sévère du système nerveux central conduisant à la mort vers l'âge de deux ou trois ans;

– dans le type B, le début est plus tardif, il y a peu ou pas d'atteinte neurologique et la plupart des patients survivent jusqu'à l'âge adulte.

La *maladie de Niemann-Pick de type C* est due le plus souvent à un déficit en une protéine NPC1 dont on pense qu'elle joue un rôle dans le transport des LDL. Elle est caractérisée par l'accumulation de cholestérol dans de nombreux tissus ainsi que de sphingolipides dans les lysosomes de certains tissus. À côté de la forme infantile conduisant rapidement au décès, il existe des formes juvéniles associant une hépatosplénomégalie et des manifestations neurologiques (ophtamoplégie supranucléaire, ataxie, dystonie et démence) et des formes de l'adulte pouvant avoir une présentation psychiatrique.

GM1 et GM2 gangliosidoses

Les GM1 et GM2 gangliosidoses correspondent à l'accumulation de gangliosides monosialiques.

GM1 gangliosidoses. — Elles résultent d'un déficit en b-galactosidase. Les formes infantiles (type I) et juvéniles (type II) associent un retard mental sévère, des crises d'épilepsie, une atrophie optique responsable d'une cécité, parfois une surdité et des anomalies morphologiques et squelettiques. Le type III débute chez l'adulte et se présente sous la forme d'une maladie neurologique progressive où les mouvements anormaux de type athétosique ou dystonique peuvent être au premier plan. Ils sont parfois associés à un syndrome parkinsonien akinéto-rigide.

GM2 gangliosidoses. — Elles peuvent être dues à une mutation de la chaîne a de l'hexoaminidase A (hétérodymère ab) responsable d'un déficit isolé en hexoaminidase A caractérisant la maladie de Tay-Sachs, ou à une mutation de la chaîne b responsable d'un déficit combiné en hexoaminidase A et hexoaminidase B (homodimère bb) définissant la maladie de Sandhoff. Seule l'hexoaminidase A est capable d'hydrolyser les GM2 gangliosides. On distingue deux variantes de la maladie de Tay-Sachs, le type B, où l'hexoaminidase A manque, et le type B1, où l'hexoaminidase A est présente mais inactive pour l'hydrolyse des GM2 gangliosides. Les GM2 gangliosidoses peuvent aussi être secondaires à un déficit en une protéine nécessaire à l'hydrolyse des GM2 par l'hexoaminidase A (GM2 *activator protein*).

Le phénotype clinique des GM2 gangliosidoses est très variable, allant de formes infantiles d'évolution rapide à des formes débutant chez l'adulte. Ce phénotype clinique semble relativement indépendant de l'anomalie à l'origine de la perturbation du métabolisme des GM2 ganglioside.

La forme infantile classique débute habituellement avant l'âge de six mois et associe un retard mental et moteur, des crises et une cécité. L'infiltration des cellules ganglionnaires de la rétine lui confère un aspect grisâtre, sauf au niveau de la macula, ce qui donne lieu à l'aspect de la tache rouge cerise maculaire décrite dans la maladie de Tay-Sachs mais pouvant être observée dans d'autres gangliosidoses. Le décès survient habituellement après trois à cinq ans d'évolution.

Des débuts plus tardifs chez l'adolescent ou l'adulte jeune sont possibles. L'expression clinique peut alors être trompeuse, évoquant une SLA, une amyotrophie spinale, une ataxie cérébelleuse, une démence, voire une affection psychiatrique.

Céroïdes-lipofuscinoses neuronales

Les céroïdes-lipofuscinoses neuronales sont caractérisées par une accumulation de lipopigments autofluorescents dans les neurones. Les formes de l'enfant, comprenant la *maladie de Batten* (forme juvénile), sont dominées par la détérioration psychomotrice, l'épilepsie et la cécité par rétinite pigmentaire. La forme de l'adulte (*maladie de Kufs*), dans laquelle fait défaut la rétinite pigmentaire, se traduit par une démence pouvant être associée à une épilepsie myoclonique, des signes extrapyramidaux ou cérébelleux. L'étude en microscopie électronique d'une biopsie de peau met en évidence des inclusions spécifiques.

Sialidoses

Le déficit en neuraminidase responsable de la *sialidose de type 1* conduit à une accumulation d'oligosaccharides. Elle se traduit chez le sujet jeune par des myoclonies souvent associées à des crises d'épilepsie et une rétinopathie (syndrome myoclonus-macula rouge cerise).

Mucopolysaccharidoses

Les mucopolysaccharides, formés par la polymérisation d'unités d'acide hexuronique et d'hexosamine, sont un des constituants principaux de la substance fondamentale du tissu conjonctif.

Diverses affections lysosomales à transmission autosomique récessive (*maladies de Hurler*, *de Sanfilippo*, *de Morquio*, *de Maroteaux-Lamy*) ou liées au chromosome X (*maladie de Hunter*) sont en relation avec une surcharge en mucopolysaccharides. Elles se manifestent avant tout par un syndrome dysmorphique (« gargoylisme »), des dysostoses multiples, une opacification de la cornée. L'arriération psychomotrice n'est le fait que de certaines de ces affections; elle fait défaut dans la maladie de Morquio et la maladie de Maroteaux-Lamy. Une surcharge secondaire en gangliosides peut jouer un rôle dans des manifestations nerveuses des mucopolysaccharidoses. En outre, l'infiltration méningée peut être à l'origine d'une hydrocéphalie.

MALADIES PEROXYSOMALES

Certaines étapes du métabolisme des lipides (et des acides aminés) se font exclusivement dans les peroxysomes. L'anomalie peroxysomale peut être structurelle, provoquant des déficits enzymatiques multiples comme dans le syndrome cérébro-hépato-rénal de Zellweger, l'adrénoleucodystrophie néonatale et la maladie de Refsum infantile, ou limitée à un déficit enzymatique spécifique comme dans l'adrénoleucodystrophie liée l'X et la maladie de Refsum classique.

Adrénoleucodystrophie liée à l'X

L'adrénoleucodystrophie liée à l'X résulte d'un déficit de la β-oxydation des acides gras à très longue chaîne (> C 22). Plusieurs phénotypes peuvent être réalisés.

La *forme cérébrale* est caractérisée par une démyélinisation inflammatoire progressive des hémisphères cérébraux prédominant sur les régions temporo-pariéto-occipitales et une insuffisance surrénale (« maladie bronzée de Schilder »). Elle débute le plus souvent entre quatre et huit ans, habituellement par des troubles visuels, et évolue en quelques années vers un état de décortication. L'insuffisance surrénale peut être franche et initiale, voire isolée, ou au contraire latente. Les formes cérébrales de l'adulte, qui sont exceptionnelles, peuvent se révéler par un tableau psychiatrique.

L'*adrénomyéloneuropathie*, de survenue plus tardive, se présente comme un processus dégénératif prédominant sur les voies longues de la moelle, donnant lieu à une spasticité progressive associée à des troubles sensitifs et sphinctériens. L'insuffisance surrénale fait souvent défaut. Les femmes hétérozygotes peuvent être symptomatiques, sous la forme d'une paraplégie spasmodique à début tardif. Le diagnostic repose sur la mise en évidence d'un taux élevé des acides gras à très longue chaîne.

Maladie de Refsum

La maladie de Refsum, transmise de façon autosomique récessive, résulte d'un bloc de l'a-oxydation d'un acide gras ramifié d'origine exogène, l'*acide phytanique*, qui s'accumule dans l'organisme. Les principaux éléments du tableau clinique sont une rétinite pigmentaire avec héméralopie et rétrécissement du champ visuel, une polyneuropathie avec dissociation albuminocytologique du LCR, un syndrome cérébelleux, une surdité, des manifestations cutanées de type ichtyosique. Une stabilisation peut être obtenue par un régime pauvre en acide phytanique.

LEUCODYSTROPHIES

Une destruction progressive de la myéline encéphalique bien mise en évidence par l'IRM est un trait caractéristique de certaines des affections envisagées ci-dessus, telles que la leucodystrophie métachromatique, l'adrénoleucodystrophie, la maladie de Krabbe. Un aspect voisin en IRM peut être réalisé par d'autres affections comportant une dégradation de la myéline ou un défaut de myélinisation (hypomyélinisation). La sémiologie associe de façon variable spasticité, ataxie, syndrome bulbaire ou pseudo-bulbaire, démence et, parfois, une atteinte périphérique.

– Les *leucodystrophies soudanophiles*, définies par l'accumulation de produits de dégradation soudanophiles, comprennent la maladie de *Pelizaeus-Merzbacher*, qui donne typiquement un aspect tigroïde de la substance blanche, et le syndrome de *Cockaine.* La maladie de Pelizaeus-Merzbacher est une maladie du garçon liée au gène de la PLP (*proteolipid protein*) sur le chromosome X. Les femmes hétérozygotes développent parfois une paraplégie spasmodique à début tardif.

– La *maladie de Canavan*, autosomale récessive, est une dégénérescence spongieuse de la substance blanche cérébrale.

– La *maladie d'Alexander*, qui atteint essentiellement les jeunes enfants, apparaît en IRM comme une leucoencéphalopathie frontale diffuse associée à une mégalencéphalie. La présence de *fibres de Rosenthal*, constituées de prolongements astrocytaires dégénérés, est le critère neuropathologique de la maladie. Des mutations du gène de la protéine gliofibrillaire acide, constituant des filaments intermédiaires au niveau des astrocytes, ont été mises en évidence.

– Une affection décrite sous les acronymes *CACH* (*Childhood Ataxia with CNS Hypomyelination*) ou *VWM* (*Leucoencephalopathy with Vanishing White Matter)* est liée à des mutations portant sur eIF2B (*eucariotic Initiation Factor 2B*), essentiel pour la régulation de la synthèse des protéines.

ENCÉPHALOMYOPATHIES MITOCHONDRIALES

On réserve généralement ce terme aux encéphalomyopathies résultant d'un dysfonctionnement de la chaîne respiratoire de la mitochondrie assurant la phosphorylation oxydative. Plus de soixante-dix sous-unités participent à la constitution de cette chaîne respiratoire qui comprend quatre complexes enzymatiques (I à IV) et deux petits transporteurs d'électrons : le coenzyme Q et le cytochrome c. La majorité de ces sous-unités est codée par l'ADN nucléaire, mais treize sous-unités sont codées par l'ADN mitochondrial (ADNmt).

Ces faits contribuent à la complexité génétique de ces maladies qui peuvent avoir une hérédité mendélienne classique ou une transmission purement maternelle puisque l'ADNmt est hérité seulement de la mère. Par ailleurs, les anomalies de l'ADNmt peuvent être primitives ou secondaires (syndrome de déplétion mitochondriale) à des mutations portant sur des gènes nucléaires codant des protéines nécessaires au maintien de l'ADNmt. Enfin les formes sporadiques, parfois limitées à certains tissus (mutations somatiques), ne sont pas rares.

Syndrome MERRF

Le syndrome MERRF (*Myoclonus Epilepsy with Ragged Red Fibers*) associe des crises d'épilepsie, des myoclonies, un syndrome cérébelleux, une faiblesse musculaire, une détérioration intellectuelle. On peut aussi observer une baisse de l'audition, une atrophie optique, une petite taille. La mutation typique est A8344G dans le gène $tRNA^{lys}$. Une lipomatose associée à une myopathie est une autre expression phénotypique de cette mutation.

Syndrome MELAS

Le syndrome MELAS (*Mitochondrial myopathy, Encephalopathy, Lactic Acidosis, and Stroke-like episodes*) est génétiquement hétérogène : au moins quatorze mutations distinctes de l'ADN mitochondrial ont été identifiées; l'une des plus fréquentes est une mutation ponctuelle A→G au nucléotide 3243 du gène du $tRNA^{Leu\,(UUR)}$.

L'affection débute habituellement chez l'enfant; mais le diagnostic est souvent fait plus tardivement à l'occasion d'épisodes cérébraux aigus d'allure vasculaire. Ces épisodes aigus sont généralement précédés par d'autres manifestations : céphalées et vomissements récidivants, déficit musculaire, crises d'épilepsie focales ou généralisées, détérioration intellectuelle, surdité de perception.

L'atteinte musculaire peut être responsable d'un déficit myopathique. Elle est souvent infraclinique, objectivée par la biopsie musculaire qui montre la présence de fibres déchiquetées, « *ragged red fibers* », avec mise en évidence en microscopie électronique d'agrégats sous-sarcolemmiques de mitochondries anormales. Les agrégats sont marqués par la succinodéshydrogénase. Cette enzyme, entièrement codée par l'ADN nucléaire, est normale chez les patients atteints de MELAS.

Les épisodes « *stroke-like* » constituent l'élément le plus caractéristique de la maladie. Le début des épisodes est souvent marqué par une céphalée ayant des caractères migraineux : pulsatile, accompagnée de nausées, de vomissements, parfois de phénomènes visuels. L'évolution est celle d'une « migraine compliquée », marquée par la constitution d'un déficit neurologique témoignant habituellement d'une souffrance cérébrale à prédominance postérieure, se traduisant souvent par une hémianopsie, voire une cécité corticale. Des crises d'épilepsie sont fréquentes, pouvant être inaugurales ou survenir au cours de l'évolution de l'épisode.

L'IRM, effectuée lors de ces épisodes, objective des images anormales, en règle générale unilatérales, atteignant de façon préférentielle les régions temporo-pariéto-occipitales. Ces anomalies ne sont pas systématisées dans un territoire artériel. Elles ne sont jamais limitées à la substance blanche : *une atteinte du cortex est constante*, associée à celle de la substance blanche. Malgré une présentation qui peut être sévère, l'évolution se fait habituellement vers la résolution des troubles après que les crises d'épilepsie, qui réalisent parfois un état de mal, ont été contrôlées.

L'élévation du taux des lactates dans le sang et le LCR a une bonne valeur d'orientation diagnostique. Le diagnostic est confirmé par l'analyse génétique.

La physiopathologie de ces épisodes cérébraux reste imparfaitement élucidée : mécanisme ischémique lié à une angiopathie mitochondriale ou crise métabolique liée à la défaillance de la chaîne de transport des électrons.

Neuropathie optique héréditaire de Leber

La neuropathie optique héréditaire de Leber survient chez l'adulte jeune, marquée par une baisse rapide de l'acuité visuelle touchant les deux yeux en un ou deux temps. Au moins onze points de mutation de l'ADNmt ont été constatés, codant principalement pour le complexe I, dont : G11778A, G3460A, T14484C. Une interaction avec le chromosome X pourrait rendre compte de la fréquence beaucoup plus grande chez l'homme. La neuropathie optique est parfois associée à des lésions du système nerveux central, réalisant un syndrome ressemblant à la sclérose en plaques.

Syndrome de Leigh

Le syndrome de Leigh, ou encéphalomyélopathie subaiguë nécrosante, est une affection du nourrisson ou de l'enfant, rarement de l'adulte. Une régression psychomotrice, des troubles respiratoires, une ataxie, des troubles oculomoteurs sont parmi les signes neurologiques les plus fréquents. Une élévation des lactates dans le sang et le LCR est la règle. Les lésions, bien mises en évidence *in vivo* par l'IRM, intéressent de façon bilatérale et symétrique le putamen, le noyau caudé, le thalamus et le mésencéphale dorsal. Elles peuvent intéresser aussi la partie inférieure du tronc cérébral et les cordons postérieurs de la moelle. À l'examen microscopique, elles associent spongiose, démyélinisation, gliose et prolifération capillaire.

Il existe une hétérogénéité génétique, la transmission pouvant être autosomale récessive ou maternelle, liée comme le *syndrome NARP* — déficit moteur neurogène, ataxie et rétinopathie pigmentaire — à une mutation du gène *ATP6* mitochondrial.

Syndrome OEP (ophtalmoplégie externe progressive) et syndromes OEP-« plus »

Ils peuvent être la conséquence de mutations ponctuelles de l'ADNmt, telles que la mutation A3243G en cause aussi dans MELAS. Mais il peut aussi s'agir de mutations de gènes de l'ADN nucléaire, tels que *POLG* (polymérase gamma), codant des facteurs nécessaires à l'intégrité de l'ADNmt avec pour conséquence des délétions ou une déplétion de l'ADN mitochondrial.

Syndrome de Kearns-Sayre

Le syndrome de Kearns-Sayre est une affection multisystémique comportant, outre l'ophtalmoplégie, une rétinopathie pigmentaire, des signes d'atteinte du système nerveux central, un bloc auriculoventriculaire, une atteinte de l'audition, une petite taille, un diabète et d'autres signes endocriniens. Il est lié à une délétion de l'ADNmt.

Syndrome MNGIE

Le syndrome MNGIE (*Mitochondrial NeuroGastroIntestinal Encephalomyopathy*) débute généralement tôt dans l'existence par un syndrome de pseudo-obstruction intestinale chronique. Il s'y associe une neuropathie périphérique à prédominance démyélinisante, une ophtalmoplégie et, en imagerie, une leucoencéphalopathie asymptomatique. La biopsie musculaire montre des fibres déchiquetées. L'hérédité est autosomique récessive, liée à des mutations du gène de la thymidine phosphorylase avec un taux élevé de thymidine entraînant des mutations, des délétions et une déplétion de l'ADN mitochondrial.

BIBLIOGRAPHIE

ANDREU AL, DIMAURO S. Current classification of mitochondrial disorders. *J Neurol* 2003; *250* : 1403-1406.

CHÉRIN P *et al.* Les manifestations neurologiques de la maladie de Gaucher de type 1 : vers une remise en cause de la classification actuelle? *Rev Neurol (Paris)* 2006; *162* : 1076-1083.

CLARK JM *et al.* MELAS : clinical and pathologic correlations with MRI, xenon/CT, and MR spectroscopy. *Neurology* 1996; *456* : 223-227.

CLAVELOU P *et al.* Manifestations neurologiques de la maladie de Fabry. *Rev Neurol* 2006; *162* : 569-580.

HIRANO M *et al.* Mitochondrial neurogastrointestinal encephalomyopathy (MNGIE). *Neurology* 1994; *44* : 721-727.

HIRANO M, DIMAURO S. ANT 1, Twinkle, POLG, and TP. New genes open our eyes to ophtalmoplegia. *Neurology* 2001; *57* : 2163-2165.

SCHMIEDEL J *et al.* Mitochondrial cytopathies. *J Neurol* 2003; *250* : 267-277.

KÜLKENS S *et al.* Late-onset neurologic disease in glutaryl-CoA dehdrogenase deficiency. *Neurology* 2005; *64* : 2142-2144.

LORINCZ MT *et al.* Cerebrotendinous xanthomatosis. Possible higher prevalence than previously recognized. *Arch Neurol* 2005; *62* : 1459-1463.

RAUSCHKA H *et al.* Late-onset metachromatic leukodystrophy. *Neurology* 2006; *57* : 859-863.

SWANSON P. Diagnosis of inherited metabolic disorders affecting the nervous system. *J Neurol Neurosurg Psychiatry* 1995; *59* : 460-470.

WENGER DA *et al.* Insights into the diagnosis and treatment of lysosomal storage diseases. *Arch Neurol* 2003; *60* : 322-328.

YONEDA M *et al.* Vasogenic oedema on MELAS : a serial study with diffusion-weighted MR imaging. *Neurology* 1999; *53* : 2182-2184.

22 MALADIES DU MUSCLE ET DE LA JONCTION NEUROMUSCULAIRE

MALADIES DU MUSCLE : LES MYOPATHIES

Le muscle peut être atteint par des processus pathologiques très divers. Les causes génétiques (dystrophies musculaires, myopathies métaboliques, maladies des canaux ioniques) et inflammatoires (polymyosites) sont les plus fréquentes. Le répertoire sémiologique des maladies musculaires, dominé par le déficit moteur, peut paraître relativement limité. En fait, il existe souvent des caractères cliniques distinctifs qui permettent d'orienter le diagnostic étiologique, tels que le mode d'installation, la répartition du déficit, l'existence d'une amyotrophie et/ou d'une hypertrophie, la présence de douleurs, parfois la mise en évidence d'une myotonie.

Sémiologie générale

Dans les affections musculaires primitives, la cible du processus pathologique est la fibre musculaire. L'atteinte du muscle se fait indépendamment de son innervation, échappant notamment à la systématisation en unités motrices.

La *faiblesse musculaire* est le signe clinique majeur. Elle prédomine en général sur les muscles proximaux. Aux membres inférieurs, elle se traduit par une démarche dandinante, une difficulté à monter un escalier, à passer de la position assise à la position debout. Aux membres supérieurs, l'atteinte proximale se traduit par une difficulté à lever les bras au-dessus de la tête, un décollement des omoplates lors de l'extension des bras. En fait, la prédominance proximale du déficit comporte de nombreuses exceptions.

Une *amyotrophie* accompagne habituellement le déficit moteur, sans qu'il y ait un parallélisme étroit entre ces deux ordres de manifestations. L'amyotrophie peut avoir un caractère très sélectif, bien mis en évidence par l'imagerie, avec atteinte, au sein d'un groupe musculaire, de certains chefs alors que d'autres sont respectés. Un *aspect hypertrophique* est parfois observé, résultant de l'hypertrophie vraie de certaines fibres et d'une infiltration graisseuse (pseudohypertrophie).

L'*absence de fasciculations* est un élément distinctif avec les processus neurogènes, de même que l'*abolition précoce de la réponse idiomusculaire* à la percussion directe du muscle qui contraste avec sa conservation, voire son exagération, dans les atteintes neurogènes.

Examens complémentaires

L'*électromyogramme* est caractérisé par la possibilité d'obtenir, en dépit de la faiblesse musculaire, un tracé riche, interférentiel, qui traduit la conservation d'un grand nombre d'unités motrices. L'aspect est donc bien différent de celui observé dans les processus neurogènes où la raréfaction des unités motrices donne lieu à un tracé pauvre. Par ailleurs, la dégradation des unités motrices se manifeste par la diminution d'amplitude et de durée des potentiels d'unité motrice, et par leur caractère polyphasique.

Les *anomalies biologiques* résultent du passage dans le sang de diverses enzymes : aldolase, lacticodéshydrogénase et, surtout, *créatine kinases* (CK). L'élévation des taux sanguins de ces enzymes reflète dans une large mesure l'évolutivité des processus myopathiques. Au cours des amyotrophies neurogènes, le taux sanguin des enzymes reste habituellement normal ou peu élevé.

La *biopsie musculaire*, avec l'aide des techniques histo-enzymologiques et de la microscopie électronique, apporte souvent des éléments décisifs au diagnostic d'une affection musculaire.

L'absence de groupement de fibres ayant les mêmes caractères histo-enzymologiques est un caractère différentiel avec les processus neurogènes. La présence de marqueurs histologiques tels que vacuoles, inclusions, infiltrats inflammatoires, fibres déchiquetées, oriente le diagnostic étiologique.

Les *lésions observées dans les dystrophies musculaires primitives* sont : des inégalités de taille des fibres dont certaines sont atrophiques, d'autres très hypertrophiques; la présence de fibres hyalines et de fibres nécrotiques; des aspects de régénérescence sous la forme de petites fibres basophiles; la dispersion des fibres musculaires par la prolifération au sein de l'endomysium et du périmysium du tissu conjonctif et du tissu adipeux. En microscopie électronique, il existe des altérations de la membrane des fibres musculaires qui pourraient constituer la lésion fondamentale, conduisant ensuite à la nécrose des fibres.

Dystrophies musculaires liées à l'X

Type Duchenne. — Transmise par la mère, elle touche un garçon sur 3 000 à 5 000 naissances masculines.

Un diagnostic précoce est important pour le conseil génétique. Chez ces enfants, normaux à la naissance, un retard de l'acquisition de la marche est fréquent. Certains auteurs préconisent un dosage systématique des CPK chez un garçon n'ayant pas acquis la marche à dix-huit mois. Chez les sujets atteints, le taux des CPK est très élevé dès la période néonatale, de 30 à 300 fois la normale.

Le diagnostic devient évident entre trois et cinq ans. L'atteinte de la ceinture pelvienne précède celle de la ceinture scapulaire. La démarche est dandinante, la course impossible; lorsqu'ils tombent, ces enfants doivent, pour se relever, se mettre à quatre pattes, puis se hisser le long des membres inférieurs. Il existe une hyperlordose. Un aspect hypertrophique (« pseudo-hypertrophie ») est habituel au niveau des muscles du mollet : il résulte d'une prolifération scléro-adipeuse, mais aussi d'une véritable hypertrophie liée à la sollicitation excessive de certains muscles relativement respectés.

Après une légère amélioration fonctionnelle au cours de la croissance, l'aggravation reprend son cours. Le déficit diffuse à l'ensemble des membres et du tronc, avec apparition d'une cyphoscoliose et de rétractions tendineuses. La marche devient impossible vers l'âge de douze ans, et le décès survient vers l'âge de vingt ans, lié à un déficit respiratoire et à une participation myocardique. La lutte contre les rétractions et les déformations vertébrales permet d'améliorer la qualité de la survie. Une influence favorable des corticoïdes a été notée.

L'identification des femmes conductrices est à la base du *conseil génétique*. Une élévation des CPK est observée dans les deux tiers des cas environ. En outre, chez un petit nombre de conductrices, il existe des anomalies cliniques mineures telles qu'une pseudo-hypertrophie du mollet ou un léger déficit moteur. En raison du nombre élevé de mutations, la mère d'un garçon atteint n'est pas nécessairement conductrice. En revanche, une femme ayant un fils et un autre parent mâle atteints est une conductrice obligatoire.

Le gène en cause code une protéine de la membrane musculaire de poids moléculaire élevé, la *dystrophine*. Chez les sujets atteints de maladie de Duchenne, la dystrophine est indétectable ou présente à un taux très faible.

Type Becker. — Il s'agit d'une forme relativement bénigne dont le début est plus tardif et l'évolution beaucoup plus prolongée. Il s'agit aussi d'une dystrophinopathie mais, à la différence du type Duchenne, la dystrophine est présente, mais qualitativement anormale et en quantité moindre que normalement.

Type Emery-Dreiffus. — Le déficit moteur peu évolutif contraste avec la précocité des contractures limitant le jeu des articulations. Des troubles du rythme et de la conduction cardiaque sont fréquents.

Le *syndrome de la colonne raide* appartient au tableau de la dystrophie musculaire progressive de type Emery-Dreiffus, mais peut aussi être observé dans des dystrophies musculaires dont l'hérédité est autosomique dominante, ou dans certaines myopathies congénitales.

Dystrophies musculaires avec myotonie

Maladie de Steinert. — Avec une incidence d'un pour 8 000, la maladie de Steinert (dystrophie musculaire avec myotonie de type 1) est la plus fréquente des dystrophies musculaires de l'adulte, débutant le plus souvent entre vingt et trente ans. Sa transmission est autosomique dominante. Elle est remarquable par l'association d'une myopathie distale avec myotonie à une constellation de manifestations extramusculaires. Elle est due à un nombre accru de la répétition d'une séquence cytosine-thymidine-guanine dans une région du chromosome 19 codant une protéine kinase. Le phénomène de l'anticipation est souvent noté, avec une augmentation de la gravité clinique dans les générations successives, allant de pair avec une amplification de la répétition du triplet CTG.

La *myotonie* est souvent la manifestation initiale, mais elle est assez bien tolérée et ne constitue pas de façon habituelle le motif de la consultation. Bien mise en évidence en particulier au niveau de la main, elle consiste en un retard de la décontraction musculaire après une contraction volontaire ou provoquée par une stimulation mécanique (percussion de l'éminence thénar), avec activité électrique répétitive de la fibre musculaire. Ses caractères cliniques et l'EMG ont été étudiés avec la sémiologie de l'unité motrice. La myotonie résulte probablement du dysfonctionnement d'un canal ionique secondaire à la mutation responsable de la maladie. Il a été montré une diminution du potentiel de repos des cellules musculaires en relation avec une ouverture anormale des canaux sodés.

Le *processus myopathique*, déficit moteur et atrophie, évolue lentement. Sa topographie est remarquable. Aux membres, elle est distale, intéressant la partie inférieure de l'avant-bras, les petits muscles de la main, les muscles péroniers (steppage). À l'extrémité céphalique, elle se marque par le ptosis, par l'émaciation et l'aspect atone du faciès, l'éversement des lèvres; l'amyotrophie des muscles masticateurs et des sternocléidomastoïdiens est souvent remarquable. En outre, le processus myopathique s'étend à la langue, aux muscles pharyngés et laryngés, entraînant des perturbations de la voix. Plus souvent que dans les autres dystrophies musculaires progressives, la *biopsie* montre des aspects un peu particuliers : chaînes nucléaires, fibres annulaires.

Les *manifestations associées* comprennent : une calvitie précoce; une cataracte siégeant en cupule au pôle postérieur du cristallin; une atrophie testiculaire de type primitif donnant lieu à une impuissance sans modification notable des caractères sexuels secondaires, avec un taux de FSH élevé; des troubles cardiovasculaires en relation avec des anomalies de la conduction (allongement de PR, bloc auriculoventriculaire); un déficit intellectuel fréquent; un catabolisme accru des IgG.

L'évolution est plus ou moins rapidement invalidante, mais néanmoins compatible avec une survie prolongée. En relation avec le phénomène de l'anticipation, des formes frustes à début tardif peuvent être reconnues par l'examen des ascendants d'une forme avérée.

Une forme à début très précoce doit être isolée. Le tableau est celui d'une hypotonie congénitale avec troubles de la succion et de la déglutition. La myotonie apparaît plus tardivement. Ces *formes congénitales* ont la particularité d'être à transmission presque exclusivement maternelle.

Dystrophie musculaire avec myotonie de type 2. — Cette forme, liée à une expansion CCTG en 3q21 dans le gène *ZNF9* (*Zinc Finger Protein* 9), est particulière par la prédominance proximale du déficit (PROMM, *Proximal Myotonic Dystrophy*), une évolution moins sévère et l'absence de formes congénitales.

Médicaments de la myotonie. — Quinine, procaïnamide, hydantoïnes, carbamazépine ont la propriété de stabiliser le potentiel de membrane. Leur efficacité limitée doit être pesée en regard de leurs effets secondaires, en particulier dans la maladie de Steinert, où la myotonie n'est pas le trouble le plus invalidant.

Dystrophies scapulo-humérales et scapulo-péronières

Dystrophie facio-scapulo-humérale de Landouzy. — Autosomique dominante, elle est liée à une délétion localisée sur le chromosome 4 en q35. L'affection n'est reconnue en général que chez l'adulte jeune devant l'apparition insidieuse d'un déficit et d'une atrophie des muscles de la ceinture scapulo-humérale. L'atteinte des pectoraux, respectant les chefs claviculaires, est particulièrement marquée, entraînant une surélévation des épaules liée à l'action non contrariée des trapèzes. Il existe aussi une atteinte de la ceinture pelvienne et parfois une atteinte sélective du muscle tibial antérieur. L'atteinte des muscles de la face se traduit parfois dès l'enfance par une inocclusion des paupières pendant le sommeil qui peut retenir l'attention dans une famille atteinte. L'évolution est lente et la maladie est longtemps compatible avec une vie sociale sensiblement normale. L'EMG et la biopsie musculaire sont utiles pour distinguer cette dystrophie musculaire de certaines amyotrophies spinales donnant un phénotype voisin.

Dystrophie musculaire scapulo-péronière. — Autosomique dominante, liée au locus 12q, elle débute aux muscles péroniers et a une évolution ascendante.

Dystrophies musculaires des ceintures

Le début se fait tantôt à la racine des membres supérieurs (type Erb), tantôt à la racine des membres inférieurs (type Leyden-Mœbius). L'atteinte initiale se complète plus ou moins tardivement par celle de l'autre ceinture. La gravité est très variable, avec des formes débutant tôt et progressant rapidement et des formes dont le début est tardif et l'évolution lente.

Ce tableau étant peu spécifique, d'autres diagnostics doivent être discutés : amyotrophie spinale progressive, myopathie d'autre nature (métabolique, inflammatoire) dont l'identification nécessite souvent une biopsie musculaire.

La transmission peut être autosomique dominante (*Limb-Girdle Muscular Dystrophy type 1*, LGMD1) ou récessive (LGMD2). Les nombreux sous-types génétiques sont désignés par une lettre : par exemple, LGMD2B correspond à une mutation du gène codant la dysferline, LGMD2C à un gène codant le γ-sarcoglycane. Les protéines déjà impliquées dans ces dystrophies comprennent les sarcoglycanes, les dystroglycanes, la dysferline, la calpaïne, la protéine liée à la fukutine.

Myopathies distales

Les myopathies distales constituent un groupe hétérogène de maladies génétiques. Dans leur classification interviennent notamment le mode de transmission et la localisation initiale.

Les deux types les plus fréquents sont autosomiques récessifs et débutent aux membres inférieurs, au niveau de la loge antérieure (type Moyoshi, gène de la *dysferline*) ou de la loge postérieure (type Nonaka, gène *GNE*). Les formes dominantes comprennent le type Welander (atteinte initiale des mains) et la dystrophie musculaire tibiale (gène de la *titine*).

Myopathies quadricipitales

Elles sont remarquables par l'atteinte isolée ou très prédominante des quadriceps. Des formes localisées de polymyosites ou d'amyotrophie spinale peuvent donner un tableau voisin.

Myopathies oculaires

Les myopathies oculaires sont caractérisées par un ptosis et une limitation des mouvements oculaires. L'atteinte peut rester limitée à ce territoire ou s'étendre très lentement à la nuque, à la ceinture scapulaire, voire à la ceinture pelvienne (« myopathies oculaires descendantes »).

Dystrophie musculaire oculo-pharyngée. — Elle est caractérisée cliniquement par l'association d'un ptosis et de troubles de la déglutition, et histologiquement par la présence de vacuoles bordées intracytoplasmiques et d'inclusions tubulo-filamentaires particulières dans les noyaux des fibres musculaires. Son début est tardif (cinquième ou sixième décennie) et sa transmission est autosomique dominante. Le gène responsable est localisé sur le chromosome 14 et la mutation consiste en une répétition anormale du triplet GCG. Lorsque le trouble de la déglutition devient invalidant, une amélioration partielle peut être obtenue par la myotomie du sphincter supérieur de l'œsophage.

Myopathies myofibrillaires

Dans ces myopathies, le processus pathologique intéresse essentiellement les myofibrilles, conduisant à l'accumulation de multiples protéines provenant des disques Z. Le phénotype est variable, avec souvent une cardiomyopathie, parfois une prédominance distale du déficit. Il existe aussi une importante hétérogénéité génétique avec des mutations pouvant porter sur diverses protéines : desmine, αB-crystalline, myotiline.

Myopathies congénitales

La constatation à la naissance d'une grande hypotonie (« l'enfant mou ») a une signification très variable. Ce tableau peut correspondre à une condition d'évolution favorable (hypotonie congénitale bénigne) ou révéler une affection grave de nature neurogène (maladie de Werdnig-Hoffmann) ou myogène (dystrophie musculaire congénitale).

Dystrophies musculaires congénitales. — Elles associent de façon variable hypotonie et contractures (arthrogrypose), avec parfois un retard mental et des anomalies de la substance blanche en IRM. Certaines de ces dystrophies sont liées à un déficit en *mérosine*, constituant de la lame basale des fibres musculaires squelettiques.

Autres myopathies congénitales. — Individualisées par la biopsie sur des critères morphologiques, elles ont en commun une évolution moins sévère et un début parfois tardif chez l'adulte voire chez le sujet âgé. Ces affections ont souvent un caractère familial sans que le mode de transmission ait pu être déterminé dans tous les cas :

– La *myopathie à bâtonnets* (*nemaline myopathy*) est caractérisée par la présence dans les fibres de particules formées d'actine, provenant de la zone Z. Des mutations ont été trouvées sur les gènes de la tropomyosine, de la nébujline, de l'alpha-actine.

– Dans la *myopathie myotubulaire*, les noyaux ont une disposition centrale, rappelant celle des myotubes embryonnaires. La transmission peut être autosomique dominante ou récessive. Il existe aussi une forme néonatale sévère liée à l'X (Xq28) qui pose un problème diagnostique avec la maladie de Steinert congénitale.

– Dans la *myopathie à axe central* (*central core disease*), il existe au centre des fibres musculaires une zone amorphe, dépourvue d'activité enzymatique.

Hyperthermie maligne. — Caractérisée par une susceptibilité aux anesthésiques volatiles ou aux curarisants dépolarisants, l'hyperthermie maligne associe une hyperthermie extrême et une rigidité musculaire généralisée, avec parfois rhabdomyolyse et myoglobinurie. Spontanément, l'évolution est souvent mortelle du fait de troubles du rythme cardiaque. L'arrêt immédiat de l'anesthésie, le traitement symptomatique et surtout le dantrolène permettent habituellement une évolution favorable. Transmise de façon autosomique dominante, l'hyperthermie maligne résulte d'une accumulation anormale de calcium libre dans le sarcoplasme. L'un des gènes identifiés code un canal calcique sensible à la ryanodine (*RYR1*). Le même locus est en cause dans la *central core disease*, qui comporte une susceptibilité particulière à l'hyperthermie maligne.

Myopathies métaboliques

Ces myopathies sont dues à une anomalie du métabolisme énergétique du muscle pouvant concerner les glucides, les lipides ou la chaîne respiratoire mitochondriale.

Glycogénoses musculaires

Les glycogénoses sont caractérisées par une accumulation de glycogène dans les cellules, en relation avec des déficits enzymatiques spécifiques. Certaines peuvent se présenter sous une forme musculaire prédominante. La transmission est autosomique récessive.

Glycogénose de type II (maladie de Pompe). — Due à des mutations du gène d'une enzyme lysosomale, l'α-glucosidase ou maltase acide (17q25.3), elle peut donner lieu chez l'enfant à un tableau sévère dominé par une cardiomyopathie hypertrophique et chez l'adulte à un tableau de myopathie des ceintures.

Glycogénose de type III. — Des tableaux voisins, encore que moins sévères, peuvent être observés dans la glycogénose de type III résultant d'un déficit en amylo-1,6-glucosidase (enzyme débranchante).

Glycogénose type V (maladie de Mac Ardle). — Un déficit en phosphorylase musculaire est responsable de la glycogénose type V, caractérisée par des crampes et des douleurs musculaires survenant à l'effort. Le test à l'effort sous ischémie montre l'absence de l'élévation normale de l'acide lactique dans le sang veineux.

Glycogénose de type VII et VIII. — Un tableau voisin de la maladie de Mac Ardle est réalisé par la glycogénose de type VII (déficit en phosphofructokinase) et le type VIII (déficit en phosphorylase kinase).

Myopathies lipidiques

Lors du jeûne ou d'un exercice prolongé, la β-oxydation des acides gras dans les mitochondries des fibres musculaires est une source importante d'énergie. Pour passer à l'intérieur de la mitochondrie, les acides gras doivent être couplés à la *carnitine*. La *carnitine-palmityl transférase*, comprenant CPT1 située dans la membrane mitochondriale externe et CPT2 dans la membrane mitochondriale interne, est nécessaire à ce transfert.

Déficit en CPT2. — Il se traduit par des épisodes de myalgies induits par l'effort, en l'absence habituellement de crampes, ce qui le distingue du syndrome de McArdle, et par des attaques plus ou moins sévères de myoglobinurie. Le déficit en CPT2, dont la transmission est habituellement autosomique récessive, résulte le plus souvent d'une mutation S113L.

Myopathies mitochondriales

La place de l'atteinte musculaire dans les mitochondriopathies est très variable (cf. chapitre 21). Elle peut être prédominante ou au second plan, voire infraclinique, lorsque l'affection est dominée par des manifestations centrales ou systémiques. Le début peut être précoce, voire congénital, ou tardif. L'expression clinique associe de façon variable un déficit permanent, une intolérance à l'effort, des accès de faiblesse intermittents avec, parfois, myoglobinurie. Le diagnostic est orienté par la biopsie musculaire qui met en évidence des fibres « déchiquetées » (*ragged red fibers*) avec présence d'amas mitochondriaux sous le sarcolemme.

Myopathies endocriniennes

Le système endocrinien joue un rôle important dans le contrôle de la structure et du fonctionnement du tissu musculaire. Bon nombre d'affections endocriniennes ont une sémiologie musculaire.

Hyperthyroïdie

Dans la maladie de Basedow, la participation musculaire se manifeste de façon habituelle par un déficit proximal des membres inférieurs : signe du tabouret. L'accentuation de ce déficit, sa diffusion aux membres supérieurs, l'association d'une amyotrophie caractérisent la myopathie thyrotoxique, corrigée par le traitement de l'hyperthyroïdie.

Les observations de myopathie thyrotoxique aiguë donnant lieu à des paralysies sévères et étendues, voire à des signes d'atteinte des muscles d'innervation bulbaire, sont plus discutées : l'hyperthyroïdie peut en effet n'intervenir qu'en aggravant ou en révélant une myasthénie, voire une paralysie périodique familiale. Les paralysies oculomotrices parfois associées à une exophtalmie basedowienne sont en relation avec un œdème et une infiltration lymphocytaire des muscles oculomoteurs.

Hypothyroïdie

Au cours de l'hypothyroïdie, le symptôme musculaire habituel est la lenteur de la décontraction mise en évidence par l'étude des réflexes tendineux et de la réponse idiomusculaire du muscle percuté. Le phénomène est enregistré sur le réflexogramme (temps de décontraction supérieur à 340 m/s). Dans certains cas, la participation musculaire se manifeste par des crampes, un enraidissement douloureux des muscles. Chez l'enfant surtout, une hypertrophie musculaire diffuse ou localisée aux mollets et aux bras peut réaliser un faux aspect athlétique (syndrome de Debré-Semelaigne).

Hypercorticisme de la maladie de Cushing

Il donne lieu à une faiblesse musculaire progressive, indolore, symétrique des muscles des ceintures, associée à une atrophie musculaire. La même altération musculaire est observée au cours des hypercorticismes thérapeutiques, notamment lorsque certains dérivés fluorés sont utilisés. Les altérations du muscle n'ont pas de caractère spécifique et paraissent liées au catabolisme protidique.

Maladie d'Addison

Au cours de cette maladie, des observations de contractures douloureuses en flexion des membres inférieurs ont été décrites. Il pourrait s'agir de l'association d'une maladie d'Addison et d'un *stiff legs syndrome*.

Myopathie des affections osseuses métaboliques

Les désordres du métabolisme phosphocalcique observés dans l'*hyperparathyroïdie* et l'*ostéomalacie* peuvent donner lieu à un syndrome musculaire caractérisé par un déficit proximal avec conservation, voire exagération des réflexes tendineux. Le traitement de l'hyperparathyroïdie, ou la vitamine D dans le cas de l'ostéomalacie, assurent la guérison de la myopathie.

Polymyosites, dermatomyosites

Ce sont des myopathies inflammatoires relevant d'un mécanisme immunitaire : immunité à médiation cellulaire dirigée contre les fibres musculaires dans la polymyosite, vasculopathie à médiation humorale dans la dermatomyosite. En faveur du déterminisme immunologique de l'affection, on peut retenir des anomalies de l'immunité cellulaire, la présence de complexes immuns dans les vaisseaux intramusculaires, l'existence d'un modèle expérimental par immunisation à partir de tissu musculaire, l'efficacité des traitements immunodépresseurs. Une cause virale est suggérée par la constatation en microscopie électronique d'inclusions d'allure virale dans les fibres musculaires et surtout dans les cellules endothéliales des capillaires du muscle et de la peau.

Plus fréquentes chez la femme que chez l'homme (deux pour un), les polymyosites peuvent survenir à tout âge, avec deux pics, l'un vers cinquante ans, l'autre entre cinq et quinze ans. Un facteur déclenchant est parfois trouvé : épisode fébrile d'allure virale, traitement médicamenteux (sulfamide, pénicillamine), toxoplasmose. Le plus souvent, l'affection apparaît primitive.

Sémiologie

Le signe majeur est le *déficit moteur*, à prédominance proximale au niveau des membres, intéressant la nuque dans les deux tiers des cas et s'accompagnant d'une dysphagie dans la moitié des cas. Le déficit s'accompagne dans la moitié des cas de douleurs musculaires ou d'une sensibilité des muscles à la pression. L'amyotrophie reste souvent modérée et non parallèle au déficit.

Des *manifestations associées* sont fréquentes : syndrome inflammatoire avec décalage thermique et surtout accélération de la VS — qui reste en règle générale modérée et peut faire défaut dans près de la moitié des cas —; syndrome de Raynaud dans un tiers des cas; douleurs articulaires dans un quart des cas; signes cutanés dans deux tiers des cas.

Les *signes cutanés* qui caractérisent les dermatomyosites sont d'intensité variable : l'aspect le plus caractéristique est un érythème intéressant la face en « ailes de papillon », le cou, la partie supérieure du thorax, la face d'extension des membres supérieurs; souvent, les lésions sont discrètes, limitées à la face dorsale des articulations métacarpophalangiennes et interphalangiennes et à la région périunguéale. Certaines formes aiguës comportent un volumineux œdème cutané et sous-cutané.

Examens complémentaires

L'EMG, dans les cas typiques, associe un tracé myogène avec des potentiels polyphasiques brefs, de faible amplitude, et des signes d'excitabilité anormale des fibres musculaires : potentiels de fibrillation, salves d'allure myotonique. Les enzymes musculaires, notamment les CPK, sont élevées dans les trois quarts des cas; elles constituent un bon reflet de l'activité de la maladie.

La biopsie musculaire, bien qu'elle puisse être négative, apporte en règle générale les éléments décisifs en montrant : une nécrose disséminée des fibres musculaires avec des aspects de régénération, des infiltrats inflammatoires mononucléés et, dans les dermatomyosites, une atrophie périfasciculaire. À noter que l'aspect très particulier de la myofasciite macrophagique (infiltration macrophagique massive du muscle avec des inclusions cristallines osmiophiles) parfois mis en évidence par la biopsie, ne correspond pas à une polymyosite : il s'agit d'un phénomène local induit par l'injection de certains vaccins contenant de l'aluminium.

Une affection associée doit être recherchée systématiquement. L'association à une *collagénose* caractérisée (polyarthrite rhumatoïde, lupus érythémateux disséminé, sclérodermie) est relativement rare ; en revanche, le bilan biologique montre assez souvent des anomalies immunologiques : facteur rhumatoïde, cellules LE, anticorps antinucléaires. L'association à un *cancer* est observée dans 10 à 15 % des cas ; cette éventualité doit être évoquée en particulier chez l'homme après quarante ans, en sachant que la polymyosite peut précéder la découverte du cancer de plusieurs années.

Évolution

Elle permet de distinguer :

– des *formes subaiguës*, les plus fréquentes, pouvant conduire en quelques semaines à une invalidité sévère et mettre en jeu le pronostic vital du fait d'une atteinte des muscles respiratoires, d'une pneumopathie interstitielle et d'une participation cardiaque se traduisant souvent par une tachycardie ;

– des *formes chroniques*, d'installation très insidieuse, où le syndrome inflammatoire fait défaut, et dont l'aspect clinique peut être proche de celui d'une dystrophie musculaire progressive ;

– des *formes aiguës*, observées en particulier *chez l'enfant*, avec des signes cutanés et inflammatoires importants, et parfois une myoglobinurie. Les formes de l'enfant sont souvent associées à une vascularite.

Traitement

Il permet souvent d'obtenir une stabilisation puis une amélioration. Il repose avant tout sur les corticoïdes à la posologie moyenne de 1 mg/kg par jour pour le traitement d'attaque ; la posologie est ensuite réduite très progressivement en fonction du résultat clinique, du syndrome inflammatoire et des dosages enzymatiques. Un traitement d'entretien prolongé est nécessaire car le risque de rechute persiste pendant plusieurs années. En cas d'échec des corticoïdes, on peut être conduit à utiliser le cyclophosphamide ou l'azathioprine.

Myosite à inclusion

La myosite à inclusion est la plus fréquente des maladies musculaires acquise de l'adulte. Elle se distingue par son début tardif, après cinquante ans, par son évolution lente et par la topographie du déficit à la fois proximal et distal. Il existe notamment une faiblesse des quadriceps, des fléchisseurs des doigts et des poignets, parfois des troubles de la déglutition et une atteinte du diaphragme. Le diagnostic repose sur la biopsie qui montre des lésions inflammatoires et des vacuoles bordées contenant des inclusions tubulo-filamentaires et une accumulation de protéine β-amyloïde et de protéine tau hyperphosphorylée. La myosite à inclusions est peu sensible aux traitements immunosuppresseurs.

Cette affection est habituellement sporadique, mais il en existe des formes familiales.